实用基础 按摩

编审委员会

主　任：杨顺刚

主　编：石云峰

副主编：王晓娟

编　委：侯新彦　宋凌霄　郭志利　贾彦涛
　　　　王柱辉　李建宇　高　岩

主　审：常东亮　左晖杰

审　订：刘校的

中国商业出版社

图书在版编目（CIP）数据

实用基础按摩 / 石云峰主编. ——北京：中国商业出版社，2018.3
ISBN 978-7-5208-0291-8

Ⅰ. ①实… Ⅱ. ①石… Ⅲ. ①按摩疗法（中医）Ⅳ. ①R244.1

中国版本图书馆 CIP 数据核字（2018）第 064947 号

责任编辑：蔡凯

中国商业出版社出版发行
010-63180647 www.c-cbook.com
（100053 北京广安门内报国寺 1 号）
石家庄汇文印刷公司印刷
﹡ ﹡ ﹡ ﹡ ﹡
787×1 092 毫米　16 开　21.3 印张　490 千字
2018 年 5 月第 1 版 2018 年 5 月第 1 次印刷
定价：81.5 元
﹡ ﹡ ﹡ ﹡ ﹡
（如有印装质量问题可更换）

个人简介

石云峰，男，汉族，1967年10月生，河北省赵县人，大学文化。民盟盟员，副主任医疗按摩师。现任世界盲人联盟亚太区盲人按摩协会会员，中国盲人按摩学会理事，河北省盲人按摩学会副会长，河北省盲协副主席。石家庄市残联副主席、盲人协会主席。石家庄市按摩医院院长助理、培训中心主任。累计培训3000多人。曾在国家级刊物发表多篇专业论文并获奖，多次参加全国按摩学术交流会及亚太区盲人按摩学术交流会。曾获石家庄市残疾人技能大赛盲人按摩第一名，2008年被中国残联、北京残奥委授予北京残奥会志愿者荣誉称号；2012年被中国残联评为自强创业之星；曾荣获全国、省、市残疾人工作先进个人荣誉称号。先后被石家庄市委、市政府授予优秀技术能手、石家庄市"十大自强模范"。其事迹被收入原籍河北赵县县志。

编写说明

　　按摩又称推拿，是我国传统医学的重要组成部分，是中医运用手法治疗疾病的一门学科。随着社会的不断发展，残疾人的就业途径也在逐渐转变，从事按摩逐渐成为视障残疾人的主要就业方向。为了进一步提高盲人保健按摩技能培训的教学质量，增强从业者的整体素质和技术水平，满足广大按摩爱好者和社会培训机构的需求，在石家庄市按摩医院的统一安排下，石家庄市按摩医院培训中心特组织本院临床经验丰富的按摩医生和社会医疗机构的专家以及相关专业人员共同进行了本教材的编写工作。

　　本教材以实用性为中心，以"三基"（基本知识、基本理论、基本技能）为根本。在注重教材的系统性的基础上，兼顾盲人保健按摩教育的实用性和高操作性。本教材包括了基础理论部分和临床应用部分，其中基础理论部分系统地集著了中医基础知识、解剖基础知识、经络与腧穴、按摩的临床应用基本治法、按摩的适应症与禁忌症、按摩师的职业修养和按摩的基本手法等。临床应用部分论述了保健按摩、足底按摩、刮痧与拔罐、常见病按摩调理、小儿按摩以及小儿脑瘫康复训练等各学科的基础知识，为学生打好专业化的基础。

　　本教材在编写的过程中得到了河北省盲人协会、河北省残疾人就业服务中心、石家庄市残疾人联合会、石家庄盲人协会、石家庄市教育科学研究所、石家庄医学高等专业学校、石家庄市按摩医院按摩科等单位的技术协作。市残联、市按摩医院的领导也给予了鼎力支持。中国残联腾伟民同志给予了具体指导和大力支持，在此一并表示由衷的感谢。

　　本教材在编写过程中由于各种原因，还有很多不足之处，衷心希望广大读者和相关专业人士在使用过程中给予批评指正，并提出宝贵意见，以便今后修改、完善。

《实用基础按摩》编委会
2017 年 11 月

序

我和石云峰、常东亮等同志熟识起来，还是2008年备战奥运会的时候，那时候我在中国残疾人奥林匹克委员会工作，来自全国各地的运动员在中国残奥中心集训，为了亲爱的祖国的荣誉，为了五星红旗升起那一瞬间的梦想，残疾人运动员在训练中都拼了命，不免会造成一些损伤，经研究我们组织了盲人按摩专家志愿服务队。石云峰、常东亮等同志应邀前往，在三个月的志愿服务工作中，他们兢兢业业，为残奥运动员献上了精湛的技术和博大的爱心。2008年奥运会残疾人运动员以奖牌总数第一、金牌总数第一，傲立于世界民族之林。全中国人民都为他们感到骄傲。看着五星红旗在国歌声中冉冉升起，听着运动场上海潮般的欢呼，谁能想到在这背后有那些盲人按摩大夫的汗水和心血呢？运动员在给一位盲人按摩大夫的短信中，深情地写道："我打破了世界纪录，这金牌有我的一半，也有你的一半。"这就是我的朋友石云峰、常东亮带领的团队作出的成绩。

今天他们又推出这部高水平的教材，之所以说他高水平是指它来源于实践将应用于实践，为广大盲人按摩人员服务，更间接地为千百万患者服务，为他们的健康和治疗提供最基本的保证。

中医的按摩已经有两千多年的历史，早在《黄帝内经》中已有所记录，它和中药、针灸，共同形成了祖国医学的三大支柱。传说中医按摩最初发生于洛阳，盲人按摩确切地讲应发生于1955年。新中国成立后于1953年成立了中国盲人福利会，张文秋、黄乃、孟静之等同志在内务部、卫生部的支持下，举办了盲人按摩培训班，两年一期共有四期200多名学员毕业。学员中有解放战争和抗美援朝战争中失明的战士，有社会盲校中毕业的青年，他们被中国盲人福利会分配到全国各地，在各地兴办医院、诊所培训当地盲人，开展医疗、保健服务。他们像种子一样，在各地扎根，开花，结果，截止到1985年全国按摩人员已达到5千余人，盲人按摩医院、诊所达到了5百多所。中国盲人聋哑人协会把盲人按摩工作作为一项事业发展，经过多年的努力终于在1997年由国家人事部、民政部、卫生部、中医药管理局、中国残联共同颁发文件，认定盲人按摩属于医疗行为，并为盲人按摩人员的职称评定颁发了具体办法，这是从1955年盲人按摩工作诞生后的第一个里程碑。当中国残联邓朴方主席和卫生部陈敏章部长在文件上签字的时候，我站在他们的身后。

盲人的根本出路在于教育，盲人按摩工作既涉及到教育又涉及到兴办医疗实体，好在又一代盲人按摩人员成长起来了。石云峰、常东亮就是这一代人中的佼佼者，教材就要出版了，向石云峰、常东亮以及参加编写的各位同仁表示祝贺！为你们感到高兴，希望你们做出更大的成绩！

2018.3.1

目 录

第一章　按摩简史	1
第二章　中医基础	4
第一节　概　述	4
第二节　阴阳五行	5
第三节　藏　象	9
第四节　气血津液	14
第五节　病　因	16
第六节　病　机	20
第七节　基本治则	22
第三章　解剖基础知识	29
第一节　绪　论	29
第二节　运动系统	31
第三节　消化系统	64
第四节　呼吸系统	70
第五节　循环系统	73
第六节　泌尿与生殖系统	82
第七节　内分泌系统	85
第八节　神经系统	86
第四章　经络与腧穴	110
第一节　经络总论	110
第二节　腧穴总论	111
第三节　经络与腧穴各论	114
第五章　按摩的作用原理与基本治法	139
第一节　按摩的基本作用原理	139
第二节　按摩的补泻作用	141
第三节　按摩的基本治法	141
第六章　按摩的适应症与禁忌症	146

第七章　按摩师职业修养·················147
第一节　绪　论·····························147
第二节　按摩师职业道德修养···············148
第三节　按摩师职业形象····················152
第四节　按摩师的人际交往················153
第五节　按摩师的文化艺术修养············156
第六节　按摩师心理学修养··················157
第七节　按摩师从业规范····················160
第八节　按摩师的自我保护··················161

第八章　按摩基本手法·····················163
第一节　概　述······························163
第二节　摆动类手法·························163
第三节　摩擦类手法·························166
第四节　挤压类手法·························169
第五节　振动类手法·························172
第六节　叩击类手法·························174
第七节　运动关节类手法····················175
第八节　按摩练功····························179

第九章　保健按摩·····························190
第一节　概　述······························190
第二节　舒身保健····························190
第三节　脏腑保健····························194
第四节　其他部位保健·······················195

第十章　足部按摩·····························196
第一节　绪　论······························196
第二节　足部反射区的定位及适应症·······198
第三节　操作手法及注意事项···············212
第四节　足部保健及常见病的操作··········213

第十一章　刮痧与拔罐·························216
第一节　刮痧的理论基础及作用············216
第二节　刮痧的工具·························217
第三节　刮痧方法及反应····················218
第四节　全身刮痧顺序·······················220

第五节	刮痧的补泻手法	222
第七节	刮痧的注意事项	224
第八节	拔　罐	225

第十二章　常见病按摩调理 228
第一节	颈椎病	228
第二节	落　枕	229
第三节	肩周炎	230
第四节	桡骨茎突部狭窄性腱鞘炎	232
第五节	肋间肌损伤	234
第六节	竖脊肌损伤	234
第七节	急性腰扭伤	235
第八节	慢性腰肌劳损	237
第九节	腰椎间盘突出症	238
第十节	梨状肌损伤综合征	240
第十一节	膝部脂肪垫损伤	241
第十三节	感　冒	244
第十五节	泄　泻	247
第十八节	失　眠	253
第十九节	中风后遗症	254
第二十节	面　瘫	255
第二十一节	消　渴	256
第二十二节	痛　经	258
第二十三节	闭　经	259

第十三章　小儿按摩 263
| 第一节 | 小儿生理病理及生长发育特点 | 263 |
| 第二节 | 小儿推拿疗法的适应症与禁忌症及注意事项 | 264 |

第十四章　小儿推拿手法 272
| 第一节 | 手法操作要求 | 272 |
| 第二节 | 常用手法 | 272 |

第十五章　常用穴位 278
第一节	头面部（共12个穴位）	279
第三节	上肢部（共39个穴位）	283
第四节	腰背及下肢部（共17个穴位）	292

| 第五节 | 穴位的组合及应用 | 295 |

第十六章 小儿推拿保健 297

第一节	小儿脾胃保健	297
第二节	小儿肺部保健	297
第三节	小儿健脑益智保健	298
第四节	小儿安神保健	298
第五节	小儿脏腑保健	298
第六节	增加免疫力保健	299

第十七章 小儿常见病推拿调理 300

第一节	感　冒	300
第二节	咳　嗽	301
第四节	发　热	305
第五节	泄　泻	307
第六节	消化不良	309
第七节	便　秘	309
第八节	呕　吐	311
第九节	夜　啼	312
第十节	遗尿、尿床	313
第十一节	小儿肌性斜颈	314
第十二节	小儿桡骨小头半脱位	315

第十八章 小儿脑瘫 317

第一节	小儿脑瘫的定义	317
第二节	脑瘫的病因及发病率	318
第三节	脑瘫的分类	318
第四节	各类脑瘫的临床症状	319
第五节	脑瘫的诊断及家庭康复	321
第六节	脑瘫的推拿疗法	323

第一章　按摩简史

按摩是一种古老的治疗疾病的方法，早在远古时代，人类为了生存，与自然界做顽强的抗争，在那样的环境下，扭挫伤是经常发生的事。为及时解除这类外伤所造成的痛苦，人类本能地运用抚摩来消痛，而且相互抚摸止痛，正是这些简单的活动，逐步孕育了按摩疗法的最早起源。人类的活化石——尚处于原始状态下生活的部落氏族的人们遇到外伤或腹部胀痛亦采用按揉抚摩的方式来治疗的场景，更有力地佐证了按摩疗法形成的早期实况。殷商时代的甲骨卜辞里记载了从事按摩疗法的医人"拊"及其辅助人员"臭"。远在两千多年前的春秋战国时期，扁鹊就用按摩、针灸等法成功地抢救了虢太子。

约成书于秦汉时期的我国最早的古典医学巨著《黄帝内经》，共162篇，其中《素问》9篇、《灵枢》5篇论及按摩。如《血气形志篇》云："形数惊恐，经络不通，病生于不仁，治之以按摩醪药。"《异法方宜论》提出了"导引按跷者，亦从中央出也。"《黄帝内经》还介绍了两种按摩的器具，即九针中的"圆针"和"缇针"。

东汉末三国时期，按摩与导引、吐纳、针灸诸法相提并论，形成了按摩与导引、外用药物配合应用的方法，出现了膏摩。名医华佗曰："伤寒始得，一日在皮肤，当膏摩火灸即愈。"他还创造了最早的按摩导引术——五禽戏。

魏晋时代，按摩在临床治疗中继续发展。一是按摩更为广泛，二是按摩手法也较丰富多样。就膏摩而言，葛洪在《肘后备急方·卷八》就载有"治百病备急丸散膏诸要方"。其中膏摩药方就有8首。葛洪在《肘后备急方》中收载了按摩、爪掐、抓腹、拍打、抄举、掷背、拈脊皮等具体手法，并详尽介绍了这些手法的临床运用。如《肘后备急方·救卒中恶死方》说："救卒中恶死……令爪其病人人中，取醒。"《肘后备急方·治卒腹痛方》说："令卧，枕高一尺许，柱膝，使腹及蹙，气入胸，令人抓其脐上三寸，便愈。"

隋唐时期，按摩已发展为一门独立的学科。在"太医署"设有按摩博士的职务，并设有按摩科，其按摩博士在按摩师和按摩工的辅助下教授按摩生"导引之法以除疾，损伤折跌者正之。"按摩作为一门独立学科，学术发展具有以下特点。一是按摩成为骨伤病的普遍治疗方法，不仅适应于软组织损伤，而且对骨折、脱位也应用按摩手法整复。二是按摩疗法渗透内、外、儿诸科。《唐六典》中载有按摩可除八疾"风、寒、暑、湿、饥、饱、劳、逸"，并说："凡人肢节脏腑积而疾生，宜导而宜之，使内疾不留，外邪不入。"三是按摩被广泛地应用于防病养生。如《诸病源候论》全书50卷中几乎每卷都附有按摩导引法。四是膏摩盛行。孙思邈在《千金要方》中指出："小儿虽无病，早起常以膏摩囟上及手足心，甚辟寒风。"

宋金元时期，按摩疗法得到了进一步发展，其治疗范围越来越广，如按摩在妇科催产的应用，宋代庞安时"为人治病率十愈八九……有民间孕妇将产，七日而子不下，百术无所效……令其家人以汤温其腰腹，自为上下按摩，孕者肠胃微痛，呻吟间生一男子"，这说明当时按摩对处理难产已经积累了丰富的实践经验。在这时期，人们对按摩手法的研究也日趋深入细致。如北宋时期，以政府名义编辑的《圣济总录》中就有专章介绍按摩与导引的有关内容。其书卷四中说："按之弗摩，摩之弗按，按止以手，摩或兼以药……世之论按摩，不知析而治之。乃合导引而解之。夫不知析而治之，固已疏矣，又合以导引，益见其不思也。大抵按摩法，每以开达抑遏为义。开达则壅蔽者以之发散；抑遏则剽悍者有所归宿。"由此可见，人们对按摩作用的认识已较前有了进一步提高。另外，宋代的导引术还结合了武功锻炼形成多种强身治病的练功法。导引按摩具有发汗解表的作用，也是这一时期提出来的。

明代，太医院将按摩列为医政十三科之一。按摩在当时的发展有两个显著特点：一是"按摩"始有"推拿"之称。二是形成了小儿推拿的独特体系。小儿推拿不是按摩诊治方法在小儿疾病中的简单应用，而是在理论、手法、穴位上都有不同于按摩在其他临床科中应用的特色。如小儿推拿的穴位有点，也有线和面；在手法应用上，较多地使用推法和拿法，并有复式操作法等；在临床治疗中，配合药物，既用药物做介质行操作手法，又用药物内服。此外，明代的民间按摩医生比较活跃，《香案牍》中记载："有疾者，手摸之辄愈，人呼之为摸先生。"当时的按摩专著有《小儿按摩经》《小儿推拿方脉活婴秘旨全书》《小儿推拿秘诀》等。

清代，太医院未设按摩科。但按摩无论在临床实践中，还是在理论总结上仍得到了一定发展。首先是儿科杂病临床应用的发展，熊应雄编撰的《小儿推拿广意》，对前人的按摩论述与经验进行了比较全面的总结。张振钧的《厘正按摩要术》介绍了"胸腹按诊法"为其他医书所少见。此外，还有不少小儿推拿专著，如骆如龙的《幼科推拿秘书》、钱怀郁的《小儿推拿直录》、夏云集的《保赤推拿法》。其次是以骨伤科疾病为对象的正骨按摩已形成其相对独立的学科体系。《医宗金鉴·正骨心法要旨》对正骨按摩手法总结了摸、接、端、提、按、摩、推、拿八法，并提出了手法操作要领。最后是作为中医外治法之一的按摩，与其他外治法和药物疗法在临床应用中相互补充、相互结合。吴尚先所著的《理瀹骈文》中将按摩、针灸、刮痧等数十种疗法列为外治方法。

民国时期，由于当时对中医排斥，要消灭中医，尤其既是脑力劳动又是体力劳动的按摩医术遭到更为严重的摧残。但按摩在民间仍得到了一定程度的发展，主要为江浙的一指禅按摩，北方的正骨按摩，鲁东的儿科按摩，四指推按摩，山东的武功按摩，川蓉的经穴按摩等各具特色的按摩学术流派。当时的按摩著作主要是继承先贤经验，较有影响的有涂蔚生的《推拿诀微》、陈景岐编的《小儿百科推拿法》、彭慎纂辑的《窍穴图说推拿指南》等。

新中国成立后，按摩学科有了显著发展。1956年上海成立了中国第一所按摩专科学校——上海中医学院附属推拿学校；1958年在上海成立了国内第一个中医按摩门诊部，通过设科办校，培养了一大批推拿专业的后继人才，继承和整理了按摩的学术经验；1982年上海中医学院针灸推拿系招收本科生，培养按摩高级中医师，按摩教学走向正规化。按摩学术气氛日益高涨，1984年创办了《按摩与导引》杂志。

·第一章 按摩简史·

在党和政府的关怀下，1955年由中国内务部、卫生部、中国盲人福利会共同开办了第一届盲人培训班，经过两年的时间，共培训了200名盲人按摩师资人员。截至20世纪70年代末，通过这些人的不断努力，使全国的盲人按摩师增加至5000人，其中代表人物有北京按摩医院的洪学斌、王友仁，保定按摩医院的唐彩娥、青海的任志平等。1985年，成立了中华盲人按摩中心和中国盲人按摩学会，第一任会长为滕伟民。1986年由中国民政部、中国盲人聋哑人协会在北京共同举办了第一期盲残军人按摩培训班，其中代表人物有时任中国残联副主席李志军、吉林省盲人协会主席王琦等。1997年由国家人事部、卫生部、中医药管理局、中国残联共同颁布了《关于盲人医疗按摩人员评审职称的规定》，使盲人医疗按摩人员第一次有了职称，从国家层面上肯定了盲人从事医疗按摩工作的合法性。目前，盲人从事按摩行业的人数约15万人，其中从事医疗按摩的盲人约3万人，从事保健按摩的盲人约12万人，并有大量的盲人按摩师走出国门，开设按摩机构，为当地人民的健康做出了贡献。

近年来经过广大的按摩医师和现代医学科研工作者的合作，对按摩手法、按摩的生理作用、治疗作用原理做了大量的研究工作，并取得了成就，研究主要集中在以下四个方面：(1)按摩手法动力学研究；(2)按摩镇痛研究；(3)按摩对内脏功能的影响；(4)按摩对周围循环的影响。

近代有影响的按摩专著有：上海中医学院俞大方主编的《按摩学》，北京曹锡珍的《中医按摩疗法》，上海金义成编的《小儿推拿》《中国推拿》，骆竞洪编的《实用中医推拿学》和《中华推拿医学志——手法源流》，曹仁发主编的《中医推拿学》，北京按摩医院编写的《中国按摩全书》，李业甫主编的《推拿学》系列丛书，腾为民和成为品主编的《按摩学》系列教材，江苏邵铭熙主编的《实用推拿学》等。

由于按摩具有独特的医疗作用，已引起了国际医学界的广泛重视，许多国家都已对此开展了研究工作，古老的按摩疗法，正为人类的医疗保健事业做出新的贡献。

第二章 中医基础

第一节 概述

中医学已有数千年的历史,是中国人民长期同疾病做斗争的经验总结,是我国优秀文化的一个重要组成部分,长期以来为中国人民的健康事业和中华民族的繁衍昌盛做出了巨大的贡献。

一、中医学理论体系的形成和发展

中医学是研究人体生理、病理,以及疾病诊断和防治的一门科学,它有独特的理论体系和丰富的临床经验。中医学的理论体系受到古代的唯物论和辩证法思想的深刻影响,是以整体观念为主导思想,以脏腑经络的生理和病理为基础,以辨证论治为诊疗特点的医学理论体系。

春秋战国时期,社会急剧变化,政治、经济、文化都有显著发展,学术思想也日趋活跃。在这种形势下,出现了我国现存最早的医学文献典籍——《黄帝内经》。《黄帝内经》总结了春秋战国以前的医疗成就和治疗经验,确立了中医学独特的理论体系,成为中医学发展的基础。《难经》是一部与《黄帝内经》相媲美的古典医籍,成书于汉之前,其内容十分丰富,包括生理、病理、诊断、治疗等各个方面,补充了《黄帝内经》的不足,与《黄帝内经》一样,成为后世指导临床实践的理论基础。两汉时期,中国医药学有了显著的进步和发展,东汉末年,著名医学家张仲景(公元150~219年)在《内经》《难经》等理论基础上,进一步总结了前人的医学成就,结合自己的临床经验,写成了《伤寒杂病论》,即后世的《伤寒论》和《金匮要略》。《伤寒论》是中医学中成功地运用辨证论治的第一部专书,为辨证论治奠定了基础。《金匮要略》以脏腑的病机理论进行证候分析,记载了多种疾病,262首方剂。在《内经》《伤寒杂病论》的基础上,历代医家都从不同角度发展了祖国医学理论。如隋代巢元方等编著的《诸病源候论》是中医学第一部病因病机证候学专著;宋代陈无择的《三因极一病症方论》在病因学方面提出了著名的"三因学说";宋代钱乙的《小儿药证直诀》又开创了脏腑证治的先河。

金元时期,更出现了各具特色的医学流派,其中有代表性的是刘完素、张从正、李杲、朱丹溪,后人称为"金元四大家"。他们分别提出了火热论、攻邪论、补土论和养阴论,各有发明,各有创见,但都从不同角度丰富了中医学的内容,促进了中医学理论的发展。

明代赵献可、张景岳等提出命门学说,为中医学的藏象学说增加了新的内容。清代王清任著的《医林改错》,改正了古医书在人体解剖方面的错误,发展了瘀血致病的理论，对中医基础理论的发展也做出了贡献。

新中国成立以后，中西医学工作者在整理研究历代医学文献的同时，运用现代科学方法研究中医基础理论，在经络与脏腑的实质研究等方面，都取得了一定的进展。

二、中医学的基本特点

中医学的理论体系是经过长期的临床实践，在唯物论和辩证法思想指导下，逐步形成的，它来源于实践，反过来又指导实践。这一独特的理论体系有两个基本特点：一是整体观念，二是辨证论治。现分述如下。

（一）整体观念

整体就是统一性和完整性。中医学非常重视人体本身的统一性、完整性及其与自然界的相互关系，它认为人体是一个有机的整体，构成人体的各个组成部分之间，在结构上是不可分割的，在功能上是相互协调、相互为用的，在病理上是相互影响的。同时也认识到人体与自然环境有密切关系，人类在能动地适应自然和改造自然的斗争中，维持着机体的正常生命活动。这种内外环境的统一性，机体自身整体性的思想，称为整体观念。整体观念是古代唯物论和辩证法思想在中医学中的体现，它贯穿到中医学的生理、病理、诊法、辨证、治疗等各个方面。

（二）辨证论治

辨证论治是中医认识疾病和治疗疾病的基本原则，是中医学对疾病的一种特殊的研究和处理方法，也是中医学的基本特点之一。证，是机体在疾病发展过程中的某一阶段的病理概括。由于它包括病变的部位、原因、性质，以及邪正关系，反映出疾病发展过程中某一阶段的病理变化的本质，因而它比症状更全面、更深刻、更正确地揭示了疾病的本质。所谓辨证，就是将四诊（望、闻、问、切）所收集的资料、症状和体征，通过分析、综合、辨清疾病的原因、性质、部位，以及邪正之间的关系，概括、判断为某种性质的证。论治，又称施治，则是根据辨证的结果，确定相应的治疗方法。

辨证是决定治疗的前提和依据，论治是治疗疾病的手段和方法。通过辨证论治的效果可以检验辨证论治的正确与否。辨证论治的过程，就是认识疾病和解决疾病的过程。辨证和论治，是诊治疾病过程中相互联系不可分割的。两个方面，是理论和实践相结合的体现，是理法方药在临床上的具体运用，是指导中医临床工作的基本原则。

第二节　阴阳五行

阴阳五行，是阴阳学说和五行学说的合称，是古人用于认识自然和解释自然的世界观和方法论，是我国古代的唯物论和辩证法。我国古代医学家，在长期医疗实践的基础上，将阴阳五行学说运用于医学领域，借以阐明人体的生理功能和病理变化，并用以指导临床的诊断和治疗，成为中医学理论体系的一个重要组成部分，对中医学理论体系的形成和发展，起着极为深刻的影响。

一、阴阳学说

（一）阴阳的概念

阴阳，是对自然界相互关联的某些事物和现象对立双方的概括，即含有对立统一的概念。阴和阳,既可代表相互对立的事物,又可用于分析一个事物内部所存在着的相互对立的两个方面。由于阴和阳的对立统一矛盾运动,是宇宙间一切事物内部所固有的;宇宙间一切事物的发生、发展和变化,都是阴和阳的对立统一矛盾运动的结果。所以《素问·阴阳应象大论》说:"阴阳者,天地之道也,万物之纲纪,变化之父母,生杀之本始,神明之府也。"一般地说,凡是剧烈运动着的、外向的、上升的、温热的、明亮的,都属于阳;相对静止着的、内收的、下降的、寒冷的、晦暗的,都属于阴。如以天地而言,则"天为阳,地为阴";以水火而言,则"水为阴,火为阳"。阴和阳的相对属性引入医学领域,即是将对于人体具有推动、温煦、兴奋等作用的物质和功能,统属于阳;对于人体具有凝聚、滋润、抑制等作用的物质和功能,统属于阴。

(二) 阴阳学说的基本内容

1. 阴阳的对立制约

阴阳学说认为自然界一切事物或现象都存在着相互对立的阴阳两个方面,如上与下、左与右、天与地等。阴阳既是对立的,又是统一的,统一是对立的结果。换言之,对立是二者之间相反的一面,统一是二者之间相成的一面。没有对立也就没有统一,没有相反,也就没有相成。

阴阳两个方面的相互对立,主要表现于它们之间的相互制约、相互消长。阴与阳相互制约和相互消长的结果,取得了统一,即取得了动态平衡,称为"阴平阳秘"。

2. 阴阳的互根互用

阴和阳是对立统一的,二者既相互对立,又相互依存,任何一方都不能脱离另一方而单独存在。如上为阳,下为阴;没有上也就无所谓下;没有下,也就无所谓上。左为阳,右为阴;没有左,就无所谓右;没有右,也就无所谓左等。所以说,阳依存于阴,阴依存于阳,每一方都以其相对的另一方的存在为自己存在的条件,如《医贯砭·阴阳论》说:"阴阳又各互为其根,阳根于阴,阴根于阳;无阳则阴无以生,无阴则阳无以化。"阴阳之间的这种互相依存关系,称为阴阳的互根互用。

3. 阴阳的消长平衡

阴和阳之间的对立制约、互根互用,并不是处于静止的和不变的状态,而是始终处于不断的运动变化之中,故说"消长平衡"。所谓"消长平衡",即是指阴和阳之间的平衡,不是静止的和绝对的平衡,而是在一定限度、一定时间内的"阴消阳长""阳消阴长"之中维持着相对的平衡。

如以四时气候变化而言,从冬至春及夏,气候从寒冷逐渐转暖变热,即是"阴消阳长"的过程。由夏至秋及冬,气候由炎热逐渐转凉变寒,即是"阳消阴长"的过程。四时气候的变迁,寒暑的更易,实际上即是反映了阴阳消长的过程,其中虽有"阴消阳长""阴长阳消"的不同,但从一年的总体来说,还是处于相对的动态平衡的。

4. 阴阳的相互转化

阴阳转化是指阴阳对立的双方,在一定的条件下,可以各自向其相反的方向转化,即阴可以转化为阳,阳也可以转化为阴。阴阳相互转化,一般都表现在事物变化的"物极"阶段,即"物极必反"。如果说"阴阳消长"是一个量变过程的话,则阴阳转化便是在量变基础上的质变。阴阳的转化,虽然也可发生突变,但大多数是有一个由量变到质变的发展过程。

综上所述，阴和阳是事物的相对属性，因而存在着无限可分性；阴阳的对立制约、互根互用、消长平衡和相互转化等，是说明阴和阳之间的相互关系，不是孤立的、静止不变的，它们之间是互相联系、互相影响、相辅相成的。理解了这些最基本的观点，进而理解中医学对阴阳学说的运用，是比较容易的。

(三) 阴阳学说在中医学中的应用

阴阳学说，贯穿在中医学理论体系的各个方面，用来说明人体的组织结构、生理功能、疾病的发生发展规律，并指导着临床诊断和治疗。

在说明人体的组织结构方面：根据阴阳对立统一的观点，认为人体是一个有机的整体，人体内部充满着阴阳对立统一的关系。所以说："人生有形，不离阴阳。"就人体部位来说，上部为阳，下部为阴；体表属阳，体内属阴。就其背腹四肢内外侧来说，则背属阳，腹属阴；四肢外侧为阳，四肢内侧为阴。以脏腑来分，五脏属里为阴；六腑属表为阳。五脏之中，又各有阴阳所属，即心、肺居于上部（胸腔）属阳，肝、脾、肾位于下部（腹腔）属阴。如具体到每一脏腑，则又有阴阳之分。即心有心阴、心阳；肾有肾阴、肾阳等。

在说明人体的生理功能方面：中医学认为人体的正常生命活动，是阴阳两个方面保持着对立统一的协调关系的结果。如以功能与物质相对而言，则功能属于阳，物质属于阴，物质与功能之间的关系，就是阴阳对立统一关系的体现。人体的生理活动是以物质为基础的，没有物质的运动就无以产生生理功能。而生理活动的结果，又不断促进着物质的新陈代谢。人体功能与物质的关系，也就是阴阳相互依存、相互消长的关系。如果阴阳不能相互为用而分离，人的生命也就终止了，所以说："阴平阳秘，精神乃治；阴阳离决，精气乃绝。"

在说明人体的病理变化方面：人体内外、表里、上下各部分之间，必须经常保持其相对的阴阳协调关系，才能维持正常的生理活动。因此阴阳的相对协调是健康的表现。疾病的发生及其病理过程，则是因某种原因导致阴阳失去协调所致。所以无论疾病的病理变化如何复杂，都可以用阴阳的偏胜偏衰进行概括和说明。

在用于疾病的诊断方面：由于疾病的发生发展变化的内在原因在于阴阳失调，所以任何疾病，尽管它的临床表现错综复杂、千变万化，但都可用阴或阳来加以概括说明。《阴阳应象大论》曰："善诊者，察色按脉，先别阴阳。"

在用于疾病的治疗方面：由于疾病发生发展的根本原因是阴阳失调，因此，调整阴阳，补其不足，泻其有余，恢复阴阳的相对平衡，就是治疗的基本原则。故《至真要大论》曰："谨察阴阳所在而调之，以平为期。"

二、五行学说

(一) 五行的概念

五行，即是木、火、土、金、水五种物质的运动。我国古代人民在长期的生活和生产实践中，认识到木、火、土、金、水是构成物质世界不可缺少的最基本的五种物质。同时，还以五行之间的生、克关系来阐释事物之间的相互联系，认为任何事物都不是孤立的、静止的，而是在不断的相生、相克的运动之中维持着协调平衡的。这即是五行学说的基本含义,也是属于我国古代唯物辩证观的主要依据。

中医学理论体系在其形成过程中,受到五行学说极其深刻的影响,它同阴阳学说一样,也已成为中医学独特理论体系的组成部分,在历史上对中医学术的发展起了深远的影响。

(二) 五行的内容

1. 五行的特性

五行的特性,是古人在对木、火、土、金、水五种物质朴素认识的基础上,进行抽象而逐渐形成的理论概念,用以分析各种事物的五行属性和研究事物之间相互联系的基本法则。因此,五行的特性,虽然来自木、火、土、金、水,但实际上早已超越了具体物质的本身,而具有了更广泛的含义。

木的特性:"木曰曲直。""曲直",实际上是指树木的生长形态,都是枝干曲直,向上向外周舒展。因而引申为具有生长、升发、条达舒畅等作用或性质的事物,均归属于木。

火的特性:"火曰炎上。""炎上",是指火具有温热、上升的特性,因而引申为具有温热、升腾作用的事物,均归属于火。

土的特性:"土爰稼穑。""稼穑",是指土有播种和收获农作物的作用。因而引申为具有生化、承载、受纳作用的事物,均归属于土。

金的特性:"金曰从革。""从革",是指"变革"的意思。引申为具有清洁、肃降、收敛等作用的事物,均归属于金。

水的特性:"水曰润下。""润下",是指水具有滋润和向下的特性。引申为具有寒凉、滋润、向下运行的事物,均归属于水。

2. 事物的五行属性和归类

五行学说是以五行的特性来推演和归类事物的。现将自然界和人体的五行属性归类,如表 2-1 所示。

表 2-1　事物属性五行归类

自然界							五行	人体							
五音	五味	五化	五色	五气	五方	五季		五脏	五腑	五官	形体	情志	五声	变动	五神	五液
角	酸	生	青	风	东	春	木	肝	胆	目	筋	怒	呼	握	魂	泪
徵	苦	长	赤	暑	南	夏	火	心	小肠	舌	脉	喜	笑	忧	神	汗
宫	甘	化	黄	湿	中	长夏	土	脾	胃	口	肉	思	歌	哕	意	涎
商	辛	收	白	燥	西	秋	金	肺	大肠	鼻	皮	悲	哭	咳	魄	涕
羽	咸	藏	黑	寒	北	冬	水	肾	膀胱	耳	骨	恐	呻	栗	志	唾

3. 五行的生克乘侮

五行学说并不是静止地、孤立地将事物归属于五行,而是以五行之间的相生和相克的联系来探索和阐释事物之间相互联系、相互协调平衡的整体性和统一性。同时,还以五行之间的相乘和相侮,来探索和阐释事物之间的协调平衡被破坏后的相互影响,这即是五行生克乘侮的主要意义。

相生与相克。相生,是指这一事物对另一事物具有促进、助长和资生的作用。五行相生的次序是:木生火,火生土,土生金,金生水,水生木。相克,是指这一事物对另一事物的生长和功能具有抑制和制约的作用。五行相克的次序是:木克土,土克水,水克火,火克金,金克木。相生和相克,在五行学说中认为是自然界的正常现象;对人体生理来说,也是属于正常生理现象。

相乘与相侮。相乘:乘即是以强凌弱的意思。五行中的相乘,是指五行中某"一行"对被克的"一行"克制太过,从而引起一系列的异常相克反应。相侮:侮在这里是指"反侮"。五行中的相侮,是指由于五行中的某"一行"过于强盛,对原来"克我"的"一行"进行反侮,所以反侮亦称反克。相乘和相侮,都是不正常的相克现象,两者之间是既有区别又有联系的。相乘与相侮的主要区别是:前者是按五行的相克次序发生过强的克制而形成的五行间的生克制化异常;后者是与五行相克次序发生相反方向的克制现象,而形成五行间的生克制化异常。两者之间的联系是:在发生相乘时,也可同时发生相侮;发生相侮时,也可同时发生相乘。

4. 五行学说在中医学中的应用

五行学说在中医学中的应用,主要是以五行的特性来分析研究机体的脏腑、经络等组织器官的五行属性;以五行之间的生克制化来分析研究机体的脏腑、经络之间和各个生理功能之间的相互关系;以五行之间乘侮来阐释病理情况下的相互影响。因此,五行学说在中医学中不仅被用作理论上的阐释,而且亦具有指导临床的实际意义。

第三节 藏 象

藏,是指藏于体内的内脏;象,是指表现于外的生理、病理现象。藏象学说,即是通过对人体生理、病理现象的观察,研究人体各个脏腑的生理功能、病理变化及其相互关系的学说。在中医学方面对于阐明人体的生理和病理,指导临床实践具有普遍的指导意义。

一、五脏

五脏,是心、肺、脾、肝、肾的合称,其共同生理特点,是化生和贮藏精气。

(一) 心

心居于胸腔,隔膜之上,两肺之间,为"君主之官,神明出焉。"心的生理功能主要是主血脉和主神志。心开窍于舌,其华在面,在志为喜,在液为汗,在体和脉,与小肠相为表里。

1. 心主血脉:心主血脉及指心具有推动血液在脉管内运行的作用,包括主血和主脉两个方面。全身的血都在脉中运行,依赖于心脏的搏动而输送到全身,发挥其濡养作用。心脏之所以能够推动血液的运行,全赖于心气。脉,即血脉,为血之府。脉是血液运行的通道,脉道的通利与否,直接影响着血液的运行。心脏、脉和血液构成了一个相对独立的系统,这个系统的生理功能,都属于心所主,都有赖于心脏的正常搏动。

2. 心主神志:即主神明,或称心藏神。神有广义和狭义之分。广义的神,是指整个人体生命活动的外在表现,如整个人的形象以及面色、眼神、言语、应答、肢体活动姿态等，无不包含于神的范围内。狭义的神，则是指人的精神、意识、思维活动。藏象学说认为，人的精神意识和思维活动与五脏有关，而主要是属于心的生理功能。故《灵枢·本神》说："所以任物者谓之心。"任，就是担任、接受的意思。这说明接受外来事物而发生思维活动的过程，是由心来完成的。实际是将大脑的部分功能，归属了心的生理功能。

【附】心包络

心包络，简称心包，是包在心脏外面的包膜，具有保护心脏的作用。

(二) 肺

肺位于胸腔，左右各一，为"相傅之官，治节出焉。"由于肺位最高，故称为"华盖。"因肺叶娇嫩，不耐寒热，易被邪侵，故又称"娇藏"在五行属金。肺的主要生理功能是：主气、司呼吸，主宣发、肃降，通调水道，朝百脉而主治节，以辅佐心脏调节气血的运行。肺上通喉咙，在体和皮，其华在毛，开窍于鼻，在志为忧，在液为涕。肺与大肠为表里。

1. 肺主气——司呼吸：肺主气包括两个方面，即主呼吸之气和主一身之气。

肺主呼吸之气，是说肺有司呼吸的作用，是体内外气体交换的场所。人体通过肺，吸入自然界的清气，呼出体内的浊气，吐故纳新，使体内的气体不断得到交换，促进着气的生成，调节着气的升降出入运动，从而保证了人体新陈代谢的正常进行。

肺主一身之气，是指肺有主持、调节全身各脏腑之气的作用。肺主一身之气体现在两个方面：一是气的生成方面。特别是宗气的生成，主要依赖肺吸入的清气与脾胃运化的水谷精气相结合。因此，肺的呼吸功能健全与否，直接影响着宗气的生成，也影响着全身之气的生成。二是对全身气机的调节作用。肺的呼吸运动，即是气的升降出入运动。肺有节律地一呼一吸，对全身之气的升降出入运动起着重要的调节作用。

2. 肺主宣发、肃降：所谓"宣发"，即宣通和布散之意，也就是肺气的向上升空和向外围的布散。所谓"肃降"，即是清肃、洁净和下降，也就是肺气向下的通降和使呼吸道保持洁净的作用。

肺主宣发的生理作用，主要体现在三个方面：一是通过肺的气化，排出体内的浊气；二是将脾所转输的津液和水谷精微，布散到全身，外达于皮毛；三是宣发卫气，调节腠理的开合，将代谢后的津液化为汗液，排出体外。

肺主肃降的生理作用，也体现在三个方面：一是吸入自然界的清气，二是肺位最高，居诸脏之上，所以肺吸入的清气和由脾所转输至肺的津液和水谷精微，可得以向下布散；三是肃清肺和呼吸道内的异物，以保持呼吸道清洁。

3. 通调水道：通，即疏通；调，即调节；水道，是水液运行和排泄的道路。肺的通调水道功能，是指肺的宣发和肃降对体内水液的输布、运行和排泄起着疏通和调节的作用。

4. 朝百脉主治节：朝，即聚汇的意思，肺朝百脉，即是指全身的血液都通过经脉而聚汇于肺，通过肺的呼吸进行气体交换，然后再输布到全身。

(三) 脾

脾位于中焦，在膈之下。它的主要生理功能是主运化，升清和统摄血液。脾和胃相为表里。脾和胃同属于消化系统的主要脏器，机体的消化运动，主要依赖于脾和胃的生理功能。机体生命活动的持续和气血津液的生化都赖于脾胃运化的水谷精微，故称脾胃为气血生化之源，"后天之本"。故《素问·灵兰秘典论》说："脾胃者，仓廪之官，五味出焉。"脾开窍于口，其华在唇，在五行属土，在志为思，在液为涎，主肌肉与四肢。

1. **脾主运化**：运，即转运输送；化，即消化吸收。脾主运化，是指脾具有把水谷化为精微，并将精微物质转输至全身的生理功能。脾主运化的功能包括两方面，即运化水谷和运化水液。（1）运化水谷。即是指对饮食物的消化吸收。饮食入胃后的消化吸收，实际上是在胃和小肠内进行的，但必须依赖于脾的运化功能，才能把水谷化为精微，也依赖于脾的转输和散精作用，才能布散全身。因此，脾主运化水谷的生理功能，实际上就是对饮食物的消化、吸收和转输作用。（2）运化水液。也称运化水湿，是指脾对体内水液的吸收、转输和布散，起着促进的作用，在肺、肾、三焦、膀胱的配合下，共同维持着人体水液正常的代谢。

2. **脾主统血**：统，是统摄、控制的意思。脾主统血，是说脾不但有生血的功能，也有统摄血液，使血液循行于脉道之中而不溢于脉道之外的作用。

3. **脾主升清**：所谓"升"，是指脾气的运动特点，以上升为主；所谓"清"，是指水谷精微等营养物质。"升清"，即是指脾能将水谷精微等营养物质，吸收并上输于肺，以营养全身，故说"脾气升"。而上升的主要是精微物质，所以说"脾主升清"。脾之升清，是和胃之降浊相对而言的，脾升则健，胃降则和。脾升胃降形成了升清降浊的一对矛盾，它们既对立又统一、共同完成饮食物的消化、吸收和输布。

（四）肝

肝位于腹部，横膈之下，右胁之内。肝为魂之处，血之藏，筋之宗。肝在五行属木，主动，主升。所以《素问·灵兰秘典论》说："肝者，将军之官，谋虑出焉。"肝的主要生理功能是主疏泄和主藏血。肝开窍于目，主筋，其华在爪，在志为怒，在液为泪。肝与胆相表里。

1. **肝主疏泄**：疏，即疏通；泄，即发泄、升发。肝主疏泄，即指肝具有舒展、条达、宣泄和通散等综合生理功能。肝的疏泄功能，主要表现在以下三个方面：（1）调畅气机。气机，即气的升降出入运动。机体的脏腑、经络器官等活动，全赖于气的升降出入运动。在生理方面，肝有主升、主动的特点，这一特点，对于气机的疏通、畅达、升发是一个重要的因素。（2）调畅情志。人的精神情志活动，除由心神主宰外，还与肝的疏泄功能密切相关，故有"肝主谋虑"之说。（3）促进消化。肝的疏泄功能正常，是脾胃正常升降的一个重要条件，如肝的疏泄功能异常，则不仅影响脾的升清功能，而且还能影响胃的降浊功能。

2. **肝主藏血**：肝藏血是指肝脏具有贮藏血液和调节血量的功能。

（1）贮藏血液。血液来源于水谷精微，生化于脾而藏于肝，肝内贮存一定的血液，既可以濡养自身，又可以防止出血。（2）调节血量。在正常的生理情况下，人体各部分的血液是相对恒定的。但人体各部分的血液，常随着不同的生理情况而改变其血量。当机体活动增强或情绪激动时，人体各部分的血液需要量就相应地增加，于是，肝脏所贮藏的血液就向机体的外周输布，以供机体活动的需要；当人体在安静休息及情绪稳定时，由于全身各部分的活动量减少，机体外周的血液需要量相应减少，部分血液又归藏于肝。正如王冰所说："人动则血运于诸经，人静则血归于肝脏。"

（五）肾

肾位于上腰部，脊柱两旁，左右各一，由于肾藏有"先天之精"为脏腑阴阳之本，生命之源，故称肾为"先天之本"。肾在五行属水。它的主要生理功能为藏精，主生长、发育、生殖和水液代谢；肾主骨生髓，外荣于发，开窍于耳和二阴，在志为恐与惊，在液为唾。肾与膀胱相为表里。

1. 肾藏精，主生长、发育和生殖。藏精，是肾的主要生理功能。肾藏精，是指肾对精气具有闭藏的作用。肾对于精气的闭藏，主要是为精气在体内能充分发挥其生理功能创造良好条件，不使精气流失而影响机体的生长、发育和生殖能力。肾所藏的精包括"先天之精"和"后天之精"两部分。先天之精禀受于父母，与生俱有。后天之精来源于水谷精微，由脾胃运化而化生。它们都是构成人体的基本物质，也是人体生长发育及各种功能活动的物质基础。

2. 肾主水：是指肾具有主持全身水液代谢，调节体内水液平衡的作用。在正常情况下，津液的代谢，是通过肾的气化作用来实现的。在生理状态下，水液入胃以后，经脾的吸收和转输，肺气的宣发敷布和肃降通调，通过三焦而下归于肾，由肾和三焦的气化作用，将水液分别清浊，清者运行于脏腑，浊者化为尿液下行注于膀胱，经尿道排出体外；或化为汗液从皮肤汗孔排泄，从而维持着人体水液代谢的平衡。

3. 肾主纳气：纳即固摄、受纳的意思。肾主纳气，是指肾有摄纳肺所吸入的清气，防止呼吸表浅的作用，从而保证体内外气体的正常交换。人体的呼吸功能，虽为肺所主，但必须依赖于肾的纳气作用，呼吸才能通畅、调匀。正常的呼吸运动是肺肾之间相互协调的结果。所以说，"肺为气之主，肾为气之根，肺主出气，肾主纳气，阴阳相交，呼吸乃和。"肾的纳气功能，实际上是肾的闭藏作用在呼吸运动中的具体体现。

二、六腑

六腑，即胆、胃、小肠、大肠、膀胱、三焦的总称，它们的共同生理功能是"传化物"，其生理特点是"泻而不藏"，"实而不能满"。故有六腑以降为顺，以通为用之说。

（一）胆

胆与肝相连，附于肝之短叶间，是中空的囊状器官，其内贮藏胆汁，胆的生理功能是贮藏和排泄胆汁：胆汁来源于肝脏，它由肝脏形成和分泌出来，然后进入胆贮藏之，并通过输胆管排泄于小肠，以助饮食的消化，这是脾胃运化功能得以正常进行的重要条件之一。

（二）胃

胃位于膈下，腹腔上部，上接食道，下通小肠。它的上口为贲门，下口为幽门。

胃的生理功能：（1）主受纳、腐熟水谷。受纳，是接受和容纳的意思；腐熟，是饮食经过胃的初步消化，形成食糜的意思。饮食从口而入，经过食道，容纳于胃，经胃的腐熟，下传于小肠，其精微物质经脾的运化而营养全身。所以，胃虽有受纳和腐熟水谷的功能，但必须和脾的运化功能配合，脾与胃分工合作，把水谷精气源源不断地供给机体各脏腑组织，成为人体的营养源泉，所以，全称脾胃为"后天之本。"（2）主通降、以降为和。饮食入口，经过食管下纳于胃，经胃的腐熟后，再下行进入小肠，进一步消化吸收。这是由胃气的下行作用来完成的，所以说胃主通降，以降为和。

（三）小肠

小肠位于腹中，是一个细长的管道器官，其上口在幽门处与胃的下口相接，其下口在阑门处与大肠的上口相连。

小肠的生理功能：（1）受盛化物受盛，即接受，以器盛物的意思；化物，具有变化、消化、化生之意。小肠受盛化物功能主要表现在两方面：一是小肠接受了经胃初步消化的食物；二是指食物在小肠内必须停留一定时间，以利于进一步的消化和吸收。（2）泌别清浊。泌，即分泌；别，即分别。所谓泌别清浊，是指小肠对承受胃中的食物，在进一步消化的同时，并随之进行分清别浊的过程。分清，就是将饮食物中的精华部分，进行吸收，再通过脾升清散精的作用，输布全身，以供营养。同时，也吸收大量清净的水液，经脾的转输，肺的宣降通调，在肾的气化作用下，将剩余的水分渗入膀胱，形成尿液，排出体外。泌浊，即是将饮食的残渣糟粕，传送到大肠，形成粪便，排出体外。

（四）大肠

大肠居于腹中，上接阑门，与小肠相通，下端紧接肛门。

大肠的生理功能：主要是传化糟粕。经过小肠泌别清浊后所剩下的食物残渣，下行进入大肠，大肠吸收其中多余的水分，形成粪便，由肛门排出体外。大肠的传化作用，是胃的降浊功能的延伸，同时与肺的肃降也有关系。

（五）膀胱

膀胱位于小腹中央，为贮尿器官，其上有输尿管与肾相通，其下有尿道，开口于前阴。

膀胱的生理功能：主要是贮尿排尿。在人体水液代谢过程中，多余的水液在肾的气化作用下生成尿液，下输于膀胱。尿液在膀胱内滞留到一定程度时，即可及时自主地排出体外。膀胱的贮尿和排尿功能，全赖于肾的气化功能。所谓膀胱气化，实际上是属于肾的气化作用的一部分。

（六）三焦

三焦是上焦、中焦、下焦的合称，为六腑之一。对三焦解剖形态的认识，历史上有"有名无形"和"有名有形"之争。即使是有形论者，对三焦实质的争论，至今尚无统一看法。尽管如此，但对三焦生理功能的认识，基本上还是一致的。现在常用的上焦、中焦、下焦的概念，主要是指对人体部位的划分，即横膈以上为上焦，包括心与肺；横膈以下到脐为中焦，包括脾与胃；脐以下为下焦，包括肝、肾、大小肠、膀胱等。

三焦的生理功能：（1）通行元气元气，是人体生命活动的原动力。三焦是元气升降、出入的通道，总司人体的气化。元气通过三焦而输布到五脏六腑，充沛于全身，以激发、推动各个脏腑组织的功能活动。所以，三焦是通行元气的通路。（2）为水液运行的通路也就是说，三焦有疏通水道，运行水液的作用，是水液升降、出入的通路。全身的水液代谢，是由肺、脾胃和肠、肾和膀胱等许多脏腑的协同作用完成的，但必须以三焦为通道，才能正常地升降出入。

三、奇恒之腑

奇恒之腑，即脑、髓、骨、脉、胆、女子胞（子宫）。由于这一类腑的形态及其生理功能均有异于"六腑"，不与水谷直接接触，而是一个相对密闭的组织器官，而且还具有类似于脏的贮藏精气的作用，因而称为奇恒之腑。

第四节　气血津液

气、血、津液是构成人体的基本物质，是脏腑、经络等组织器官进行生理活动的物质基础。气，是机体内不断运行着活力很强的精微物质；血，是循行于脉内的富有营养的红色液体；津液，是机体一切正常水液的总称。以阴阳属性来看，气具有推动、温煦的作用，属于阳；血和津液，为液态物质，具有濡养、滋润等作用，属于阴。

一、气

（一）气的基本概念

中医学中气的基本概念主要有两个方面的含义：一是指构成人体和维持人体生命活动的最基本的物质，如先天之气、天地之气、水谷之气等。二是指脏腑、经络的功能活动，是用气的变化来说明人体的生命活动的，如心气、肺气、经络之气等。

（二）气的生成

人体的气，其来源是禀受于父母的先天之精气、饮食物中的水谷之精气和存在于自然界的清气，通过肺、脾、胃和肾等脏器生理功能的综合作用而生成。先天之精气，依赖于肾藏精气的生理功能，才能充分发挥其生理效应；水谷之精气，依赖于脾胃的运化功能，才能从饮食物中摄取化生，自然界中的清气，则依赖于肺的呼吸功能才能吸入。因此，气的生成除与先天禀赋、后天饮食营养以及自然环境状况有关外，还与肺、脾、胃、肾的生理功能密切相关。

（三）气的功能

气的生理功能主要有五个方面：推动作用，是指气对人体的生长发育，各脏腑、经络等组织器官的生理活动以及血的生成、运行，津液的生成、输布等，均起着推动作用和激发作用。温煦作用，是说气是人体热量的来源。人体正常体温的维持，各脏腑、经络等组织器官的生理活动，气、血、津液等物质的正常运行等都需要气的温煦作用。防御作用，是指气有卫护肌肤，抗御邪气的作用，表现在一方面可以抵御外邪的入侵，另一方面还可以驱邪外出。固摄作用，是指气对体内液态物质和腹腔脏器的固护、统摄、控制作用。具体表现在：一是固摄血液，防止血液溢出脉外，保证血液在脉中的正常循行；二是固摄汗液、尿液、唾液、胃液等，控制其分泌量，防止体液的丢失；三是固摄精液，防止妄泄；四是固定脏器的位置，使之相对稳定而不下移。气化作用，是指通过气的运动而产生的各种变化，具体地说，是指精、气、血、津液各自的新陈代谢及其相互转化。

（四）气的分类与分布

根据人体气的主要来源、分布部位和功能的特点，可以把气分为元气、宗气、营气和卫气等四类。

（1）元气。又名"真气"，是人体最基本的气，也是人体生命活动的原动力。其生成是由肾中精气所化生，肾中精气以禀受于父母的先天之精为基础，又依赖后天之精气的培育。元气形成以后，通过三焦而运于全身，内至脏腑，外达肌肤腠理，分布于机体的各个部位。从而发挥其推动人体生长、发育，温煦和激发各个脏腑、经络等组织器官的生理活动的功能。（2）宗气。是积于胸中之气，是由肺从自然界吸入的清气和脾胃从饮食物中运化生成的水谷精气相互结合而成。宗气生成后，积聚于胸中，经肺的宣发作用，出咽喉、贯心脉、经肺的肃降作用蓄于丹田，并经气冲注入足阳明胃经。宗气的功能主要表现在两个方面：一是上出咽喉，促进肺呼吸运动，与语言、声音的强弱有关；二是贯心脉，协助心气推动心脏搏动，调节心率，心律和血液运行，并影响肢体的活动和皮肤的寒温等。（3）营气。是行于脉中，富有营养作用的气。是由水谷精微所化生。饮食水谷在脾胃的作用下化生为精微，并由脾上输于肺，在肺的作用下进入血脉而成为营气，营气出于中焦经肺进入经脉后，沿十四经脉依次循行，周流全身，其主要功能是化生血液和营养全身。（4）卫气。是运行脉外，具有保护功能的气。是由水谷精气所化生的，它的特性是"慓疾滑利"，活动力强，流动迅速。所以，它不受脉管的约束，运行于脉外，分布于皮肤、分肉之间。其主要功能表现在三个方面：一是护卫肌表，防御外邪的侵入，并驱邪外出；二是温养脏腑、肌肉、皮毛等；三是调节控制肌腠的开闭和汗液的排泄。

二、血

（一）血的基本概念和生成

血是循行于脉管中的富有营养的红色液体物质，是构成人体和维持人体生命活动的最基本的物质之一，对机体具有非常重要的营养和滋润作用。脉是血液循行的管道，血必须循行于脉中才能发挥其生理功能，故脉又称为"血府"。

血，主要由营气和津液所组成。营气和津液，都来自脾胃消化吸收而生成的水谷精微，所以说脾胃是气血生化之源。

（二）血的功能

血，具有营养和滋润全身的生理功能，又是神志活动的物质基础。（1）营养和滋润作用。血在脉中循行，内至五脏六腑，外达皮肉筋骨，运行不息，对全身各脏腑组织器官起着营养和滋润的作用，以维持正常的生理活动。（2）神志活动的物质基础。心主神志，就是因为心主全身之血。血气充盈，血脉调和，则人的精神充沛、神志清晰、感觉灵敏、活动自如等。所以不论何原因所形成的血虚、血热或运行失常，均可出现不同程度的神志方面的症状，如精神不振、健忘、多梦、失眠、烦躁等。

（三）血的运行

血液之所以能在脉管中运行不息，环周不休，脉管的完整是维持其正常运行的必要条件。此外，还与心、肺、脾、肝四脏的关系密切。心主血脉，是血液运行的动力，血液能正常地在脉管中按一定方位循行，主要靠心气的推动作用；肺主一身之气，气是血液循环的动力。此外，"肺朝百脉"，循行于周身的血液，都要汇聚于肺脏，并通过肺气的作用而运行全身；脾统血，在脾气的统摄作用下，血液正常地循行于脉中而不致溢出脉外；肝主藏血，贮藏血液和调节全身各处的血流量，使各组织器官的血流量维持在一个恒定的水平。

三、津液

（一）津液的基本概念

津液，是机体一切正常水液的总称。包括各脏腑组织的体液及其正常的分泌物，如胃液、肠液和涕、泪等，津液也是构成人体和维持人体生命活动的基本物质。津与液虽同属水液，但在性状、功能及其分布部位等方面又有所区别，一般地说，性质清稀，流动性大，主要布散于体表皮肤、肌肉和孔窍等部位，起滋润作用的称为津；性质较稠厚，流动性小，主要灌注于骨节、脏腑、脑、髓等组织，起滋养作用的称为液。由于津和液本属一体，同源于饮食水谷，均有赖于脾胃的运化而化生，两者在运行代谢过程中可以相互转化，在病理过程中又可以相互影响，所以常常津液并称，一般不予严格区别。

（二）津液的生成、输布与排泄

津液来源于饮食水谷，其生成是通过胃对饮食物的"游溢精气"和小肠的"分清泌浊""上输于脾"而生成。津液生成之后，依靠脾的输布，肺的宣降和肾的蒸腾气化的作用，借三焦为通道而分布全身。经人体利用后，化为汗液从皮毛排泄，或化为尿液经膀胱而排出体外。总之，津液的形成、输布、排泄及维持津液的代谢平衡，是依赖于气和许多脏腑一系列生理功能的相互配合、相互协调完成的，其中以肺、脾、肾三脏的生理功能最为重要，起着主要调节作用。

（三）津液的功能

津液的功能主要表现在三个方面：一是滋润和濡养作用。一般来说，津主要发挥滋润作用。液主要发挥濡养作用。被输于肌表、孔窍等处的津，能滋润皮毛、肌肤、眼鼻、口腔等；被灌注于内脏、骨髓、脑等处的液，能濡养内脏，充养骨髓、脊髓、脑髓等。二是参与血液的生成。津液注入血脉之中，具有滋养和滑利血脉的作用，同时又是组成血液的基本物质之一。三是调节机体的阴阳平衡。人体各部分津液的生成和代谢，对调节机体阴阳的平衡，起着重要的作用。四是排泄废物。津液在其自身代谢过程中，能把机体各处的代谢产物收集起来，不断地排出体外，从而保证各脏腑的代谢活动正常进行。

第五节 病 因

病因，既疾病发生的原因。中医学认为人体各脏腑组织之间，以及人体与外环境之间，既是对立的，又是统一的，人体就是在这种对立统一的动态平衡中，保持着正常的生理活动。如这种动态平衡因某种原因遭到破坏，而又不能立即自行调节恢复时，人体就会发生疾病。这种破坏人体相对平衡状态而引起疾病的原因叫做病因。

一、六淫

风、寒、暑、湿、燥、火，在正常情况下称为六气，是自然界六种不同的气候变化。正常的六气不易于致病，当气候变化异常，六气发生太过或不及，或非其时而其气,以及气候变化过于急骤,或在人体正气不足,抵抗力下降时,六气才能成为致病因素,侵犯人体发生疾病。这种六气,便称为"六淫"。淫,有太过和浸淫之意。由于六淫是不正之气,所以又称其为"六邪",是属于外感病的一类致病因素。六淫致病,一般具有下列特点:一是六淫致病多与季节气候、居处环境有关。如春季多风病,长夏初秋多湿病。二是六淫邪气既可单独侵袭人体而致病,又可两种以上同时侵犯人体而致病。如风寒之邪、风寒湿之邪同时可侵犯人体。三是六淫在发病过程中,不仅可以互相影响,而且可以在一定的条件下相互转化,如寒邪入里可以化热等。四是六淫为病,多侵犯肌表,或从口鼻而入,或两者同时受邪,故又有"外感六淫"之说,其所致的疾病,称为"外感病"。

(一) 风

风为春季的主气,但四季皆有风,固风邪为病虽以春季为多,其他季节也可以发生。风邪的性质和致病特点是:风为百病之长,风邪为六淫的主要致病因素,寒、湿、燥、热等邪多依附于风而侵犯人体,故风为外邪致病的先导。风为阳邪,其性升泄,易袭阳位,风邪侵袭,常伤及人体的头面、阳经和肌表。风性善行而数变,"善行"是指风邪致病具有病位游移,行无定处的特性;"数变"是指风邪致病具有变幻无常和发病迅速的特性而言。风性主动,"动"指风邪致病具有动摇不定的特点。

(二) 寒

寒为冬季主气,其他季节亦可见到。寒邪的性质和致病特点是:寒为阴邪,易伤阳气,寒为阴气盛的表现,故其性属阴。阳本可以制阴,但阴寒偏盛,阳气衰微,不仅不足驱逐阴寒,反为阴寒所侮,阳气受损,失去了正常的温煦作用,则可出现机能减退的寒证;寒性凝滞,"凝滞"即凝结、阻滞不通之意。阴寒之邪偏盛,阳气受损,推动无力,气血阻滞不通,不通则痛,故寒邪伤人多见疼痛症状;寒性收引,"收引"即收缩牵引之意,如寒邪侵袭肌表则毛窍腠理闭塞。寒凝血脉则气血凝滞,血脉挛缩。

(三) 暑

暑为夏季主气,乃火热所化。暑邪致病有明显的季节性,主要发生于夏至以后,立秋之前。暑邪的性质及致病特点是:暑为阳邪,其性炎热,暑为火热之气所化,"阳主热",故属为阳邪。暑性升散、耗气伤津,暑邪侵犯人体,多直入气分,可致腠理开泄而多汗。汗出过多,则耗伤津液,津液亏损,即可耗伤气血。暑多携湿,暑季除气候炎热外,且常多雨而潮湿,热蒸湿动,使空气中湿度增加,故暑邪为病,常兼挟湿。

(四) 湿

湿为长夏之主气,夏秋之交,天气炎热,又为雨季,湿气最盛,故多湿病。湿邪的性质和致病特点是:湿性重浊。"重"即沉重或重着之意。"浊"即秽浊,多指分泌物秽浊不清而言。湿为阴邪,易阻气机,损伤阳气,湿性重浊黏腻,故多为阴邪,脾为运化水湿的主要脏器,喜燥恶湿。湿邪滞留于脾,由于其性黏滞,易阻气机,损害脾阳,致运化无力。湿性黏滞,"黏滞"即黏腻停滞。湿邪粘滞主要表现在两个方面:一是湿邪致病常缠绵难愈,二是指湿病症状多黏腻不爽;湿性趋下,易袭阴位,湿邪为病,症状多见于下部,如水肿以下肢为明显。

（五）燥

燥为秋季主气。燥邪的性质和致病特点是：燥邪干涩，易伤津液，外感燥邪最易耗伤人体津液，造成阴津亏虚；燥易伤肺，肺为娇脏，喜润恶燥，燥邪伤人，多从口鼻而入，故易伤肺。

（六）火（热）

火热为阳盛所生，故火热可以混称，但二者同中有异，火以病气而言，则常由内生，而热则多属于外淫。火（热）邪的性质和致病特点是："火（热）为阳邪，其性炎上。"火热之性，燔灼焚焰，升腾上炎，故属阳邪。此外，炎热之性善于炎上，故火邪致病多表现于人体之上部。火热易耗气伤津，火热之邪，最易迫津外泄，消灼阴液，使人体阴津耗伤；火热易生风动血，火热之邪侵犯人体，常燔灼肝经，消耗阴液，使经脉失于滋养润泽，而致肝风内动。此外，火热还可以迫血妄行，而致各种出血；火热易扰神明火热与心相应，心主血脉而藏神，故火盛除动血外，还可见火邪扰心的症状。

二、疠气

疠气，是一类具有强烈传染性的病邪。在中医文献记载中，又有"瘟疫""疫毒""异气""毒气""乖戾之气"等名称。疠气致病，具有发病急骤、病情较重、症状相似，传染性强、易于流行等特点。正如《诸病源候论·卷十》说："人感乖戾之气而生病，则病气转相染易，乃至灭门。"古人在这里不仅指出了疠气之病邪有传染性，同时也指出了疫疠对人类的严重危害。

三、七情内伤

七情即喜、怒、忧、思、悲、恐、惊七种情志变化，是机体的精神状态。七情是人体对客观事物的不同反应，在正常的情况下，一般不会使人致病。只有突然、强烈或长期持久的情志刺激，超过了人体本身的正常生理活动范围，使人体气机紊乱，脏腑阴阳气血失调，才会导致疾病的发生，由于它是造成内伤病的主要致病因素之一，故又称"内伤七情。"

（一）七情的致病特点有以下三种

1. 直接伤及内脏

七情过激可直接影响内脏生理功能，产生各种病理变化，不同的情志刺激可伤及不同的脏腑，产生不同的病理变化。如《素问·阴阳应象大论》中说，"怒伤肝""喜伤心""思伤脾""忧伤肺""恐伤肾。"

2. 影响脏腑气机

《素问·举痛论》说："怒则气上，喜则气缓，悲则气消，恐则气下……惊则气乱……思则气结。"怒则气上，是指过度愤怒可使肝气横逆上冲，血随气逆，并走于上；喜则气缓，包括缓和紧张情绪和心气涣散两个方面。在正常情况下，喜能缓和精神紧张，使营卫通利，心情舒畅，但暴喜过度，又可使心气涣散，神不守舍，出现精神不集中，甚则失神狂乱等症状；悲则气消，是指过度悲忧，可使肺气抑郁，意志消沉，肺气耗伤；恐则气下，是指恐惧过度，可使肾气不固，气泄以下；惊则气乱，是指突然受惊，以致心无所倚，神无所归，虑无所定，惊慌失措；思则气结，是指思虑劳神过度，伤神损脾，导致气机郁结。

3. 情志波动，可致病情改变

根据临床观察，在许多疾病的过程中，若患者有较剧烈的情志波动，往往使病情加重，或急剧恶化。

四、饮食、劳逸

饮食、劳动和休息，是人类生存和保持健康的必要条件。但饮食要有一定的节制，劳逸需要合理安排，否则会影响人体生理功能，使气机紊乱或正气损伤，产生疾病。

（一）饮食不节

饮食不节包括饥饱失常、饮食不洁和饮食偏嗜三个方面。

1. 饥饱失常

饮食应以适量为宜，饥饱失常均可发生疾病。过饥则摄入不足，气血生化之源缺乏，气血得不到足够的补充，久之则气血衰少而为病。反之，暴饮暴食、过饱，则饮食摄入过量，超过脾胃的消化、吸收和运化能力，可导致饮食物阻滞，脾胃损伤。

2. 饮食不洁

进食不洁，可引起多种肠胃道疾病，出现腹痛、吐泻、痢疾等。或引起寄生虫病，如蛔虫、蛲虫等。

3. 饮食偏嗜

饮食要适当调节，不应有所偏嗜，这样才能使人体获得各种需要的营养。若饮食过寒过热，或饮食五味有所偏嗜，则可导致阴阳失调，或某些营养缺乏而发生疾病。

（二）劳逸失度

劳逸失度包括过度劳累和过度安逸两个方面。

过度劳累：包括劳力过度、劳神过度和房劳过度三方面。劳力过度主要是指较长时期从事过度的体力劳动，疲劳太过而又得不到相应的恢复，久而久之，则积劳成疾。劳神过度主要是指思虑太过，劳伤心脾。因"脾在志为思"，而心主血脉又藏神志，所以思虑劳神过度必耗心血，损伤脾气，出现心神失养以及脾失健运的症状。房事过度是指性生活不加节制，恣意妄为。正常的性生活不会影响健康，只有太过才会成为致病因素而引起发病。

过度安逸：包括体力过逸和脑力过逸两方面。体力过逸，人体日常生活必须有适当的活动，才能保持脏腑机能旺盛，气血流畅。若长期不从事体力劳动，又不进行体育锻炼，易使人体气血不畅，从而导致脾胃功能减弱，进而诱发疾病。

思维过逸：指长期懒于动脑。人体的精神情志活动，是以气血为物质基础的，气血源于脏腑的正常生理活动，反过来又温煦、推动和滋润、濡养脏腑的机能活动。思维活动，即脑力劳动，也是精神情志活动的表现形式之一。因此，积极而合理的脑力劳动，不仅不会成为致病因素，反而更有利于调动脏腑的生理功能。

五、外伤、虫兽伤

外伤和虫兽伤，在陈无择对病因的"三因"分类中属于"不内外因"，它们伤害人体不受正气的影响，人们只对之加以防范。若一旦受其伤害，正气的强弱对病情的转归和预后，也不无关系。

六、痰饮、瘀血

痰饮和瘀血，不同于其他致病因素，它们既是病理产物，反过来又是致病因素。

（一）痰饮

痰和饮，是机体水液代谢障碍所形成的病理产物。痰饮多由于外感六淫，或内伤七情，或饮食所伤等，使脾、肺、肾及三焦等脏腑的气化功能失常，水液代谢障碍，以致水津停滞而成。痰饮形成之后，可出现各种复杂的病理变化，因痰饮所停留的部位不同，而证候各别，名称亦异，阻滞于经脉的，可影响气血的运行和经络的生理功能。停滞于脏腑的，可影响脏腑功能和气机的升降出入。

（二）瘀血

瘀血，泛指体内有血液停滞。凡血液运行不畅，或体内离经之血未能及时消散或排出而停滞于体内者，均称为瘀血。瘀血的形成，概括起来主要有两方面：一是因气虚、气滞、血寒、血热等原因，使血行不畅而凝滞；二是由于内、外伤及其它原因造成的内出血，不能及时消散或排出而形成。瘀血形成之后，不仅失去正常血液的滋润、濡养作用，反而影响全身或局部的血液运行，从而产生疼痛，出血或经脉瘀阻不通，内脏发生症积以及"瘀血不去，新血不生"等不良后果。

第六节 病 机

病机，就是疾病发生、发展、变化过程的机理。

一、发病机理

中医学认为，人体与外界环境之间，人体内部各脏腑、组织之间的阴阳保持平衡协调，是维持机体正常生理活动的基本条件。在致病因素的作用下，人体的阴阳平衡关系遭到了破坏，影响脏腑、经络、气血正常的生理活动，便发生了疾病。

（一）邪正斗争

所谓"正气"，是指人体的机能活动及其抗病能力，简称"正"；所谓"邪气"，是指各种致病因素，简称"邪"。疾病的发生、发展和变化，即是在一定条件下邪正斗争的反映。正气不足是发病的内因，在一般情况下，人体内脏功能正常，正气旺盛，气血充盈，卫外周密，病邪就难以侵入，疾病也就无从发生，即所谓"正气存内，邪不可干"。只有在人体正气相对虚弱，卫外不固，抗邪无力的情况下，邪气才能乘虚而入，影响脏腑功能而发生疾病，即所谓"邪之所凑，其气必虚"。邪气是发病的重要外因，邪气是发病的重要条件，没有邪气的侵入，疾病也不可能发生，在一定条件下，如病邪过强过猛，远远超过了正气的抵抗力，邪气甚至起到致病的主导作用。如高温、高压电流等，即使人体正气强盛，也难免被伤害。人体正气的强弱是疾病发生的主导因素。而正气的强弱与人体的体质、精神状态、生活环境及营养、锻炼等有着密切的关系。

二、基本病机

病机，是指疾病发展与变化的机理。疾病的发展变化虽然错综复杂，千变万化，但就其基本病机变化而言，不外乎邪正盛衰、阴阳失调和升降失常等几个方面。而且在疾病的发展变化过程中，这几个方面又常常是相互影响、互为因果的。

(一) 邪正盛衰

邪正盛衰是指机体的抗病能力与致病因素之间的相互斗争中所发生的盛衰变化。

1. 邪正双方在斗争过程中是互为消长的。一般地说，正气增长则邪气消退，而邪气增长则正气消减。随着体内邪正的消长盛衰，病症也有不断的虚实变化。实：主要是指邪气亢盛，是以邪气盛为矛盾的主要方面的一种病理变化。也就是致病邪气和机体的抗病能力都比较强盛。邪气虽盛，但正气未衰，能积极与邪气抗争，二者斗争剧烈，反应明显。在临床上出现一系列病理反应比较剧烈的、有余的证候。虚：主要是指正气不足，是以正气虚损为矛盾的主要方面的一种病理反应。也就是说机体的气血、津液和经络、脏腑等生理功能较弱，抗病能力低，正邪斗争难以出现较剧烈的病理反应，临床上可出现一系列虚弱、衰退和不足证候。

2. 邪正相争与疾病转归。在邪正相争过程中，一般情况下，人体的正气在疾病的转归上始终是占重要地位的。如果正气逐渐战胜了病邪，就能促使病的好转或痊愈，反之，邪气强盛，人体抗邪能力弱，正气不能战胜邪气，则邪气对人体致病作用不断增强，脏腑气血功能更加障碍，因而病情恶化，甚至引起死亡。

(二) 阴阳失调

阴阳失调，是机体阴阳消长失去平衡的简称，是指机体在疾病过程中，由于致病因素的作用，导致机体的阴阳消长失去相对平衡，所出现的阴不制阳、阳不制阴的病理变化；它又是脏腑、经络、气血、营卫等相互关系失调，以及表里出入、上下升降等气机运动失常的概括。阴阳失调是疾病发生、发展的内在根据。

1. 阴阳盛衰，是指阴和阳的偏盛或偏衰，表现为或寒或热、或实或虚的病理变化，其表现形式有阳盛、阴盛、阳虚、阴虚四种。阴阳偏盛，阴或阳的偏盛，主要是指"邪气盛则实"的实证。阳邪侵入人体，可形成阳偏盛；阴邪侵入人体，可形成阴偏盛。"阳盛则热，阴盛则寒"，则是阳偏盛和阴偏盛病机的临床表现特点。阴阳偏衰，是人体阴精或阳气亏虚所引起的病理变化。阳气亏虚，阳不制阴，使阴相对偏亢，从而形成"阳虚则寒"的虚寒证。反之，形成"阴虚则热"的虚热证。

2. 阴阳互损，是指在阴或阳任何一方虚损的前提下，病变发展影响到相对一方，形成阴阳两虚的病机。在阴虚的基础上，继而导致阳虚，称为阴损及阳；在阳虚的基础上，继而导致阴虚，称为阳损及阴。

3. 阴阳格拒，是指阴阳失调中比较特殊的一类病机，包括阴盛格阳和阳盛格阴两方面。阴阳互相格拒，主要是由于某些原因引起阴或阳一方偏盛至极而壅遏于内，将另一方排斥格拒于外，迫使阴阳之间不相维系，从而出现真寒假热或真热假寒等复杂的病理现象。

4. 阴阳转化与阴阳亡失。阴阳转化是指在疾病发展过程中，阴阳失调有时还可表现为阴阳的互相转化。即由阴转阳或由阳转阴的病理变化。阴阳亡失，包括亡阴和亡阳两类，是指机体的阴液或阳气大量亡失，导致生命垂危的一种病理状态。

(三) 升降失调

升降失调是指疾病在其发生、发展的过程中，由于致病因素的作用而导致的脏腑气机升降出入运动功能紊乱的一种病理状态。是人体阴阳气血升降顺逆的失调或上下生理平衡失调的病理概括。升降出入，是人体气化功能的基本形式，是脏腑经络功能活动的基本过程。人体脏腑经络的功能活动，脏腑经络以及气血阴阳的互相关系，无不依赖于气机的升降出入而保持正常。因此，升降失常是疾病发生、发展的重要病机之一。

第七节　基本治则

治则，即治疗疾病的法则。它是在整体观念和辨证论治精神指导下制定的，对临床治疗立法、处方、用药、实施按摩手法等，具有普遍指导意义。治则与治法不同，治则是用以指导治疗的总则；治疗方法，是从属于一定治疗法则的具体方法。因此，任何具体的治疗方法，总是从属于一定的治则的，治则则是指导治病的总法则。中医学治则的主要内容包括治病求本，扶正祛邪，调整阴阳和因时、因地、因人制宜四个方面。

一、治病求本

治病求本，就是治疗疾病时必须要寻求疾病的根本原因，并针对其根本原因进行治疗。这也是辨证论治的根本原则。在运用治病求本时，还应掌握"治标与治本""正治与反治"两种情况。

（一）治标与治本

在复杂多变的病症中，常有标本主次的不同，因而在治疗上就有先后缓急的区分。

急则治标：所谓急则治标，就是标病甚急，如不先治其标，病人会有很大的痛苦，甚或危及生命，以及影响本病的治疗，而采取首先治标的方法。不过，"急则治其标"不过是对某些证候表现较急的一个临时措施，但它也是对这些疾病求得最后治本，而在治疗方面不可缺少的基本条件。

缓则治本：所谓缓则治其本，就是病情较缓，要抓住疾病的本质进行治疗。在一般情况下，治本是治疗疾病的根本原则。

标本同治：标本同治就是当疾病标本俱急时，则采取标本同时治疗的方法。应当指出，标本同治并不等于不分主次的平均对待，而要根据疾病的具体情况有所侧重，这样才能取得良好的疗效。

（二）正治与反治

疾病的变化是错综复杂的，一般情况下，疾病的本质和反映的现象是一致的，但是，有时也会出现疾病的本质和现象不一致的情况，所谓正治与反治，是指所用药物或按摩手法的寒热、补泻，与疾病本质和现象之间的从逆关系而言。

正治：所谓正治，就是通过对疾病所表现出的现象，辨明病变本质的寒热虚实，然后分别采用"寒者热之""热者寒之""虚者补之""实者泻之"的不同方法去解决。因其属于逆证候而治的一种治疗方法，故又称"逆治"。正治是临床最常用的一种治疗方法。

反治：所谓反治，是顺从疾病的征象或假象而治的一种治疗方法。如外感热病在里热极盛时，由于阳盛格阴，可见四肢厥冷的寒象，此寒是假象，而热盛则是本质，故仍以寒凉去治疗，即用寒性药治之。以方药的性质顺从疾病的某些征象或假象。这种顺从疾病证候而治的方法又称为"从治"。反治，究其实质，是在治病求本法则指导下，针对疾病的本质而进行治疗的方法。

二、扶正祛邪

疾病的过程，实质上就是正气与邪气矛盾双方斗争的过程。邪胜于正则病进，正胜于邪则病退。因此对疾病的治疗，就要改变正邪双方力量的对比，使正气得复而病邪减退，祛除邪气而正气得复。扶正祛邪也就成为临床治疗的一条重要法则。

扶正，就是采用扶助正气的药物或针灸、按摩等，通过益气、养血、滋阴、助阳等具体方法恢复正气，提高机体的抗病能力，同时驱逐病邪。

祛邪，就是采用消除那些外在的或内在的致病因素的药物或针灸、按摩等，通过发汗、攻下、清解、消导等具体方法，祛除邪气，同时保存正气，使正气恢复。扶正祛邪法则的一般运用规律如下。扶正法：适用于正虚甚而邪轻浅，正扶则邪自去。祛邪法：适用于邪实而正虚不显，邪去则正自复。先扶正后祛邪法：适用于正气过于虚弱而邪气不甚，若兼以祛邪往往进一步损伤正气，故应先扶正而后祛邪。先祛邪后扶正法：适用于邪盛而正虚，但正气尚可耐攻，若兼用扶正，往往会进一步助邪，故应先祛邪而后扶正。扶正与祛邪兼用：适用于正虚兼邪实症。但在具体运用时，要分清主次，有所侧重，或以扶正为主兼以祛邪，或以祛邪为主兼以扶正。总的原则是"扶正不留邪，祛邪不伤正"。

三、调整阴阳

疾病的发生从根本上说是阴阳的相对平衡遭到破坏，出现阴阳偏盛偏衰的结果。所以，调整阴阳也是临床治疗的根本法则之一。

（一）损其偏盛

阴阳偏盛时，阳盛则阴病，阴盛则阳病。阳热盛易于损伤阴液，阴寒盛易于损伤阳气，故在调整阴或阳的偏盛时，应注意有没有相应的阴或阳偏衰的情况存在。若阴或阳偏盛而其相对的一方并没有构成虚损时，即可使用"损其有余"的方法，清泻阳热或温散阴寒。

（二）补其偏衰

阴阳偏衰时，阴或阳的虚损不足，或阴虚或阳虚。阴虚则不能制阳，出现虚热证；阳虚不能制阴，出现虚寒证。此时，阳虚应补阳以制阴，阴虚则应滋阴以制阳。若阴阳两虚则应阴阳双补。

四、因时、因地、因人制宜

中医学认为人与自然环境是统一的整体，人体本身也是一个有机的整体。疾病的发生、发展必然受到环境因素（如时令、气候、地理环境等）和个体因素（如年龄、性别、精神、情志等）的影响，尤其是个体素质的不同，对疾病的影响更大。因此，在治疗疾病时，必须把这些方面的因素考虑进去，具体情况具体分析，区别对待，灵活掌握，以制定出适宜的治疗方法。因时制宜就是根据不同季节气候特点来考虑治疗用药的原则。因地制宜就是根据不同地区的地理特点来考虑治疗用药的原则。因人制宜就是根据患者的体质、年龄、性别等特点来考虑治疗用药的原则。总之，因人制宜，是指治病时不能孤立地看病症，必须看到人的整体和不同人的特点；因时、因地制宜，则强调了自然环境对人体的影响。因时、因地、因人制宜的治疗法则，充分体现了中医治病的整体观念和辨证论治在实际应用上的原则性和灵活性。

【附】 四诊八纲要术

一、四诊

四诊是指望、闻、问、切四种诊察疾病的基本方法。望、闻、问、切是调查了解疾病的四种方法，各有其独特作用，不能相互取代。因此，在临床运用时，必须将它们有机地结合起来，即所谓"四诊合参"，这样才能全面系统地了解病情，做出正确的判断。

（一）望诊

医生运用视觉，对人体全身和局部的一切情况及其排出物等，进行有目的的观察，以了解健康或疾病情况，即是望诊。望诊的主要内容是观察人体的神、色、形、态，以推断体内的变化。健康人的神、色、形、态等都有其正常的表现，一有反常，便是病态。

1. 望神得神

得神及有神的表现是：神志清楚，语言清晰，目光明亮，精彩内含；面色荣润含蓄，表情丰富自然，反应灵敏，动作灵活，体态自如；呼吸平稳，肌肉不削。是正常人的神气。

失神。失神的表现是：神志昏迷，或言语失伦，或循衣摸床，撮空理线；目暗睛迷，瞳神呆滞；面色晦暗，表情淡漠呆板；反应迟钝，动作失灵，强迫体位；呼吸异常，大肉已脱。是脏腑功能衰败的表现。

假神。假神是垂危病人出现精神暂时好转的假象，是临终前的预兆，并非佳兆。假神的表现是：久病重病之人，本已失神，但突然精神转佳，目光转亮，言语不休，想见亲人；或病至语声低微断续，忽而清亮起来；或原来面色晦暗，突然颧赤如妆；或原来毫无食欲，忽然食欲增强。

2. 望面色

常色指人在正常生理状态时面部的色泽。我国正常人面色应是红黄隐隐，明润含蓄。病色是指人体在疾病状态时的面部色泽，可以认为除上述常色之外，其他一切反常的色泽都属病色。一般地说，青色，主寒证、痛证、瘀血和惊风。赤色，主热证。黄色，主虚证，湿证。白色，主虚证、寒证，脱血，夺气。黑色：主肾虚、寒证、痛证、水饮和瘀血。

3. 望舌

正常舌象，简称"淡红舌、薄白苔"。具体来说，其舌体柔软，运动灵活自如，颜色淡红而红活鲜明；其胖瘦老嫩大小适中，无异常形态；舌苔色白，颗粒均匀，薄薄地铺于舌面，揩之不去，其下有根，干湿适中，不黏不腻等。

望舌色：淡白舌，主虚证、寒证或气血两亏。红舌主热证。

望舌形：老舌，是舌质纹理粗糙，形色坚敛苍老，不论苔色如何，都属实证。嫩舌，是舌质纹理细腻，形色浮胖娇嫩，一般都属虚证。胖大舌，舌体较正常舌为大，伸舌满口，多因水湿痰饮阻滞所致。

望舌苔：白苔，常见于表证、寒证。黄苔，一般主里证、热证。灰苔，多主里症。薄苔，主外感表证，或内伤轻病。厚苔，主邪盛入里，或内有痰饮湿食积滞。

（二）闻诊

闻诊包括听声音和嗅气味两方面。听声音是指诊察病人的声音、语言、呼吸、咳嗽、呕吐、呃逆、嗳气、太息、喷嚏、肠鸣等各种声响。嗅气味是指嗅病人体内所发出的各种气味以及分泌物、排泄物和病室的气味。

1. 听声音

正常的声音：健康人的声音，虽有个体差异，但发声自然、音调和畅，刚柔相济，此为正常声音的共同特点。病变的声音：音哑和失音，有轻重之别，轻者声嘶，重者完全不能发音。新病音哑或失音，属实证；久病音哑或失音，多属虚证。沉默寡言，多属虚证、寒证；烦躁多言，多属热证、实证；不能复言，为"夺气"，是中气大虚之证。语言蹇涩，属风痰蒙蔽清窍，或风痰阻络。语言错乱，为神明之乱。

听呼吸：病者呼吸如常，是形病而气未病；呼吸异常，是形气俱病。外感邪气有余，呼吸气粗而快，属热证、实证。内伤正气不足，呼吸气微而慢，属虚证、寒证。气粗为实，气微为虚。呼吸微弱困难，气来短促，不足以息，为元气大伤，阴阳离决之危证。病态呼吸的临床表现，还有喘、哮、上气、少气、短气等病症。"喘症"是呼吸困难，短促急迫的表现，甚者张口抬肩，鼻翼煽动，不能平卧。"哮症"为呼吸急促似喘，声高断续，喉间痰鸣，往往时发时止，缠绵难愈。"上气"是指肺气不得宣散，上逆于喉间，气道窒塞，呼吸急促的表现。"短气"指呼吸气急而短，不足以息，数而不能接续，似喘而不抬肩，喉中无痰鸣声。"少气"又称气微，指呼吸微弱，短而声低，虚虚怯怯，非如短气之不相连续，形体状态一般无改变。

听咳嗽：咳声紧闷，多属寒湿；咳声清脆，多属燥热。咳声阵发，发则连声不绝，甚则呕恶咳血，时止时作"鹭鸶叫声"，名曰顿咳，也叫"百日咳"。

2. 嗅气味

病体的气味。口气：正常人说话时不会发生臭气，如有口臭，多属消化不良，或有龋齿，或口腔不洁；汗气：汗有腥膻气，是风湿热久蕴于皮肤，津液受到蒸变的原故；鼻臭：鼻出臭气，流浊涕经常不止的，是鼻渊证。

病室的气味。瘟疫病开始即有臭气触人，轻则盈于床帐，重则充满一室；病室有血腥臭，病人多患失血证。

（三）问诊

问诊是医生询问病人或陪诊者，了解疾病的发生、发展、治疗经过，现在症状和其它与疾病有关的情况，以诊察疾病的方法。问诊时，医生要首先抓住病人的主要病痛，然后再围绕主要病痛进行有目的、有步骤的询问，既要突出重点，又要全面了解。同时，医生要以高度热忱的精神和认真负责的态度进行详细询问，对病人要寄予同情，说话要和蔼可亲，通俗易懂（不能用医学术语问话）、耐心细致，这样才能取得病人信任，使病人详细地倾吐病情。如发现病人叙述有不清楚不全面之处，医生可进行必要的提示和启发，但切不可用自己的主观意愿套问或暗示病人，以免使问诊资料与实际情况不符。在问诊中医生还要注意，不要给病人精神带来不良刺激或产生不良影响，要帮助病人建立起战胜疾病的信心。对于危重病人，医生要为抢救病人作扼要的询问和重点检查，及时进行抢救，然后对不详细之处再作补问，不可为苛求完整记录而耽误对病人的抢救。

问一般情况。一般情况包括病人的姓名、年龄、性别、婚否、民族、职业、籍贯、现住址等。了解上述情况，便于书写病历，对患者诊治负责。

问生活史（生活习惯）。包括病人的生活经历、饮食嗜好、劳逸起居等。

问家族病史和既往病史。家族病史是病人直系亲属的健康状况，曾患何种疾病。可帮助诊断某些传染病和遗传性疾病。既往史，是病人既往健康情况和曾患过的主要疾病，可作为诊断现有疾病的参考。

问其病。即问此次疾病发生发展治疗等全过程。这对诊察疾病具有重要意义。问发病原因可以了解疾病的性质；问病程长短可了解疾病的虚实；问治疗经过和效果如何，可作为辨证用药的参考。

问现在症状。问病人的现在症状，是问诊的主要内容，是辨证的重要依据。明代医学家张景岳在总结前人问诊要点的基础上写成《十问歌》，后人又将其略作修改补充为："一问寒热二问汗，三问头身四问便，五问饮食六问胸，七聋八渴俱当辨，九问旧病十问因，再兼服药参机变，妇女尤必问经期，迟速闭崩皆可见，再添片语告儿科，天花麻疹全占验。"《十问歌》内容言简意赅，可作问诊的参考。但在实际问诊中，还必须根据病人的具体病情灵活而重点地询问，不能一律地机械套问。

（四）切诊

切诊分脉诊和按诊两部分，两者同是运用双手对病员体表进行触、摸、按压，从而获得重要辨证资料的一种诊察方法。

1. 脉诊的部位。关于脉诊的部位，有遍诊法、三部诊法和寸口诊法三种。临床上以寸口诊法为多用。寸口又称气口或脉口，其位置在腕后桡动脉所在部位。寸口分寸关尺三部，即以高骨为标际（桡骨茎突）其稍为内方的部位为关，关前（腕端）为寸，关后（肘端）为尺，两手各有寸关尺三部，共六部脉，寸关尺三部可分浮中沉三候，这就是寸口诊法的三部九候。寸关尺分候脏腑：左寸候心与膻中；右寸候肺胸中。左关候肝、胆与膈；右关候脾与胃。左尺候肾与小腹；右尺候命门。

平脉：平脉是正常人的脉象，形态是三部有脉，一息四至五至，不浮不沉，不大不小，从容和缓，柔和有力，节律一致，并随生理活动和气候环境的不同而有相应的正常变化。

病脉：疾病反应于脉象的变化，就叫病脉。一般来说，除了正常生理变化范围以及个体生理特异之外的脉象，均属病脉。病脉的脉象很多，临床常见的有以下几种。

浮脉脉象：轻取即得，重按稍减而不空，举之泛泛而有余。主病：表证。亦主虚证。

沉脉脉象：轻取不应，重按始得。主病：里证。有力为里实，无力为里虚。

迟脉脉象：脉来迟慢，一息不足四至（相当于每分钟脉搏60次以下）。主病：寒证。有力为寒积，无力为虚寒。

数脉脉象：一息脉来五至以上。（相当于每分钟脉搏在90次以上）。主病：热证。

有力为实热，无力为虚热。

洪脉（附大脉）脉象：洪脉极大，状若波涛汹涌，来盛去衰。主病：气分热盛。

虚脉脉象：三部脉举之无力，按之空虚。主病：虚证。

实脉脉象：三部脉举按均有力。主病：实证。

滑脉脉象：往来流利，如珠走盘，应指圆滑。主病：痰饮、食滞、实热。

涩脉脉象：往来艰涩不畅，如轻刀刮竹，与滑脉相反。主病：伤精、血少、气滞血瘀、挟痰、挟食。

弦脉脉象：端直而长，如按琴弦。主病：肝胆病、诸痛、痰饮、疟疾。

2. 按诊。所谓按诊，就是用手直接触摸或按压病人的某些部位，以了解局部的异常变化，从而推断疾病的部位、性质和病情的轻重等情况的一种诊病方法。按诊的手法大致可分触、摸、按三类。触是以手指或手掌轻轻接触患者局部，如额部及四肢皮肤等，以了解凉热、润燥等情况。摸是以手抚摸局部，如肿胀部位等，以探明局部的感觉情况及肿物的形态、大小等。按是以手按压局部，如胸腹和肿物部位，以了解深部有无压痛，肿块的形态、质地，肿胀的程度、性质等。在临床上，各种手法是综合运用的，常常是先触摸，后按压，由轻到重，由浅入深，以了解病变的情况。按诊时，医生要体贴病人，手法要轻巧，要避免突然暴力，冷天要事先把手暖和后再行检查。同时要嘱咐病人主动配合，随时反应自己的感觉。还要边检查边观察病人的表情变化，以了解其痛苦所在。

二、八纲

八纲，即阴、阳、表、里、寒、热、虚、实，是辨证论治的理论基础之一。它是通过四诊，掌握辨证资料之后，根据病位的深浅，病邪的性质及盛衰，人体正气的强弱等，加以综合分析，归纳为八类证候，称为八纲辨证。

（一）表里

表里是辨别疾病病位内外和病势深浅的两个纲领。表里辨证，适应于外感病，其意义可察知病情的轻重深浅及病理变化的趋势，表证病浅而轻，里证病深而重，表邪入里为病进，里邪出表为病退。

表证，指六淫邪气经皮毛、口鼻侵入时所产生的证候。具有起病急、病程短的特点。临床表现为，发热恶寒（或恶风）、头身痛、舌苔薄白，脉浮。兼见鼻塞流涕，咽喉痒痛，咳嗽等症。

里证，是疾病深入于里（脏腑、气血、骨髓）的一类证候。它与表证相对而言。多见于外感病的中、后期或内伤病。里证的成因，大致有三种情况：一是由外邪不解，内传入里，侵犯脏腑所致；二是外邪直接侵犯脏腑而成；三是情志内伤，饮食劳倦等因素，直接损伤脏腑，使脏腑功能失调，气血逆乱而出现的种种病症。其临床表现十分复杂，此处不做详论。

（二）寒热

寒热是辨别疾病性质的两个纲领。寒证与热证反应机体阴阳的偏盛与偏衰，阴盛或阳虚的表现为寒证；阳盛或阴虚的表现为热证。

寒证，是感受寒邪，或阴盛阳虚所表现的证候。多因外感阴寒邪气，或因内伤久病，阳气耗伤，或过服生冷寒凉，阴寒内盛所致。常见的临床表现有：恶寒喜暖，面色㿠白，肢冷踡卧，口淡不渴，痰、涎、涕清稀，小便清长，大便稀溏，舌淡苔白而润滑，脉迟或紧等。

热证，是感受热邪或阳盛阴虚，人体的机能活动亢进所表现的证候。多因外感火热之邪，或寒邪化热入里；或因七情过激，郁而化热；或饮食不节，积蓄为热；或房室劳伤，劫夺阴精，阴虚阳亢所致。其常见的临床表现有：恶热喜冷，口渴喜冷饮，面红目赤，烦躁不宁，痰、涕黄稠，吐血衄血，小便短赤，大便干结，舌红苔黄而干燥，脉数等。

（三）虚实

虚实，是辨别邪正盛衰的两个纲领。虚指正气不足，实指邪气盛实。

虚证是对人体正气虚弱各种临床表现的病理概括。虚证的形成，有先天不足和后天失调两个方面，但以后天失调为主。常见的临床表现有：面色淡白或萎黄，精神萎靡，身疲乏力，心悸气短，形寒肢冷，自汗，大便滑脱，小便失禁，舌淡胖嫩，脉虚沉迟，或为五心烦热，消瘦颧红，口咽干燥，盗汗潮热，舌红少苔，脉虚细数。

实证是对人体感受外邪，或体内病理产物蓄积而产生的各种临床表现的病理概括。实证的成因有两个方面：一是外邪侵入人体；二是由于内脏功能失调，以致痰饮、水湿、瘀血等病理产物停留在体内所致。常见的临床表现有：发热，腹胀痛拒按，胸闷烦躁，甚至神昏谵语，呼吸气粗，痰涎壅盛，大便秘结，或下利、里急后重，小便不利，或淋沥涩痛，舌质苍老，舌苔厚腻，脉实有力。

（四）阴阳

阴阳是八纲辨证的总纲。在诊断上，可根据临床证候所表现的病理性质，将一切疾病分为阴阳两个主要方面。

阴证：凡符合"阴"的一般属性的证候，称为阴证。如里证、寒证、虚证，概属于阴证的范围。常见的临床表现有：面色暗淡，精神萎靡，身重卷卧，形寒肢冷，倦怠无力，语声低怯，纳差，口淡不渴，大便腥臭，小便清长，舌淡胖嫩，脉沉迟或弱或细涩。

阳证：凡符合"阳"的一般属性的证候，称为阳证。如表证、热证、实证，概属于阳证的范围。常见的临床表现有：面色偏红，发热，肌肤灼热，神烦，躁动不安，语声粗浊或骂詈无常，呼吸气粗，喘促痰鸣，口干渴饮，大便秘结，或有奇臭，小便短赤，舌质红绛，苔黄黑生芒刺，脉象浮数、洪大、滑实。

第三章 解剖基础知识

第一节 绪 论

一、解剖学定义及系统划分

（一）定义

人体解剖学是一门研究正常人体解剖结构的科学。学习人体解剖学的目的，就在于理解和掌握人体形态和结构的基础知识，为更好地学习保健按摩打下必要的基础。

（二）系统划分

人体是不可分割的有机整体，其结构和功能的基本单位是细胞。细胞之间存在一些不具备细胞形态的物质，称为细胞间质。许多形态和功能类似的细胞与细胞间质构成组织。人体组织可以分为上皮组织、结缔组织、神经组织和肌肉组织。它们是构成器官和系统的基础，所以称为基本组织。由几种组织相互结合，形成具有一定形态和功能的结构，称为器官，如心、肝、肺、肾等。结构和功能上密切相关的一系列器官联合起来，执行某种生理活动，便构成一个系统。

人体可以分为运动、消化、呼吸、泌尿、生殖、循环、内分泌、感觉和神经等九大系统。各系统在神经系统的支配和调节下，既分工又合作，实现各种复杂的生命活动，使人体成为一个完整统一的有机体。

二、解剖学姿势和常用术语

（一）人体解剖学姿势

身体直立，两眼向前平视，下肢并拢，脚尖向前，上肢自然下垂于躯干两侧，手掌朝前。在观察和说明人体各部的位置及其相互关系时，都应按统一的人体解剖学姿势。

（二）解剖学的方位术语

以统一的解剖学姿势为标准，规定了以下解剖学方位术语（图3-1）。

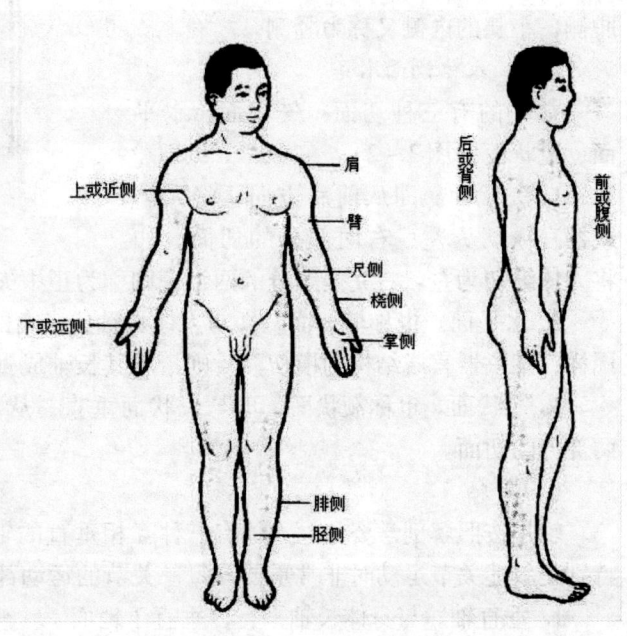

图3-1 常用方位术语

1. 上和下。是描述器官或结构距离头或足的相对远近方位的术语,近头者为上,近足者为下。

2. 前和后。是描述器官或结构距离身体前面或后面相对远近关系的术语,近腹者为前,也称为腹面。近背者为后,也称为背面。

3. 内侧与外侧。是描述器官或结构距离人体正中矢状面相对远近关系的术语。近正中矢状切面称为内侧,远离正中矢状切面为外侧。

4. 内和外。是描述空腔脏器相互位置关系的术语。近内腔者为内,远离内腔者为外。

5. 浅和深。是描述与皮肤表面相对距离关系的术语。近皮肤者为浅,远离皮肤者为深。

6. 四肢结构方位。四肢的结构方位以接近躯干的一端为近侧,远离躯干的一端为远侧。在前臂,桡骨位于前臂的外侧,尺骨位于前臂的内侧,所以前臂的外侧又称为桡侧,内侧又称为尺侧。在小腿,腓骨位于小腿的外侧,胫骨位于小腿的内侧,所以小腿的外侧又称为腓侧,小腿的内侧又称为胫侧。

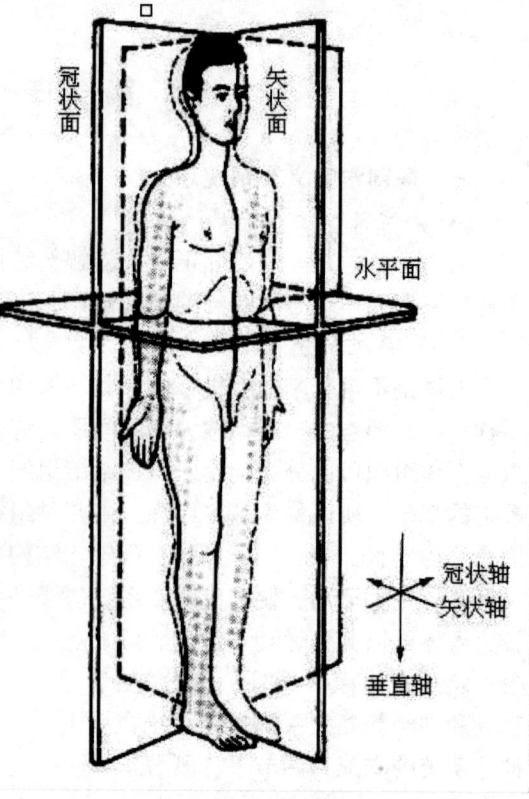

图3-2 人体切面术语

(三)人体切面术语

常用的有三种切面:矢状面、水平面、冠状面(图3-2)。

1. 矢状面。即从前后方向,将人体或器官纵切为左、右两部分的切面。如将人体纵切为左、右完全等分的两半,则称为正中矢状切面。

2. 水平面。也称横切面,即与人体长轴成直角的切面,将人体分为上、下两部分。同样,某一器官或结构的横切面,则指与其长轴成直角的切面。

3. 冠状面。也称额状面,即与矢状面垂直,从左、右方向,将人体纵切为前、后两部分的切面。

(四)轴

轴是按照解剖学姿势,人体有三种互相垂直的轴。轴在描述人体某些器官的形态,特别是叙述关节运动时非常重要。每一关节的运动都可假设它围绕着一定的轴来进行。

1. 垂直轴。与身体长轴平行,垂直于地面。

2. 矢状轴。呈前后方向,与身体的长轴和冠状轴垂直相交。

3. 冠状轴。也称额状轴,呈左右方向,与身体的长轴和矢状轴垂直相交。

第二节 运动系统

一、绪论

运动系统包括骨、关节和骨骼肌三部分，约占人体体重的60%。它们在神经系统的支配下，对身体起着运动支持和保护作用（图3-3）。

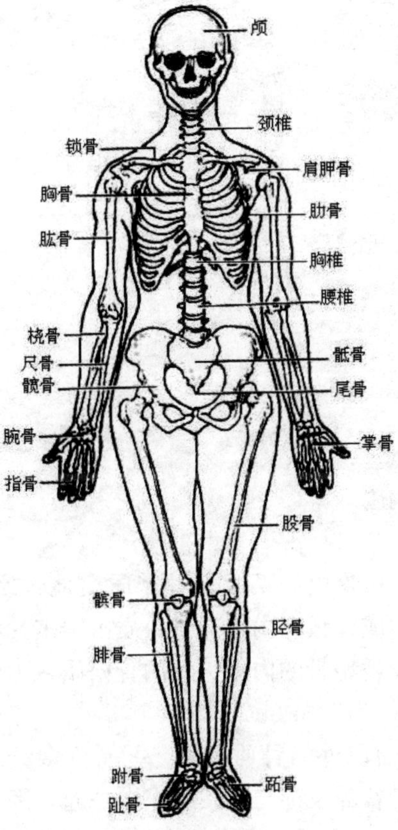

骨与骨之间的连结装置，称为骨连结。全身各骨通过骨连结，构成骨骼。附于骨骼上的肌，称为骨骼肌。骨骼肌收缩时，牵引骨移动位置，产生运动。此外，骨还是人体的支架，它与肌肉共同赋予人体以基本外形。并构成体腔的壁（如颅腔、胸腔、腹腔和盆腔），以保护其中的内脏。在运动中，骨起杠杆作用，关节是运动的轴，骨骼肌是动力器官，也就是说，骨骼肌是运动的主动部分，骨和骨连结是运动的被动部分。

在体表能看到或摸到的肌和骨的突起及凹陷等，分别称为肌性标志和骨性标志。临床上常用这些标志来确定内脏器官、血管、神经和腧穴的位置。

图3-3 人体骨骼

二、骨学

成人有206块骨，按其在身体位置的不同可分为颅骨、躯干骨、上肢骨和下肢骨。其中颅骨29块（包括6块听小骨），躯干骨51块，上肢骨64块，下肢骨62块。

（一）骨的形态

人体的骨由于存在部位和功能的不同，形态也各异。按其形态特点可将其分为长骨、短骨、扁骨和不规则骨四类（图3-4）。

1. 长骨。呈长管状，可分为一体两端。体又叫骨干，其外周部骨质致密，中央为容纳骨髓的骨髓腔。两端较膨大，称为骺。其表面有关节软骨附着，形成关节面，长骨主要分布于四肢，在运动中起杠杆作用。

2. 短骨。一般呈立方形，多成群的连结存在，多位于既承受重量又运动复杂的部位，如腕骨和跗骨。

3. 扁骨。呈板状，分布于头、胸等处，主要构成颅腔和胸腔的壁，以保护内部的脏器。

4. 不规则骨。形状不规则且功能多样如椎骨，有些骨内还生有含气的腔洞，叫作含气骨，如构成鼻旁窦的上颌骨和蝶骨等。

（二）骨的构造

每块骨由骨质、骨膜和骨髓以及关节软骨构成，骨膜有骨的神经、血管和淋巴管分布（图3-4）。

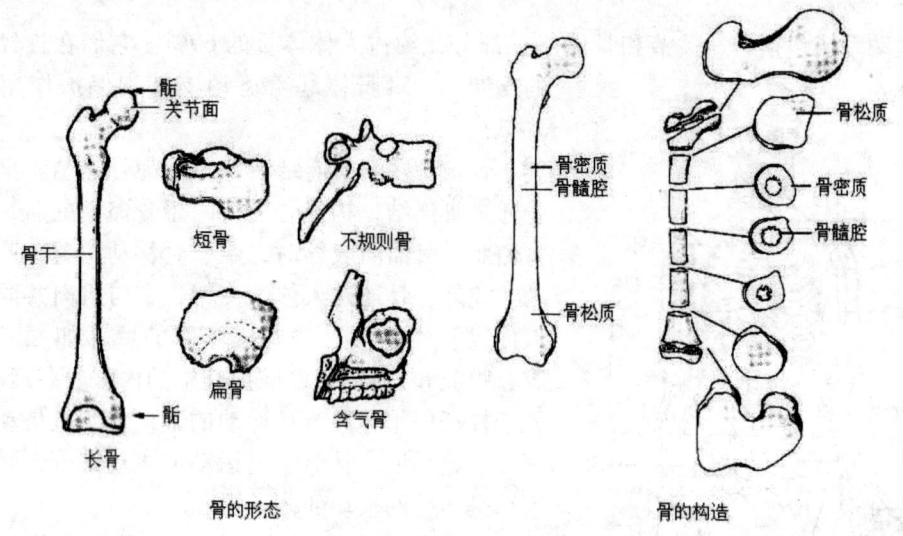

图3-4 骨的形态与构造

1. 骨质。骨质是骨的主要成分，可分为骨密质和骨松质两类。骨密质质地致密，构成长骨干和其他类型骨和长骨骺的外层，在颅骨构成外板和内板。骨松质由很多片状的骨小梁交织而成，呈海绵状，存在于长骨骺和其他类型骨的内部，颅的骨松质在内外板之间。

2. 骨膜。由致密结缔组织构成，被覆于除关节面以外的骨质表面，并有许多纤维束伸入于骨质内。此外，附着于骨的肌腱、韧带与附着部位都与骨膜编织在一起。因而骨膜与骨质结合甚为牢固。骨膜富含血管、神经，通过骨质的滋养孔分布于骨质和骨髓。骨膜的内层和骨内膜有分化成骨细胞和破骨细胞的能力，以形成新骨质和破坏、改造已生成的骨质，所以对骨的发生、生长、修复等具有重要意义。

3. 骨髓。骨髓是柔软的富于血管的造血组织，隶属于结缔组织。存在于长骨骨髓腔及各种骨松质的网眼中，在胚胎时期和婴幼儿时期，所有骨髓均有造血功能，由于含有丰富的血液，肉眼观呈红色，故名红骨髓。约从6岁起，长骨骨髓腔内的骨髓逐渐为脂肪组织所代替，变为黄红色且失去了造血功能，叫作黄骨髓。所以成人的红骨髓仅存于骨松质的网眼内。

（三）各论

1. 躯干骨

躯干骨包括椎骨、肋骨和胸骨。

（1）椎骨。

椎骨数量：幼儿时期，椎骨总数为33~34块，根据其所在部位由上向下依次为颈椎7块、胸椎12块、腰椎5块、骶椎5块、尾椎4~5块。成年后，5块骶椎融和成1块骶骨、4~5块尾椎融合成1块尾骨。因此成人的椎骨总数为26块。

椎骨构造：每块椎骨都由椎体、椎弓构成（图3-5）。

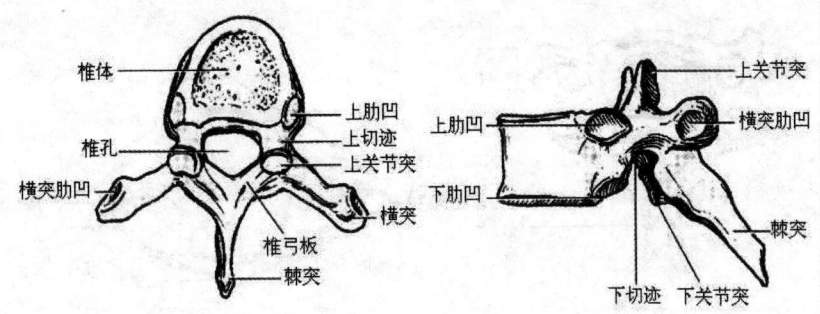

图3-5 胸椎

椎体：位于椎骨前方正中部，短圆柱形。是椎骨负重的主要部分，内部充满骨松质，表面的骨密质较薄，上下面皆粗糙，借椎间纤维软骨与邻近椎骨相接。椎体后面微凹陷，与椎弓共同围成椎孔。各椎孔贯通，构成容纳脊髓的椎管。

椎弓：是椎体后方的弓形骨板，连结椎体的缩窄部分，称椎弓根。椎弓根的上、下缘各有一切迹，分别称为椎上、下切迹。相邻椎骨的椎上、下切迹共同围成椎间孔，有脊神经和血管通过。两侧椎弓根向后内扩展变宽的部分，称椎弓板，两侧在中线会合。每个椎弓发出7个突起：①棘突。1个，由椎弓后面正中伸向后方或后下方，尖端可在体表扪到。②横突。1对，从椎弓根与椎弓板移行处伸向两侧。棘突和横突都是肌和韧带的附着处。③关节突。2对，在椎弓根与椎弓板结合处分别向上、下方突起，即上关节突和下关节突。

各部椎骨的主要特征如下。

①颈椎。共有7个。其主要特征是椎体较小，横断面呈椭圆形，椎孔呈三角形。第3~7向上突起称椎体钩。椎体钩与上位椎体下面的两侧唇缘相接，形成钩椎关节。第6颈椎横突末端前方的结节特别隆起，称颈动脉结节，颈总动脉经其前方。可用手指将颈总动脉压于此结节，进行暂时止血。第2~6颈椎的棘突较短，末端分叉（图3-6）。

第1颈椎。又名寰椎，呈环状，无椎体、棘突和关节突，由前弓、后弓及侧块组成。前弓较短，后面正中有齿关节凹（齿突凹），与枢椎的齿突相关节。侧块连结前后两弓，上面各有一椭圆形关节面，与枕髁相关节；下面有圆形关节面与枢椎上关节面相关节。后弓较长，上面有横行的椎动脉沟，有椎动脉通过。

第2颈椎又名枢椎，特点是椎体向上伸出齿突，与寰椎齿突凹相关节。齿突原为寰椎椎体，发育过程中脱离寰椎而与枢椎体融合。

第7颈椎又名隆椎，棘突特长，末端不分叉，活体易于触及，常作为计数椎骨序数的标志。

②胸椎。共12个。椎体从上向下逐渐增大，横断面呈心形，其两侧面上、下缘分别由上、下肋凹，与肋头相关节。横突末端前面，有横突肋凹与肋结节相关节。关节突

的关节面几乎呈冠状位，上关节突的关节面朝向后，下关节突的关节面则朝向前。棘突较长，向后下方倾斜呈叠瓦状排列（图3-5）。

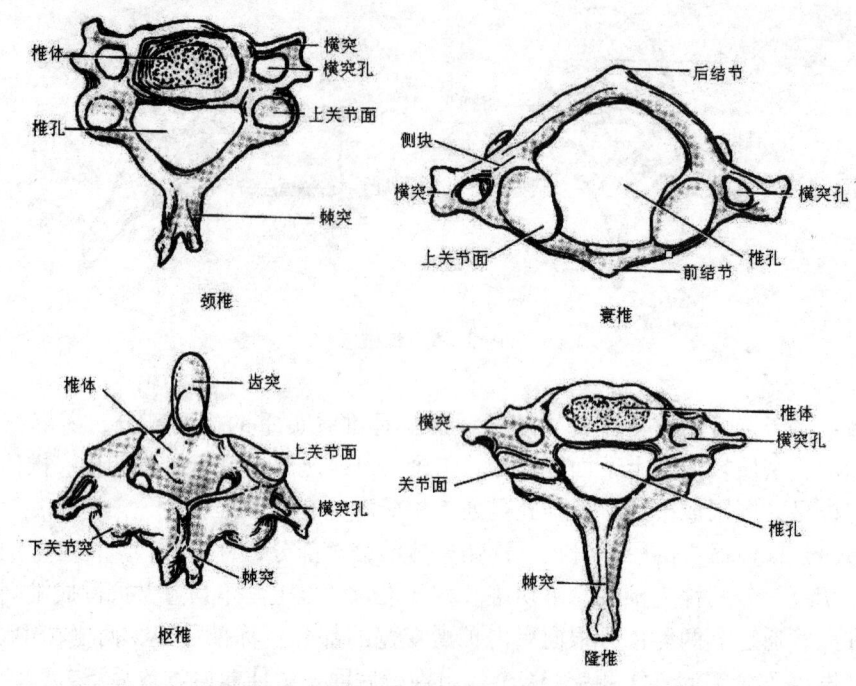

图3-6 颈椎

③腰椎。椎体粗壮，横断面呈肾形。椎孔呈卵圆形或三角形。上、下关节突粗大，关节面呈矢状位，棘突宽而短，呈板状，水平伸向后方。各棘突间的间隙较宽，临床上可于此作腰椎穿刺术（图3-7）。

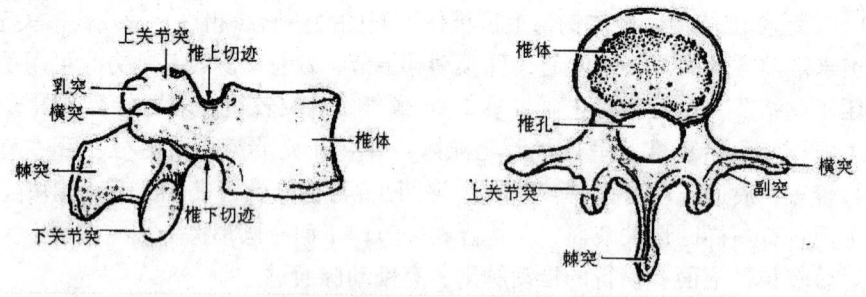

图3-7 腰椎

④骶骨。略呈倒三角形，其底向上，尖向下。底的前缘向前突出，称为岬，为女性骨盆测量的重要标志。骶骨的两侧有耳状面，与髂骨构成骶髂关节，骶骨中央有一纵贯全长的管道，称为骶管，向上与椎管相接，向下开口于骶骨的骶管裂孔，骶管裂孔两侧有向下突出的骶角。骶骨的前面凹陷、平滑，有4对骶前孔与骶管相通，有骶神经前支

通过。背面隆凸，中央有一纵行的骨脊，称为骶正中嵴。有4对骶后孔与骶管相通，有骶神经后支通过。4对骶后孔相当于八髎穴的位置（图3-8）。

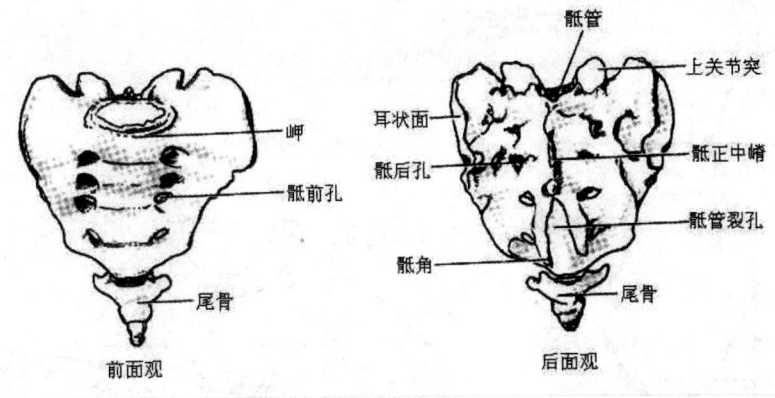

图3-8 骶骨

⑤尾骨。由3~4块退化的尾椎融合而成，上接骶骨，下端游离尾骨尖。

（2）胸骨。

胸骨位于胸前壁正中，前凸后凹，可分柄、体和剑突三部分（图3-9）。①胸骨柄：上宽下窄，上缘中分为颈静脉切迹，两侧有锁切迹与锁骨相连结。柄外侧缘上分接第1肋软骨。柄与体连结处微向前突，称胸骨角，可在体表扪及，两侧的肋切迹与第2肋软骨相连结，是计数肋的重要标志。胸骨角向后平对第4胸椎体下缘。

②胸骨体。呈长方形，外侧缘接第2~7肋软骨。

③剑突。薄而细长，形状变化较大，下端游离。

（3）肋骨。

肋由肋骨和肋软骨组成，共12对。第1~7对肋前端直接与胸骨连结，称真肋，其中第1肋与胸骨柄间为软骨结合，第2~7肋与胸骨构成微动的胸肋关节。第8~12对肋不直接与胸骨相连，称假肋；其中第8~10对肋前端与上位肋借肋软骨，构成软骨间关节，形成肋弓。第11~12对肋前端游离于腹壁肌层中，称浮肋；肋的后端与胸椎构成肋椎关节。

①肋骨。属扁骨，分为体和前、后两端。后端膨大，称肋头，有关节面与胸椎的上、下肋凹相关节。肋头外侧稍细，称肋颈。颈外侧的粗糙突起，称肋结节，与相应胸椎的横突肋凹相关节。肋体长而扁，分内、外两面和上、下两缘。内面近下缘处有肋沟，肋间神经和血管走行其中，体的后端急转处称肋角。前端稍宽，与肋软骨相接（图3-10）。

第1肋骨，扁宽而短，分上、下面和内、外缘，无肋角和肋沟。

②肋软骨。位于各肋骨的前端，由透明软骨构成，终生不骨化。

2. 上肢骨

上肢骨包括上肢带骨和自由上肢骨，自由上肢骨借上肢带骨连结于躯干骨。

（1）上肢带骨。

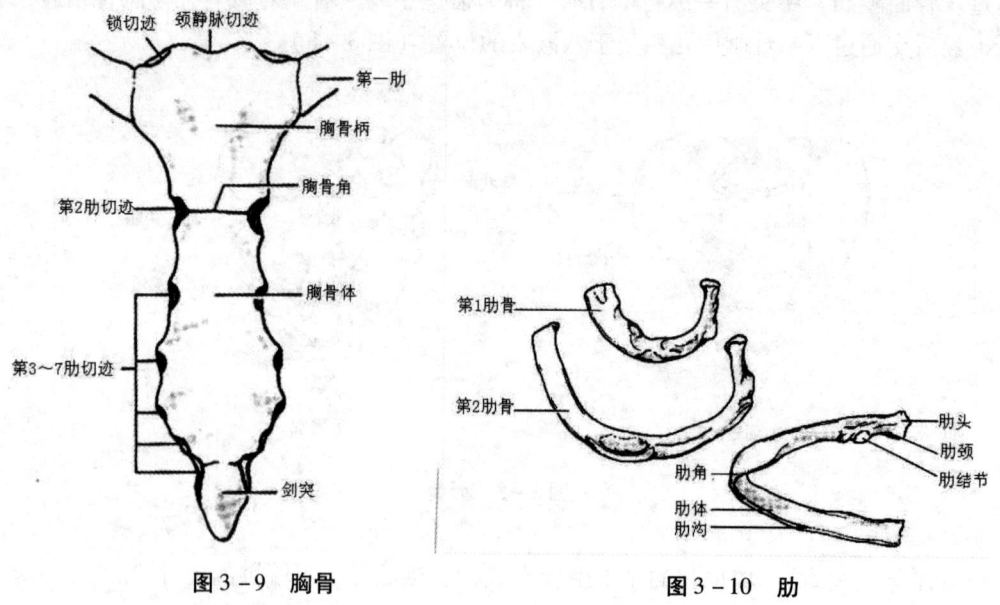

图3-9 胸骨　　　　　图3-10 肋

①锁骨。架于胸廓前上方。锁骨全长可在体表扪到，是重要的体表标志。锁骨内侧2/3凸向前，呈三棱棒形；外侧1/3凸向后，呈扁平形，二者之间交界处较薄弱，锁骨骨折多发生在此处。上面光滑，下面粗糙。内侧端粗大，为胸骨端，有关节面与胸骨柄相关节。外侧端扁平，为肩峰端，有小关节面与肩胛骨肩峰相关节。锁骨将肩胛骨支撑于胸廓之外，以保证上肢的灵活运动。

②肩胛骨。为三角形扁骨，贴于胸廓后外面，介于第2到第7肋骨之间，可分两个面、三个缘和三个角。腹侧面或肋面与胸廓相对，为一大的浅窝，称肩胛下窝，背侧面有一横嵴，称肩胛冈。冈上、下方的浅窝，分别称冈上窝和冈下窝。肩胛冈向外侧延伸的扁平突起，称肩峰，与锁骨的肩峰端相接（图3-11）。

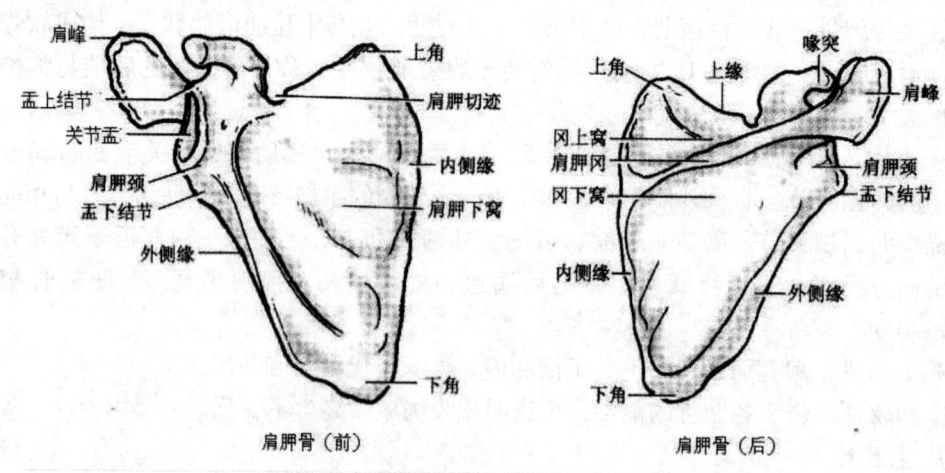

图3-11 肩胛骨

上缘短而薄，外侧分有肩胛切迹，切迹外侧有向前的指状突起称喙突。内侧缘薄而锐利，邻近脊柱故又称脊柱缘。外侧缘肥厚邻近腋窝又称腋缘。上角为上缘与脊柱缘会合处，平对第2肋；下角为脊柱缘与腋缘会合处，平对第7肋或第7肋间隙，为计数肋的标志。外侧角为腋缘与上缘会合处，最肥厚，为朝向外侧方的梨形浅窝，称关节盂，与肱骨头相关节。盂上、下方各有一粗糙隆起，分别称盂上结节和盂下结节。肩胛冈、肩峰、肩胛骨下角、内侧缘及喙突都可在体表扪到。

（2）自由上肢骨。

包括肱骨、桡骨、尺骨和手骨。

①肱骨。位于臂部，分一体及上、下两端。上端有呈半球形的肱骨头，与肩胛骨的关节盂相关节。肱骨头的外侧和前方分别有隆起的大结节和小结节，它们向下各延伸一嵴，称大结节嵴和小结节嵴。两结节间有一纵沟，称结节间沟。上端与体交界处稍细，称外科颈。较易发生骨折（图3-12）。

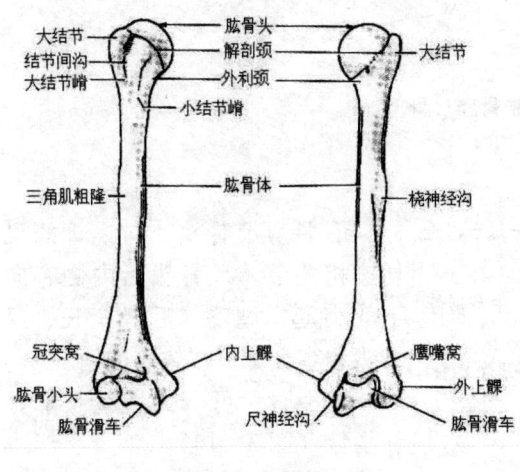

图3-12 肱骨

肱骨体上半部呈圆柱形，下半部呈三棱柱形。中部外侧面有粗糙的三角肌粗隆，为三角肌附着处。后面中部，有一自内上斜向外下的浅沟，称桡神经沟。桡神经和肱深动脉沿此沟经过，肱骨中部骨折可能伤及桡神经。内缘近中点处有开口向上的滋养孔。下端较扁，外侧部前面有半球状的肱骨小头，与桡骨相关节；内侧部有滑车状的肱骨滑车，与尺骨形成关节。滑车前面上方有窝称冠突窝；肱骨小头前面上方有一窝，称桡窝；滑车后面上方有一窝，称鹰嘴窝，伸肘时容纳尺骨鹰嘴。小头外侧和滑车内侧各有一突起，分别称外上髁和内上髁。内上髁后方有一浅沟，称尺神经沟，尺神经由此经过。

肱骨大结节和内、外上髁都可在体表扪到。

②桡骨。位于前臂外侧部，分一体两端。上端细小称桡骨头，头上面有关节凹与肱骨小头相关节；周围有环状关节面与尺骨相关节；头下方略细，称桡骨颈。颈的内下方有一突起称桡骨粗隆。桡骨体呈三棱柱形，内侧缘为薄锐的骨间缘（图3-13）。P下端前凹后凸，外侧向下突出，称茎突。下端内面有关节面，称尺切迹，与尺骨头相关节，下面有腕关节面与腕骨相关节。

桡骨茎突和桡骨头在体表可扪到。

③尺骨。居前臂内侧部，分一体两端。

上端粗大，前面有一半圆形深凹，称滑车切迹，与肱骨滑车相关节。切迹后上方的突起称鹰嘴，屈肘时突出，俗称肘尖。前下方的突起称冠突。冠突外侧面有桡切迹，与桡骨头相关节；冠突下方的粗糙隆起，称尺骨粗隆。尺骨体上端粗，下端细，外缘锐利，为骨间缘，与桡骨的骨间缘相对。

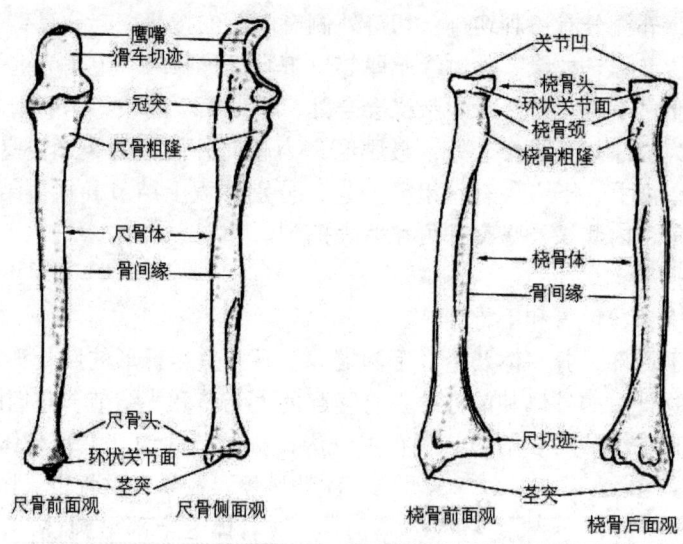

图3-13 桡骨和尺骨

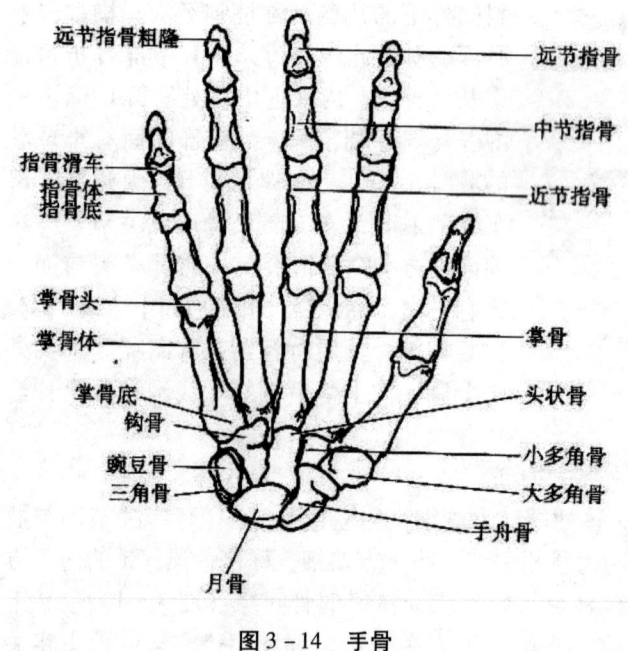

图3-14 手骨

下端为尺骨头，与桡骨的尺切迹相关节，尺骨头后内侧有向下的突起。鹰嘴、后缘全长、尺骨头和茎突都可在体表扪到。

④手骨。可分为腕骨、掌骨和指骨（图3-14）。

a. 腕骨。共8块。排成近、远二列。近侧列由桡侧向尺侧为手舟骨、月骨、三角骨和豌豆骨；远侧列为大多角骨、小多角骨、头状骨和钩骨。8块腕骨连结形成一掌面凹陷的腕骨沟。各骨相邻的关节面，形成腕骨间关节。手舟骨、月骨和三角骨近端形成的椭圆形关节面，与桡骨腕关节面及尺骨头下方的关节盘构成桡腕关节。

b. 掌骨。5块。由桡侧向尺侧，依次为第1～5掌骨。掌骨近端为底，接腕骨；远端为头，接指骨，中间部为体。

c. 指骨。属长骨，共14块。拇指有2节，分别为近节和远节指骨，其余各指为3节，分别为近节指骨、中节指骨和远节指骨。每节指骨的近端为底，中间部为体，远端为滑车。

（3）下肢骨。

可分下肢带骨和自由下肢骨，自由下肢骨借下肢带骨与躯干骨连结。

（1）下肢带骨。

下肢带骨即髋骨，为不规则的扁骨。髋骨的外侧面有一深窝称髋臼，其关节面与股骨头相关节。前下部有一大孔，称闭孔。左右髋骨与骶、尾骨围成骨盆。髋骨由髂骨、耻骨和坐骨组成，三骨会合于髋臼，16岁左右完全融合（图3-15）。

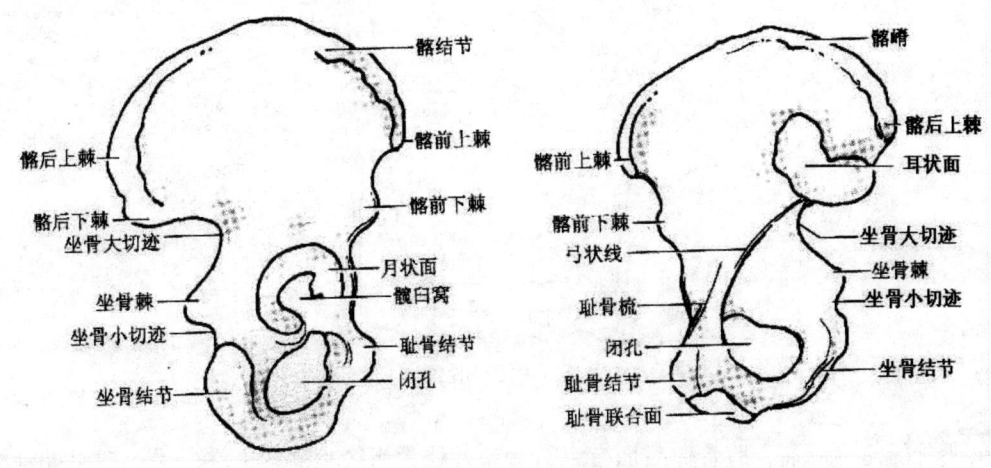

图3-15 髋骨内、外面

①髂骨。构成髋骨上部，分为髂骨体和髂骨翼。翼上缘肥厚，形成髂嵴，两侧髂嵴连线最高点平对第4腰椎，为重要的体表标志。髂嵴前、后端称为髂前上棘和髂后上棘，两者的下方各有一棘。髂前上棘后方5~7cm处，髂嵴外唇向外突起，称髂结节，它们都是重要的体表标志。在髂前、后上棘的下方各有一突起，分别称髂前下棘和髂后下棘。髂骨翼内面的浅窝称髂窝，髂后方有耳状面窝与骶骨相关节。髂骨翼外面称为臀面，有臀肌附着。

②坐骨。构成髋骨下部，分坐骨体和坐骨支。体与支移行处的粗糙隆起，称为坐骨结节，是坐骨最低部，可在体表扪到结节。后方有尖形的坐骨棘，棘下方有坐骨小切迹。坐骨棘与髂后下棘之间为坐骨大切迹。

③耻骨。构成髋骨前下部，分体和上、下二支。耻骨上缘有一向前的突起称耻骨结节，是重要体表标志。耻骨上、下支相互移行处内侧的椭圆形粗糙面，称耻骨联合面。两侧联合面借软骨相接，构成耻骨联合。

（2）自由下肢骨。

自由下肢骨包括股骨、髌骨、胫骨、腓骨和足骨。

①股骨。位于大腿部，是人体最长最结实的长骨，长度约为身高的1/4，分一体两端。上端有朝向内半球形的股骨头，与髋臼相关节。头中央稍小的股骨头凹。头下外侧的狭细部称股骨颈。颈与体连结处上外侧的方形隆起，称大转子；内下方的隆起，称小转子，有肌肉附着。大、小转子之间，前面有转子间线，后面有转子间嵴，大转子是重要的体表标志，可在体表扪到（图3-16）。

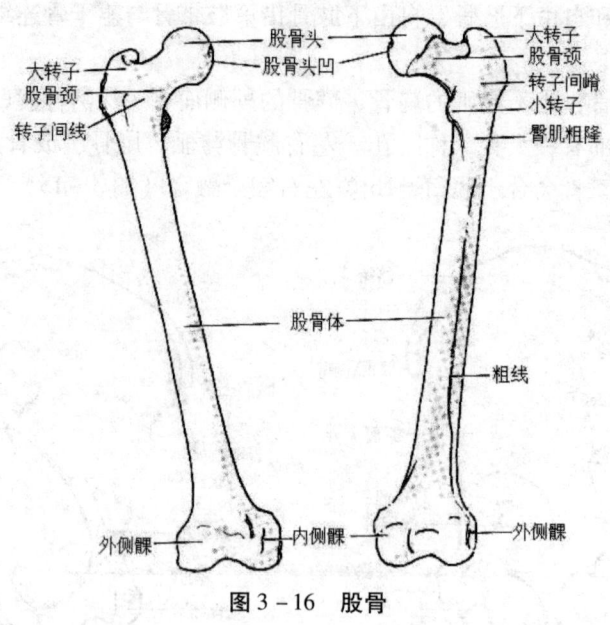

图 3-16 股骨

股骨体略弓向前,股骨体后面有纵行骨嵴,称为粗线。此线上端分叉,向上外延续于粗糙的臀肌粗隆,向上内侧延续为耻骨肌线。粗线下端也分为内、外两线,二线间的骨面为腘面。股骨下端有两个向后突出的膨大,称为内侧髁和外侧髁。内、外侧髁的前面、下面和后面都是光滑的关节面与胫骨、髌骨相关节。两髁前方的关节面彼此相连,形成髌面,与髌骨相接。两髁后面之间的窝称髁间窝。两髁侧面最突起处,分别为内上髁和外上髁。它们都是在体表可扪到的重要标志。

②髌骨。是人体最大的籽骨,位于股骨下端前面,在股四头肌腱内,上宽下尖,前面粗糙,后面为关节面,与股骨髌面相关节。髌骨可在体表扪到。

③胫骨。位于小腿内侧部,是粗大的长骨。分为一体两端,上端膨大,向两侧突出,形成内侧髁和外侧髁。二髁上面各有上关节面,与股骨髁相关节。两上面之间的粗糙小隆起,称髁间隆起。外侧髁后下方有腓关节面与腓骨头相关节。上端前面的隆起称胫骨粗隆,外侧髁和胫骨粗隆,于体表均可扪到。胫骨体呈三棱柱形,前缘和内侧缘可在体表扪到。后面上端有斜向下内的比目鱼肌线。胫骨下端稍膨大,其内下方有一突起,称内踝。下端的下面

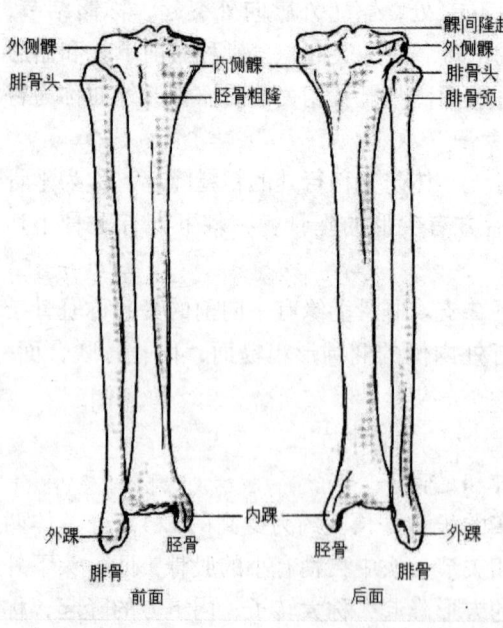

图 3-17 胫骨和腓骨

和内踝的外面有关节面与距骨相关节。下端的外侧面有腓切迹与腓骨相接。内踝可在体表扪到（图3-17）。

④腓骨。位于胫骨外后方，为细长的长骨。分为一体两端，上端稍膨大，称腓骨头，有腓骨头关节面与胫骨相关节。头下方缩窄，称腓骨颈。下端膨大，形成外踝。其内侧有外踝窝和外踝关节面，与距骨相关节。腓骨头和外踝都可在体表扪到。

⑤足骨。包括跗骨、跖骨和趾骨（图3-18）。

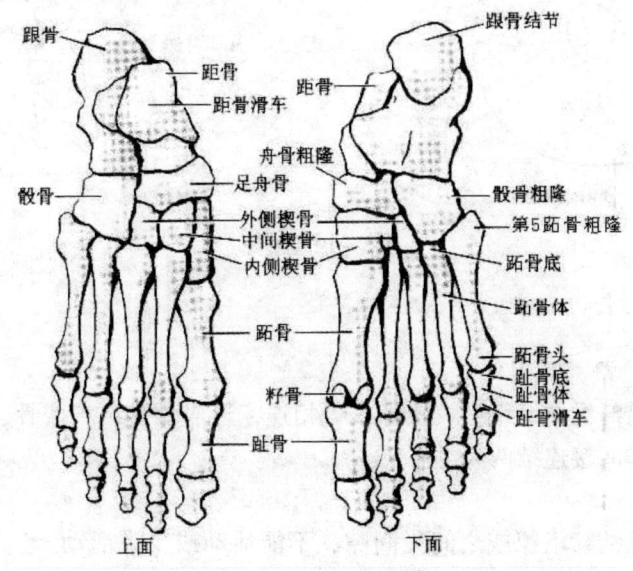

图3-18 足骨

a. 跗骨。7块，属短骨。即距骨、跟骨、足舟骨、骰骨和楔骨（内侧楔骨、中间楔骨、外侧楔骨），分前、中、后三列。后列包括距骨和跟骨；中列为足舟骨；前列为3块楔骨及跟骨前方的骰骨。距骨上面有前宽后窄的关节面，称距骨滑车，与胫骨的踝关节面相关节。距骨下方与跟骨相关节。跟骨后端的隆起，称跟骨结节，为重要的体表标志。足舟骨内下方的隆起称舟骨粗隆，是重要体表标志。

b. 跖骨。5块，自内侧向外侧依次为第1~5跖骨，形状和排列大致与掌骨相当，但比掌骨粗大。跖骨近端为底，与跗骨相接，中间为体，远端称头，与近节趾骨相接。第5跖骨底向后突出，称第5跖骨粗隆，在体表可扪到。

c. 趾骨。共14块。拇趾为2节，其余各趾为3节。形态和命名与指骨相同。

4. 颅骨。

颅骨共29块（其中包括3对听小骨）。颅骨可分为后上部的脑颅骨和前下部的面颅骨，二者以眶上缘和外耳门上缘的连线为分界线（图3-19）。

脑颅由8块脑颅骨围成。其中不成对的有额骨、筛骨、蝶骨和枕骨，成对的有颞骨和顶骨。它们构成颅腔。

面颅由15块面颅骨构成。面颅骨包括成对的骨和不成对的骨，成对的骨有上颌骨、腭骨、颧骨、鼻骨、泪骨及下鼻甲；不成对的有犁骨、下颌骨和舌骨。面颅骨围成眶腔、鼻腔和口腔。

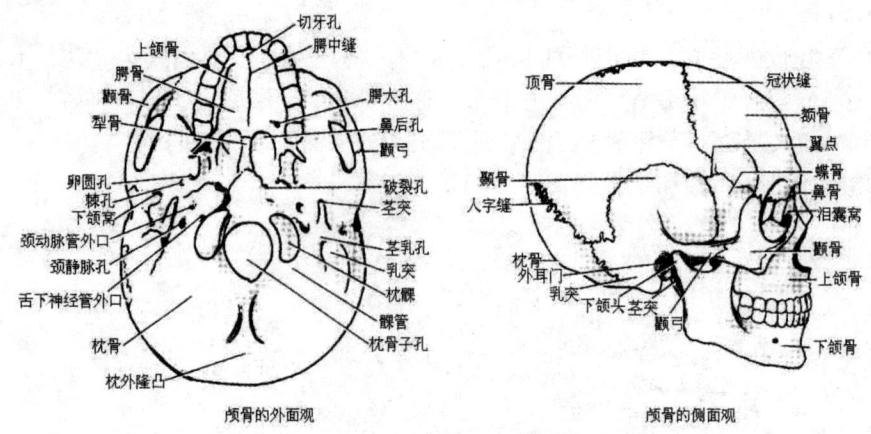

图3-19 颅骨

三、关节学

（一）总论

骨与骨之间借纤维结缔组织、软骨或骨相连，形成骨连结。按骨连结的不同方式，可分为直接连结和间接连结两大类。

1. 直接连结。

两骨间借纤维结缔组织或之间无间隙，不能活动或少许活动。这种连结有纤维连结、软骨连结和骨性结合。

2. 间接连结。

间接连结又称为关节，其特点是两股之间借膜性囊互相连结。其间有腔隙和滑液，有较大的活动性。关节的结构可分为主要结构和辅助结构。

（1）关节的主要结构。包括关节面、关节腔和关节囊。

①关节面：是两股相互接触的光滑面。每一关节至少包括两个关节面，一般为一凸一凹，凸者称为关节头，凹者称为关节窝。关节面被覆一层关节软骨。关节软骨多为透明软骨构成，关节面很光滑，运动时可减少关节面的摩擦，缓冲震荡和冲击。

②关节囊：是由纤维结缔组织膜构成的囊，附着于关节的周围，并与骨膜融合相连，它包围关节，封闭关节腔。可分为内外两层。纤维膜为外层，厚而坚韧，由致密结缔组织构成附着于关节面周围的鼓面，并与骨膜连结。滑膜层为内层，由薄而柔润的疏松结缔组织膜构成，衬贴于纤维膜的内面，其边缘附着于关节软骨的周缘。滑膜表面光滑，富有丰富的血管网，能产生滑液。增强润滑，能减少关节在运动时关节软骨间的摩擦。

③关节腔：为关节囊滑膜层和关节面共同围成的密闭腔隙，腔内含有少量滑液，关节腔内呈负压，对维持关节的稳固有一定作用。

（2）关节的辅助结构。包括韧带、关节软骨和滑膜囊。

①韧带：是连于相邻两骨之间的致密结缔组织纤维束，可起到增加关节的稳定性和限制关节过度运动的作用，位于关节囊内的称囊内韧带，位于关节囊外的称囊外韧带。

②关节内软骨：由纤维软骨构成，包括关节盘和关节半月板，位于两骨之间可增加关节的弹性，减少对骨的冲击。可使两骨关节面更加适应，更有利于关节的运动。关节唇是附着于关节窝周缘的纤维软骨环，它可加深关节窝，增加关节的稳固性。

③滑膜囊：是滑膜从关节囊纤维膜的薄弱或阙如处作囊状膨出，充填于肌腱与骨面之间，形成滑膜囊，它可减少肌肉活动时与骨面之间的摩擦。

（3）关节的运动。其运动的基本形式可依照关节的三种轴儿分为三组拮抗性的动作。

①屈和伸：通常是指关节沿冠状轴进行的运动。运动时，相关节的两骨之间的角度变小称为屈；反之，角度增大称为伸。一般关节的屈是指向腹侧面成角，而膝关节则相反，小腿向后贴近大腿的运动称为膝关节的屈；反之称为伸。在手部，拇指与手掌面的角度减小称为屈；反之称为伸。在足部，足尖上抬，足背向小腿前面靠拢为踝关节的伸，称为背屈，足尖下垂为踝关节的屈，称为跖屈。

②收和展：是关节沿矢状轴进行的运动。运动时，骨向正中矢状面靠拢称为收；反之，远离正中矢状面称为展。

③旋转：是关节沿垂直轴进行的运动。如肱骨围绕骨中心轴向前内侧旋转，称旋内，而向后外侧旋转，则称旋外。在前臂，将手背转向前方的运动称旋前，将手掌恢复到向前而手背转向后方的运动称旋后。

④环转：为二轴或三轴关节所做的运动。运动的骨，其上端在原位转动，下端则做圆周运动，运动时全骨描绘出一圆锥形的轨迹。能沿两轴以上运动的关节均可做环转运动，如肩关节、肘关节和桡腕关节等。环转运动实际上是屈、展、伸、收依次结合的连续动作。

（二）各论

1. 躯干骨的连结

躯干骨的连结包括脊柱和胸廓。

（1）脊柱。

①脊柱：由躯干骨的 24 块椎骨、1 块骶骨和 1 块尾骨及骨连结形成，构成人体的中轴，上端承载颅，下端连结下肢带骨，中附肋骨，参与构成胸腔、腹腔和盆腔的后壁。脊柱中央有椎管，容纳脊髓、背膜和脊神经根。

②椎骨间的连结：各椎骨之间借椎间盘、韧带和关节相连结。

③椎间盘：是相邻两各椎体借椎间盘牢固相连，除第 1、2 颈椎之间无椎间盘外，成人共有 23 个椎间盘。椎间盘由内、外两部分构成，外侧部为纤维环，由多层纤维软骨按环形排列组成，前宽后窄，牢固连结各椎体上、下面，保护髓核并限制髓核向周围膨出。中央部为髓核，是一种柔软而富有弹性的胶状物质。位于椎间盘的中部偏后方，被限制在纤维环内，有缓和冲击的作用。椎间盘既坚韧又富弹性，可缓冲外力对脊柱的震动，也可增加脊柱的运动幅度。23 个椎间盘的厚薄各不相同，其中胸部较薄，颈部较厚，而腰部最厚，所以颈、腰椎的活动度较大。颈腰部的椎间盘前厚后薄，胸部的则与此相反。其厚薄和大小可随年龄而有差异。当纤维环破裂时，髓核容易向后外侧凸出，突入椎管或椎间孔，压迫相邻的脊髓或神经根引起牵涉性痛，临床称为椎间盘凸出症。

(2) 韧带。

①前纵韧带：为全身最长的韧带，位于椎体前面，宽而坚韧，上自枕骨大孔前缘，下达第 1 或第 2 骶椎椎体。其纤维于椎体和椎间盘牢固的相连，有防止脊柱过度后伸和椎间盘向前脱出的作用（图 3-20）。

②后纵韧带：位于各椎体的后面（椎管内），窄而坚韧。起自枢椎，终于骶骨。有限制脊柱过度前屈和椎间盘向后脱出的作用。

③黄韧带：又称弓间韧带，位于椎管内，为连结相邻两椎弓板间的韧带，由黄色的弹性纤维构成。黄韧带协助围成椎管，并有限制脊柱过度前屈的作用。

④棘间韧带：连结各棘突间的薄层纤维。向前与黄韧带相接，向后与棘上韧带或项韧带相接。

⑤棘上韧带：是连结胸、腰、骶椎各棘突尖之间的纵行韧带，前方与棘间韧带相融合，有限制脊柱前屈的作用。

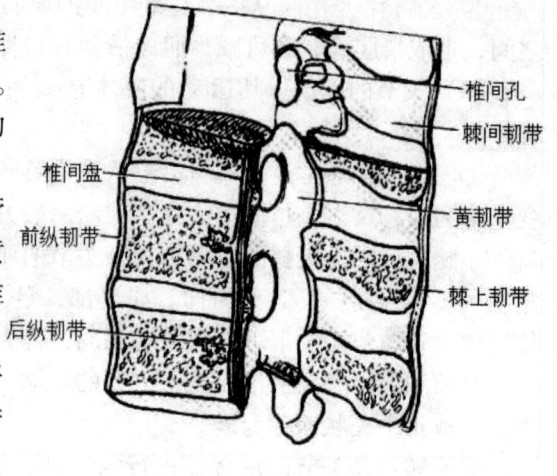

图 3-20　椎间骨的连结

⑥项韧带：位于项中线的板状韧带，由弹性纤维构成。向上附着于枕外隆凸，向下达第 7 颈椎棘突并续于棘上韧带。

⑦横突间韧带：位于相邻椎骨横突间的韧带。

(3) 关节。

①关节突关节：由相邻两椎骨的上、下关节突构成，只能作轻微滑动。

②钩椎关节：由各颈椎椎体上面两侧的钩状突与上位椎体下面两侧元的凹陷构成。此关节病变可导致椎间孔狭窄，压迫颈神经根而出现颈椎病的症状。

③腰骶关节：由第 5 腰椎下关节突与骶骨的上关节突构成。

(4) 脊柱的整体观及其运动。

①脊柱的整体观：脊柱的功能是支持躯干和保护脊髓。成年男性脊柱长约 70cm，女性的略短，约 60cm。其长度可因姿势不同而略有差异，静卧比站立时可长出 2～3cm。这是由于站立时椎间盘受压所致（图 3-21）。

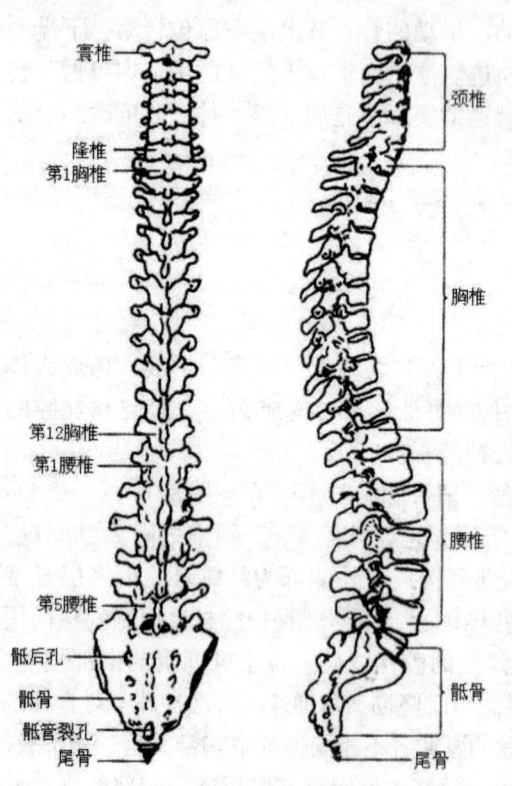

图 3-21　脊柱

a. 脊柱前面观：椎体宽度，自上而下逐渐增大，到第2骶椎为最宽。骶骨耳状面以下由于重力经骨盆传到下肢骨，椎体已无承重意义，体积也逐渐缩小。

b. 脊柱后面观：棘突在背部中线呈一纵行骨脊，颈部棘突短，近似水平，胸椎棘突呈叠瓦状排列，腰椎棘突呈板状水平向后。

c. 脊柱侧面观：从侧面观察脊柱，可见成人脊柱有颈、胸、腰、骶4个生理性弯曲。其中，颈曲和腰曲凸向前，胸曲和骶曲凸向后。脊柱的这些弯曲增大了脊柱的弹性，对维持人体的重心稳定和减轻震荡有重要意义。脊柱的每一个弯曲，都有它的功能意义，颈曲支持头的抬起，腰曲使身体重心垂线后移，以维持身体的前后平衡，保持稳固的直立姿势，而胸曲和骶曲在一定意义上扩大了胸腔和盆腔的容积。

②脊柱的运动：脊柱的运动在相邻两椎骨之间是有限的。但整个脊柱的活动范围较大，在相互协同的情况下可作屈、伸、侧屈、旋转和环转等运动。

2. 胸廓。

胸廓由12块胸椎、12对肋、1块胸骨借关节和韧带共同构成。12对肋骨关节与12个胸椎椎体的关节面构成肋头关节，肋结节的关节面与胸椎横突的关节面构成肋横突关节。12对肋骨前端都有肋软骨，第1对肋软骨与胸骨柄直接连结，第2~7肋软骨与胸骨相应的肋切迹构成胸肋关节，第8~10肋软骨的前端不直接与胸骨相连，而依次与上位肋软骨连结形成一对肋弓。第11和第12肋的前端游离于腹壁肌肉之中，又称浮肋（图3-22）。

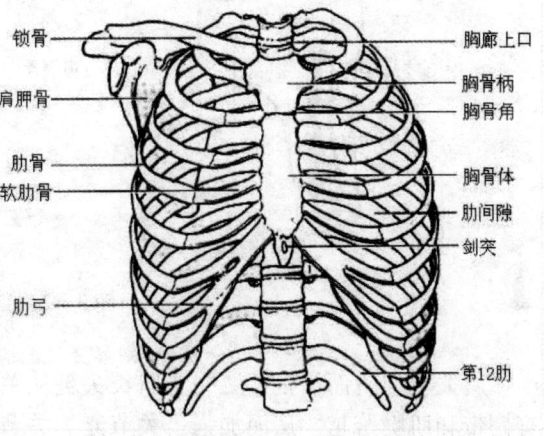

图3-22 胸廓

胸廓的整体观及其运动。成人胸廓近似圆锥形，其横径长，前后径短。容纳胸腔脏器。胸廓有上、下两口。胸廓上口较小，由胸骨柄上缘、第1肋和第1胸椎椎体围成，是胸腔与颈部的通道，有食管、气管、大血管和神经出入。胸廓下口宽而不整，由第12胸椎、第11~12对肋及肋弓和剑突围成，膈肌封闭胸腔。胸腔内容纳心脏及其大血管、肺、气管、食管和神经等。胸廓除保护、支持功能外，主要参与呼吸运动，吸气时，肋上提，肋体向外扩展，使胸腔容积增大。呼气时，肋下降，使胸腔容积减小。胸腔容积的改变，促成了肺的呼吸。

（三）上肢骨的连结。

上肢骨的连结包括上肢带骨的连结和自由上肢骨的连结。

1. 上肢带骨的连结。

上肢带骨连结包括胸锁关节和肩锁关节。

（1）胸锁关节：是上肢骨与躯干骨间连结的唯一关节。由锁骨的胸骨端与胸骨柄相应的切迹和第1肋软骨构成。

（2）肩锁关节：由锁骨的肩峰端与肩胛骨的肩峰的关节面构成。

2. 自由上肢骨连结。

(1) 肩关节：由肱骨头与肩胛骨的关节盂构成。肱骨头大，有近似圆球的关节面，关节盂浅而小，虽然关节盂的周缘有纤维软骨构成的盂唇来加深关节窝，仍仅能容纳关节头的 1/4～1/3。因此，肩关节有较大的运动幅度（图 3-23）。

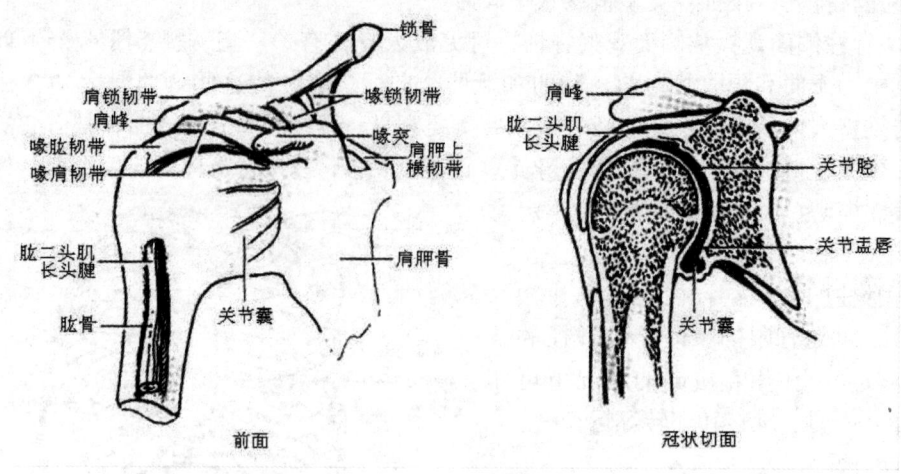

图 3-23 肩关节

肩关节囊薄而松弛，肱二头肌长头腱从关节囊穿过。关节囊的上部、前部和后部都有韧带和肌腱跨越，从而加强了关节囊。关节囊前的下部没有肌腱和韧带的加固所以较为薄弱，故肩关节脱位时，肱骨头常从下方滑出，发生前下方脱位。

肩关节为全身最灵活的关节，可以作三轴运动，即冠状轴上的屈和伸，矢状轴上的收和展，垂直轴上旋内、旋外及环转运动。

(2) 肘关节：是由肱骨下端与尺、桡骨上端构成的复合关节，包括三个关节（图 3-24）。

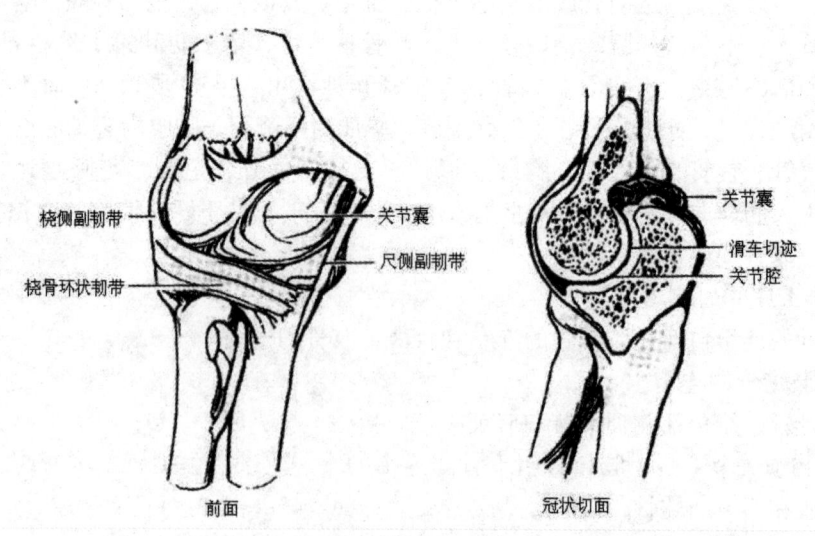

图 3-24 肘关节

①肱尺关节：由肱骨滑车和尺骨滑车切迹构成。
②肱桡关节：由肱骨小头和桡骨头的关节凹构成。
③桡尺近侧关节：由桡骨环状关节面和尺骨桡切迹构成。

上述3个关节包在一个关节囊内，肘关节囊前、后壁薄而松弛，两侧壁厚而紧张，并有桡侧副韧带和尺侧副韧带加强。囊的后壁最薄弱，常见桡、尺两骨向后脱位，移向肱骨的后上方。

肘关节的韧带有防止桡骨头脱出。幼儿4岁以前，桡骨头尚在发育之中，环状韧带松弛，在肘关节伸直位猛力拉前臂时，桡骨头易被环状韧带卡住，或环状韧带部分夹在肱桡骨之间，从而发生桡骨小头半脱位。

肘关节的运动以肱尺关节为主，可做屈伸运动，肱桡关节能做屈、伸和旋前、旋后运动，桡尺近侧关节与桡尺远侧，关节联合可使前臂旋前和旋后。肱骨内、外上髁和尺骨鹰嘴都易在体表扪及。当肘关节伸直时，此三点位于一条直线上，当肘关节屈至90度时，此三点的连线构成一尖端朝下的等腰三角形。肘关节发生脱位时，鹰嘴移位，三点位置关系发生改变。而肱骨髁上骨折时，三点位置关系不变。

④前臂骨间膜：连结尺骨和桡骨的骨间缘之间的坚韧纤维膜。
⑤桡尺远侧关节：由尺骨头和桡骨下端的尺切迹共同构成关节。关节下方有呈三角形的纤维软骨板，与桡腕关节隔开。桡尺近侧和远侧关节是联合关节，前臂可作旋前和旋后运动。

（3）手关节。包括桡腕关节、腕骨间关节、腕掌关节、掌骨间关节、掌指关节和手指骨间关节（图3-25）。

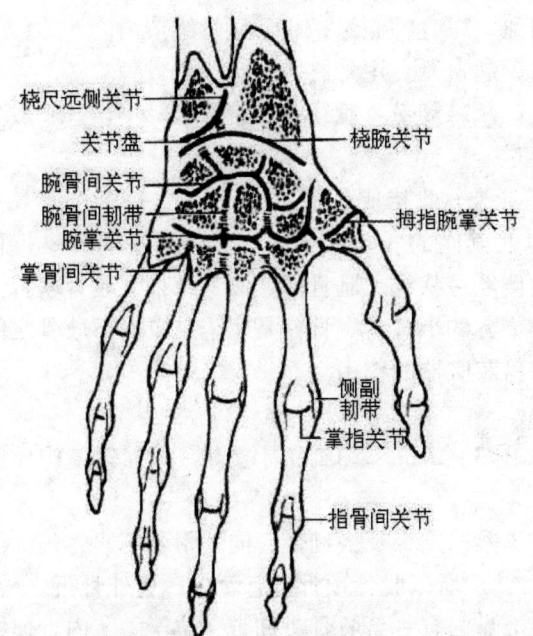

图3-25 手关节

①桡腕关节：又称腕关节。由手的舟骨、月骨和三角骨的近侧关节面作为关节头，桡骨的腕关节面和尺骨头下方的关节盘作为关节窝而构成。关节囊松弛，关节的前、后和两侧均有韧带加强。桡腕关节可作屈、伸、展、收及环转运动。

②腕骨间关节：为相邻各腕骨之间构成的关节，可作轻微的滑动和转动。

③腕掌关节：由远侧列腕骨与5个掌骨底构成。关节囊厚而松弛，可作屈、伸、收、展、环转和对掌运动。

④掌骨间关节：是第2～5掌骨底相互之间的关节。

⑤掌指关节：共5个，由掌骨头与近节指骨底构成。掌指关节可作屈、伸、收、展及环转运动。

⑥指骨间关节：共9个，由各指相邻两节指骨的底和滑车构成。

（四）下肢骨的连结。

下肢骨的连结包括下肢带骨连结和自由下肢骨的连结。

1. 下肢带骨连结。

髋骨与骶骨的连结有骶髂关节和周围的韧带。

（1）骶髂关节：由骶骨和髂骨的耳状面构成。关节囊紧张，并且有坚强的韧带进一步加强其稳固性。主要可以支持体重和缓解冲击（图 3-26）。

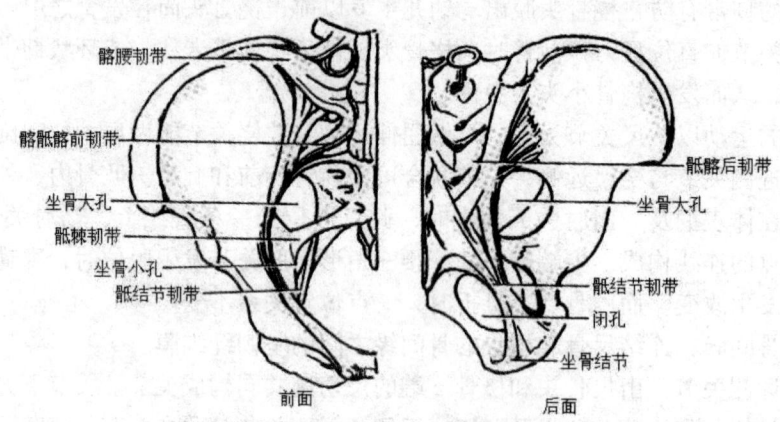

图 3-26 骨盆的韧带

①髂腰韧带：强韧肥厚，由第 5 腰椎横突横行放散至髂嵴的后上部。

②骶结节韧带：位于骨盆后方，起自骶、尾骨的侧缘，止于坐骨结节内。

③骶棘韧带：位于骶结节韧带的前方，起自骶、尾骨侧缘，止于坐骨棘。

骶棘韧带与坐骨大切迹围成坐骨大孔，骶棘韧带、骶结节韧带和坐骨小切迹围成坐骨小孔，有肌肉、血管和神经等从盆腔经过。

（2）耻骨联合：由两侧耻骨联合面借纤维软骨构成。

（3）骨盆：由左右髋骨和骶、尾骨以及其间的骨连结构成。其主要功能可支持体重和保护盆腔脏器。骨盆可由骶骨岬向两侧经弓状线、耻骨梳、耻骨结节至耻骨联合上缘构成的环形界线。分为上方的大骨盆和下方的小骨盆。骨盆是躯干与自由下肢骨之间的骨性连结，起着传导重力和支持、保护盆腔脏器的作用。

2. 自由下肢骨连结。

（1）髋关节：由髋臼与股骨头构成（图 3-27），髋臼的周缘附有纤维软骨构成的髋臼唇，以增加髋臼的深度。

髋关节的关节囊坚韧致密，向上附着于髋臼周缘及横韧带，向下附着于股骨颈，前面达转子间线，后面包罩股骨颈的内侧 2/3。所以股骨颈骨折有囊内、囊外骨折之分。关节囊周围也有多条韧带加强。其中在关节囊内有一条股骨头韧带，位于关节内，连结股骨头凹和髋臼横韧带之间，内含营养股骨头的血管。

髋关节可作三轴的屈、伸、展、收、旋内、旋外以及环转运动。髋关节囊的后下部相对较薄弱，脱位时，股骨头易向下方脱出。

第三章 解剖基础知识

（2）膝关节：由股骨下端、胫骨上端和髌骨构成，是人体最大最复杂的关节（图3-28）。髌骨与股骨的髌面相接，股骨的内、外侧髁分别与胫骨的内、外侧髁相对。

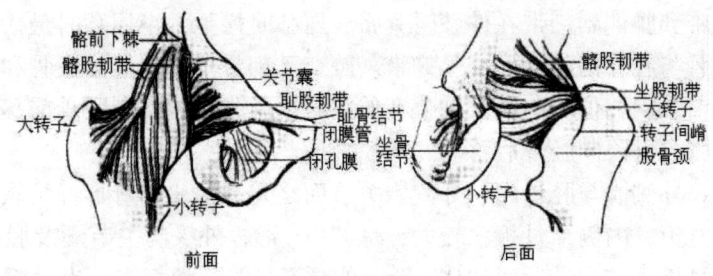

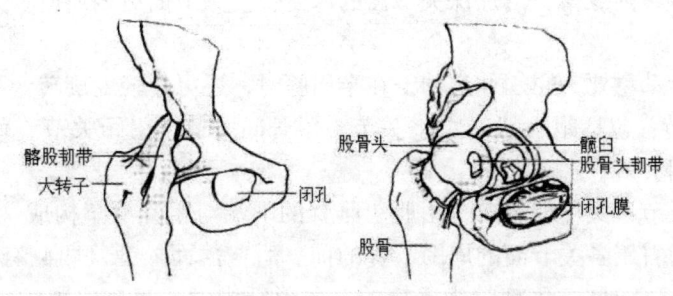

图3-27　髋关节

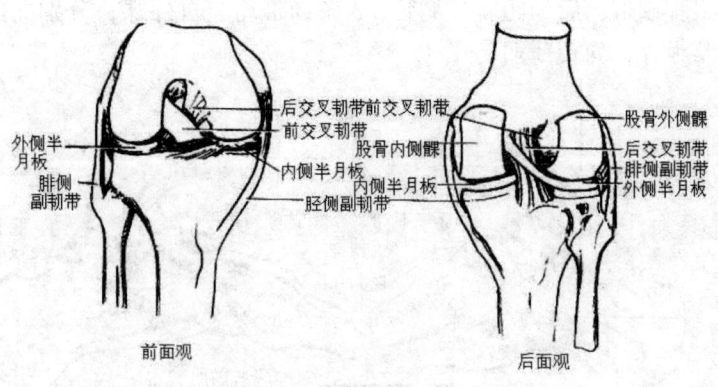

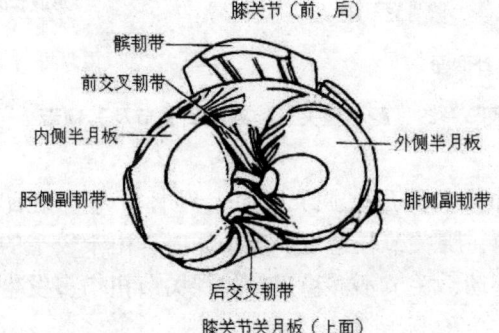

图3-28　膝关节

膝关节的关节囊薄而松弛，各部薄厚不一、附着于各关节面的周缘，前方有股四头肌肌腱延续而成的髌韧带。两侧有腓侧副韧带和胫侧副韧带加固，以增加关节的稳定性。胫侧副韧带和腓侧副韧带在伸膝时紧张，屈膝时松弛，半屈膝时最松弛。在关节囊内还有连结股骨与胫骨的前、后交叉韧带。膝交叉韧带牢固地连结股骨和胫骨，可限制胫骨沿股骨向前、后移位。前交叉韧带在伸膝时最紧张，能限制胫骨前移。后交叉韧带在屈膝时最紧张，可限制胫骨后移。

在股骨内、外侧髁与胫骨内、外侧髁关节面之间有两块半月形纤维软骨板，分别称为内、外侧半月板。内侧半月板，较大，呈"C"形，外缘与关节囊及胫侧副韧带紧密相连。外侧半月板，较小，近似"O"形，外缘不与关节囊相连。半月板上面凹陷，下面平坦，外缘厚，内缘薄，可加深关节窝的深度，使关节面更相适应，并能缓冲压力吸收震荡。

膝关节的运动主要为屈、伸运动，在半屈膝时，还可作轻度旋转。

（3）足关节：包括距小腿（踝）关节、跗骨间关节、跗跖关节、跖骨间关节、跖趾关节和趾骨间关节。

①距小腿关节：又称踝关节，由胫、腓骨的下端与距骨滑车构成（图3-29）。踝关节的关节囊附着于各关节面的周围，囊的前、后壁薄而松弛，两侧有韧带增厚加强。内侧有内侧韧带，或称三角韧带为坚韧的三角形纤维索，起自内踝尖，向下呈扇形展开，止于足舟骨、距骨和跟骨。外侧韧带，由不连续的3条独立的韧带组成，前为距腓前韧带，中为跟腓韧带，后为距腓后韧带，3条韧带均起自外踝，分别向前、向下和向后内止于距骨及跟骨，均较薄弱。

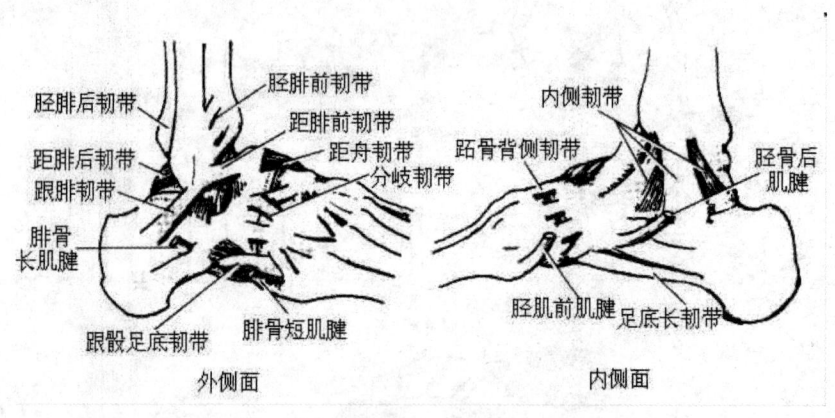

图3-29 距小腿关节和跗骨间关节及其韧带

踝关节能作背屈（伸）和跖屈（屈）运动。距骨滑车前宽后窄，当背屈时，较宽的滑车前部嵌入关节窝内，踝关节较稳定。当跖屈时，由于较窄的滑车后部进入关节窝内，足能作轻微的侧方运动，关节不够稳定，故踝关节扭伤多发生在跖屈时。其中以内翻损伤多件。

②跗骨间关节：是跗骨诸骨之间的关节。

③跗跖关节：由3块楔骨和骰骨的前端与5块跖骨的底构成。

④跖骨间关节：位于第2~5跖骨底的毗邻面之间。

⑤跖趾关节：由跖骨头与近节趾骨底构成，可作轻微的屈、伸、收、展运动。

⑥趾间关节：由各趾相邻的两节趾骨的底与滑车构成，可作屈、伸运动。

(4) 足弓。跗骨和跖骨借其连结形成凸向上的弓，称为足弓。

在习惯上可分为前后方向的内、外侧纵弓和内外方向的一个横弓。内侧纵弓由跟骨、距骨、舟骨、3块楔骨和内侧的3块跖骨连结构成，弓的最高点为距骨头。内侧纵弓前端的承重点在第1跖骨头，后端的承重点是跟骨的跟结节。内侧纵弓比外侧纵弓高，活动性大，更具有弹性（图3-30）。

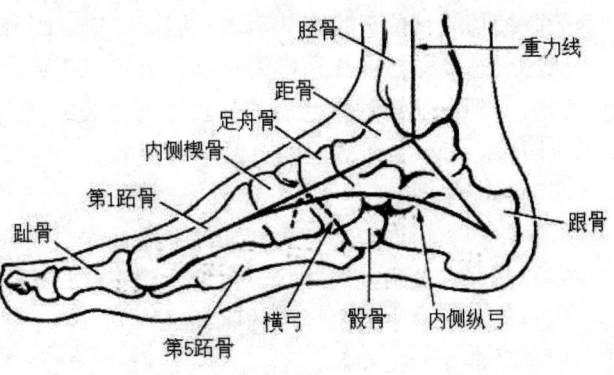

图3-30 足弓

图3-30足弓外侧纵弓由跟骨、骰骨和外侧的2块跖骨连结构成，弓的最高点在骰骨。外侧纵弓的运动幅度非常有限，活动度较小，适于传递重力和推力，而不是吸收这些力。横弓由骰骨、3块楔骨和跖骨连结构成，弓的最高点在中间楔骨。

足弓增加了足的弹性，使足成为具有弹性的"三脚架"。可保证直立时足底着地支撑的稳固性，在行走和跳跃时发挥弹性和缓冲震荡的作用。足弓还可保护足底的血管、神经免受压迫，减少地面对身体的冲击，以保护体内器官，特别是大脑免受震荡。

（五）颅骨的连结。

颅骨之间的连结多由纤维或软骨连结，只有颞骨和下颌骨形成了颞下颌关节。

颞下颌关节，又称下颌关节，由下颌骨的下颌头与颞骨的下颌窝构成。关节囊松弛，向上附着于下颌窝和关节结节的周围，向下附着于下颌颈。关节腔内有纤维软骨构成的关节盘，呈椭圆形，关节盘的周缘与关节囊相连，将关节腔分为上、下两部分。关节囊的前部较薄弱，下颌关节易向前脱位。

颞下颌关节，属于联动关节，两侧必须同时运动。下颌骨可作上提、下降、前进、后退和侧方运动。如果张口过大且关节囊过分松弛时，下颌头可滑至关节结节前方而不能退回关节窝时，则形成下颌关节脱位。

四、肌学

（一）总论

根据肌组织构造和功能的不同可将其分为平滑肌、心肌和骨骼肌。平滑肌主要分布于内脏的中空器官及血管壁，舒缩缓慢而持久；心肌为构成心壁的主要部分；骨骼肌主要存在于躯干和四肢，有600多块，约占体重的40%。骨骼肌收缩迅速有力，但易疲劳，是运动系统的动力部分。心肌与平滑肌受内脏神经调节，不直接受意志的管理，属于不随意肌。骨骼肌受躯体神经支配，直接受人的意志控制，故称为随意肌。下面主要叙述骨骼肌。

1. 肌的形态和构造。

每块骨骼肌包括肌腹和肌腱两部分。肌腹主要由肌纤维（即肌细胞）组成，色红，柔软而有收缩力，位于肌的中部。肌腱，主要由平行致密的胶原纤维束构成，色白、强韧而无收缩功能，位于肌腹的两端。肌肉以肌腱附着于骨。

肌的形态多样，按其外形大致可分为长肌、短肌、阔肌和轮匝肌四种。

（1）长肌：肌束通常与肌的长轴平行，收缩时肌显著缩短，可引起大幅度的运动，多见于四肢。有些长肌的起端有两个以上的头，以后聚成一个肌腹，称为二头肌、三头肌或四头肌。

（2）短肌：小而短，具有明显的节段性，收缩幅度较小，多见于躯干深层。

（3）阔肌：宽扁呈薄片状，多见于胸腹壁，除运动功能外还兼有保护内脏的作用。

（4）轮匝肌：主要由环形的肌纤维构成，位于孔裂的周围，收缩时可以关闭孔裂。

2. 肌的起止、配布和作用。

肌通常以两端附着于骨面，中间跨过一个或多个关节。肌收缩时使两骨彼此靠近或分离而产生运动。一般来说，两块骨必定有一块骨的位置相对固定，而另一块骨相对地移动。通常把附着于固定股的一端或把接近身体正中面或四肢部靠近近侧的附着点看作肌肉的起点或称定点；把附着于移动骨或另一端的则看作为止点或称动点。肌肉的定点和动点在一定条件下可以相互置换。即当移动骨被固定时，肌肉收缩牵引下，固定骨则变为移动骨。

3. 肌的辅助装置。

在肌的周围有辅助装置协助肌的活动，包括筋膜、滑膜囊和腱鞘。具有保持肌的位置、减少运动时的摩擦和保护等功能。

（1）筋膜。筋膜遍布全身，分浅筋膜和深筋膜两种。

（1）①浅筋膜：又称皮下筋膜，位于皮下，由疏松结缔组织构成，内含脂肪、浅动脉、皮下静脉、皮神经、淋巴管等。脂肪含量因身体部位、性别及营养状态而不同。有些局部还可有乳腺和皮肌。

（2）②深筋膜：又称固有筋膜，由致密结缔组织构成，位于浅筋膜的深面，它包被体壁、四肢的肌和血管神经等。深筋膜与肌的关系非常密切，随肌的分层而分层。在四肢，深筋膜插入肌群之间，并附着于骨，而成肌间隔。

2. 滑膜囊

滑膜囊为封闭的结缔组织囊，壁薄，内有滑液，多位于肌腱与骨面相接处的部位，以减少两者之间的摩擦。有的滑膜囊在关节附近和关节腔相通。滑膜囊炎症可影响肢体局部的运动功能。

3. 腱鞘

腱鞘是包围在肌腱外面的鞘管，存在于活动性较大的部位，如腕、踝、手指和足趾等处。腱鞘由外层的纤维层和内层的滑膜层两部分构成。

（二）各论

1. 躯干肌。

躯干肌可分为背肌、胸肌、膈和腹肌。

（1）背肌。为位于躯干后面的肌群，可分为浅、深两群。浅群主要有斜方肌、背阔肌、肩胛提肌和菱形肌，深层有竖脊肌（图3-31）。

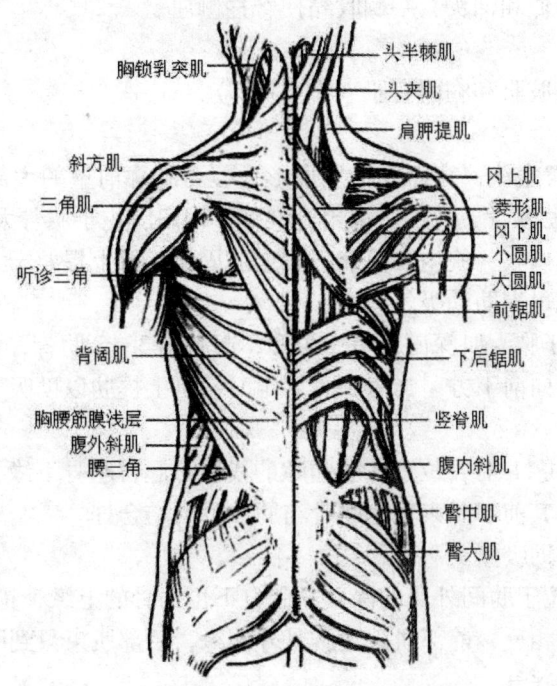

图3-31 背肌（右侧斜方肌、背阔肌切除）

①斜方肌：位于项部和背上部的浅层，为三角形的扁肌，左右两侧，合在一起呈斜方形。起自上项线、枕外隆凸、项韧带、第7颈椎和全部胸椎的棘突，上部的肌束斜向外下方，中部的平行向外，下部的斜向外上方，止于锁骨的外侧1/3部分、肩峰和肩胛冈。

作用：使肩胛骨向脊柱靠拢，上部肌束可上提肩胛骨，下部肌束使肩胛骨下降。如果肩胛骨固定，一侧肌收缩使颈向同侧屈、脸转向对侧，两侧同时收缩可使头后仰。该肌瘫痪时产生"塌肩"。

②背阔肌：为全身最大的扁肌，位于背的下半部及胸的后外侧，以腱膜起自下6个胸椎的棘突、全部腰椎的棘突、骶正中嵴和髂嵴后部，肌束向外上方集中，以扁腱止于肱骨小结节嵴。

作用：使肱骨内收、旋内和后伸。当上肢上举固定时，可引体向上。

③肩胛提肌：位于项部两侧、斜方肌的深面，起自上4个颈椎的横突，止于肩胛骨的上角。

作用：上提肩胛骨，如肩胛骨固定，可使颈向同侧屈曲。

④菱形肌：位于斜方肌的深面，为菱形的扁肌，起自第6、7颈椎和第1～4胸椎的棘突，纤维行向下外，止于肩胛骨的内侧缘。

作用：牵引肩胛骨向内上并向脊柱靠拢。

⑤竖脊肌：又称骶棘肌，为背肌中最长、最大的肌，纵列于躯干的背面、脊突两侧，起自骶骨背面和髂嵴的后部，向上沿途止于椎骨和肋骨，最后止于颞骨乳突。

作用：使脊柱后伸和仰头，一侧收缩使脊柱侧屈。

2. 胸肌

胸肌可分为胸上肢肌和胸固有肌（图 3-32）。

①胸上肢肌。

a. 胸大肌：位置表浅，宽而厚，呈扇形，覆盖胸廓前壁的大部，起自锁骨的内侧半、胸骨和第 1~6 肋软骨，各部肌束聚合向外，以扁腱止于肱骨大结节嵴。

作用：使肩关节内收、旋内和前屈。如上肢固定，可上提躯干，与背阔肌一起完成引体向上的动作，也可提肋助吸气。

b. 胸小肌：位于胸大肌深面，呈三角形，起自第 3~5 肋骨，止于肩胛骨的喙突。

作用：拉肩胛骨向前下方。当肩胛骨固定时，可上提肋以助吸气。

②胸固有肌。

a. 肋间外肌：共 11 对，位于各肋间隙的浅层，起自肋骨下缘，肌束斜向前下，止于下一肋骨的上缘，其前部肌束仅达肋骨与肋软骨的结合处。

作用：提肋，以助吸气。

b. 肋间内肌：位于肋间外肌的深面，起自下位肋骨的上缘，止于上位肋骨的下缘，肌束方向与肋间外肌相反，前部肌束达胸骨外侧缘，后部肌束只到肋角。

作用：降肋，助呼气。

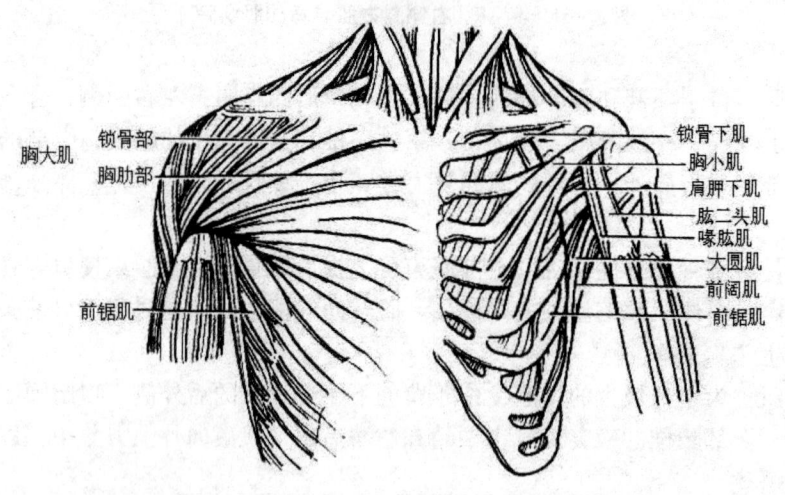

图 3-32　胸肌

（3）膈。介于胸腔与腹腔之间，封闭胸廓下口。膈的肌纤维起自胸廓下口的周缘和腰椎前面。各部肌纤维向中央移行于中心腱。

膈上有 3 个裂孔：主动脉裂孔，平对第 12 胸椎体，有主动脉和胸导管通过；食管裂孔，位于主动脉裂孔的左前上方，约在第 10 胸椎水平，有食管和迷走神经通过；腔静脉孔，在食管裂孔的右前上方的中心腱内，约在第 8 胸椎水平，有下腔静脉通过。

作用：膈为主要的呼吸肌，收缩时，以助吸气；松弛时，以助呼气。膈与腹肌同时收缩，则能增加腹压，协助排便、呕吐、咳嗽、喷嚏及分娩等活动。

（4）腹肌。腹肌位于胸廓与骨盆之间，参与腹壁的组成，按其部位可分为前外侧群、后群两部分。

①前外侧群。

前外侧群构成腹腔的前外侧壁，包括腹直肌、腹外斜肌、腹内斜肌和腹横肌（图3-33）。

a. 腹直肌：位于腹前壁正中线的两旁，居腹直肌鞘中，上宽下窄，起自耻骨联合和耻骨嵴，肌束向上止于胸骨剑突和第5~7肋软骨的前面。

b. 腹外斜肌：为宽阔扁肌，位于腹前外侧部的浅层，起自下8个肋骨的外面，肌纤维由后上斜向前下，小部分止于髂嵴前部，大部分肌束向内，在腹直肌外侧缘移行为腹外斜肌腱膜，构成腹直肌鞘的前层。腹外斜肌腱膜的下缘卷曲增厚，连于髂前上棘与耻骨结节之间，称为腹股沟韧带。

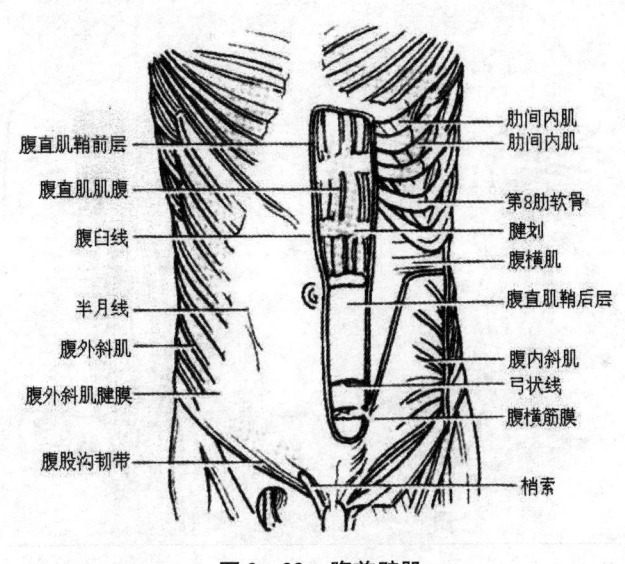

图3-33 腹前壁肌

c. 腹内斜肌：在腹外斜肌深面，起自胸腰筋膜、髂嵴和腹股沟韧带的外侧，大部分肌束向内上，下部肌束向内下。在腹直肌外侧缘移行为腹内斜肌腱膜，在腹直肌外侧缘分为前、后两层包裹腹直肌，参与构成腹直肌鞘的前层及后层。腹内斜肌下部起于腹股沟韧带的肌束行向前下，与腹横肌的腱膜会合形成腹股沟镰，或称联合腱，止于耻骨结节。

d. 腹横肌：在腹内斜肌深面，起自下6个肋软骨的内面、胸腰筋膜、髂嵴和腹股沟韧带的外侧端，肌束横行向前，在腹直肌外侧缘移行为腹肌基腱膜，参与组成腹直肌鞘后层。腹横肌最下部的肌束和腱膜下缘参与构成腹股沟镰。

作用：四块肌肉共同构成腹壁，保护腹腔脏器，维持腹内压。当腹肌收缩时，可增加腹内压以完成排便、分娩、呕吐和咳嗽等生理功能，并可使脊柱前屈、侧屈与旋转。

e. 腹直肌鞘：包绕腹直肌，鞘分前、后两层，前层由腹外斜肌腱膜与腹内斜肌腱膜的前层构成；后层由腹内斜肌腱膜的后层与腹横肌腱膜构成。

②后群。后群有腰大肌和腰方肌，腰大肌将在下肢肌中叙述。

腰方肌：位于腹后壁，在脊柱两侧，其内侧有腰大肌，起自髂嵴的后部，向上止于第12肋和第1~4腰椎横突。

作用：下降和固定第12肋，并使脊柱侧屈。

2. 上肢肌。

上肢肌分为上肢带肌、臂肌、前臂肌和手肌。

（1）上肢带肌。上肢带肌配布于肩关节周围，均起自上肢带骨，止于肱骨，能运动肩关节并能增强关节的稳固性（图3-34）。

①三角肌：位于肩部，呈三角形。起自锁骨的外侧段、肩峰和肩胛冈，肌束逐渐向外下方集中，止于肱骨体外侧的三角肌粗隆。

作用：外展肩关节，前部肌束可以使肩关节屈和旋内，后部肌束能使肩关节伸和旋外。

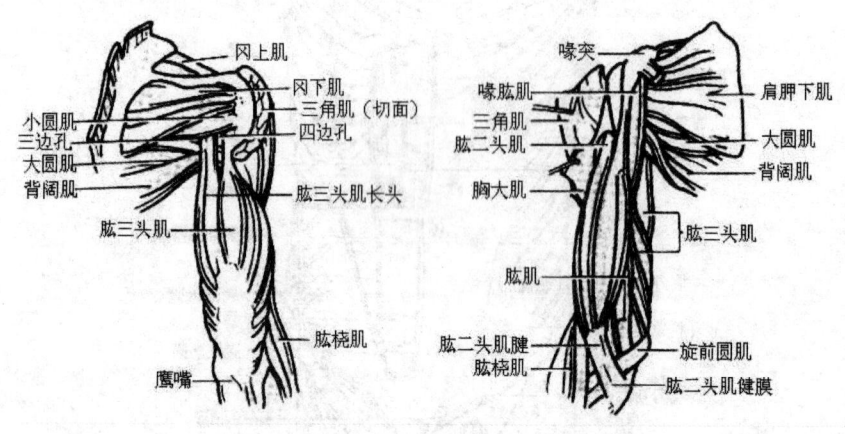

图3-34 上肢带肌与臂肌

②冈上肌：位于斜方肌深面，起自肩胛骨的冈上窝，肌束向外跨越肩关节，止于肱骨大结节的上部。

作用：使肩关节外展。

③冈下肌：起自冈下窝，肌束向外经肩关节后面，止于肱骨大结节的中部。

作用：使肩关节旋外。

④小圆肌：位于冈下肌的下方，起自肩胛骨外侧缘背面，止于肱骨大结节的下部。

作用：使肩关节旋外。

⑤大圆肌：位于小圆肌的下方，起自肩胛骨下角的背面，止于肱骨小结节嵴。

作用：使肩关节内收和旋内。

（2）臂肌。臂肌覆盖肱骨，以内侧和外侧两个肌间隔分隔成前、后两群，前群为屈肌，后群为伸肌。

①前群。

肱二头肌：呈梭形，起端有两个头，长头以长腱起自肩胛骨盂上结节，过肩关节囊；短头在内侧，起自肩胛骨喙突。两头在臂的下部合并成一个肌腹，向下移行为肌腱，止于桡骨粗隆。

作用：屈肘关节；当前臂在旋前位时，能使其旋后；还可协助屈肩关节。

②后群。

肱三头肌：起端有三个头，长头以长腱起自肩胛骨盂下结节，外侧头与内侧头分别起自肱骨后面桡神经沟的外上方和内下方的骨面，三个头向下以一坚韧的肌腱止于尺骨鹰嘴。

作用：伸肘关节，长头还可使肩关节后伸和内收。

（3）前臂肌。前臂肌位于尺、桡骨的周围，分为前（屈肌）、后（伸肌）两群。

①前群。前群共9块肌，分4层排列（图3-35）。

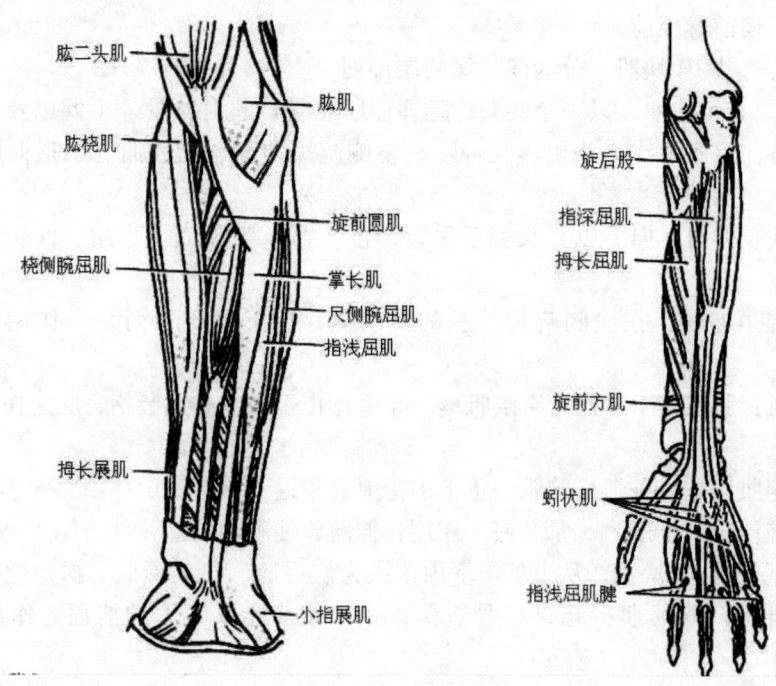

图3-35 前臂肌

a. 第一层即浅层有5块肌，自桡侧向尺侧依次为肱桡肌、旋前圆肌、桡侧腕屈肌、掌长肌和尺侧腕屈肌。

肱桡肌：起自肱骨外上髁的上方，向下止于桡骨茎突，作用为屈肘关节。

其他4块肌共同以屈肌总腱起自肱骨内上髁以及前臂深筋膜。

旋前圆肌：止于桡骨外侧面的中部。作用为使前臂旋前、屈肘关节。

桡侧腕屈肌：以长腱止于第2掌骨底。

掌长肌：肌腹很小而腱细长，连于掌腱膜。作用为屈腕和紧张掌腱膜。

尺侧腕屈肌：止于豌豆骨。作用为屈腕和使腕内收。

b. 第二层只有1块肌为指浅屈肌，肌的上端为浅层肌所覆盖。起自肱骨内上髁、尺骨和桡骨前面，肌束往下移行为4条肌腱，通过腕管和手掌，止于中节指骨体的两侧。

作用：屈近侧指骨间关节、屈掌指关节和屈腕。

c. 第三层有2块肌。

拇长屈肌：位于外侧半，起自桡骨前面和前臂骨间膜，以长腱通过腕管和手掌，止于拇指远节指骨底。作用：屈拇指指骨间关节和掌指关节。

指深屈肌：位于内侧半，起自尺骨前面和前臂骨间膜，向下分成4条肌腱，经腕管入手掌，止于远节指骨底。作用：屈第2~5指的远侧指骨间关节、近侧指骨间关节、掌指关节和屈腕。

d. 第四层为旋前方肌，是方形的小肌，贴在桡、尺骨远端的前面，起自尺骨，止于桡骨。

作用：使前臂旋前。

②后群。共10块肌，分为浅、深两层排列。

a. 浅层有5块肌，以一个共同的腱即伸肌总腱，起自肱骨外上髁以及邻近的深筋膜，自桡侧向尺侧依次为桡侧腕长伸肌、桡侧腕短伸肌、指伸肌、小指伸肌和尺侧腕伸肌。

桡侧腕长伸肌：向下以其长腱至手背，止于第2掌骨底。作用：伸腕，还可使腕外展。

桡侧腕短伸肌：在桡侧腕长伸肌的后内侧，止于第3掌骨底。作用：伸腕、腕外展。

指伸肌：肌腹向下移行为4条肌腱，经手背止于中节和远节指骨底。作用：伸指和伸腕。

小指伸肌：是一条细长的肌，止于小指中节和远节指骨底。作用：伸小指。

尺侧腕伸肌：止于第5掌骨底。作用：伸腕，使腕内收。

b. 深层也有5块肌，从上外向下内依次为旋后肌、指长展肌、拇短伸肌、拇长伸肌和食指伸肌。旋后肌：起自尺骨近侧，止于桡骨上1/3的前面。作用：使前臂旋后。

其余4肌皆起自桡、尺骨和骨间膜的背面。

拇长展肌：止于第1掌骨底。

拇短伸肌：止于拇指近节指骨底。

拇长伸肌：止于拇指远节指骨底。

食指伸肌：止于食指的指背腱膜。

以上各肌的作用同其名。

（4）手肌。

手的固有肌位于手的掌侧，全是短小的肌肉，其作用为运动手指。其可做屈、伸、收、展和对掌运动，为了完成这些运动，也配布了相应的肌。手肌分为外侧、中间和内侧三群。

①外侧群。外侧群较为发达,在手掌拇指侧形成一隆起,称大鱼际,有4块肌,分别是拇短伸肌、拇短屈肌、拇对掌肌和拇收肌。上述4肌作用可使拇指做展、屈、对掌和收等动作。

②内侧群。在手掌小指侧,形成一隆起称小鱼际,有3块肌。分别是小指展肌、小指短屈肌和小指对掌肌。上述3肌分别使小指做外展、屈和对掌等动作。

③中间群。位于掌心,包括蚓状肌4块、骨间掌侧肌3块、骨间背侧肌4块。

3. 下肢肌。

下肢肌可分为髋肌、大腿肌、小腿肌和足肌。由于下肢功能主要是维持直立姿势、支持体重和行走,故下肢肌比上肢肌粗壮。

(1) 髋肌。主要起自骨盆的内面和外面,跨过髋关节,止于股骨上部,主要运动髋关节。按其所在的部位和作用,可分为前、后两群。

①前群。前群有3块肌(图3-36)。

a. 髂腰肌:由腰大肌和髂肌组成。腰大肌起自腰椎体侧面和横突。髂肌呈扇形,位于腰大肌的外侧,起自髂窝。两肌向下会合,经腹股沟韧带深面,止于股骨小转子。

作用:使髋关节前屈和旋外。下肢固定时,可使躯干前屈,如仰卧起坐。

b. 阔筋膜张肌:位于大腿上部前外侧,起自髂前上棘,肌腹在阔筋膜两层之间,向下移行于髂胫束,止于胫骨外侧髁。

作用:使阔筋膜紧张并屈髋。

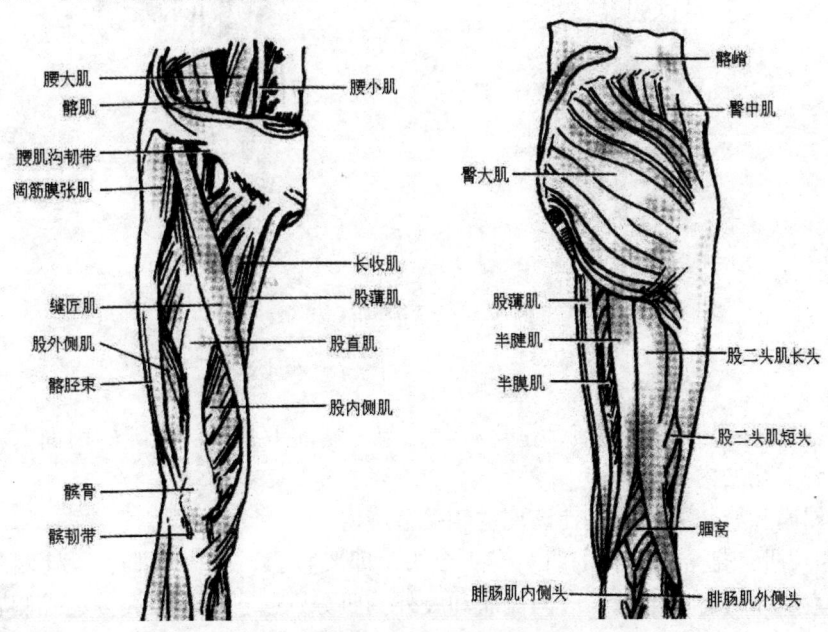

图3-36 髋肌及大腿肌

②后群。后群肌主要位于臀部,故又称臀肌。

a. 臀大肌:位于臀部浅层,大而肥厚,起自髂骨翼外面和骶骨背面,肌束斜向下外，止于髂胫束和股骨的臀肌粗隆。

作用：使髋关节伸和旋外。下肢固定时，能伸直躯干，防止躯干前倾，是维持人体直立的重要肌肉。

b. 犁状肌：起自盆内骶骨前面，纤维向外出坐骨大孔达臀部，止于股骨大转子。

作用：使髋关节外展和旋外。

（2）大腿肌。大腿肌分为前群、后群和内侧群（图3-37）。

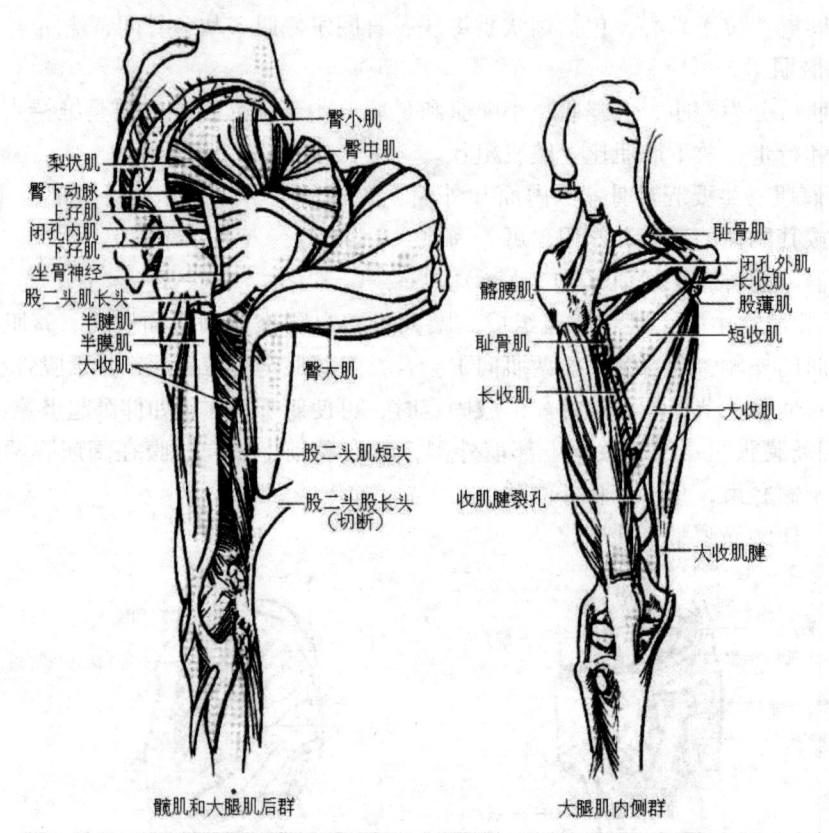

图3-37 大腿肌

①前群。

a. 缝匠肌：是全身最长的肌，呈扁带状，起于髂前上棘，经大腿的前面，斜向下内，止于胫骨上端的内侧面。

作用：屈髋和屈膝关节，并使已屈的膝关节旋内。

b. 股四头肌：是全身最大的肌，有4个头，即股直肌、股内侧肌、股外侧肌和股中间肌。股直肌起自髂前下棘；股内侧肌和股外侧肌分别起自股骨粗线内、外侧唇；股中间肌位于股直肌的深面，在股内、外侧肌之间，起自股骨体的前面。4个头向下形成一腱，包绕髌骨的前面和两侧，向下续为髌韧带，止于胫骨粗隆。

作用：膝关节有力的伸肌，股直肌还可屈髋关节。

②内侧群。内侧群共有5块肌，位于大腿的内侧，均起自闭孔周围的耻骨支、坐骨

支和坐骨结节等骨面。分别是耻骨肌、长收肌、股薄肌、短收肌和大收肌。

除股薄肌止于胫骨上端的内侧以外，其他各肌都止于股骨粗线，大收肌还有一个腱止于股骨内上髁上方的收肌结节。

作用：主要使髋关节内收。

③后群。后群有股二头肌、半腱肌、半膜肌，均起自坐骨结节。

a. 股二头肌：位于股后部的外侧，有长、短两个头，长头起自坐骨结节，短头起自股骨粗线，两头会合后，以长腱止于腓骨头。

b. 半腱肌：位于股后部的内侧，肌腱细长，几乎占肌的一半，止于胫骨上端的内侧。

c. 半膜肌：在半腱肌的深面，上部是扁薄的腱膜，几乎占肌的一半，肌的下端以腱止于胫骨内侧髁的后面。

作用：后群3块肌可以屈膝关节，伸髋关节。屈膝时股二头肌可以使小腿旋外，而半腱肌和半膜肌使小腿旋内。

（3）小腿肌。

股四头肌：是全身最大的肌，有4个头，即股直肌、股内侧肌、股中肌、股外肌。

小腿肌可分为三群：前群在小腿骨间膜的前面，后群在小腿骨间膜的后面，外侧群在腓骨的外侧面（图3-38）。

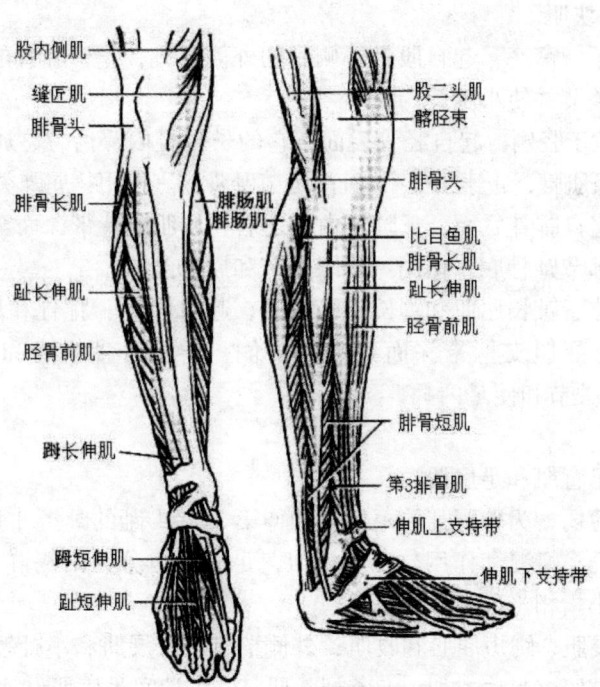

图3-38 小腿肌

①前群。前群有3块肌。

a. 胫骨前肌：起自胫骨外侧面，止于内侧楔骨内侧面和第1跖骨底。

作用：伸踝关节（背屈），使足内翻。

b. 趾长伸肌：起自腓骨前面、胫骨上端和小腿骨间膜，止于中节、远节趾骨底。

作用：伸踝关节、伸趾。

c. 拇长伸肌：起自腓骨内侧面和骨间膜，止于2~5趾远节趾骨底。

作用：伸踝关节、伸趾。

②外侧群。外侧群有腓骨长肌和腓骨短肌，两肌皆起自腓骨外侧面，长肌起点较高，并掩盖短肌。腓骨短肌腱向前止于第5跖骨粗隆，腓骨长肌腱绕至足底，斜行向足内侧，止于内侧楔骨和第1跖骨底。

作用：使足外翻和屈踝关节（跖屈）。

③后群。后群分浅、深两层。

a. 浅层有强大的小腿三头肌，浅表的两个头称腓肠肌，起自股骨内、外侧髁的后面，内、外侧头会合，约在小腿中点移行为腱性结构；位置较深的一个头是比目鱼肌，起自腓骨后面的上部和胫骨的比目鱼肌线，肌束向下移行为肌腱，和腓肠肌的腱合成粗大的跟腱止于跟骨。腓肠肌在行走、跑、跳中提供推动力，比目鱼肌富含慢性、抗疲劳的红肌纤维，主要与站立时小腿与足之间的稳定有关。

作用：屈踝关节和屈膝关节。在站立时，能固定踝关节和膝关节，以防止身体向前倾斜。

b. 深层有4块肌。

腘肌：斜位于腘窝底，起自股骨外侧髁的外侧部分，止于胫骨的比目鱼肌线以上骨面。作用：屈膝关节并使小腿旋内。

趾长屈肌：位于胫侧，起自胫骨后面，它的长腱经内踝后方、屈肌支持带深面至足底，然后分为4条肌腱，止于第2~5趾的远节趾骨底。作用：屈踝关节和屈第2~5趾。

拇长屈肌：起自腓骨后面，长腱经内踝之后、屈肌支持带深面至足底，与趾长屈肌腱交叉，止于拇远节趾骨底。作用：屈踝关节和屈拇趾。

胫骨后肌：位于趾长屈肌和拇长屈肌之间，起自胫骨、腓骨和小腿骨间膜的后面，长腱经内踝之后，屈肌支持带深面到足底内侧，止于舟骨粗隆和内侧，中间及外侧楔骨。作用：屈踝关节和使足内翻。

（4）足肌。

足肌可分为足背肌和足底肌。

①足背肌较薄弱，为伸拇趾的短伸肌和伸第2~4趾的趾短伸肌。

②足底肌的配布情况和作用与手肌相似，足底肌也分为内侧群、外侧群和中间群，但没有与拇指和小指相当的对掌肌。

内侧群有拇展肌、拇短屈肌和收肌；外侧群有小趾展肌和小趾短屈肌；中间群由浅入深排列有趾短屈肌、足底方肌、4条蚓状肌、3块骨间足底肌和4块骨间背侧肌。各肌的作用同其名，足底方肌的作用是协助趾长屈肌腱向正后方屈足趾。总的来说，足底肌的主要作用在于维持足弓。

4. 头颈肌。

（1）头肌。头肌可分为面肌和咀嚼肌两部分。

①面肌。面肌为扁薄的皮肌,位置浅表,大多起自颅骨的不同部位,止于面部皮肤,主要分布于面部口、眼、鼻等孔裂周围,可分为环形肌和辐射肌两种,有闭合或开大上述孔裂的作用,同时牵动面部皮肤显示喜怒哀乐等各种表情,故面肌又叫表情肌(图3-39)。

a. 眼轮匝肌:位于眼裂周围,呈扁椭圆形。收缩使眼裂闭合。

b. 口轮匝肌:环绕口裂,收缩时可闭合口腔。

②咀嚼肌。咀嚼肌包括咬肌、颞肌等,配布于下颌关节周围,参加咀嚼运动。

a. 咬肌:起自颧弓的下缘和内面,纤维斜向后下止于咬肌粗隆,收缩时上提下颌骨。

b. 颞肌:起自颞窝,肌束如扇形向下会聚,通过颧弓的深面,止于下颌骨的冠突,收缩时使下颌骨上提,后部纤维使下颌骨向后。

(2)颈肌。

胸锁乳突肌在颈部两侧皮下,起自胸骨柄前面和锁骨的胸骨端,二头会合斜向后上方,止于颞骨的乳突(图3-40)。

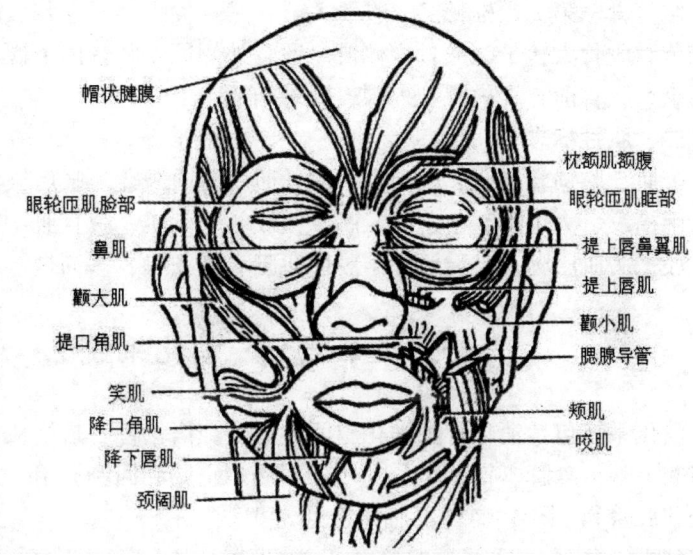

图3-39 头肌(前面)

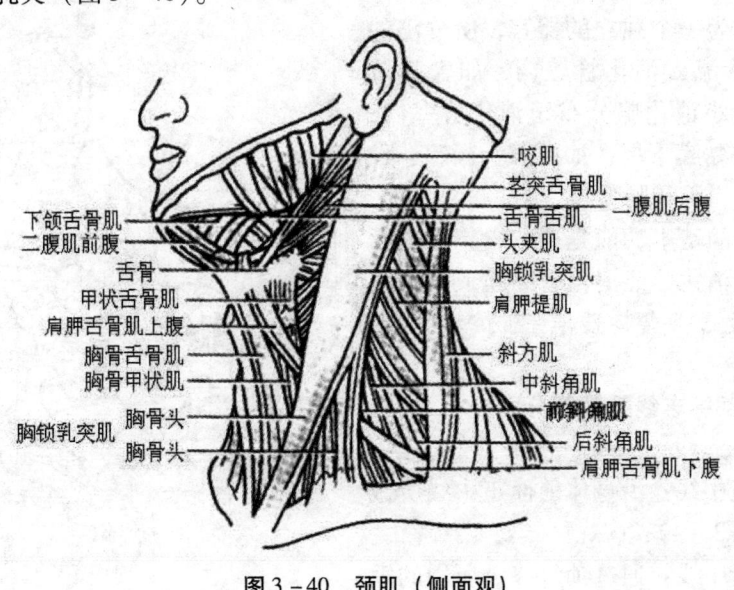

图3-40 颈肌(侧面观)

作用：一侧肌收缩使头向同侧倾斜，脸转向对侧；两侧收缩可使头后仰。一侧病变使肌挛缩时，可引起斜颈。

【附】全身主要体表标志

一、骨性标志

枕外隆突、颧弓、下颌角、耳后乳突、舌骨、颈静脉切迹、胸骨柄、剑突、肋骨、锁骨、肩胛冈、肩峰、肩胛内上角、肩胛脊柱缘、肩胛下角、冈上窝、冈下窝、喙突、肱骨大结节、肱骨小结节、肱骨外上髁、肱骨内上髁、尺骨鹰嘴、尺骨小头、桡骨茎突、豌豆骨、第7颈椎棘突、腰骶关节、尾骨尖、髂后上棘、髂前上棘、耻骨联合、坐骨结节、股骨大转子、股骨内侧髁、股骨外侧髁、胫骨内上髁、胫骨外上髁、髌骨、胫骨粗隆、胫骨前脊、内踝、外踝、跟骨结节。

二、肌性标志

咬肌、胸锁乳突肌、冈上肌、三角肌、腋前皱襞、腋后皱襞、肱二头肌肌腱、肘横纹、腕横纹、大鱼际、小鱼际、腕掌横纹、胸大肌、腹直肌、竖脊肌、臀大肌、股四头肌、股二头肌肌腱、半腱肌和半膜肌肌腱、腓肠肌、髌韧带、跟腱。

第三节 消化系统

消化系统包括消化管和消化腺两大部分。消化管，是指从口腔到肛门的管道，可分为口腔、咽、食管、胃、小肠（十二指肠、空肠和回肠）和大肠（盲肠、阑尾、结肠、直肠和肛管）（图3-41）。临床上通常把从口腔到十二指肠的这部分管道称上消化道，空肠以下的部分称下消化道。消化腺，可分为大消化腺和小消化腺两种。大消化腺位于消化壁外，成为一个独立的器官，所分泌的消化液经导管流入消化管腔内，如大唾液腺、肝和胰。小消化腺分布于消化管壁内，位于黏膜层或黏膜下层，如唇腺、颊腺、舌腺、食管腺、胃腺和肠腺等。

消化系统的基本功能是摄取食物，进行物理和化学性消化，经消化管黏膜上皮细胞进行吸收，最后将食物残渣形成粪便排出体外。

【附】胸部标志线及腹部分区

1. 胸部标志线

（1）前正中线：沿身体前面正中线所做的垂直线（图3-42）。

（2）锁骨中线：通过锁骨终点所做的垂直线。

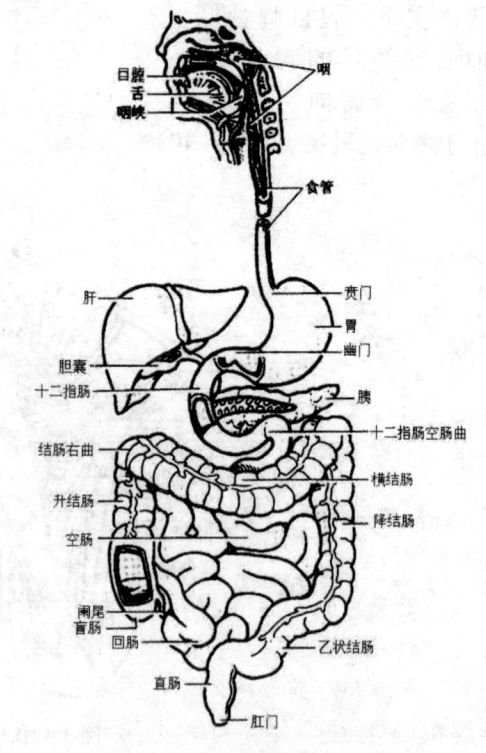

图3-41 消化系统

(3) 腋前线：沿腋前襞向下所做的垂直线。
(4) 腋中线：沿腋窝顶点向下所做的垂直线。
(5) 腋后线：沿腋后襞向下所做的垂直线。
(6) 肩胛线：沿肩胛下角所做的垂直线。
(7) 后正中线：沿身体后面正中线所做的垂直线。

2. 腹部的分区

一般用两条垂直线和两条水平线将腹部分为 9 个区。两条水平线，一是通过左、右肋弓最低点的连线；二是通过左、右髂结节之间的连线。两条垂直线是通过左、右腹股沟韧带终点向上所做的垂直线，以上 4 条线将腹部分为三步九区，及上、中、下三部（图 3-42）。上部有腹上区和左、右季肋区；腹中区分为中央的脐区和左、右腹外侧区；腹下部分为腹下区和左、右腹股沟区。

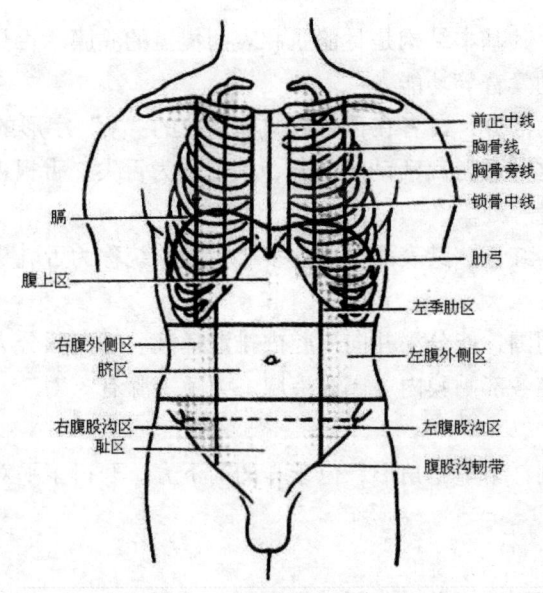

图 3-42 胸部标志线及腹部分区

一、口腔

口腔是消化管的起始部，其前壁为上、下唇，侧壁为颊，上壁为腭，下壁为口腔底。口腔向前经口唇围成的口裂通向外界，向后经咽峡与咽相通。整个口腔借上、下牙弓和牙龈分为口腔前庭和固有口腔。

(一) 腭

腭是口腔的上壁，分隔鼻腔与口腔。腭分硬腭和软腭两部分。

硬腭位于腭的前 2/3，主要由骨腭表面覆以黏膜构成。

软腭位于腭的后 1/3，主要由肌、肌腱和黏膜构成。其中部有垂向下方的突起，称腭垂或悬雍垂。自腭垂两侧向下方分别形成两条黏膜皱襞，前方的一对为腭舌弓，后方的一对为腭咽弓。两弓间的三角形凹陷区称扁桃体窝，窝内容纳腭扁桃体。腭垂、两侧的腭舌弓及舌根共同围成咽峡，它是口腔和咽之间的狭窄部，也是两者的分界。

（二）牙

牙是人体内最坚硬的器官，具有咀嚼食物和辅助发音等作用。牙位于口腔前庭与固有口腔之间，镶嵌于上、下颌骨的牙槽内，分别排列成上牙弓和下牙弓。

1. 牙的种类和排列

人一生中，先后有两组牙发生，第一组称乳牙，第二组称恒牙。一般在出生后6个月时开始萌出乳牙，到3岁左右出齐，共20颗，上、下颌各10颗。6岁左右，乳牙开始脱落，逐渐更换成恒牙。约14岁左右出齐。牙全部出齐共32颗，上、下颌各16颗。

2. 牙的形态

牙的形状和大小虽然各不相同，但其基本形态是相同的。即每个牙均可分为上端的牙冠，嵌入牙龈的牙根和位于牙关与牙根之间的牙颈3部分。

（三）舌

舌位于近口腔底，其基本结构是骨骼肌和表面覆盖的黏膜。舌具有协助咀嚼和吞咽食物、感受味觉及辅助发音等功能。

舌分舌体和舌根两部分，二者在舌背以向前开放的"V"字形的界沟为界。舌体占舌的前2/3，为界沟之前可游离活动的部分，其前端为舌尖。舌根占舌的后1/3，以舌肌固定于舌骨和下颌骨等处。

舌体背面黏膜呈淡红色，其表面可见许多小突起，统称为舌乳头。

（四）唾液腺

唾液腺位于口腔周围，能分泌并向口腔内排泄唾液。唾液腺分大、小两类。

小唾液腺位于口腔各部黏膜内，属黏液腺。大唾液腺有3对。

1. 腮腺

最大，形状不规则，略呈三角形，位于耳的前下方。开口于平对上颌第2磨牙的颊黏膜上。

2. 下颌下腺

呈扁椭圆形，位于下颌体下缘，开口于舌下。

3. 舌下腺

较小，位于口腔底，与下颌下腺管共同开口于舌下。

二、咽

咽是消化和呼吸的共同通道。呈上宽下窄、前后略扁的漏斗形肌性管道，上端起于颅底，下端约在第6颈椎下缘或环状软骨的高度续于食管。长约12cm。咽的前壁不完整，自上向下分别有通向鼻腔、口腔和喉腔的开口；后壁平坦，借疏松结缔组织连于上位6个颈椎体，咽的两侧壁与颈部大血管和甲状腺侧叶等相毗邻。

三、食管

上端在第6颈椎体，下缘平面与咽相续，向下沿脊柱前方，食管后方进入胸腔，通过左主支气管的后方，沿主动脉下行，穿过膈的食管裂孔向下约平第11胸椎体高度与胃的贲门连结。长约25cm。

四、胃

胃是消化管各部中最膨大的部分，上连食管，下续十二指肠。

（一）胃的形态和分部

胃在完全空虚时略呈管状，高度充盈时可呈球囊形。可分为两口、两缘、两面和四部。上口为贲门，下口为幽门；上缘为胃小弯，下缘为胃大弯；胃前壁朝向前上方，后壁朝向后下方；四部分别是贲门部、胃底、胃体和幽门部（图3-43）。

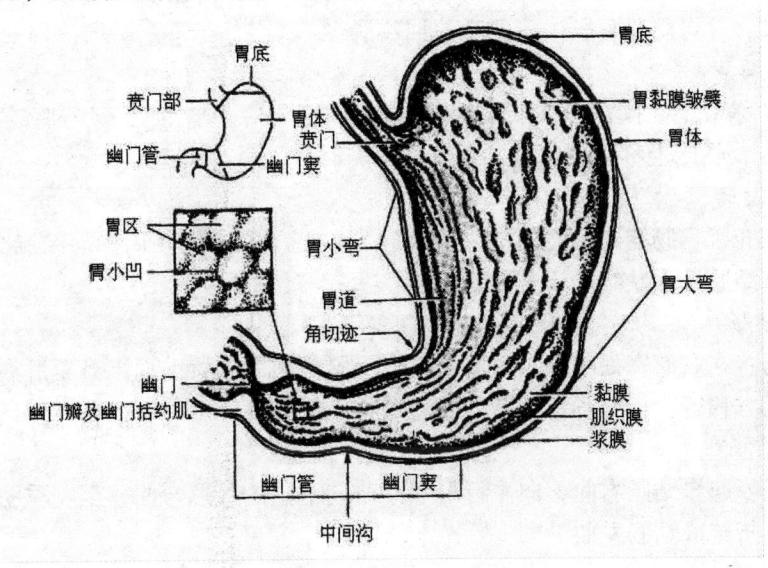

图 3-43 胃的形态分部及黏膜

（二）胃的位置

通常，胃在中等程度充盈时，大约3/4位于左季肋区，大约1/4位于腹上区。胃的贲门和幽门的位置比较固定，贲门位于第11胸椎体左侧，幽门约在第1腰椎体右侧。

五、小肠

小肠是消化管中最长的一段，成人长5~7m。上端起于胃幽门，下端接续盲肠，分十二指肠、空肠和回肠3部分。小肠是进行消化和吸收的重要器官。

（一）十二指肠

十二指肠为小肠的起始部，上起幽门，下接空肠。整体上呈"C"形，包绕胰头，可分上部、降部、水平部和升部4部。其中在降部中后内侧壁上有一圆形隆起称十二指肠大乳头，为肝胰壶腹的开口处。

（二）空肠与回肠

上端起自十二指肠空肠曲，下端接续盲肠。小肠的近侧2/5称空肠，远侧3/5称回肠。空肠多位于左腰区和脐区；回肠多位于脐区、右腹股沟区和盆腔内。

空、回肠其黏膜内表面有密集的绒毛，增加了肠黏膜的表面积，有利于营养物质的消化和吸收。

六、大肠

大肠是消化管的下段，全长1.5m，围绕于空、回肠的周围，可分为盲肠、阑尾、结肠、直肠和肛管5部分。大肠的主要功能为吸收水分、维生素和无机盐,并将食物残渣形成粪便,排出体外。

(一) 盲肠

盲肠是大肠的起始部,长约6~8cm,其下端为盲端,上续升结肠,左侧与回肠相连结。回肠末端向盲肠的开口,称回盲口。此处内的黏膜增厚而形成上、下两片半月形的皱襞称回盲瓣,此瓣的作用为阻止小肠内容物过快地流入大肠,以便食物在小肠内充分消化吸收,并可防止盲肠内容物逆流回小肠。

(二) 阑尾

阑尾又称引突。阑尾根部的体表投影点,通常在右髂前上棘与脐连线的中、外1/3交点处,临床上称为麦氏点,急性阑尾炎时该处可有压痛。

(三) 结肠

结肠是介于盲肠与直肠之间的一段大肠,包绕于空、回肠周围。结肠分为升结肠、横结肠、降结肠和乙状结肠4部分。

1. 升结肠

升结肠:在右髂窝处,起自盲肠上端,沿腰方肌和右肾前面上升至肝右叶下方,转折向左前下方移行为横结肠,转折处的弯曲称结肠右曲。

2. 横结肠

横结肠:起自结肠右曲,向左行形成一略向下垂的弓形弯曲,至左季肋区,在脾脏面下分处,折转成结肠左曲。

3. 降结肠

降结肠:起自结肠左曲,沿左肾外侧缘和腰方肌前面下降,至左髂嵴处续于乙状结肠。

4. 乙状结肠

乙状结肠:起自降结肠,沿髂窝转入盆腔内,续于直肠。

(四) 直肠

直肠是消化管位于盆腔下部的一段,全长10~14cm。起自乙状结肠,沿骶、尾骨前面下行,穿出盆膈接肛管。

(五) 肛管

肛管:上端在盆膈平面接续直肠,下端终于肛门。肛管被肛门括约肌所包绕,平时处于收缩状态,有控制排便的作用。

七、消化腺

(一) 肝

肝,是人体内最大的腺体。肝呈棕红色。肝的质地柔软而脆弱,易受暴力冲击而破裂出血。

1. 肝的形态

肝呈不规则的楔形,可分为上、下两面,前、后两缘,左、右两叶。肝左叶小而薄,肝右叶大而厚(图3-44)。

2. 肝的位置和体表投影

第三章 解剖基础知识

肝大部分位于右季肋区和腹上区，小部分位于左季肋区。

肝上界：自右腋中线上，起自第7肋，自此向左至右锁骨中线第5肋，在前正中线平胸剑联合，至左锁骨中线止于第5肋间隙。

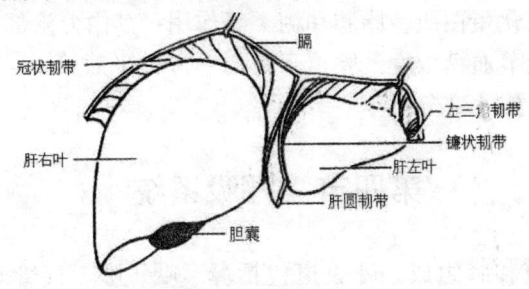

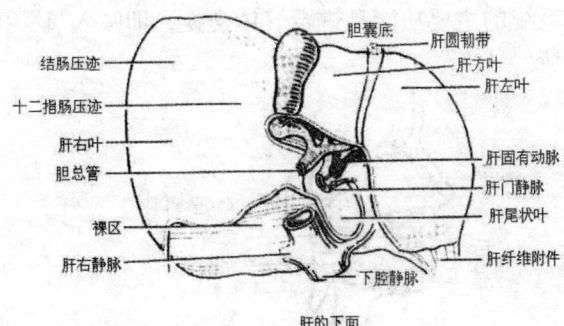

图3-44 肝

肝下界：在右锁骨中线平第10肋，沿右侧肋下缘向左，至右侧第8、9肋软骨结合处后方离开肋弓，经剑突下3~5cm处向左上，至左肋弓第7、8肋软骨结合处进入左季肋区，与肝上界相接。

3. 肝外胆道系统

肝外胆道系统，包括胆囊和输胆管道。

（1）胆囊

胆囊为贮存和浓缩胆汁的囊状器官，呈长梨形，胆囊位于肝脏下面的胆囊窝内，胆囊分底、体、颈、管4部分。

（2）输胆管道

肝内的毛细胆管逐渐会合成肝左、右管，出肝门后会合成肝总管向下与胆

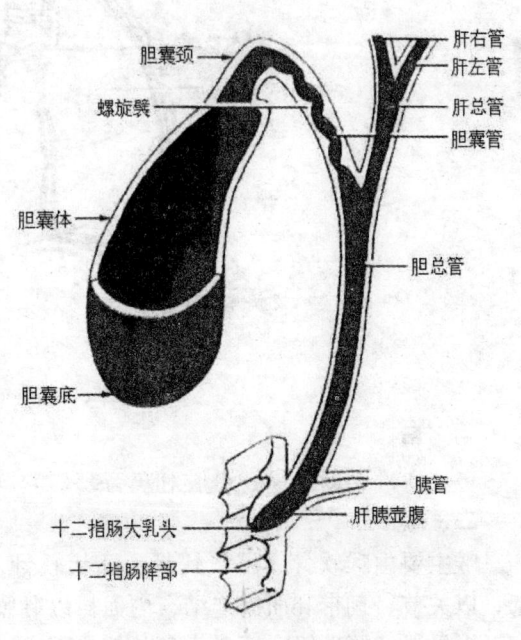

图3-45 胆囊和肝管

囊管会合成胆总管。胆总管与胰管共同开口于十二指肠的肝胰壶腹（图3-45）。

（二）胰

胰是人体第二大的消化腺，由外分泌部和内分泌部组成。胰的外分泌部（腺细胞）能分泌胰液，有分解消化蛋白质、脂肪和糖类等作用；其内分泌部即胰岛，主要分泌胰岛素和胰高血糖素，调节血糖浓度。胰位于胃的后方，平对第1~2腰椎体，贴与腹后壁，可分头、颈、体、尾4部分。

第四节　呼吸系统

呼吸系统由呼吸道和肺组成。呼吸道包括鼻、咽、喉、气管及支气管等（图3-46）。通常称鼻、咽、喉为上呼吸道，气管和各级支气管为下呼吸道。肺由各级支气管树和肺泡组成，呼吸系统的主要功能是进行气体交换，即吸入氧，排出二氧化碳。肺泡为气体交换的主要场所。

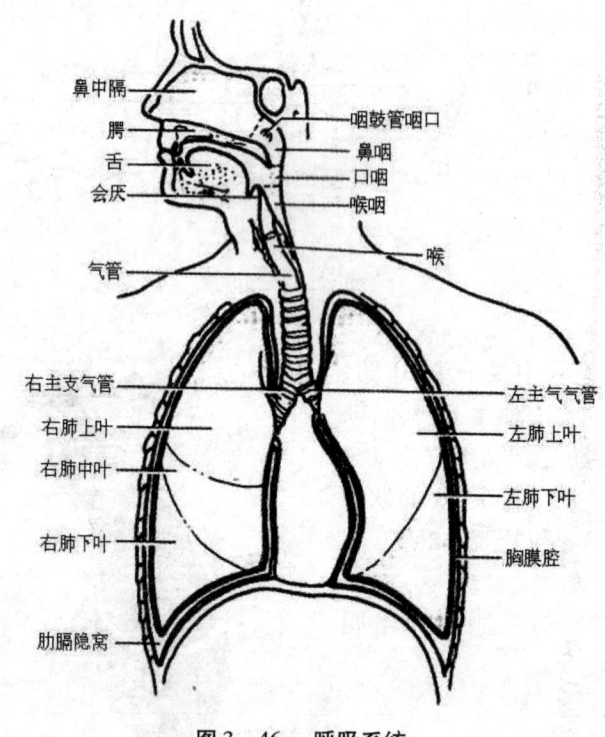

图3-46　呼吸系统

一、鼻

鼻分3部，即外鼻、鼻腔和鼻旁窦。它既是呼吸道的起始部，又是嗅觉器官。

二、喉

喉主要由喉软骨（甲状软骨、环状软骨、会厌软骨和成对的杓状软骨）等构成支架，以关节、韧带和肌肉连结，内面衬以黏膜构成。它既是呼吸的管道，又是发音的器官。上界是会厌上缘，下界为环状软骨下缘。借喉口通喉咽，以环状软骨气管韧带连结气管。成年人的喉在第3~6颈椎前方。居颈前正中，位于皮下，可触及。喉的前方有

第三章 解剖基础知识

皮肤、颈筋膜、舌骨下肌群等自浅入深成层排列，后方为咽，两侧有颈血管、神经和甲状腺左、右叶。

三、气管与支气管

（一）气管

气管位于食管的前方。起于环状软骨下缘约平第6颈椎体下缘；向下至胸骨角平面约平第4胸椎体下缘处，分叉形成左、右主支气管，分叉处称气管杈。气管全长以胸廓上口为界，分为颈部和胸部两段。

气管由14~17个缺口向后，呈"C"形的透明软骨环以及连结各软骨环的平滑肌和结缔组织构成，管腔内面衬以黏膜。气管软骨后壁缺口由平滑肌和黏膜构成的膜壁封闭。

（二）主支气管

主支气管位于气管杈与肺门之间，左、右各一，分别称为左、右主支气管。左主支气管细长，走向稍平；右主支气管粗短，走向较垂直，因此气管异物容易落入右主支气管。

四、肺

肺是呼吸系统中最重要的呼吸器官，也是进行气体交换的主要场所。它由肺内各级支气管、肺泡、血管和淋巴管构成。幼儿肺呈淡红色，成人因不断吸入空气中的灰尘沉积于肺内，顾可变成暗红色，老年人的肺呈蓝黑色。

（一）肺的位置与形态

肺位于胸腔内，在膈肌的上方、纵隔的两侧，可分为左肺和右肺。左肺因心脏偏左，而较右肺狭长，右肺因膈下有肝，而较左肺宽短。肺的表面被覆胸膜，故光滑而有光泽。

肺呈圆锥形，分为一尖、一底、两面、三缘。

肺尖钝圆，经胸廓上口伸入颈根部，至锁骨内侧段上方达2~3cm；肺底向上凹陷，贴膈；内侧面凸隆，与胸廓的前、后、外侧壁的肋和肋间隙相接触。内侧面与纵隔相邻，其中央有椭圆形凹陷，称肺门。肺门内有支气管、血管、神经、淋巴管等出入，它们被结缔组织包裹，统称为肺根。

肺前缘角锐利，左肺前缘下部有心切迹，右肺前缘近似垂直；后缘钝圆，贴于脊柱两侧；下缘也较瑞丽，伸向膈与胸壁之间。左肺分为上、下两叶，右肺分为上、中、下三叶。

（二）肺内支气管

肺内支气管反复分支，越分越细，呈树枝状，最后连于肺泡。左主支气管在肺门处分为上、下肺叶支气管，进入左肺上、下叶；右主支气管在肺门处分为上、中、下肺叶支气管，进入右肺上、中、下三叶。最后分支连结于肺泡。

五、胸膜

胸膜是衬覆于胸廓内侧面及肺表面的一层浆膜，分为脏、壁两层。壁层胸膜被覆于胸廓各壁内面，脏胸膜覆盖于肺的表面，两层胸膜之间密闭、狭窄，呈负压的腔隙称胸膜腔。

（一）壁胸膜

壁胸膜：依其衬覆部位不同可分为肋胸膜、膈胸膜、纵隔胸膜和胸膜顶4部分。

（二）脏胸膜

脏胸膜：是贴附于肺表面，并伸入至叶间裂内的一层浆膜。因其与肺实质连结紧密，故又称肺胸膜。

（三）胸膜与肺的体表投影

两侧胸膜顶与胸膜前界的体表投影，其上端起自锁骨内侧段上方约 2～3cm 的上方，向内下经胸锁关节后方斜行，在第 2 胸肋关节水平，两侧互相靠拢，在正中线附近垂直下行。右侧于第 6 胸肋关节处移行为胸膜下界。左侧在第 4 胸肋关节处转向外下方，沿胸骨的侧缘约 2～2.5cm 的距离向下行，于第 6 肋软骨后方移行为胸膜下界（图 3-47）。

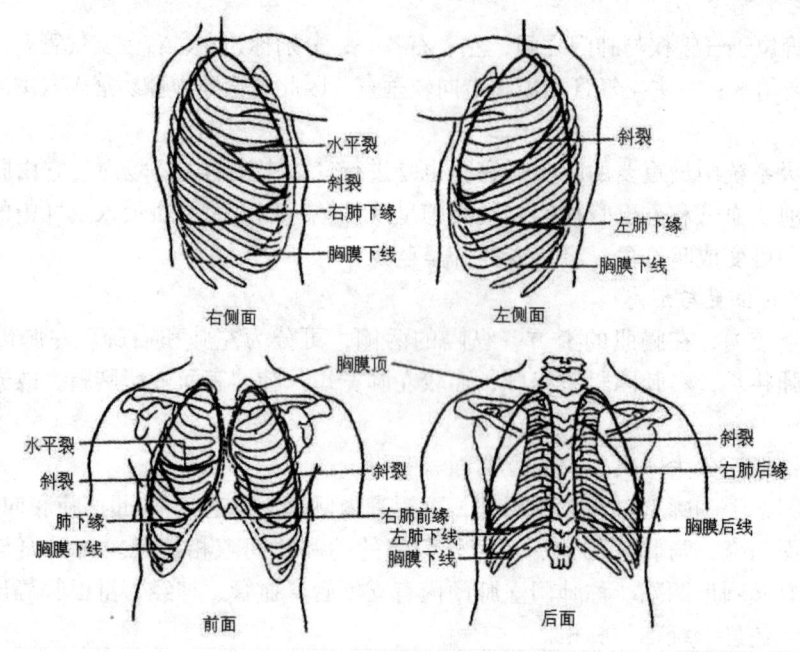

图 3-47 肺和胸膜的体表投影

右侧的胸膜下界起自第 6 胸肋关节的后方，左侧的胸膜下界起自第 6 肋软骨后方。两侧胸膜下界后分别斜向外下方，它们在锁骨中线与第 8 肋相交。腋中线与第 10 肋相交，肩胛线与第 11 肋相交，在接近脊柱外侧处平第 12 胸椎棘突高度。

两肺尖与肺前缘的体表投影与两侧胸膜顶与胸膜前缘的体表投影基本一致。两肺下缘的体表投影相同，在相同部位，肺下界一般较胸膜下界高出两个肋。在锁骨中线处与第 6 肋相交，腋中线处与第 8 肋相交，肩胛线处与第 10 肋相交，在接近脊柱外侧处则平第 10 胸椎棘突。

六、纵隔

纵隔是两侧纵隔胸膜间全部器官、结构和结缔组织的总称，它也是分隔左、右胸腔的间隔。纵隔呈矢状位，并偏向左，为上窄下宽、前短后长的间隙。其前界为胸骨，后界为脊柱胸段，两侧为纵隔胸膜，上界是胸廓上口，下界是膈。

第五节 循环系统

循环系统是一个完全封闭的管道系统，包括心血管系统和淋巴系统。心血管系统由心、动脉、毛细血管和静脉组成，血液在其中循环流动。淋巴系统包括淋巴管道、淋巴器官和淋巴组织。淋巴液沿淋巴管道向心流动，最后汇入静脉，故淋巴管道可视为静脉的辅助管道。

循环系统的主要功能是物质运输，即将消化管吸收的营养物质和肺吸收的氧运送到全身器官的组织和细胞，同时将组织和细胞的代谢产物及二氧化碳运送到肾、肺、皮肤，排出体外，以保证身体新陈代谢的不断进行。

一、心血管系统

（一）总论

1. 心血管系统的组成

心血管系统由心、动脉、毛细血管和静脉构成（图3-48）。

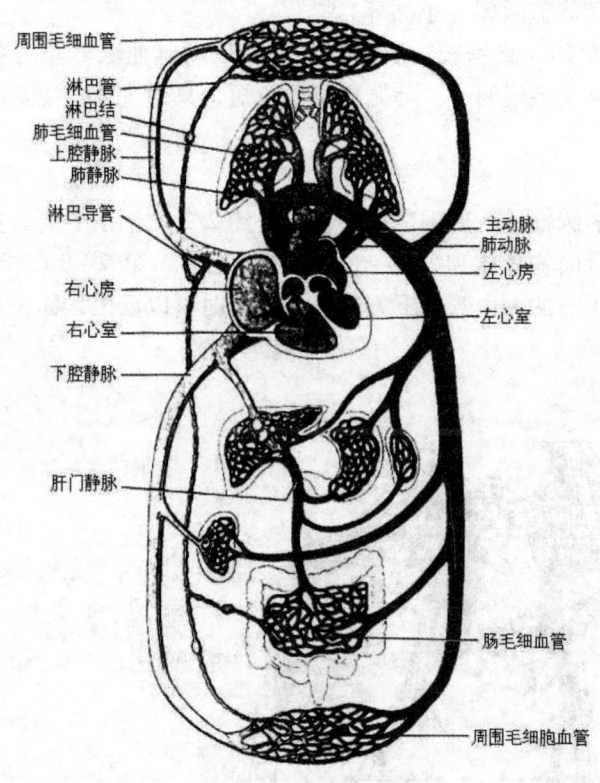

图3-48 血液循环示意

（1）心：主要由心肌构成，是连结动、静脉的枢纽和心血管系统的"动力泵"。心内部被心间隔分为互不相通的左、右两半，每半又各分为心房和心室，故心有4个腔：左心房、左心室，右心房、右心室。同侧心房和心室借房室口相通。心房接受静脉，心室发出动脉。在房室口和动脉口处均有瓣膜，它们颇似泵的阀门，可顺流而开启，逆流而关闭，保证血液定向流动。

（2）动脉：是运送血液离心的管道，起始于心室。动脉在行程中不断分支，愈分愈细，最后移行为毛细血管。

（3）毛细血管：是连结动、静脉末梢间的管道，除软骨、角膜、晶状体、毛发、牙釉质和被覆上皮外，遍布全身各处。毛细血管数量多，管壁薄，通透性大，管内血流缓慢，是血液与组织液进行物质交换的场所。

（4）静脉：是运送血液回心的血管。小静脉由毛细血管汇合而成，在向心回流过程中不断接受属支，逐渐汇合成中静脉、大静脉，最后注入心房。与相应的动脉比较，因承受压力较小，故静脉管壁薄，管腔大，弹性小，容血量较大。静脉可分为浅静脉和深静脉,浅静脉位于皮下,最后注入深静脉;深静脉与同名动脉伴行,最后注入心脏。

2. 血液循环径路。

血液由左心室搏出,经主动脉及其分支到达全身毛细血管,血液在此与周围的组织、细胞进行物质和气体交换,再通过各级静脉,最后经上、下腔静脉及心冠状窦返回右心房,这一循环途径称体循环(大循环)。

血液由右心室搏出,经肺动脉干及其各级分支到达肺泡毛细血管进行气体交换,再经肺静脉进入左心房,这一循环途径称肺循环(小循环)。

体循环和肺循环同时进行,体循环的路程长,流经范围广,以动脉血滋养全身各部,并将全身各部的代谢产物和二氧化碳运回心。肺循环路程较短,只通过肺,主要使静脉血转变成氧饱合的动脉血。

(二) 心

心位于胸腔纵隔内,形似倒置的圆锥体,周围裹以心包。心约2/3位于正中线的左侧,1/3位于正中线的右侧,前方对向胸骨体和第2~6肋软骨;后方对第5~8胸椎;两侧与胸膜腔和肺相邻;上方连出入心的大血管;下方邻膈。心有时可以反位,称为右位心(图3-49)。

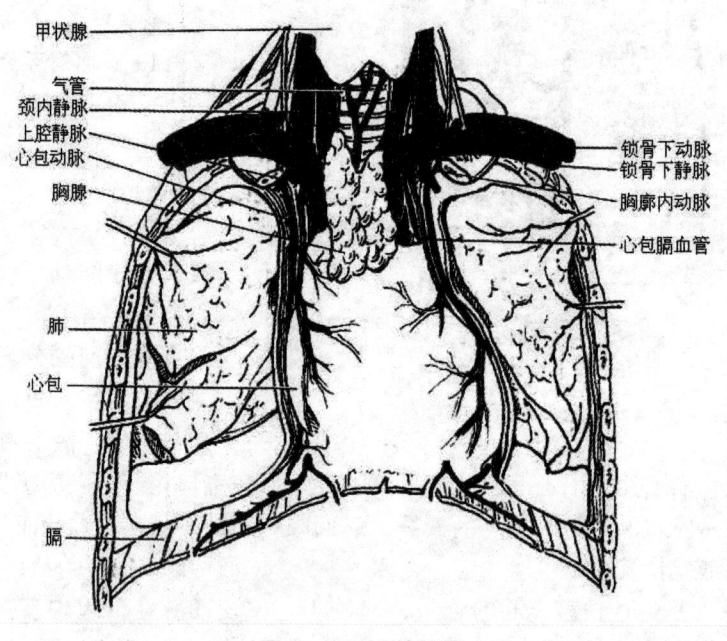

图3-49 心的位置

心可分为一尖、一底、两面、三缘,表面尚有三条沟。心尖朝向左前下方,在左侧第5肋间隙锁骨中线内侧1~2cm处可扪及心尖搏动。心底朝向右后上方,与出入心的大血管相连。心的胸肋面(前面)朝向前上方;膈面(下面)几呈水平位,朝向下方。心的下缘(锐缘)接近水平位。左缘(钝缘)居胸肋面与肺面之间;右缘不明显。三条沟分别是冠状沟、前室间沟和后室间沟。

1. 心的各腔。

（1）右心房。右心房位于心的右上部，其向左前方的突出部分称为右心耳，右心房有三个入口，及上腔静脉口、下腔静脉口和冠状窦口。右心房的出口为右房室口。

（2）右心室。右心室位于右心房的前下方，右心室的入口即为右房室口，在口周围有三片呈三角形的瓣膜，称三尖瓣。当心室收缩时，由于血流的推动使三尖瓣对合，封闭房室口，防止血液逆流入心房；右心室的出口为肺动脉口，口的周缘由三片呈半月形的瓣膜，称肺动脉瓣。心室收缩时血液冲开肺动脉瓣进入肺动脉干，心室舒张时，瓣膜关闭，防止血液逆流入心室。

（3）左心房。左心房位于右心房的左后方，左心房向右前方的突出部分称为左心耳。左心房有4个入口，均称为肺静脉口；出口为左房室口，通向左心室。

（4）左心室。左心室位于右心室的左后方，左心室的入口即左房室口，口的周缘有两片瓣膜，称二尖瓣；左心室的出口为主动脉口，口的周缘有三片呈半月形的瓣膜，称主动脉瓣。当心室收缩时，血液冲击二尖瓣，封闭心室，同时冲开主动脉瓣，经主动脉口进入主动脉，心室舒张时，主动脉瓣关闭，防止血液逆流入心室。

2. 心包。

心包是包裹心和大血管根部的锥形囊，可分为浆膜心包和纤维心包。

3. 心的血管。

心的动脉血供应主要来自左、右冠状动脉；心回流的静脉血，绝大部分经冠状窦汇入右心房。

4. 心的体表投影。

心外形的体表投影可采用4点连线法来确定（图3-50）。

（1）左上点，位于左侧第2肋软骨的下缘，距胸骨侧缘约1.2cm处。

（2）右上点，于右侧第3肋软骨上缘，距胸骨侧缘约1.0cm处。

（3）右下点，位于右侧第6胸肋关节处。

（4）左下点，位于左侧第5肋间隙，距前正中线约7~9cm处，相当于心尖搏动处。

左右上点连线为心的上界，左右下点连线为心的下界。右上点与右下点之间微向右凸的弧形连线为心的右界，左上点与左下点之间微向左凸的弧形连线为心的左界。

（三）动脉

1. 肺循环的动脉。

肺动脉干起自右心室的肺动脉口，在升主动脉前方向后上斜行，至主动脉弓下方分为左、右肺动脉。左肺动脉在左主支气管前方横行

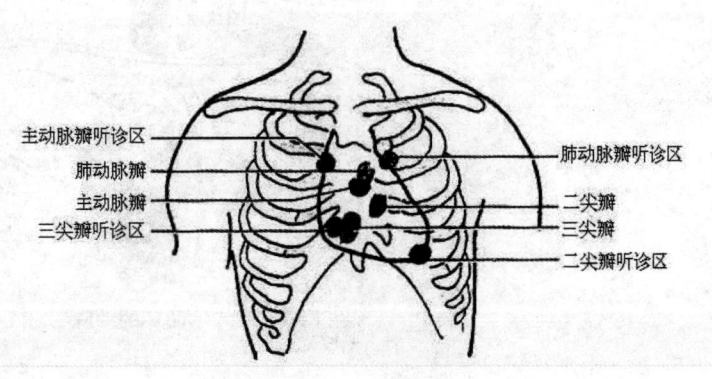

图3-50　心的体表投影

至肺门处，分为上、下两支，进入左肺上、下叶；右肺动脉经主动脉升部和上腔静脉后方向右横行，至肺门处分为两支，一支进入肺上叶，另一只右分两支，分别进入肺中叶和肺下叶。左、右肺动脉在肺内反复分支与支气管伴行，最后在肺泡壁形成毛细血管网。

2. 体循环的动脉。

主动脉是体循环的动脉主干（图3-51）。主动脉由左心室发出，起始端为升主动脉，向右前上方斜行，达右侧第2胸肋关节高度移行为主动脉弓，弓形弯向左后方，至第4胸椎体下缘处移行为胸主动脉，沿脊柱左侧下行逐渐转至其前方，于第12胸椎高度穿膈的主动脉裂孔，移行为腹主动脉，在腹腔内沿脊柱左前方下降，至第4腰椎体下缘处分为左、右髂总动脉。髂总动脉沿腰大肌内侧下行，至骶髂关节处分为髂内动脉和髂外动脉。

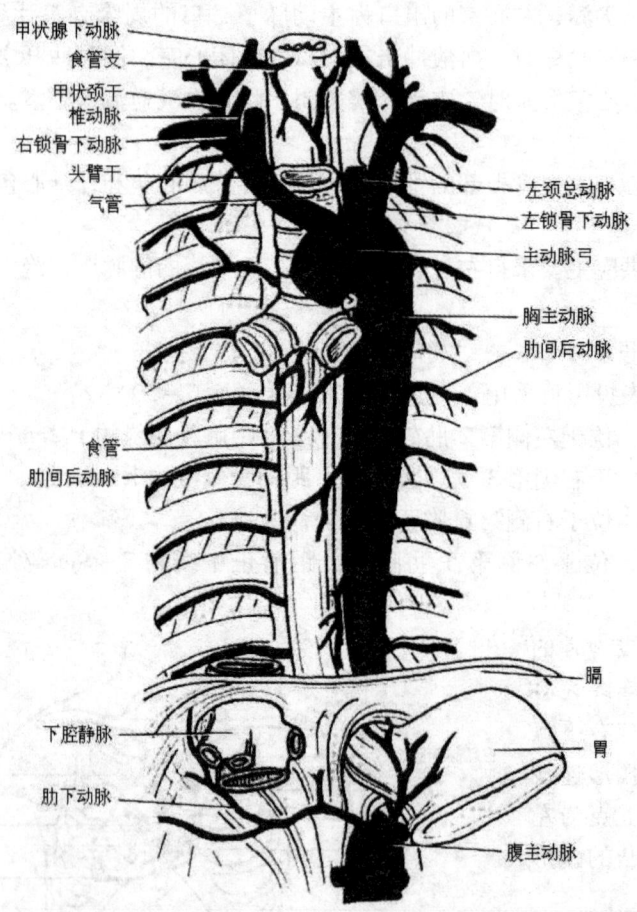

图3-51 体循环的动脉

升主动脉发出左、右冠状动脉。主动脉弓凸侧从右向左发出3大分支：头臂干、左颈总动脉和左锁骨下动脉。头臂干为一粗短干，向右上方斜行至右胸锁关节后方分为右颈总动脉和右锁骨下动脉。

全身各大局部的动脉主干可以概括如下：颈总动脉——头颈；锁骨下动脉——上肢；胸主动脉——胸部；腹主动脉——腹部；髂外动脉——下肢；髂内动脉——盆部。

(1) 颈总动脉。颈总动脉是头颈部的主要动脉干（左侧发自主动脉弓，右侧起于头臂干，两侧颈总动脉均经胸锁关节后方，沿食管、气管和喉的外侧上行，至甲状软骨上缘高度分为颈内动脉和颈外动脉。在颈总动脉分叉处有颈动脉窦和颈动脉小球两个重要结构。颈动脉窦中有丰富的压力感受器，当血压增高时，刺激压力感受器，可反射性地引起心跳减慢、末梢血管扩张，血压下降。颈动脉小球为化学感受器，可感受血液中二氧化碳分压、氧分压和氢离子浓度变化。当血中氧分压降低或二氧化碳增高时，反射性地促使呼吸加深加快。

①颈外动脉：自颈总动脉发出后，向上行穿腮腺至下颌颈处分为颞浅动脉和上颌动脉2个终支。主要分支有甲状腺上动脉、舌动脉、面动脉、颞浅动脉、上颌动脉、枕动脉、耳后动脉和咽升动脉等。颈外动脉分支主要营养颈部、头面部和脑膜等处。

②颈内动脉：由颈总动脉发出后，垂直上升至颅底，经颈动脉管入颅腔，分支分布于视器和脑。

(2) 锁骨下动脉。左侧起于主动脉弓，右侧起自头臂干。向上经胸廓上口至颈根部，横跨第1肋上面，至第1肋外缘延续为腋动脉。锁骨下动脉的主要分支有椎动脉，起自锁骨下动脉的内侧段，向上穿第6至第1颈椎横突孔，经枕骨大孔入颅腔，分支分布于脑和脊髓。另有如下分支：

①胸廓内动脉，分支分布于胸前壁、心包、膈和乳房等处。其终支腹壁上动脉，穿膈后分支营养该肌和腹膜。

②甲状颈干，分布于甲状腺、咽和食管、喉和气管以及肩部肌、脊髓及其被膜等处。

(3) 上肢的动脉。

①腋动脉：由锁骨下动脉在第1肋外侧直接延续而成，行于腋窝深部，至大圆肌下缘移行为肱动脉。其主要分支分布于肩关节、胸肌、背阔肌和乳房等。

②肱动脉：为腋动脉的直接延续。沿肱二头肌内侧沟下行至肘窝，平桡骨颈高度分为桡动脉和尺动脉。肱动脉位置较表浅，能触知其搏动，其主要分支是肱深动脉。伴桡神经绕桡神经沟下行，分支营养肱三头肌和肱骨。

③桡动脉：自肱动脉发出，先经肱桡肌与旋前圆肌之间，继而在肱桡肌腱与桡侧腕屈肌腱之间下行，桡动脉下段仅被皮肤和筋膜遮盖，是临床触摸脉搏的部位。桡动脉在形成中分支营养前臂桡侧肌。

④尺动脉：自肱动脉发出后，在尺侧腕屈肌与指浅屈肌之间下行，经豌豆骨桡侧至手掌。尺动脉在行程中营养前臂尺侧诸肌。

(4) 胸部的动脉。胸主动脉是胸部的动脉主干，为主动脉弓的直接延续。其主要分支有：

①壁支，有肋间后动脉、肋下动脉和膈上动脉，分布于胸壁、腹壁上部、背部和脊髓等处。

②脏支，包括支气管支、食管支和心包支，分布于气管、支气管、食管和心包等处。

(5) 腹主动脉。腹主动脉是腹部的动脉主干，为胸主动脉穿膈后的直接延续。其分支亦有壁支和脏支之分。

①壁支主要有腰动脉、膈下动脉、骶正中动脉等，分布于腹后壁、脊髓、膈下面、肾上腺和盆腔后壁等处。

②脏支分成对脏支和不成对脏支两种。成对脏支有肾上腺中动脉、肾动脉、睾丸动脉（男性）或卵巢动脉（女性）；不成对脏支有腹腔干、肠系膜上动脉和肠系膜下动脉，分支营养腹腔脏器及腹壁。

(6) 盆腔的动脉。在第4腰椎水平由腹主动脉发出。左右各一，斜向外下，至骶髂关节上缘处，分为髂内动脉与髂外动脉。

①髂内动脉：为一短干，沿盆腔侧壁下行，发出壁支和脏支两类。主要营养盆腔脏器与盆壁。

(2) ㈡②髂外动脉：自髂总动脉发出后，沿腰大肌内侧缘下降，经腹股沟韧带中点深面至股前部，移行为股动脉。

7. 下肢的动脉

①股动脉：在腹股沟韧带深面由髂外动脉直接延续而成，在股内侧下行，经收肌管至腘窝，移行为腘动脉。在腹股沟韧带稍下方，股动脉位置表浅，活体上可摸及其搏动。其主要分支为股深动脉分支营养大腿诸肌。

②腘动脉：由股动脉直接延续而成。在腘窝深部下行，至腘窝下角，分为胫前动脉和胫后动脉。分支分布于膝关节及邻近肌。

③胫后动脉：为腘动脉的终支之一，沿小腿后面浅、深屈肌之间下行，经内踝后方入足底，在小腿部分支腓动脉，营养邻近诸肌和胫、腓骨。在足底分为足底内侧动脉和足底外侧动脉两终支。营养足底结构。

④胫前动脉：为腘动脉的终支之一，由腘动脉发出后，穿小腿骨间膜至小腿前面，在小腿前群肌之间下行，至踝关节前方移行为足背动脉。胫前动脉沿途分支营养小腿前群肌，足背动脉分支营养足背诸结构。

（四）静脉。

静脉是运送血液回心的血管，起始于毛细血管，止于心房。全身的静脉分为肺循环的静脉和体循环的静脉。

1. 肺循环的静脉。

肺静脉：每侧2条。肺静脉起自肺门，向内穿过纤维心包，注入左心房的肺静脉口。肺静脉将含氧量高的血液输送到左心房。

2. 体循环的静脉。

体循环的静脉包括上腔静脉系、下腔静脉系和心静脉系。下腔静脉系中收集腹腔内不成对器官（肝除外）静脉血液的血管组成肝门静脉系。

（1）上腔静脉系。上腔静脉系由上腔静脉及其属支组成，收集头颈部、上肢和胸部（心和肺除外）等上半身的静脉血。上腔静脉由左、右头臂静脉汇合而成。沿升主动脉右侧下行，至右侧第2胸肋关节后方穿纤维心包，平第3胸肋关节下缘注入右心房。在穿纤维心包之前，有奇静脉注入。收集头颈部、上肢和胸部（心和肺除外）等上半身的静脉血（图3-52）。

（2）下腔静脉系。下腔静脉系由下腔静脉及其属支组成，收集下半身的静脉血。下腔静脉由左、右髂总静脉在第4或第5腰椎体右前方汇合而成，沿腹主动脉右侧上行，穿膈的腔静脉孔进入胸腔，再穿纤维心包注入右心房。下腔静脉分为壁支和脏支，多数与同名动脉伴行。主要收集盆腔脏器与盆壁间的静脉血。

（3）肝门静脉系。肝门静脉系由肝门静脉及其属支组成，主要收集腹腔不成对脏器的静脉血。

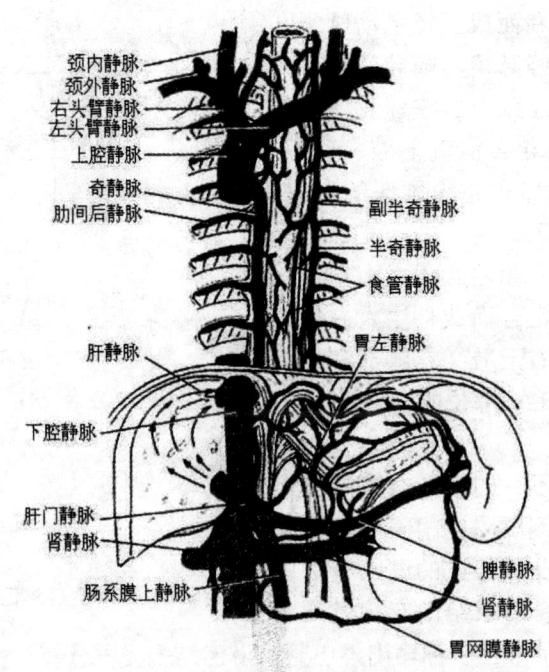

图3-52 上腔静脉及其属支

二、淋巴系统

淋巴系统为循环系统的组成部分，是心血管系统的辅助系统，由淋巴管道、淋巴组织和淋巴器官组成（图3-53）。

淋巴管道内含有淋巴液，简称淋巴；淋巴器官包括淋巴结、脾和扁桃体等；淋巴组织为含有大量淋巴细胞的网状组织。淋巴系统具有产生淋巴细胞、过滤淋巴和进行免疫应答的功能。

（一）淋巴管道

1. 毛细淋巴管。

毛细淋巴管以膨大的盲端起始，互相吻合成毛细淋巴管网，然后汇入淋巴管。

2. 淋巴管。

由毛细淋巴管吻合而成，管壁结构与静脉相似。淋巴管内有很多瓣膜，具有防止淋巴液逆流的功能。

3. 淋巴干。

由淋巴管汇合而成，全身浅、深淋巴管汇合成9条淋巴干，包括腰干、支气管纵隔干、锁骨下干、颈干各2条和1条肠干。

4. 淋巴导管。

九条淋巴干汇合成两条淋巴导管，即胸导管和右淋巴导管，分别注入左、右静脉角。

（1）胸导管：是全身最大的淋巴管，平第12胸椎下缘高度起自乳糜池，乳糜池由左、右腰干和肠干汇和而成。经主动脉裂孔进入胸腔向上注入左静脉角。胸导管在注入左静脉角之前还接受左颈干、左锁骨下干和左支气管纵隔干。胸导管引流下肢、盆部、腹部、左上肢、左胸部和左头颈部的淋巴，即全身3/4部位的淋巴。

（2）右淋巴导管：由右颈干、右锁骨下干和右支气管纵隔干汇合而成，注入右静脉角。右淋巴导管引流右上肢、右胸部和右头颈部的淋巴，即全身1/4部位的淋巴。

（二）淋巴结。

淋巴结：为大小不一的圆形或椭圆形小体，一侧隆凸，另一侧凹陷，凹陷中央处为淋巴结门。与淋巴结凸侧相连的淋巴管称输入淋巴管，数目较多。淋巴结门有神经和血

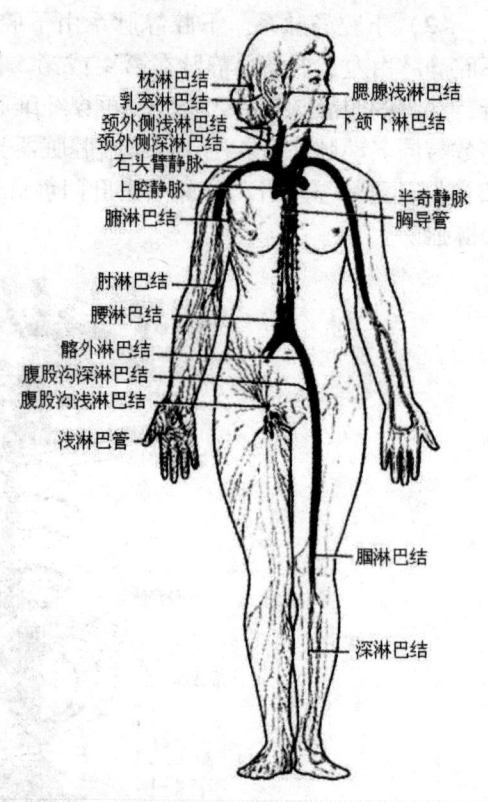

图3-53 全身淋巴管和淋巴结模式

管出入，出淋巴结门的淋巴管称输出淋巴管。淋巴结多成群分布，数目不恒定，淋巴结按位置不同分为浅淋巴结和深淋巴结。淋巴结多沿血管排列，位于关节屈侧和体腔的隐藏部位。淋巴结的主要功能是滤过淋巴、产生淋巴细胞和进行免疫反应。

（三）全身淋巴结的位置。

1. 头颈部的淋巴管和淋巴结。

头部淋巴结多位于头、颈部交界处，包括：枕淋巴结、乳突淋巴结、腮腺淋巴结和下颌下淋巴结等。其中下颌下淋巴结，位于下颌下腺的附近位置较浅表，局部发生炎症时可在体表扪及。其主要引流头面部淋巴，输出淋巴管直接或间接注入颈外侧深淋巴结。

颈部淋巴结主要包括颈前淋巴结（颈前浅淋巴结、颈前深淋巴结）和颈外侧淋巴结（颈外侧浅淋巴结、颈外侧深淋巴结）。主要引流鼻、舌、咽、喉、甲状腺、气管、食管、枕部、项部、肩部、胸壁上部和乳房上部等处的淋巴，并收纳头部淋巴结输出的淋巴管。其输出淋巴管合成颈干，左侧注入胸导管，右侧注入右淋巴导管。

2. 上肢淋巴管和淋巴结。

上肢浅、深淋巴管直接或间接注入腋淋巴结。腋淋巴结，位于腋窝疏松结缔组织内，主要引流胸腹外侧壁、颈后部、上背部和乳房大部分的淋巴，并收纳上肢浅、深淋

巴管，其输出淋巴管合成锁骨下干，左侧注入胸导管，右侧注入右淋巴导管。

3. 胸部淋巴管和淋巴结。

胸部淋巴结位于胸壁内和胸腔器官周围，包括胸骨旁淋巴结、纵隔前淋巴结和气管旁淋巴结（属于气管支气管和肺的淋巴结）等。主要引流胸壁、乳房内侧部、心、肺、食管、气管、纵隔等部位的淋巴。三者的输出淋巴管汇合成支气管纵隔干。左、右支气管纵隔干分别注入胸导管和右淋巴导管。

4. 下肢部的淋巴管和淋巴结。

下肢浅、深淋巴管分别与浅静脉和深血管伴行，直接或间接注入腹股沟淋巴结，腹股沟淋巴结又可分为浅、深两群位于腹股沟韧带的深面和股动脉的周围，主要引流腹前外侧壁下部、臀部、会阴、子宫底和大腿深部结构的淋巴，并收纳下肢浅、深淋巴管，其输出的淋巴管注入髂外淋巴结。

5. 盆部的淋巴管和淋巴结。

盆部的淋巴结主要有髂淋巴结（包括髂内淋巴结、髂外淋巴结和髂总淋巴结）都位于髂血管的附近。主要引流大部分盆壁、盆腔脏器、会阴深部、臀部和大腿后部深层结构的淋巴，其输出淋巴管注入腰淋巴结。

6. 腹部淋巴管和淋巴结。

腹部淋巴结位于腹后壁和腹腔脏器周围，沿腹腔血管排列。可将其分为腹壁淋巴结和腹腔脏器淋巴结。

（1）腹壁淋巴结。

腰淋巴结位于腹后壁，沿腹主动脉和腹腔静脉分布，引流腹后壁深层结构和腹腔成对器官的淋巴，并收纳髂总淋巴结的输出淋巴管，其输出淋巴管汇合成左、右腰干。

（2）腹腔器官淋巴结。

有腹腔淋巴结、肠系膜上淋巴结和肠系膜下淋巴结。主要引流和收纳腹腔不成对器官的淋巴。三者的输出淋巴管汇合成肠干。

（四）脾

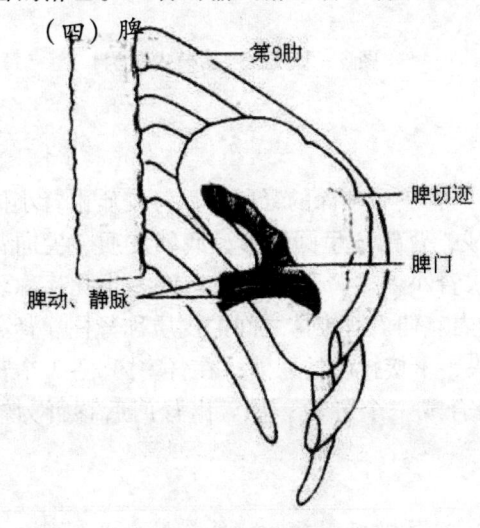

图3-54 脾的位置

脾是人体最大的淋巴器官，具有储血、造血、清除衰老红细胞和进行免疫应答的功能。

脾位于左季肋部，胃底与膈之间，第9～11肋的深面，长轴与第10肋一致（图3-54）。正常时在左肋弓下触不到脾。脾呈暗红色，质软而脆，受暴力打击易破裂。脾可分为膈、脏两面，前、后两端和上、下两缘。膈面光滑隆凸，对向膈。脏面凹陷，中央处有脾门，是血管、神经和淋巴管出入之处。前端较宽，朝向前外方，达腋中线。后端钝圆，朝向后内方，距离正中线4～5cm。上缘较锐，朝向前上方，前部有2～3

个脾切迹。脾肿大时，脾切迹是触诊脾的标志。下缘较钝，朝向后下方。

第六节　泌尿与生殖系统

一、泌尿系统

泌尿系统由肾、输尿管、膀胱和尿道组成（图3-55）。

其主要功能是排出机体新陈代谢中产生的废物和多余的水，保持机体内环境的平衡和稳定。肾生成尿液，输尿管输送尿液至膀胱，膀胱为储存尿液的器官，尿道将尿液排出体外。

（一）肾

1. 肾的形态和位置。

肾是实质性器官，左、右各一，形似蚕豆，肾分前、后两面，上、下两端，内、外两缘。肾外侧缘隆凸，内侧缘中部凹陷，称肾门，有肾的血管、神经、淋巴管及肾盂出入。

肾位于腹后壁，脊柱两侧，腹膜后间隙内，属腹膜外位器官。肾的高度，因受肝的影响，右肾较左肾低1~2cm。左肾在第11胸椎体下缘至第2~3腰椎间盘之间；右肾则在第12胸椎体上缘至第3腰椎体上缘之间。左右两侧的第12肋分别斜过左肾后面中部和右肾后面上部。肾门约在第1腰椎体平面，在正中线外侧约5cm。在腰背部，肾门的体表投影点在竖脊肌外缘与第12肋的夹角处，称肾区。肾病患者触压和叩击该处可引起疼痛。

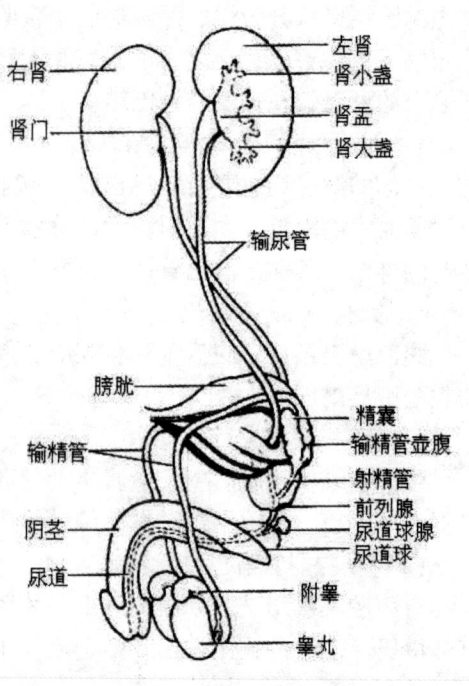

图3-55　生殖器模式（男）

2. 肾的结构。

观察肾的冠状切面，肾实质可分位于表层的肾皮质和深的肾髓质。肾皮质由肾小体与肾小管组成。肾髓质由15~20个肾锥体构成，肾锥体呈圆锥形、底朝皮质、尖向肾窦。2~3个肾锥体尖端合并成肾乳头，并突入肾小盏。肾乳头顶端有许多小孔，称乳头孔，肾产生的终尿就是经乳头孔流入肾小盏内。伸入肾锥体之间的皮质称肾柱。肾小盏呈漏斗形，共有7~8个，其边缘包绕肾乳头，承接排出的尿液。在肾窦内2~3个肾小盏合成一个肾大盏，再由2~3个肾大盏会合成一个肾盂，肾盂出肾门后移行为输尿管。

（二）输尿管。

输尿管为一对细长的肌性管道，起自肾盂，终于膀胱。长20~30cm。

输尿管位于腹膜后方，沿腰大肌下降，斜向内下，跨过小骨盆上缘贴盆壁进入膀胱。

输尿管全程有3处狭窄：①上狭窄，位于肾盂，输尿管移行处；②中狭窄，位于骨盆上口，输尿管跨过髂血管处；③下狭窄，在膀胱壁的内部。

（三）膀胱。

膀胱是储存尿液的肌性囊状器官，其形状、大小、位置和壁的厚度随尿液充盈程度而异。一般正常成年人的膀胱容量为350～500ml，膀胱的最大容量为800ml。

1. 膀胱的形态。

空虚的膀胱呈三棱锥体形，分尖、体、底和颈4部。膀胱尖朝向前上方，膀胱底朝向后下方，呈三角形，膀胱尖与底之间为膀胱体。膀胱的最下部称膀胱颈，与男性的前列腺底和与女性的盆膈相接。

2. 膀胱的位置与毗邻。

膀胱位于盆腔内，在耻骨联合的后方。空虚时部超过耻骨联合上缘，充盈时可有不同程度的上升，极度充盈时，可超过耻骨联合上缘。在男性，膀胱底直接与精囊及输精管末端接触，再向后邻接直肠；在女性，与子宫和阴道邻接。膀胱下方，男性邻接前列腺，女性邻接尿升值隔。

膀胱底内面有一个三角区域，位于两个输尿管口与输尿管内口三者连线之间，称膀胱三角，此区是肿瘤和膀胱结合的好发部位。

（四）尿道。

男、女尿道的构造及功能不完全相同，男性尿道除排尿功能外，还兼有排精作用。女性尿道比男性短，仅有排尿功能，位于耻骨联合后下方与阴道前壁之间。

二、生殖系统

生殖系统包括男性生殖系统和女性生殖系统。二者均由内生殖器和外生殖器两部分构成。内生殖器由生殖腺、生殖管道和附屑腺组成，外生殖器则以两性交接的器官为主。生殖系统的功能是繁殖后代和形成并保持第二性征。

（一）男性生殖系统。

男性内生殖器由生殖腺（睾丸）、输精管道（附睾、输精管、射精管、男性尿道）和附属腺（精囊、前列腺、尿道球腺）组成（图3-56）。睾丸产生精子和分泌男性激素，精子先贮存于附睾内当射精时经输精管、射精管和尿道排出体外。

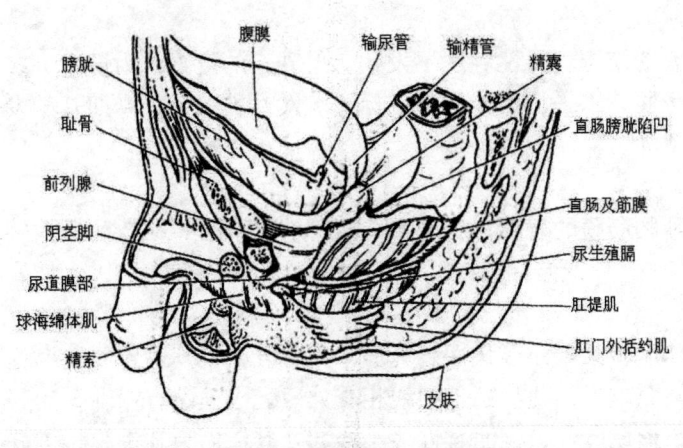

图3-56 男性骨盆正中矢状切面

精囊、前列腺和尿道球腺的分泌物参与精液的组成，并供给精子营养，有利于精子的活动。男性外生殖器为阴茎和阴囊，前者是男性交接的器官，后者容纳睾丸和附睾。

(二) 女性生殖系统。

女性内生殖器由生殖腺（卵巢）、输送管道（输卵管、子宫和阴道）以及附属腺（前庭大腺）组成（图3-57）。外生殖器即女阴，包括阴阜、大阴唇、小阴唇、阴道前庭、阴蒂和前庭球。

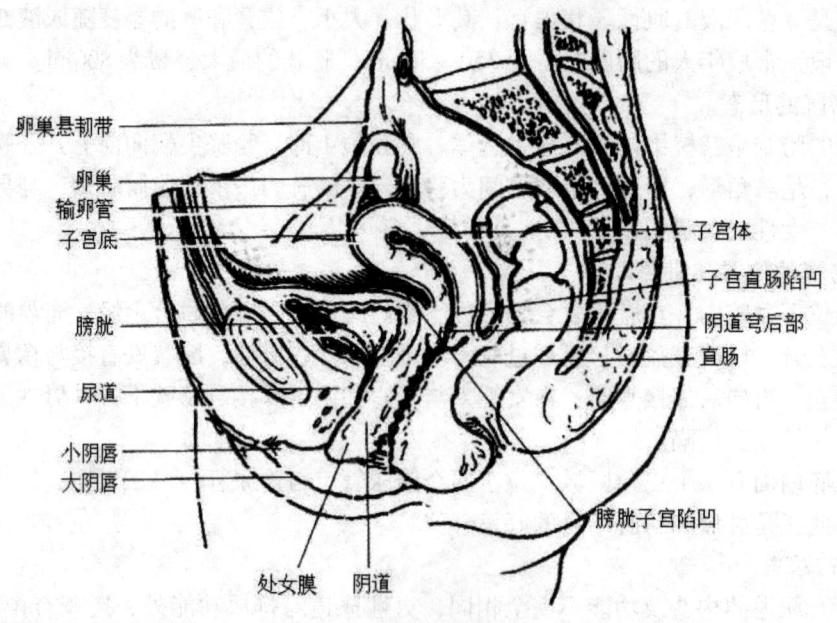

图3-57 女性骨盆正中矢状切面

卵巢产生的卵子成熟后，排至腹膜腔，经输卵管腹腔口进入输卵管，在输卵管内受精后移至子宫，植入子宫内膜，发育成胎儿。分娩时，胎儿出子宫口，经阴道娩出。

[附] 乳房

乳房为人类和哺乳动物特有的结构。男性乳房不发达，但乳头的位置较为恒定，多位于第4肋间隙，或第4及第5肋骨水平，常作为定位标志。女性乳房于青春期开始发育生长，妊娠和哺乳期有分泌活动。

1. 位置

乳房位于胸前部，胸大肌和胸筋膜的表面，上起第2~3肋，下至第6~7肋，内侧至胸骨旁线，外侧可达腋中线。

2. 形态

成年未产妇女的乳房呈半球形，紧张而有弹性。乳房中央有乳头，其位置因发育程度和年龄而异，通常在第4肋间隙或第5肋与锁骨中线相交处。乳头顶端有输乳管的开口。乳头周围的皮肤色素较多，形成乳晕，表面有许多小隆起，其深面为乳晕腺，可分泌脂性物质滑润乳头。

3. 结构

乳房由皮肤、皮下脂肪、纤维组织和乳腺构成。纤维组织主要包绕乳腺，形成不完整的囊，并嵌入乳腺内，将腺体分割成15~20个乳腺叶，叶又分为若干乳腺小叶，一个乳腺叶有一个排泄管,称为输乳管,行向乳头,在近乳头处膨大为输乳管窦,其末端变细,开口于乳头。

第七节 内分泌系统

内分泌系统是神经系统以外的一个重要调节系统,与神经系统相辅相成(图3-58),共同维持机体内环境的平衡与稳定。内分泌系统由内分泌腺组成。内分泌腺没有排泄管,因而又称无管腺。其分泌的物质称激素,直接进入血液被运送至全身。内分泌腺又可分为内分泌器官与内分泌组织,内分泌组织以细胞团分散存在于机体的其他器官或组织内,如胰腺内的胰岛、睾丸内的间质细胞、卵巢内的卵泡和黄体等。内分泌器官包括垂体、甲状腺、甲状旁腺、肾上腺、胰岛、松果体、胸腺和性腺等。其主要生理功能是可调节机体的生长发育和各种代谢活动,并能调控生殖。

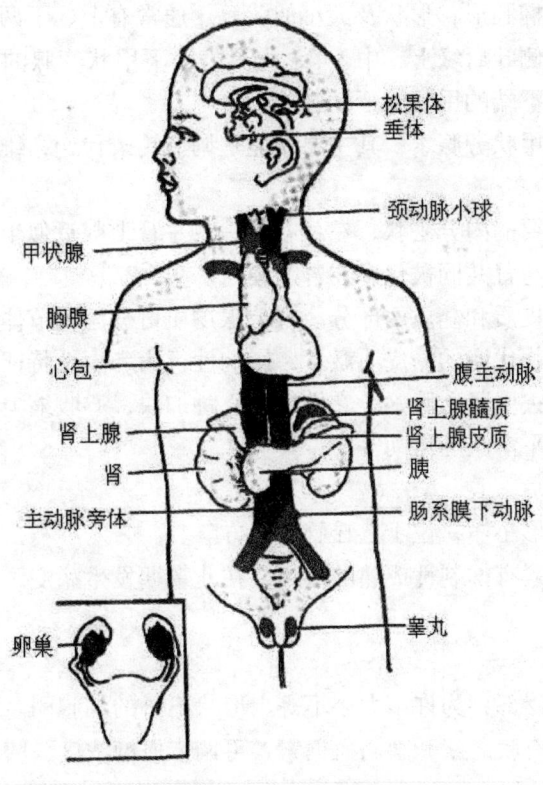

图3-58 全身内分泌腺

一、垂体

垂体呈椭圆形,可分为腺垂体和神经垂体两部分。腺垂体包括远侧部、结节部和中间部。神经垂体由神经部和漏斗组成。远侧部和结节部合称为垂体前叶,能分泌生长激素、促甲状腺激素、促肾上腺皮质激素和促性腺激素,后三种激素分别促进甲状腺、肾上腺皮质和性腺的分泌活动。生长激素可促进骨和软组织生长,幼年时该激素分泌不足可引起侏儒症；如果该激素分泌过剩，在骨骼发育成熟前可引起巨人症，在骨骼发育成熟后可引起肢端肥大症。垂体后叶包括中间部和神经部。神经垂体能贮存和释放加压素（抗利尿素）及催产素。加压素作用于肾，增加对水的重吸收，减少水分由尿排除；催产素有促进子宫收缩和乳腺泌乳的功能。

二、甲状腺

甲状腺位于颈前部，呈"H"形，分为左、右两个侧叶，中间以甲状腺峡相连。甲状腺侧叶位于喉下部与气管上部的侧面，上达甲状软骨中部，下至第6气管软骨环，后方平对第5~7颈椎高度。甲状腺峡位于第2~4气管软骨环前方，少数人甲状腺峡阙如。甲状腺侧叶与甲状软骨、环状软骨之间有韧带相连，故吞咽时，甲状腺可随喉上、下移动。

甲状腺分泌甲状腺素，主要功能是促进机体的新陈代谢，维持机体正常发育。

三、甲状旁腺

甲状旁腺，呈扁椭圆形，形状及大小似黄豆。通常有上、下两对，上甲状旁腺位置比较恒定，在甲状腺侧叶后缘上、中1/3交界处；下甲状旁腺的位置变异较大，多位于甲状腺侧叶后缘近下端的甲状腺下动脉处。

甲状旁腺可分泌甲状旁腺素，其主要功能是调节钙磷代谢，维持血钙平衡。

四、肾上腺

肾上腺是人体重要的内分泌腺，左、右各一，左肾上腺近似半月形，它们分别位于左、右肾的上内方，与肾共同被包裹在肾筋膜内。

肾上腺实质分为皮质和髓质两部分。肾上腺皮质可分泌调节体内水盐代谢的盐皮质激素、调节碳水化合物代谢的糖皮质激素、影响性行为和副性特征的性激素。肾上腺髓质可分泌肾上腺素和去甲肾上腺素，它们能使心跳加快，心收缩力加强，小动脉收缩以维持血压和调节内脏平滑肌的活动等。

五、松果体

松果体为一椭圆形小体，位于上丘脑后上方。

松果体分泌的激素有抑制性成熟的作用，在儿童期发生病变，可出现性早熟或生殖系统过早发育。

六、胰岛

胰岛是胰的内分泌部，为许多大小不等、形状不一的细胞团。

胰岛分泌的激素有胰岛素和胰高血糖素，可调节血糖浓度，胰岛素分泌不足可引起糖尿病。

第八节 神经系统

一、总论

神经系统由脑、脊髓以及附于脑和脊髓的周围神经组成。神经系统是人体结构和功能最复杂的系统。

第三章 解剖基础知识

（一）神经系统的区分。

神经系统在形态和功能上是一个整体，为了叙述方便，将其分为中枢神经系统和周围神经系统。中枢神经系统包括脑和脊髓。周围神经系统包括与脑相连的12对脑神经，与脊髓相连的31对脊神经。

另外，根据神经在各器官、系统中所分布的对象不同，又可把神经系统分为躯体神经和内脏神经。躯体神经分布于体表、骨、关节和骨骼肌；内脏神经分布到内脏、心血管、平滑肌和腺体。两种神经都包含感觉神经（传入神经）和运动神经（传出神经）在内脏运动神经中又分交感神经和副交感神经。

（二）神经系统的组成。

神经系统主要由神经组织构成，神经组织由神经细胞和神经胶质组成。

1. 神经细胞。

神经细胞又称神经元，是神经系统结构和功能的基本单位，具有感受刺激和传导神经冲动的功能。

（1）神经元的构造。

每个神经元都由胞体和突起两部分构成（图3-59）。胞体为神经元的代谢中心，主要位于脑、脊髓的周围神经节内，胞体由细胞质、细胞器和细胞膜构成。突起分为树突和轴突。树突为胞体本身向外伸出的树枝状突起，一般较短，可反复分支，逐渐变细而收止。树突是接受信息的装置。轴突通常只有一条。不同类型神经元的轴突粗细长短不一，轴突是神经元的主要传导装置。

（2）神经元的分类。

根据神经元突起的数目可分为3类：①假单极神经元从神经细胞的胞体只发出一个突起，但很快呈"T"形分叉为两支，一支至周围的感受器称周围突，另一支入脑或脊髓称中枢突。部分脑神经节和脊神经节中的感觉神经元属于此类。②双极神经元，自胞体两端各发出一个突起，其中一个抵达感受器，称周围突；另一个进入中枢部，称中枢突。如位于视网膜内的双极细胞、内耳的前庭神经节和蜗神经节内的感觉神经元。③多极神经元，具有多树突和一个轴突，中枢部内的神经元绝大部分属于此类。

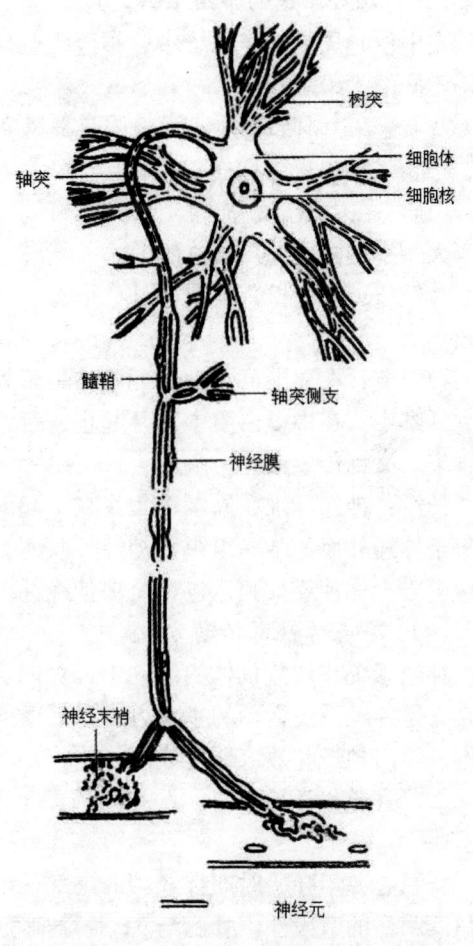

图3-59 神经元

依据神经元的功能和传导方向将神经元分为3类：①感觉神经元（传入神经元），将内、外环境的各种刺激传向中枢部，假单极和双极神经元即属此类。②运动神经元（传出神经元），将冲动自中枢部传向身体各部，支配骨骼肌或控制心肌、平滑肌活动和腺体的分泌，多极神经元属于此类。③联络神经元（中间神经元），是在中枢部位于感觉和运动神经元之间的多极神经元，此类神经元的数量很大，占神经元总数的大部分。

2. 神经胶质。

神经胶质，或称神经胶质细胞，是中枢神经系统的间质或支持细胞，一般没有传递神经冲动的功能，其数量是神经细胞的10～50倍。神经胶质除了对神经元起着支持、营养、保护和修复等作用外，由于它有许多神经递质的受体和离子通道，因而对调节神经系统活动起着十分重要的作用。

（三）神经系统的常用术语。

在中枢和周围神经系统中，神经元胞体和突起在不同部位有不同的组合编排方式，故用不同的术语表示。

灰质：在中枢部，神经元胞体及其树突的集聚部位，因颜色灰暗所以称灰质。位于大、小脑表层的灰质称皮质。

白质：在中枢部，神经元轴突集聚的部位，因轴突具有髓鞘，呈白色所以称白质。位于大、小脑深层的白质称髓质。

神经核：在中枢部皮质以外，形态和功能相似的神经元胞体聚集成团或柱，称为神经核。

神经节：在周围部，神经元胞体集聚处，称为神经节。

纤维束：在中枢白质中，凡起止、行程和功能基本相同的神经纤维集合在一起称为纤维束，又称传导束。

神经：神经纤维在周围部集聚在一起形成大小、粗细不等的集束，称为神经。包绕在每条神经外面的结缔组织称神经外膜，结缔组织伸入神经束内将神经分为若干小束，并包围之，称神经束膜，包在每根神经纤维外面的结缔组织称神经内膜。

（四）神经系统的活动方式。

神经系统在调节机体的活动中，对内、外环境的各种刺激做出适宜的反应，称为反射，它是神经系统活动的基本方式。反射的形态学基础是反射弧由感受器、传入神经、中枢、传出神经和效应器构成。

二、脊髓和脊神经

（一）脊髓。

脊髓起源于胚胎时期神经管的尾部，与脑相比是分化较低、功能较低级的部分，仍保留着明显的节段性。脊髓与31对脊神经相连，后者分布到躯干和四肢。脊髓与脑的各部之间有着广泛的联系，来自躯干、四肢的各种刺激通过脊髓传导到脑才能产生感觉，脑也要通过脊髓来完成复杂的功能。在正常生理状况下，脊髓的许多活动是在脑的调控下完成的，但脊髓本身也能完成许多反射活动。

1. 位置和外形。

脊髓位于椎管内，外包背膜。上端平枕骨大孔处与延髓相连，下端在成人平第1腰椎体下缘（新生儿第3腰椎下缘平面），全长42~45cm。最宽处横径为1~1.2cm。脊髓末端变细，称为脊髓圆锥，自此处向下延为细长的无神经组织的终丝，长约20cm，向上与软脊膜相连，向下在第2骶椎水平以下由硬脊膜包裹，止于尾骨的背面。

脊髓表面可见6条纵行浅沟，前面正中较明显的沟称前正中裂，后面正中较浅的沟为后正中沟。这两条纵沟将脊髓分为左右对称的两半。在前正中裂与后正中沟的外侧，分别有成对的前外侧沟和后外侧沟。在前、后外侧沟有成排的脊神经根出入，前、后各31对。在前外侧沟者称前根，由运动纤维组成，在后外侧沟者称后跟，由感觉纤维构成，前、后根在椎间孔前汇合成一脊神经，自椎间孔穿出椎管。每一后根在与前根结合之前形成一个膨大，称脊神经节。

脊髓呈前、后稍扁的圆柱形，因在外形上没有明显的节段性，所以每一对脊神经及其前、后根的根丝附着范围的脊髓即构成一个脊髓节段，因为有31对脊神经，故脊髓也可分为31个节段，即8个颈节（C）、12个胸节（T）、5个腰节（L）、5个骶节（S）和1个尾节（Co）。脊髓全长粗细不等，有2个梭形的膨大，即颈膨大和腰骶膨大。前者自第4颈节至第1胸节，后者自第2腰节至第3骶节。

2. 脊髓的内部结构。

脊髓由灰质和白质两大部分组成。

（1）灰质。

在脊髓的横切面上，灰质呈"H"形，其中间横行的部分，称灰质联合。在其中央有中央管纵贯脊髓全长，管内含脑脊液，此管向上通第4脑室，向下在脊髓圆锥内扩大为一棱形的终室。每侧灰质前端扩大的部分称前角，后端较细的部分称后角。从第1胸节段至第3腰节段，前、后角之间向外侧突出的部分称侧角。前、后、侧角在脊髓内连续纵贯成柱，分别称前柱、后柱和侧柱。

①前脚：主要为运动神经元，通称前脚运动细胞。它们成群排列，其轴突经前根和脊神经直达躯干和四肢的骨骼肌，并支配其运动。

②侧角：内含中、小型多及神经元，通称侧角细胞，是交感神经的低级中枢。他的轴突经相应的前根进入交感干。腰骶部无侧角，在骶髓2—4节段外侧部有副交感神经元，为副交感神经的低级中枢。其轴突经相应的前根质盆腔脏器的副交感神经元。

③后角：内含多级中间神经元，通称后角细胞。主要接受后跟的各种感觉纤维。其轴突一部分进入白质形成上行纤维束，将后跟传入的神经冲动传导到脑，另一部分在脊髓内起联络作用。

（二）白质

白质借脊髓的纵沟分为3个索，前正中裂与前外侧沟之间为前索后外侧沟之间为外侧索；后外侧沟与后正中沟之间为后索。灰质联合与前正中裂之间的白质，称白质前连合。各锁主要由上、下行纤维束构成。

①上行传导束（又称感觉传导束）包括薄束与楔束、脊髓小脑束和脊髓丘脑束。

a. 薄束与楔束：薄束位于中央沟两旁，楔束在薄束的外侧。可传导来自身体同侧的运动器官和皮肤的神经冲动，引起本体感觉。

b. 脊髓丘脑束：包括脊髓丘脑前束和脊髓丘脑侧束。分别位于脊髓前索和外侧索。脊髓丘脑前束可传导皮肤感觉，脊髓丘脑侧束可传导浅感觉。

②下行传道束包括皮质脊髓束、红核脊髓束和网状脊髓束等。

a. 皮质脊髓束：包括皮质脊髓前束和皮质脊髓束，二者都可传导随意肌运动。

b. 红核脊髓束：此束主要功能是调节屈肌的紧张。

c. 网状脊髓束：躯体的网状结构可通过此束促进或抑制躯体的运动反射和内脏运动反射。

二、脊神经

脊神经自脊髓发出共31对，其中8对颈神经、12对胸神经、5对腰神经、5对骶神经和1对尾神经。每对脊神经连于一个脊髓节段，每对脊神经借前根连于脊髓前外侧沟；借后根连于脊髓后外侧沟；前、后根均有许多根丝构成，一般前根属运动性的，后根属感觉性的，两者在椎间孔处合成一条脊神经。因此，脊神经既含感觉神经纤维，又含运动神经纤维，为混合性的。脊神经后根在椎间孔附近有椭圆形的膨大，称脊神经节。

第1颈神经干经寰椎与枕骨之间穿出椎管，第2~7颈神经干均经同序数颈椎上方的椎间孔穿出，而第8颈神经干经第7颈椎下方的椎间孔穿出，12对胸神经干和5对腰神经干都经同序数椎骨下方的椎间孔穿出，第1~4骶神经前、后支由同序数的骶前孔、骶后孔穿出，第5骶神经和尾神经则经骶管裂孔穿出。由于椎管比脊髓长，各部椎体高度和椎间盘厚度不同，因此，脊神经前、后根在椎骨内走行的方向和长度也各异。颈神经根最短，行程近水平位，胸神经较长，斜行向下，而腰、骶神经根更长，近似垂直下行，构成了马尾。

在椎间孔处，脊神经有如下重要毗邻：其前方为椎体及椎间盘，后方为关节突关节和黄韧带；上方为上位椎弓的椎下切迹，下方为下位椎弓的椎上切迹。因此，脊柱的病变如椎间盘脱出，椎骨骨折、骨质或韧带增生都会累及脊神经，出现感觉和运动障碍。

脊神经干很短，出椎间孔后立即分为前支和后支，都是混合性的。

1. 后支

混合性，较细，经相邻椎骨横突之间或骶后孔向后走行，除骶神经外，一般脊神经后支绕上关节突外侧向后行至相邻横突之间再分为内侧支和外侧支，它们又都分成肌支分布于项、背、腰、骶部深层肌；皮支分布于枕、项、背、腰、骶、臀部的皮肤。其中第1颈神经后支较粗大称枕下神经，分布于椎枕肌；第2颈神经后支的皮支粗大称枕大神经，分布于枕项部皮肤；第3颈神经后支的内侧支也穿过斜方肌称为第3枕神经，分布于枕下区皮肤。

第1~3腰神经后支的外侧支较粗大，其皮支分布于臀上部皮肤，称为臀上皮神经。第1~3骶神经后支的皮支分布于臀中区皮肤，称为臀中皮神经。

2. 前支

粗大，为混合性，分布于躯干前外侧和四肢的肌肉及皮肤等。其中胸神经前支保持原有的节段性走行和分布，其余各部脊神经前支分别交织成丛，形成了4个神经丛，即颈丛、臂丛、腰丛和骶丛。由各丛再发出分支分步于相应部位。

(1) 颈丛。

颈丛由第1~4颈神经前支交织构成（图3-60），位于胸锁乳突肌上部深面，中斜角肌和肩胛提肌起端的前方。并可分为肌支和皮支。

①皮支。包括枕小神经、耳大神经、颈横神经和锁骨上神经，并集中于胸锁乳突肌后缘中点附近浅出，分布于耳部、枕部、颈前区和肩胛部的皮肤。

②肌支。膈神经是颈丛中最重要的分支，经胸廓上口进入胸腔，此后，有心包和血管伴行经肺根前方，在纵隔胸膜与心包之间下行，于膈中心腱附近穿入膈肌。膈神经中的运动纤维支配膈肌，感觉纤维分布于胸膜、心包及膈下面的部分腹膜。一般认为右膈神经的感觉纤维尚分布到肝、胆囊和肝外胆道的浆膜。膈神经损伤的主要表现是同侧半膈肌瘫痪，腹式呼吸减弱或消失，严重者可有窒息感。膈神经受刺激时可产生呃逆。

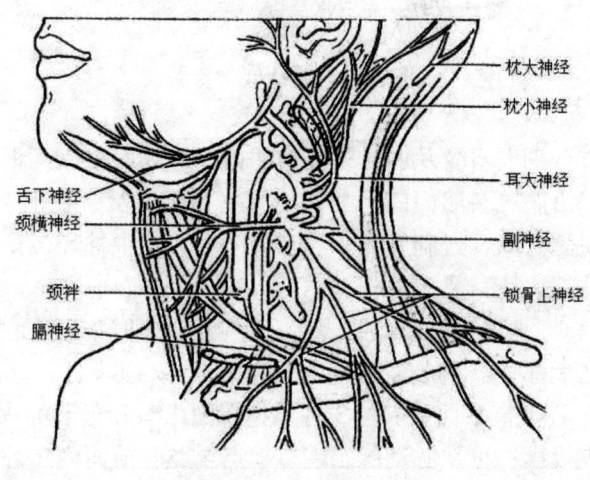

图3-60 颈丛的分支

(2) 臂丛。

臂丛由第5~8颈神经前支和第1胸神经前支大部分纤维组成（图3-61），经斜角肌间隙穿出，位于锁骨下动脉的后上方，继而经锁骨后方进入腋窝。因此，臂丛以锁骨为界分为锁骨上部分支和锁骨下部分支。锁骨上部分支多为短肌支，分布于颈深肌、背浅肌（斜方肌除外）、部分胸上肢肌及上肢带肌。锁骨下部最后形成3个束。在腋窝内，3个束分别从内侧、后方、外侧包围腋动脉，因而分别称为臂丛内侧束、后束和外侧束。

①腋神经。发自臂丛后束，分出后行向后外，穿过腋窝后壁的四边孔，绕肱骨外科颈至三角肌深面，支配三角肌、小圆肌；和肩部、臂外侧区上部的皮肤。

肱骨外科颈骨折、肩关节脱位，都可造成腋神经损伤而导致三角肌瘫痪，臂不能外展，肩部、臂外上部感觉障碍。由于三角肌萎缩，肩部可失去圆隆的外形。

②肌皮神经。自臂丛外侧束发出，向外侧斜穿喙肱肌，经肱二头肌与肱肌间下行，支配肱二头肌、喙肱肌和肱肌，在肘关节稍上方穿出深筋膜，延续前臂外侧皮神经，分布于前臂外侧皮肤。

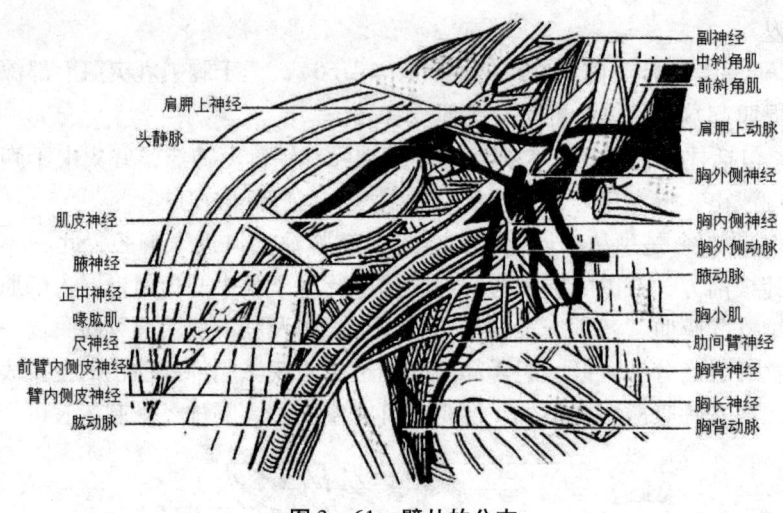

图3-61 臂丛的分支

③正中神经。有分别发自臂丛内、外侧束的内、外侧两根，两根夹持腋动脉于向下汇合成正中神经干，沿肱二头肌内侧沟随肱动脉下行至肘窝。在肘窝下行与前臂正中，位于前臂浅、深屈肌腱之间，经腕管入掌。在腕上方，正中神经位于桡侧腕屈肌腱和掌长肌腱之间的深，位置表浅，易于损伤部。

正中神经分支：a，肌支，分布除肱桡肌、尺侧腕屈肌和指深屈肌尺侧半以外的所有前臂屈肌以及手肌大部分（拇收肌以外的鱼和第1、2蚓状肌）。b. 皮支分布于手掌桡侧2/3区，桡侧3各半指掌面及其这3各半指背面中节和远节的皮肤。

正中神经的体表投影：可从肱动脉始端搏动点至肱骨前面内、外上髁间连线的中点稍内侧，继而向下至腕横纹终点。

正中神经损伤：运动障碍表现为前臂部能旋前，屈腕能力减弱，拇、食指不能屈曲，拇指不能对掌，鱼际肌萎缩，当合并尺神经损伤时大小鱼际肌全部萎缩，整个手掌平摊类似"猿掌。"感觉障碍，以桡侧3个半手指远节明显。

④尺神经。发自臂丛内侧束，沿肱二头肌随肱动脉下降，自臂中部离开此动脉转向后下，经肱骨内上髁后方的尺神经沟至前臂，在尺侧腕伸肌深面随尺动脉内侧下行，于豌豆骨外侧入掌。

尺神经的分支：a. 肌支。支配前臂尺侧腕屈肌和指深屈肌尺侧半及手肌内侧大部分。（小鱼际肌、拇收肌、骨间掌侧肌、骨间背侧肌及第3、4蚓状肌）b. 皮支。在手掌面，分布于手掌尺侧1/3区和尺侧1个半手指的皮肤。在手背面，分布于尺侧1/2区及尺侧2个半手指的皮肤。

尺神经的表面投影：自肱动脉始端搏动点至肱骨内上髁与鹰嘴之间，在由此至豌豆骨外侧缘。

尺神经损伤：运动障碍表现为屈腕力减弱，环指和小指远节指骨间关节不能屈曲，小鱼际萎缩，拇指不能内收，各指不能互相靠拢，各掌指关节过伸，出现"爪形手"。感觉障碍以手掌、手背内侧缘皮肤感觉丧失。

⑤桡神经。是臂丛后束发出的最粗大神经。先位于腋动脉后方,后经肱三头肌深面紧贴肱骨体中部沿桡神经沟向下鞋型,至肱骨外上髁前方分为浅、深两支。桡神经在臂部发肌支支配肱三头肌和肱桡肌。

桡神经分支:a. 浅支:为皮支,随桡动脉下行,至前臂中1/3转向手背,分布于手背桡侧半和桡侧2各半手指近节背面皮肤。b. 深支。为肌支,支配前臂所有伸肌。

桡神经表面投影:自腋后襞下缘与臂交点处,斜过肱骨后方,至肱骨外上髁的连线。

桡神经损伤:主要表现为不能伸腕、伸指。感觉障碍主要以手背第1、2掌骨之间的皮肤最明显。

(三)胸神经前支。

胸神经前支共12对,除第1对肋神经的大部分和12对肋神经的小部分参与臂丛和腰丛的构成外,其余皆不成丛。第1~11对各自位于相应肋间隙中,称肋间神经,第12对胸神经前支位于第12肋下方,故名肋下神经。肋间神经在肋间内、外肌之间与肋间血管沿肋沟下行,上6对肋间神经分布于肋间肌、胸前壁皮肤和胸膜壁层。第7~11肋间神经除分布于相应的肋间肌和胸壁皮肤及壁胸膜外并斜向下和肋下神经一起行于腹内斜肌与腹横肌之间,分布于腹前外侧壁和腹部皮肤和壁腹膜。

(四)腰丛。

腰丛:由第12胸神经前支一部分、第1~3腰神经前支及第4腰神经前支的一部分组成(图3-62),腰丛位于腰大肌深面腰椎横突前方,其分支如下。

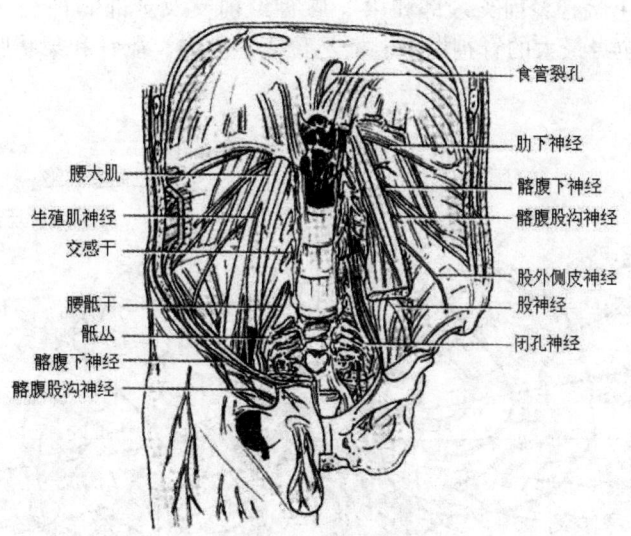

图3-62 腰丛和骶丛

1. 髂腹下神经

自腰大肌外侧缘穿出后,经髂嵴上方进入腹横肌与腹内斜肌之间,继续向前行于腹内斜肌与腹外斜肌之间,在腹股沟管浅环上方3cm处穿腹外斜肌腱膜达皮下。沿途发支分布于下腹部的皮肤和腹壁诸肌。

2. 髂腹股沟神经

比较细小,自髂腹下神经下方出腰大肌外缘,经腹股沟管,伴精索或子宫圆韧带下行,自腹股沟管浅环穿出。其肌支分布于腹壁肌;皮支布于腹股沟部、阴囊或大阴唇皮肤。

3. 股外侧皮神经

自腰大肌外侧缘穿出后,向前外侧走行,经腹股沟韧带深面达股部,分布于大腿前外侧部的皮肤。

4. 股神经

是腰丛最大分支,初自腰大肌外缘穿出,继而在腰大肌与髂肌之间下行,在腹股沟韧带中点稍外侧经韧带深面、随股动脉外侧进入股三角区,随即分为数支。①肌支,分布于大腿前群肌。②皮支,有数条前皮支分布于大腿及膝关节前面的皮肤,最长的皮支为隐神经,沿小腿内侧面下行至足内侧缘,沿途分布于髌下、小腿内侧面及足内侧缘皮肤。

股神经损伤后表现为:屈髋无力,坐位时不能伸膝,行走困难,膝跳反射消失,大腿前面和小腿内侧面皮肤感觉障碍。

5. 闭孔神经

自腰大肌内侧缘穿出,贴盆腔侧壁前行,与闭孔血管伴行穿闭膜管至大腿内侧,分布于大腿内侧肌群和大腿内侧面的皮肤。

(五) 骶丛。

骶丛:由第4腰神经前支余部和第5腰神经前支及全部骶神经和尾神经前支组成(图3-63),是全身最大的脊神经丛。骶丛位于盆腔内,骶骨和梨状肌的前面,其主要分支如下。

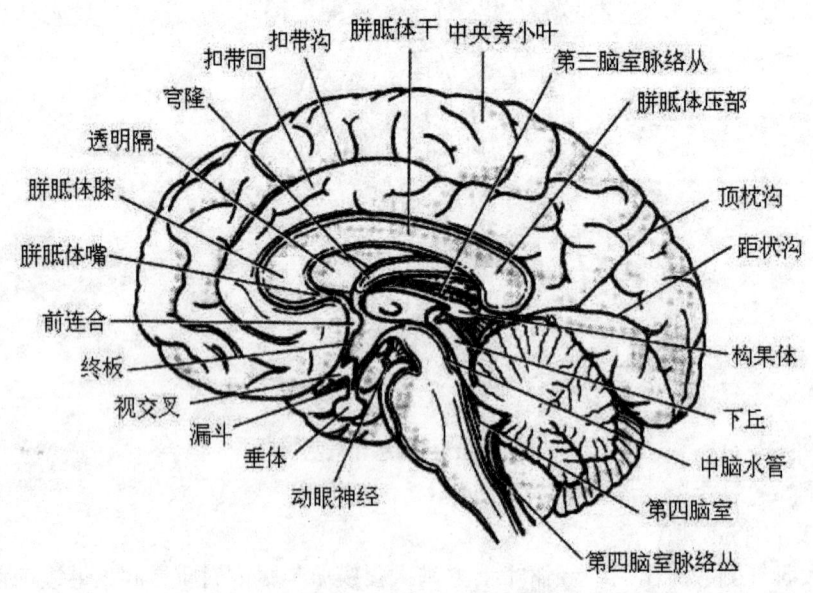

图3-63 脑的正中矢状切面

1. 臀上神经

由骶丛发出，伴臀上血管经梨状肌上孔出盆腔，行于臀中、小肌之间，分布于臀中、小肌和阔筋膜张肌。

2. 臀下神经

伴臀下血管经梨状肌下孔出盆腔，行于臀大肌深面分布于臀大肌。

3. 股后皮神经

发出后穿梨状肌下孔出盆腔，在臀大肌深面下行，自本干沿途发出的分支分布于臀区、股后区和腘窝处的皮肤。

4. 坐骨神经

坐骨神经是全身最粗大、最长的神经，经梨状肌下孔出盆腔后，位于臀大肌深面，在坐骨结节与大转子之间下行至大腿后面，在股二头肌长头深面下行至腘窝上方分为胫神经和腓总神经两大终支。坐骨神经干在股后区发出肌支分布于大腿后群肌。

坐骨神经干的表面投影，自坐骨结节和大转子之间连线的中点，向下至股骨内、外侧髁之间中点连线，此线上 2/3 段，坐骨神经痛时，常在此连线上出现压痛。

胫神经：为坐骨神经本干的直接延续，沿腘窝中线在小腿三头肌深面伴股后动脉下行，经内踝后入足底。即分出足底内侧神经和足底外侧神经进入足底区。胫神经分布范围包括小腿后群和足底肌，小腿后面和足底的皮肤。可自股骨内、外侧髁之间中点向下至内踝后方连线画出胫神经的体表投影。

胫神经损伤后主要表现为小腿后群肌无力，足不能跖屈，不能以足尖站立，内翻力弱，足底皮肤感觉障碍明显。由于小腿前外侧群肌过度牵拉，使足呈背屈，外翻位，出现"钩状足"畸形。

腓总神经：腓总神经由坐骨神经分出后，沿腘窝上外侧缘向外下走行。继而绕过腓骨颈向前至小腿前面，分为腓浅神经和腓深神经。腓总神经分布范围包括小腿前、外侧群肌、足背肌和小腿外侧、足背、趾背的皮肤。

腓浅神经：走形于小腿外侧群肌和前群肌之间，于小腿中下 1/3 交界处浅出成为皮支，沿途发支支配腓骨长、短肌，并分布于小腿前外侧面下部和足背、趾背的皮肤。

腓深神经：在小腿前群级之间伴胫前动脉下行，分布于小腿前群肌、足背肌和第 1、2 趾相邻缘背面的皮肤。腓总神经受损伤后，足不能背屈，趾不能伸，足下垂且内翻，呈"马蹄"内翻足畸形。行走时呈"跨阔步态。"小腿前外侧及足背感觉障碍明显。

三、脑和脑神经

（一）脑。

脑位于颅腔内，成年人，脑的平均重量约为 1400g。一般可将脑分为 6 部分：端脑、间脑、中脑、脑桥、延髓和小脑（图 3-64）。通常将中脑、脑桥和延髓合称为脑干。

1. 脑干。

脑干是位于脊髓和间脑之间的较小部分，自下而上由延髓、脑桥和中脑组成。

脑干位于颅后窝前部，其中延髓和脑桥的腹侧邻接颅后窝前部的斜坡，背面与小脑相邻。延髓、脑桥和小脑之间围成的腔隙为第四脑室,其向下续于延髓和脊髓的中央管,向上接中脑的中脑水管。

(1)脑干的外形。

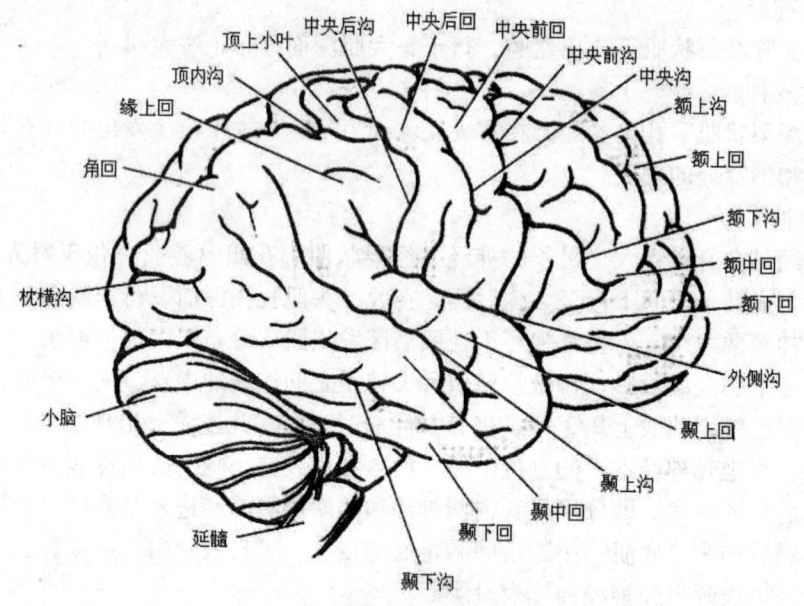

图3-64 大脑半球外侧面

①延髓:形似倒置的圆锥体,下端平枕骨大孔处与脊髓相接,上端借横行的延髓脑桥沟与脑桥相隔开。脊髓表面的各条纵行沟、裂向上延续到达延髓。延髓腹侧面正中为前正中裂,其两侧的纵行隆起称锥体,由椎体纤维构成。在延髓与脊髓交界处,锥体束大部分纤维在中线左右交叉,称为锥体交叉。延髓上部,锥体外侧的卵圆形隆起称橄榄,其深面藏有下橄榄核。每侧橄榄和锥体之间的纵沟称前外侧沟,舌下神经根丝由此穿出。在橄榄的背外侧,自上而下依次有舌咽神经、迷走神经和副神经根丝穿出。在延髓背侧面,其上部因中央管散开而形成第四脑室底的下部。在延髓下部,由脊髓后索中的薄束和楔束向上延伸,分别延续为膨大的薄束结节和楔束结节,其深面埋有薄束核与楔束核。楔束结节外上方的隆起,称小脑下脚,主要由进入小脑的纤维构成。

②脑桥:腹侧面中部宽阔隆起,称脑桥基底部,其正中线上的纵行浅沟称基底沟,容纳基底动脉。基底部向两侧逐渐缩细的部分,称小脑中脚。基底部与小脑中脚交界处有三叉神经根相连。脑桥腹侧下缘与延髓之间为深而明显的、横行的延髓脑桥沟,沟内自中线向外依次有展神经、面神经和前庭蜗神经根穿出。脑桥背侧面形成第四脑室的上部,与延髓之间由横行的纤维纹分界,第四脑室底都呈菱形,略凹陷,称为菱形窝。

③中脑:上界为间脑的视束,下界为脑桥上缘。两侧粗大的纵行柱状隆起为大脑脚,其主要由自大脑皮质发出的下行纤维组成。两侧大脑脚之间的凹陷称脚间窝,动眼神经由此穿出。背侧面有两对圆形的隆起,上方者称上丘,是视觉的皮质下中枢;下方者称下丘,是听觉的皮质下中枢。通常将上、下丘合称为四叠体。在下丘下方有滑车神

经根丝走出。

（2）脑干的内部结构。

和脊髓一样，脑干的内部结构也主要由灰质和白质构成，但较脊髓更为复杂。脑干内的灰质不再像脊髓内的灰质纵贯成柱，而是聚合成彼此相互独立的各种团块或短柱，称为神经核。脑干内的白质主要由纵行的纤维束构成。此外，在脑干内还出现了大面积的网状结构。

脑干的神经核：分为两种，一种是与第3~12对脑神经相连的脑神经核，另一种是非脑神经核。脑神经核又分为运动核和感觉核，运动核又分为躯体运动核和内脏运动核，分别相当于脊髓灰质的前柱与后柱。感觉核又可分为躯体感觉核与运动感觉核，相当于脊髓灰质的后柱。这4类合团都位于脑干的背侧部，其排列次序由内向外依次为躯体运动核、内脏运动核、内脏感觉核、躯体感觉核。非脑神经核主要有黑质、红核、蓝核、薄束核与楔束核等。

脑干的纤维束：脑干中的白质主要由长的上行纤维束、下行纤维束和出入小脑的纤维组成。长的上行纤维束主要有内侧丘系、脊髓丘脑束、外侧丘系、三叉丘系和内侧纵束等；长的下行纤维束主要有锥体束及红核脊髓束、顶盖脊髓束、前庭脊髓束、网状脊髓束等；出入小脑的纤维主要有脊髓小脑前、后束，小脑中脚和上脚等。

脑干的网状结构：在脑干内除了上述神经核与纤维束外，在脑干中央区域内，还有较为分散的神经纤维纵横穿行交织成网网内有散在的神经细胞，这个区域称为网状结构。脑干的网状结构向上延伸到背侧丘脑，向下延伸至脊髓上部。网状结构具有广泛的联系和调节等重要功能。

2. 小脑。

小脑是重要的运动调节中枢，位于颅后窝，前面隔第四脑室与脑干相邻，上方隔小脑幕与大脑半球枕叶相邻。

（1）小脑的外形。

小脑两侧部膨大，为小脑半球；中间部狭窄，为小脑蚓。小脑上面稍平坦，其前、后缘凹陷，称小脑前、后切迹；下面膨隆，在小脑半球下面的前内侧，各有一突出部，称小脑扁桃体。小脑扁桃体紧邻延髓和枕骨大孔的两侧，当颅内压增高时，小脑扁桃体有可能被挤压入枕骨大孔，形成枕骨大孔疝或称小脑扁桃体疝，压迫延髓，危及生命。

（2）小脑的内部结构。

小脑表面为灰质，称为小脑皮质；内部为白质，称为小脑髓质。在髓质内埋有4对灰质块，称为小脑核。其中最大的为齿状核。

3. 间脑。

间脑位于脑干与端脑之间，连结大脑半球和中脑，由于大脑半球高度发展而掩盖了间脑的两侧和背面，仅部分腹侧部露于脑底。间脑中间有一窄腔，称为第三脑室，分隔间脑的左右部分。其向下联通中脑水管，向上经室间孔与大脑半球的内侧脑室相通。

间脑可分为5个部分：背侧丘脑、后丘脑、上丘脑、底丘脑和下丘脑。

（1）背侧丘脑。

背侧丘脑又称丘脑，由一对卵圆形的灰质团块组成。内侧面构成第三脑室侧壁的一部分，外侧紧贴大脑半球的内囊，前下方邻接丘脑，两者以下丘脑沟为界。

背侧丘脑是皮质下高级感觉中枢，来自全身的浅、深感觉都是先到背侧丘脑中之后，才到大脑皮质。一侧背侧丘脑损伤可导致对侧半身的感觉障碍。

（2）后丘脑。

后丘脑包括两队小隆起，位于每侧背侧丘脑后端的外下方，分别称为内侧膝状体和外侧膝状体。内侧膝状体接受听觉纤维，外侧膝状体接受视觉纤维。因此，内、外侧膝状体分别是听觉、视觉的皮质下中枢。内、外侧膝状体发出纤维分别放射到大脑颞叶、枕叶的皮质。

（3）上丘脑。

上丘脑位于间脑被侧部与中脑顶盖前区相移行的部分。包括松果体、缰连合、缰三角、丘脑髓纹和后连合。松果体为内分泌腺，16岁以后，松果体钙化，可作为X线诊断颅内占位病变的定位标志。

（4）底丘脑。

底丘脑位于间脑和中脑被盖的过渡地区，内含底丘脑核，与黑质、红核、苍白球有密切联系，属锥体外系的重要结构。人类一侧底丘脑核受损，可产生对侧肢体，尤其上肢较为显著的、不自主的舞蹈样动作，成半身舞蹈病或半身颤搐。

（5）下丘脑。

下丘脑位于背侧丘脑的前下方，构成第三脑室的底和侧壁的下部。在脑底面，下丘脑在视交叉、视束与大脑脚之间。在视交叉的后方有一细蒂，称为漏斗，其下方连结垂体。垂体是重要的内分泌腺。

在下丘脑全区内，含有许多核团，其中位于视交叉上方的视上核和脑室旁壁内的室旁核最为清楚，均属于神经分泌性核团。下丘脑也是最重要的皮质下内脏神经中枢。

4. 端脑。

端脑又称大脑，是脑的最高级部位，大脑半球表面的灰质层，称大脑皮质，深部的白质又称髓质，位于白质内的灰质团块为基底核，大脑半球内的腔隙为侧脑室。

（1）端脑的外形和分叶。

大脑可分为左右对称的两半。其表面凹凸不平，凹陷处成沟，沟之间形成长短大小不一的隆起，为大脑回。左右大脑半球之间为纵行的大脑纵裂，纵裂的底为连结两半球宽厚的纤维束板，即胼胝体。大脑和小脑之间为大脑横裂。

每个半球分为上外侧面、内侧面和下面。半球内有3条恒定的沟，即外侧沟、中央沟和顶枕沟，将每侧大脑半球分为5叶，分别为额、顶、枕、颞叶及岛叶。在外侧沟上和中央沟以前的部分为额叶，外侧沟以下的部分为颞叶；枕叶位于半球后部，顶叶为外侧沟上方，中央沟后方，枕叶以前的部分，岛叶呈三角形岛状，位于外侧沟深面，被额、顶、颞叶所掩盖。

在半球上外侧面，中央沟前方，有与之平行的中央前沟，自中央前沟有两条向前水平走行的沟，为额上沟和额下沟，由上述三沟将额叶分成四个大脑回，及中央前回、额上回、额中回和额下回。在中央沟后方，有与之平行的中央后沟，此沟与中央沟之间为中央后回。在中央后沟后方有一条与半球上缘平行的顶内沟，顶内沟的上方为顶上小叶，下方为顶下小叶。顶下小叶又分为包绕外侧沟后端的缘上回和围绕颞上沟末端的角回。在外侧沟的下方，与之平行的颞上沟和颞下沟。颞上沟的上方为颞上回，自颞上回转入外侧沟的下壁上，有两个短而横行的脑回称颞横回。颞上沟与颞下沟之间为颞中回。颞下沟的下方为颞下回。在半球的内侧面，中央前、后回自背外侧面延伸到内侧面的部分为中央旁小叶。在中部有前后方向向上略呈弓形的胼胝体。

在半球下面，额叶内有纵行的嗅束，其前端膨大为嗅球，后者与嗅神经相连。嗅束向后扩大为嗅三角。嗅三角与视束之间为前穿质，内有许多小血管穿入脑实质内。颞叶下面有与半球下缘平行的枕颞沟，在此沟内侧并与之平行的为侧副沟，侧副沟的内侧为海马旁回（又称海马回），后者的前端弯曲。侧副沟与枕颞沟间为枕颞内侧回，枕颞沟下方为枕颞外侧回。在海马旁回的内侧为海马沟，在沟的上方有呈锯齿状的窄条皮质，称齿状回。从内侧面看，在齿状回的外侧，侧脑室下角底壁上有一弓形隆起，称海马，海马和齿状回构成海马结构。

大脑半球的内侧面环绕胼胝体周围和侧脑室下角底壁的结构，包括隔区即胼胝体下区和终板旁回、扣带回、海马旁回、海马和齿状回等，加上岛叶前部、颞极共同构成边缘叶。边缘叶是根据进化和功能区分的，参与边缘叶的结构有的属于上述5个脑叶的一部分，如海马旁回、海马和齿状回属于颞叶；有的则独立于上述5个脑叶之外，如扣带回。

（2）端脑的内部结构。

大脑半球表层的灰质称大脑皮质，皮质下的白质称髓质。蕴藏在白质深部的为基底核。端脑的内腔为侧脑室。

①大脑的皮质。大脑皮质是脑的最重要部分，由无数大小不等的神经细胞核神经纤维构成。是高级神经活动的物质基础。机体各种功能活动的最高中枢在大脑皮质上具有定位关系，根据临床试验观察可确定如下重要中枢。

a. 躯体运动中枢：位于中央前回和中央旁小叶前部，是躯体运动的最高级中枢。该中枢对骨骼肌运动的管理有一定的局部定位关系。

b. 躯体感觉中枢：位于中央后回和中央旁小叶后部，其投射特点为左右交叉，及接受对侧躯体的浅、深感觉冲动。

c. 视觉中枢：位于距状沟上、下方的枕叶皮质。一侧视区接受双眼同侧半视网膜传来的冲动，损伤一侧视区可引起双眼对侧视野偏盲，称同向性偏盲。

d. 听觉中枢：位于颞横回。每侧的听觉中枢都接受来自两耳的冲动，因此一侧听觉中枢受损，不致引起全聋。

e. 语言中枢为人类大脑皮质独有的神经中枢。

运动性语言中枢（说话中枢）：在额下回后部。如果此中枢受损，病者虽能发音，却不能说出具有意义的语言，称运动性失语症。

书写中枢：在额中回的后部，紧靠中央前回的上肢代表区，特别是手的运动区。此中枢若受损，虽然手的运动功能仍然保存，但写字、绘图等精细动作发生障碍，称为失写症。

听觉性语言中枢：在颞上回后部，它能调整自己的语言和听取、理解别人的语言。

此中枢受损后，病者虽能听到别人讲话，但不理解讲话的意思，自己讲的话也同样不能理解，故不能正确回答问题和正常说话，称感觉性失语症。

视觉性语言中枢：又称阅读中枢，在顶下小叶的角回，靠近视觉中枢。此中枢受损时，虽视觉没有障碍，但不能理解文字符号的意义，称为失读症。

②基底核。位于白质内，位置靠近脑底，包括纹状体、屏状核和杏仁体。

③大脑的髓质。大脑半球的髓质主要由联系皮质各部和皮质与皮质下结构的神经纤维组成，可分为3类。

　　a. 联络纤维：联系同侧半球内各部分皮质的纤维。
　　b. 连合纤维：是连合左右半球皮质的纤维。
　　c. 投射纤维：由大脑皮质与皮质下各中枢间的上、下行纤维组成。

（二）脑神经。

脑神经属于周围神经系统，共12对。

脑神经的纤维成分虽较脊神经复杂，但总的可归纳为，躯体感觉纤维、内脏感觉纤维、躯体运动纤维和内脏运动纤维。

1. 嗅神经

嗅神经为内脏感觉神经，由鼻黏膜内的嗅细胞中枢突聚集而成，穿过筛孔入颅前窝，连于嗅球传导嗅觉。

2. 视神经

视神经为躯体感觉神经，由视网膜节细胞的轴突，在视神经盘处聚集形成，穿经视神经管入颅中窝，至垂体前方形成视交叉，再经视束连于间脑，传导视觉冲动。

3. 动眼神经

动眼神经为运动性神经，包含躯体运动和内脏运动两种纤维，躯体运动纤维起于中脑动眼神经核，内脏运动纤维起于中脑的动眼神经副核，二者合并形成动眼神经。自中脑腹侧脚间窝出脑，经眶上裂入眶，其躯体运动纤维支配上睑提肌和上直肌、下直肌、内直肌和下斜肌。内脏运动纤维（副交感）以小支分出，进入睫状神经节交换神经元，节后纤维进入眼球，分布于睫状肌和瞳孔括约肌，参与调节反射和瞳孔对光反射。

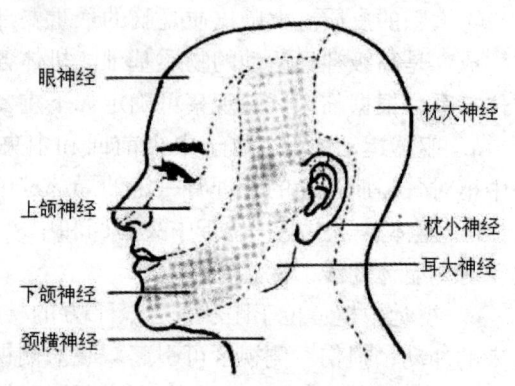

图3-65　三叉神经在皮肤的分布

4. 滑车神经

滑车神经为运动神经，起于中脑的滑车神经核，自下丘下方出脑，绕过大脑脚外侧前行，经眶上裂入眶，支配上斜肌。

5. 三叉神经

三叉神经为最粗大的混合性脑神经，含躯体感觉和躯体运动两种纤维。三叉神经节细胞的周围突组成3大分支（图3-65），即第1支眼神经、第2支上颌神经、第3支下颌神经。从3大分支不断分支分布于面部皮肤、眼及眶内、口腔、鼻腔、鼻旁窦的黏膜、牙齿、脑膜等，传导痛、温、触等多种感觉。

6. 展神经。

展神经属躯体运动神经，起于脑桥的展神经核，纤维向腹侧自延髓脑桥沟中线两侧出脑，经眶上裂入眶，分布于外直肌，展神经损伤可引起外直肌瘫痪，产生内斜视。

7. 面神经。

面神经为混合性脑神经，含有多种纤维成分：①内脏运动纤维起于脑桥的面神经核，主要支配表情肌的运动。②副交感纤维起于脑桥的上泌涎核，分布于泪腺、下颌下腺、舌下腺及鼻、腭的黏膜腺，控制其分泌。③内脏感觉纤维，即味觉纤维，其胞体位膝神经节，分布于舌前2/3黏膜的味蕾，主司味觉。④躯体感觉纤维，传导耳部皮肤的躯体感觉和面部肌的本体感觉。

8. 前庭蜗神经。

前庭蜗神经又称位听神经，是特殊感觉性脑神经。由前庭神经和蜗神经两部分组成。两者合成一干，经内耳入颅，经延髓脑桥沟抵达小脑。前庭神经传导平衡觉，蜗神经传导听觉。

9. 舌咽神经。

舌咽神经为混合性脑神经，含有多种纤维成分：①内脏运动纤维，起于疑核，支配茎突咽肌。②内脏运动副交感纤维，起于下泌涎核，分布于腮腺，支配腮腺分泌。③内脏感觉纤维，分布于咽、舌后1/3咽鼓管和鼓室等处黏膜，以及颈动脉窦和颈动脉小球，可反射性调节血压和呼吸。

10. 迷走神经。

迷走神经为混合性脑神经，是行程最长、分布最广的脑神经。含有多种纤维成分：①内脏运动（副交感）纤维，是迷走神经的最主要成分，起自延髓的迷走神经背核，管理咽、喉的腺体分泌及胸、腹腔器官的运动及腺体分泌。②内脏感觉纤维分布于咽、喉及胸、腹腔的器官，司内脏运动。③躯体运动纤维起自疑核，支配咽肌、喉肌的运动。

迷走神经各种纤维在延髓外侧形成一干，经颈静脉孔出颅，出颅后在颈部下行于颈动脉鞘内，位于颈内静脉与颈内动脉或颈总动脉之间的后方至颈根部，经胸廓上口入胸腔。经过肺根的后面沿食管下降，形成食管丛。在食管下端两侧干分别延续为迷走神经前、后干，经食管裂孔进入腹腔。

11. 副神经。

副神经是运动性脑神经，起自延髓的疑核与脊髓颈段的副神经，在延髓侧面出脑，与舌下、迷走神经一同经颈静脉孔出颅，行向后下，分布于胸锁乳突肌和斜方肌，并支配该肌。副神经损伤，患肢下垂，面不能转向对侧。

12. 舌下神经。

舌下神经为运动性脑神经，经自延髓的舌下神经核，自延髓前外侧沟出脑，经舌下神经管出颅，支配全部舌内肌和大部分舌外肌。一侧舌下神经完全损伤时，患侧半舌肌瘫痪，伸舌时，舌尖偏向患侧。

【附】内脏神经系统

内脏神经系统是神经系统的一个组成部分，也可分为中枢部和周围部。周围部主要分布于内脏、心血管、平滑肌和腺体，故名内脏神经。内脏神经和躯体神经一样，按照纤维的性质，可分为感觉和运动两种纤维成分：内脏运动神经调节内脏、心血管的运动和腺体的分泌，不受人的意志控制，称为自主神经系统，也称为植物神经系统。

内脏感觉神经如同躯体感觉神经，其初级感觉神经元也位于脑神经节和脊神经节内，周围支则分布于内脏和心血管等处的内感受器，把感受到的刺激传递到各级中枢，也可到达大脑皮质。内脏感觉神经传来的信息经中枢整合后，通过内脏运动神经调节这些器官的活动，从而在维持机体内、外环境的动态平衡和机体正常生命活动中发挥重要作用，内脏神经系统组成概括如下。

一、内脏运动神经

内脏运动神经与躯体运动神经在结构和功能上有较大差别，现就其形态结构上的差异简述如下。

1. 支配的器官不同

躯体运动神经支配骨骼肌，一般都受意志的控制；内脏运动神经则支配平滑肌、心肌和腺体，一定程度上不受意志的控制。

2. 神经元数目不同

躯体运动神经自低级中枢至骨骼肌只有一个神经元。而内脏运动神经自低级中枢发出后在周围部的内脏运动神经节（植物性神经节）交换神经元，由节内神经元再发出纤维到达效应器。因此，内脏运动神经从低级中枢到达所支配的器官须经过两个神经元（肾上腺髓质例外，只需一个神经元）。第一个神经元称节前神经元的胞体位于脑干和脊髓内，其轴突称节前纤维。第二个神经元称节后神经元，胞体位于周围部的植物性神经节内，其轴突称节后纤维。节后神经元的数目较多，一个节前神经元可以和多个节后神经元构成突触。

3. 纤维成分不同

躯体运动神经只有一种纤维成分，而内脏运动神经则有交感和副交感两种纤维成分，多数内脏器官同时接受交感和副交感神经的双重支配（详见后述）。

4. 纤维粗细不同

躯体运动神经纤维一般是比较粗的有髓纤维，而内脏运动神经纤维则是薄髓（节前纤维）和无髓（节后纤维）的细纤维。

5. 节后纤维分布形式不同

内脏运动神经节后纤维的分布形式和躯体运动神经亦有不同，躯体运动神经以神经干的形式分布，而内脏运动神经节后纤维常攀附脏器或血管形成神经丛，由丛再分支至效应器。

内脏运动神经的效应器，一般是指平滑肌、心肌和外分泌腺。内分泌腺如肾上腺髓质、甲状腺和松果体等，也受内脏运动神经支配。内脏运动神经节后纤维的终末与效应器的连结，缺少像躯体运动神经那样单独的末梢装置，而是常以纤细神经丛的形式分布于肌纤维和腺细胞的周围，所以从末梢释放出来的递质可能是以扩散方式作用于邻近的多个肌纤维和腺细胞。

根据形态、功能和药理学的特点，内脏运动神经分为交感神经和副交感神经两部分，分别介绍如下。

(一) 交感神经

1. 交感神经概观

(1) 交感神经核。其低级中枢位于脊髓胸1~腰1，节段的灰质侧柱的中间外侧核。交感神经节前纤维起自此核的细胞。交感神经的周围部包括交感干、交感神经节，以及由节发出的分支和交感神经丛等，根据交感神经节所在位置的不同，又可分为椎旁节和椎前节。

(2) 椎旁神经节。即交感干神经节，位于脊柱两旁，借节间支连成左右2条交感干。两侧交感干沿脊柱两侧走行，上至颅底；下至尾骨，于尾骨的前面两干合并。交感干全长可分颈、胸、腰、骶、尾5部。每侧有19~24个交感干的神经节，其中颈部有3~4个，胸部10~12个，腰部4个，骶部2~3个，尾部两侧合成1个奇节。交感干神经节由多极神经元组成，大小不等，部分交感神经节后纤维即起自这些细胞，余部则起自椎前神经节。

(3) 椎前神经节。呈不规则的节状团块，位于脊柱前方，腹主动脉脏支的根部，故称椎前节；椎前节包括腹腔神经节，肠系膜上神经节，肠系膜下神经节及主动脉肾神经节等。

(4) 交通支。每个交感干神经节与相应的脊神经之间都有交通支相连，分白交通支和灰交通支两种。白交通支主要由有髓鞘的节前纤维组成，呈白色，故称白交通支；灰交通支连于交感干与31对脊神经前支之间，由交感干神经节细胞发出的节后纤维组成，多无髓鞘，色灰暗，故称灰交通支。

交感神经节前纤维由脊髓中间外侧核发出，经脊神经前根、脊神经、白交通支进入交感干内，有3种去向：①终止于相应的椎旁神经节，并交换神经元。②在交感干内上行或下行后，终于上方或下方的椎旁神经节。一般认为来自脊髓上胸段（T1~T6）中间外侧核的节前纤维，在交感干内上升至颈部，在颈部椎旁神经节换元；中胸段者（T6~T10）在交感干内上升或下降，至其他胸部交感神经节换元；下胸段和腰段者（T11~L1）在交感干内下降，在腰骶部交感神经节换神经元。③穿过椎旁节后，至椎前节换神经元。

交感神经节后纤维也有3种去向：①发自交感干神经节的节后纤维经灰交通支返回脊神经，随脊神经分布至头颈部、躯干和四肢的血管、汗腺和竖毛肌等。31对脊神经与交感干之间都有灰交通支联系，脊神经的分支一般都含有交感神经节后纤维。②攀附动脉走行，在动脉外膜形成相应的神经丛（如颈内、外动脉丛、腹腔丛、肠系膜上丛等），并随动脉分布到所支配的器官。③由交感神经节直接分布到所支配的脏器。

在交感神经节内有中间神经元，为小细胞，介于节前神经元和节后神经元之间，并与二者形成突触联系。这些小细胞的轴突末梢释放多巴胺，可使节后神经元产生抑制性突触后电位。交感神经节后神经元含有经典神经递质为去甲肾上腺素（NA），已被人们所熟知；同时也含神经肽Y（NPY）等神经肽类物质，而且在大部分交感神经节后神经元 NPY 与 NA 是共存的，NPY 比 NA 对血管有更强的收缩作用。NA 尚与脑啡肽（ENK）共存于鼠颈上神经节的神经元，据报道 ENK 对胆碱能神经的传递有抑制作用；在豚鼠的肠系膜下神经节神经元中则为生长抑素（SOM）与 NA 共存。

2. 交感神经的分布

（1）颈部：颈交感干位于颈血管鞘后方，颈椎横突的前方。一般每侧有 3~4 个交感神经节，多者达 6 个，分别称颈上、中、下神经节。

颈上神经节：最大，呈梭形，位于第 1~3 颈椎横突前方，颈内动脉后方。颈中神经节，最小，有时阙如，多者达 3 个，位于第 6 颈椎横突处。颈下神经节位于第 7 颈椎横突根部的前方，在椎动脉的始部后方，常与第 1 胸神经节合并成颈胸神经节，亦称星状神经节。

颈部交感干神经节发出的节后神经纤维的分布，可概括如下：①经灰交通支连于 8 对颈神经，并随颈神经分支分布至头颈和上肢的血管、汗腺、竖毛肌等。②直接至邻近的动脉，形成颈内动脉丛、颈外动脉丛、锁骨下动脉丛和椎动脉丛等，伴随动脉的分支至头颈部的腺体（泪腺、唾液腺、口腔和鼻腔黏膜内腺体、甲状腺等）、竖毛肌、血管、瞳孔开大肌。①发出的咽支，直接进入咽壁，与迷走神经、舌咽神经的咽支共同组成咽丛。②3 对颈交感干神经节分别发出颈上、中、下心神经，下行进入胸腔，加入心丛。

（2）胸部：胸交感干位于肋骨小头的前方，每侧有 10~12 个（以 11 个最为多见）胸神经节。胸交感干发出下列分支：①经灰交通支连结 12 对胸神经，并随其分布于胸腹壁的血管、汗腺、竖毛肌等。②从上 5 对胸神经节发出许多分支，参加胸主动脉丛、食管丛、肺丛及心丛等。③内脏大神经，由穿过第 5 或第 6~9 胸交感干神经节的节前纤维组成，向前下方行走中合成一干，并沿椎体前面倾斜下降，穿过膈脚，主要终于腹腔神经节。④内脏小神经，由穿过第 10~12 胸交感干神经节的节前纤维组成，下行穿过膈脚，主要终于主动脉肾神经节。由腹腔神经节、主动脉肾神经节等发出的节后纤维，分布至肝、脾、肾等实质性脏器和结肠左曲以上的消化管。⑤内脏最小神经，不经常存在，自最末胸神经节发出，与交感干伴行，穿过膈入腹腔，加入肾神经丛。

（3）腰部：约有 4 对腰神经节，位于腰椎体前外侧与腰大肌内侧缘之间。腰交感干发出分支有：①灰交通支连结 5 对腰神经，并随腰神经分布。②腰内脏神经，由穿过腰神经节的节前纤维组成，终于腹主动脉丛和肠系膜下丛内的椎前神经节，交换神经元后节后纤维分布至结肠左曲以下的消化道及盆腔脏器，并有纤维伴随血管分布至下肢。当下肢血管痉挛时，可手术切除腰交感干以获得缓解。

（4）盆部：盆交感干位于骶骨前面，骶前孔内侧，有 2~3 对偶神经节和一个奇神经节。节后纤维的分支有：①灰交通支，连结骶尾神经，分布于下肢及会阴部的血管、汗腺和竖毛肌。②一些小支加入盆丛，分布于盆腔器官。

综上所述，交感神经节前、节后纤维分布均有一定规律，如来自脊髓胸 1~5 节段中间外侧核的节前纤维，更换神经元后，其节后纤维支配头、颈、胸腔脏器和上肢的血管、汗腺和竖毛肌；来自脊髓 T_5-T_{12} 节段中间外侧核的节前纤维，更换神经元后，其节后纤维支配肝、脾、肾等腹腔实质性器官和结肠左曲以上的消化管；来自脊髓上腰段中间外侧核的节前纤维，更换神经元后，其节后纤维支配结肠左曲以下的消化管，盆腔脏器和下肢的血管、汗腺和竖毛肌。关于交感神经节段支配的情况，详见内脏器官的神经支配表。

（二）副交感神经

副交感神经的低级中枢位于脑干的一般内脏运动核和脊髓侧部第2~4节段灰质的骶副交感核，由这些核的细胞发出的纤维即节前纤维。周围部的副交感神经节，位于器官的周围或器官的壁内，称器官旁节和器官内节，节内的细胞即为节后神经元，位于颅部的副交感神经节较大，肉眼可见，即有睫状神经节、下颌下神经节、翼腭神经节和耳神经节等。颅部副交感神经节前纤维即在这些神经节内交换神经元，然后发出节后纤维随相应脑神经到达所支配的器官。节内并有交感神经及感觉神经纤维通过（不交换神经元），分别称为交感根，感觉根。

颅部副交感神经其节前纤维行于第Ⅲ、Ⅰ、Ⅸ、Ⅹ对脑神经内，已于脑神经中详述，现概括介绍如下。

1. 随动眼神经走行的副交感神经节前纤维，由中脑的动眼神经副核发出，进入眶腔后到达睫状神经节内交换神经元，其节后纤维进入眼球壁，分布于瞳孔括约肌和睫状肌。

2. 随面神经走行的副交感神经节前纤维，由脑桥的上泌涎核发出，一部分节前纤维经岩大神经至翼腭窝内的翼腭神经节换神经元，节后纤维分布于泪腺、鼻腔、口腔以及腭黏膜的腺体。另一部分节前纤维经鼓索，加入舌神经，至下颌下神经节换神经元，节后纤维分布于下颌下腺和舌下腺。

3. 随舌咽神经走行的副交感节前纤维，由延髓的下泌涎核发出，经鼓室神经至鼓室丛。由丛发出岩小神经至卵圆孔下方的耳神经节换神经元，节后纤维经耳颞神经分布于腮腺。

4. 随迷走神经走行的副交感节前纤维，由延髓的迷走神经背核发出，随迷走神经的分支到达胸、腹腔脏器附近或壁内的副交感神经节换神经元，节后纤维分布于胸、腹腔脏器（降结肠、乙状结肠和盆腔脏器等除外）。

5. 骶部副交感神经节前纤维由脊髓骶部第2~4节段的骶副交感核发出，随神经出骶前孔，而后从骶神经分出组成盆内脏神经加入盆丛，随盆丛分支分布到盆腔脏器，在脏器附近或脏器壁内的副交感神经节交换神经元，节后纤维支配结肠左曲以下的消化管和盆腔脏器。

（三）交感神经与副交感神经的主要区别

交感神经和副交感神经都是内脏运动神经，常共同支配一个器官，形成对内脏器官的双重神经支配。但在神经来源、形态结构、分布范围和功能上，交感神经与副交感神经又有明显的区别。

1. 低级中枢的部位不同

交感神经低级中枢位于脊髓胸腰部灰质的中间带外侧柱，副交感神经的低级中枢则位于脑干一般内脏运动核和脊髓骶部的骶副交感核。

2. 周围部神经节的位置不同

交感神经节位于脊柱两旁（椎旁神经节）和脊柱前方（椎前神经节），副交感神经节位于所支配的器官附近称为器官旁节，或位于器官壁内称为器官内节。因此副交感神经节前纤维比交感神经长，而其节后纤维则较短。

3. 节前神经元与节后神经元的比例不同

一个交感节前神经元的轴突可与许多节后神经元形成突触，而一个副交感节前神经元的轴突则与较少的节后神经元形成突触。所以交感神经的作用范围较广泛，而副交感神经的作用则较局限。

4. 分布范围不同

交感神经在周围的分布范围较广，除至头颈部、胸、腹腔脏器外，尚遍及全身血管、腺体、竖毛肌等。副交感神经的分布则不如交感神经广泛，一般认为大部分血管、汗腺、竖毛肌、肾上腺髓质均无副交感神经支配。

5. 对同一器官所起的作用不同

交感与副交感神经对同一器官的作用既是互相拮抗又是互相统一的。例如：当机体运动时，交感神经兴奋性增强，副交感神经兴奋减弱、相对抑制，于是出现心跳加快、血压升高、支气管扩张、瞳孔开大、消化活动受抑制等现象。这表明，此时机体的代谢加强，能量消耗加快，以适应环境的剧烈变化。而当机体处于安静或睡眠状态时，副交感神经兴奋加强，交感神经相对抑制，因而出现心跳减慢、血压下降、支气管收缩、瞳孔缩小、消化活动增强等现象，这有利于体力的恢复和能量的储存。可见在交感和副交感神经互相拮抗、相互统一的协调作用下，机体才得以更好地适应环境的变化，才能在复杂多变的环境中生存。交感和副交感神经的活动，是在脑的较高级中枢，特别是在下丘脑和大脑边缘叶的调控下进行的。

（四）内脏神经丛

交感神经、副交感神经和内脏感觉神经在到达所支配的脏器的行程中，常互相交织共同构成内脏神经丛（自主神经丛或植物神经丛）。这些神经丛主要攀附于头、颈部和胸、腹腔内动脉的周围，或分布于脏器附近和器官之内。除颈内动脉丛、颈外动脉丛、锁骨下动脉丛和椎动脉丛等没有副交感神经参加外，其余的内脏神经丛均由交感和副交感神经组成。另外，在这些丛内也有内脏感觉纤维。由这些神经丛发出分支，分布于胸、腹及盆腔的内脏器官。

1. 心丛

心丛由两侧交感干的颈上、中、下神经节和1~4或5胸神经节发出的心支以及迷走神经的心支共同组成。心丛又可分为心浅丛和心深丛，浅丛位于主动脉弓下方右肺动脉前方，深丛位于主动脉弓和气管杈之间。心丛内有心神经节（副交感节），来自迷走神经的副交感节前纤维在此交换神经元。心丛的分支组成心房丛和左、右冠状动脉丛，随动脉分支分布于心肌。

2. 肺丛

肺丛位于肺根的前、后方，与心丛互相连续，丛内亦有小的神经节为迷走神经节后神经元。肺丛由迷走神经的支气管支和交感干的2~5胸神经节的分支组成，也有心丛的分支加入，其分支随支气管和肺血管的分支入肺。

3. 腹腔丛

腹腔丛是最大的内脏神经丛，位于腹腔干和肠系膜上动脉根部周围。丛内主要含有腹腔神经节、肠系膜上神经节、主动脉肾神经节等。此丛由来自两侧的胸交感干的内脏大、小神经和迷走神经后干的腹腔支以及腰上部交感神经节的分支共同构成。来自内脏大、小神经的交感节前纤维在丛内神经节交换神经元，来自迷走神经的副交感节前纤维则到所分布的器官附近或肠管壁内交换神经元。腹腔丛及丛内神经节发出的分支伴动脉的分支分布，可分为许多副丛，如肝丛、胃丛、脾丛、肾丛以及肠系膜上丛等，各副丛则分别沿同名血管分支到达各脏器。

4. 腹主动脉丛

腹主动脉丛位于腹主动脉前面及两侧，是腹腔丛在腹主动脉表面向下延续部分，接受第1~2腰交感神经节的分支。此丛分出肠系膜下丛，沿同名动脉分支分布于结肠左曲至直肠上段的肠管。腹主动脉丛的一部分纤维下行入盆腔，参加腹下丛的组成；另一部分纤维沿髂总动脉和髂外动脉组成与动脉同名的神经丛，随动脉分布于下肢血管、汗腺、竖毛肌（图48、图49）。

5. 腹下丛

腹下丛可分为上腹下丛和下腹下丛。

（1）上腹下丛。位于第5腰椎体前面，腹主动脉末端及两髂总动脉之间，是腹主动脉丛向下的延续部分，两侧接受下位2腰神经节发出的腰内脏神经，在肠系膜下神经节交换神经元。

（2）下腹下丛。即盆丛由上腹下丛延续到直肠两侧，并接受骶部交感干的节后纤维和第2~4骶神经的副交感节前纤维。此丛伴随髂内动脉的分支组成直肠丛、精索丛、输尿管丛、膀胱丛、前列腺丛、子宫阴道丛等，并随动脉分支分布于盆腔各脏器。

二、内脏感觉神经

人体各内脏器官除有交感和副交感神经支配外，也有感觉神经分布。内感受器接受来自内脏的刺激，内脏感觉神经将其变成神经冲动，并将内脏感觉性冲动传到中枢，中枢可直接通过内脏运动神经或间接通过体液调节各内脏器官的活动。

如同躯体感觉神经一样，内脏感觉神经元的细胞体亦位于脑神经节和脊神经节内，也是假单极神经元，其周围突是粗细不等的有髓或无髓纤维。传导内脏感觉的脑神经节包括膝、舌咽神经下节、迷走神经下节，神经节细胞的周围突，随同面、舌咽、迷走神经分布于内脏器官，中枢突随同面、舌咽、迷走神经进入脑干，终止于孤束核。脊神经节细胞的周围突，随同交感神经和骶部副交感神经分布于内脏器官，中枢突随同交感神经和盆内脏神经进入脊髓，终于灰质后角。在中枢内，内脏感觉纤维一方面直接或间接经中间神经元与内脏运动神经元相联系，以完成内脏—内脏反射；或与躯体运动神经元联系，形成内脏—躯体反射；另一方面则可经过较复杂的传导途径，将冲动传导到大脑皮层，形成内脏感觉。

最新的研究表明，内脏感觉神经除传导内脏感觉和痛觉外，尚具有传出功能。现在证明，初级内脏感觉神经节细胞体合成像P物质（SP）、神经激肽A（NKA）等速激肽（TKS）和降钙素基因相关肽（cGRI）等神经肽类物质，这些物质由节细胞周围突末梢释放至周围组织，参与某些炎性疾病的病理生理过程，同时刺激周围组织产生神经生长因子（NGF），NGF与感觉神经末梢的特异性受体结合，逆行至胞体促进SP等神经肽合成；通过中枢突进入脊髓参与痛觉传递。

内脏感觉神经在形态结构上虽与躯体感觉神经大致相同，但仍有某些不同之处。

（一）痛阈较高

内脏感觉纤维的数目较少，且多为细纤维，故痛阈较高，一般强度的刺激不引起主观感觉。例如，在外科手术挤压、切割或烧灼内脏时，病人并不感觉疼痛。但脏器活动较强烈时，则可产生内脏感觉，如胃的饥饿收缩、直肠和膀胱的充盈等均可引起感觉。这些感觉的传入纤维，一般认为多与副交感神经伴行进入脑干。此外，在病理条件下或极强烈刺激下，则可产生痛觉。例如，内脏器官过度膨胀受到牵张，平滑肌痉挛，以及缺血和代谢产物积聚等，皆可刺激神经末梢产生内脏痛。一般认为，传导内脏痛觉的纤维多与交感神经伴行进入脊髓。

（二）弥散的内脏痛

内脏感觉的传入途径比较分散，即一个脏器的感觉纤维经过多个节段的脊神经进入中枢，而一条脊神经又包含来自几个脏器的感觉纤维。因此，内脏痛往往是弥散的，定位亦不准确。例如，心脏的痛觉纤维伴随交感神经，主要是颈中心神经和颈下心神经，经第1~5胸神经进入脊髓。内脏痛觉纤维除和交感神经伴行外，尚有盆腔部分脏器的痛觉冲动通过盆内脏神经（副交感神经）到达脊髓。气管和食管的痛觉纤维可能经迷走神经传入脑干，也可能伴交感神经走行，最后经脊神经进入脊髓。内脏感觉神经的中枢传入路径见内脏感觉神经通路。

三、牵涉性痛

当某些内脏器官发生病变时，常在体表一定区域产生感觉过敏或痛觉，这种现象称为牵涉性痛。临床上将内脏患病时体表发生感觉过敏以及骨骼肌反射性僵硬和血管运动、汗腺分泌等障碍的部位称为海德带，该带有助于内脏疾病的定位诊断。牵涉性痛有时发生在患病内脏邻近的皮肤区，有时发生在距患病内脏较远的皮肤区。例如：心绞痛时，常在胸前区及左臂内侧皮肤感到疼痛。肝胆疾患时，常在右肩部感到疼痛等。

关于牵涉性痛的发生机制，现在认为，发生牵涉性痛的体表部位与病变器官往往受同一节段脊神经的支配，体表部位和病变器官的感觉神经进入同一脊髓节段，并在后角内密切联系。因此，从患病内脏传来的冲动可以扩散或影响到邻近的躯体感觉神经元，从而产生牵涉性痛。近年来神经解剖学研究表明，一个脊神经节神经元的周围突分叉至躯体部和内脏器官，并认为这是牵涉痛机制的形态学基础。

四、一些重要器官的神经支配

在系统学习神经系统的基础上，对人体一些重要器官的神经支配进行总结概括，这不仅有利于对其生理功能的理解，对诊断和治疗也有一定的临床意义。下面以眼和心脏的神经支配为例加以阐述，并附以脏器的神经支配简表，以供参考。

（一）眼球

1. 感觉神经眼球的一般感觉冲动沿睫状长神经、鼻睫神经、眼神经、三叉神经、进入脑干终于三叉神经感觉核。

2. 交感神经节前纤维起自脊髓 T~T2 侧角，经胸及颈交感干上升至颈上神经节，交换神经元后，节后纤维经颈内动脉丛、海绵丛，再穿经睫状神经节分布到瞳孔开大肌和血管，另有部分交感神经节后纤维经睫状长神经到达瞳孔开大肌。

3. 副交感神经节前纤维起自中脑动眼神经副核（E~w 核），随动眼神经走行，在睫状神经节换元后，节后纤维经睫状短神经分布于瞳孔括约肌和睫状肌。

支配眼球的交感神经兴奋，引起瞳孔开大，虹膜血管收缩，切断这些纤维出现瞳孔缩小。损伤脊髓颈段和延髓及脑桥的外侧部亦可产生同样结果。据认为，这是因为交感神经的中枢下行束经过上述部位。临床上所见病例除有瞳孔缩小外，还可出现上睑下垂及同侧汗腺分泌障碍等症状（称 Homer 综合征）。这是因为交感神经除管理瞳孔外，也管理眼睑平滑肌（即睑板肌 Mflller）和头部汗腺的分泌。

副交感神经兴奋，瞳孔缩小，睫状肌收缩。切断这些纤维，瞳孔散大及调节视力的功能障碍。临床上损伤动眼神经，除有副交感神经损伤症状外，还出现大部分眼球外肌瘫痪症状。

(二) 心

1. 感觉神经传导心脏的痛觉纤维，沿交感神经行走（颈上心神经除外），至脊髓 T1~T4、T5 节段；与心脏反射有关的感觉纤维，沿迷走神经行走，进入脑干。

2. 交感神经节前纤维起自脊髓 Ti~l，T，节段的侧角，至交感干颈上、中、下神经节和上部胸神经节交换神经元，自节发出颈上、中、下心神经及胸心支，到主动脉弓后方和下方，与来自迷走神经的副交感纤维一起构成心丛，心丛再分支分布于心脏。

3. 副交感神经节前纤维由迷走神经背核和疑核发出，沿迷走神经心支行走，在心神经节交换神经元后，分布于心脏。刺激支配心脏的交感神经，引起心动过速，冠状血管舒张。刺激迷走神经，引起心动过缓，冠状血管收缩。

第四章 经络与腧穴

第一节 经络总论

一、经络的概念

经络是运行全身气血，联络脏腑肢节，沟通上下内外，调节体内各部分的通路。经络，是经脉和络脉的总称。经，有路径的意思；络，有网络的意思。经脉是经络系统中的主干；络脉是经脉别出的分支，较经脉细小。经脉多循行于深部，络脉循行于较浅的部位，有的络脉还显现于体表。经脉有一定的循行径路，而络脉则纵横交错，网络全身，把人体所有的脏腑、器官、孔窍以及皮肉筋骨等组织联结成一个统一的有机整体。

二、经络系统的组成

经络系统，由经脉和络脉组成。在内连属于脏腑，在外连属于筋肉、皮肤。

经脉可分为正经和奇经两类。正经有十二，即手足三阴经和手足三阳经，合称"十二经脉"，是气血运行的主要通道。十二经脉有一定的起止、一定的循行部位和交接顺序，在肢体的分布和走向有一定的规律，同体内脏腑有直接的络属关系。奇经有8条，即督、任、冲、带、阴跷、阳跷、阴维、阳维，合称"奇经八脉"，有统率、联络和调节十二经脉的作用。

十二经别是从十二经脉别出的经脉，它们分别起自四肢，循行于体腔脏腑深部，上出于颈项浅部，阳经的经别从本经别出而循行体内后，仍回到本经；阴经的经别从本经别出而循行体内后，却与相为表里的阳经相合。十二经别的作用，主要是加强表里两经之间的联系，还由于它通达某些正经未循行到的器官与形体部位，因而能补正经之不足。

络脉是经脉的分支，有别络、浮络和孙络之分。别络是较大的和主要的络脉。十二经脉与督脉、任脉各有一条别络，再加上脾之大络，合为"十五别络"。别络的主要功能是加强相为表里的两条经脉之间在体表的联系。浮络是循行于人体浅表部位而常浮现的络脉。孙络是最细小的络脉。

十二经筋是十二经脉循行部位上分布的筋肉系统的总称，有联缀四肢百骸、主司关节运动的作用。

十二皮部是十二经脉在体表一定皮肤部位的反应区。由于十二经筋与十二皮部的分区，基本上和十二经脉在体表的循行部位相一致，因此它们都是按着十二经脉命名的。

三、十二经脉的名称

经络系统大都以阴阳来命名。一切事物都可分为阴和阳两方面，两者之间又是互相联系的。经络的命名就包含这种意思。一阴一阳衍化为三阴三阳，相互之间具有对应关系（表里相合）。

太阴—阳明

少阴—太阳

厥阴—少阳

三阴三阳是从阴阳气的盛衰（多少）来分：阴气最盛为太阴，其次为少阴，再次为厥阴；阳气最盛为阳明，其次为太阳，再次为少阳。三阴三阳的名称广泛应用于经络的命名，包括经脉、经别、络脉、经筋都是如此。

十二经脉对称地分布于人体的两侧，分别循行于上肢或下肢的内侧或外侧，每一经脉分别属于一个脏或一个腑，因此，十二经脉中每一经脉的名称，包括手或足、阴或阳、脏或腑三个部分。手经行于上肢，足经行于下肢；阴经行于四肢内侧，属脏，阳经行于四肢外侧，属腑。

四、十二经脉的分布、走向和交接规律

（一）十二经脉的分布

在头部，足太阳经行头项，足少阳经行头侧，足阳明经行面额。在躯干，足太阳经行后背，足少阳经行两侧，足阳明经及足三阴经行胸腹。在上肢，阳经行伸侧（外侧）、阴经行屈侧（内侧）。在下肢，阳经行于外侧、后侧，阴经行于内侧。而且阳明、太阴经在前缘，少阳、厥阴经在中间，太阳、少阴经在后缘，形成阴阳表里两经两两相对的分布（但在内踝上8寸以下是厥阴在前，太阴在中）。

（二）十二经脉的走向和交接

手三阴经从胸走手，手三阳经从手走头，足三阳经从头走足，足三阴经从足走腹胸。即 手三阴经从胸腔走向手指末端，交手三阳经；手三阳经从手指末端走向头面部，交足三阳经；足三阳经从头面部走向足趾末端，交足三阴经；足三阴经从足趾走向腹腔、胸腔，交手三阴经。这样就构成一个"阴阳相贯，如环无端"（《灵枢·营卫生会》）的循环径路。中医学有"顺经为补，逆经为泻"的说法，因此熟悉十二经脉的起止走向，对于按摩和刮痧工作者临证时施行补泻手法，是有实际意义的。

五、十二经脉表里络属关系

十二经脉内属于脏腑，脏与腑有表里相合的关系，阴经与阳经也有表里属络关系。即手太阴肺经与手阳明大肠经相表里，足阳明胃经与足太阴脾经相表里，手少阴心经与手太阳小肠经相表里，足太阳膀胱经与足少阴肾经相表里，手厥阴心包经与手少阳三焦经相表里，足少阳胆经与足厥阴肝经相表里。互为表里的阴经与阳经在体内有属络关系，即阴经属脏络腑，阳经属腑络脏；在四肢部则通过络脉的衔接又加强了互为表里的阴阳二经的联系，使它们在生理上密切联系，病变时互相影响，治疗上相互为用。

第二节 腧穴总论

一、腧穴的概念

腧穴，俗称"穴位"，是人体脏腑经络之气输注于体表的部位，是按摩、针灸调理身体和治疗疾病的刺激点。腧与"输"通，有转输、输注的含义；"穴"即孔隙。所

以，腧穴的本义即是指人体脏腑经络之气转输或输注于体表的分肉腠理和骨节交会的特定的孔隙。《灵枢·九针十二原》对腧穴的论述指出："节之交，三百六十五会……所言节者，神气之所游行出入也。""腧"，从肉旁，作为腧穴的专用字而取代"输"字。

腧穴既是"神气之所游行出入"的门户，又通过经脉通道与脏腑之气相通。所以脏腑经络气血功能的病理变化常可在体表相应的腧穴引起各种反应；反之，在腧穴施行的按摩或针灸刺激，也可通过经络通道内达脏腑，直趋病所发挥其补泻或调整作用而产生驱病强身效果。

二、腧穴的分类

人体的腧穴很多，总括起来可分成三类，即：十四经穴、奇穴、阿是穴。

（一）十四经穴

简称"经穴"，是指归属于十二正经和任脉、督脉循行路线上的腧穴。其特点是均有固定的名称、固定的位置、固定的归经和相对固定的主治功用，而且多具有主治本经病候的共同作用，是腧穴的主要部分。随着人们对腧穴主治性能的认识不断深化，古代医家为了强调某些腧穴的特殊治疗作用或重要特性，在分经的基础上又将它们划分为不同的特定类别，于是乃有各种特定穴的出现和相应理论与应用方法的形成。

（二）奇穴

是指未列入十四经系统的有固定名称和定位的腧穴（也包括近代发现并被认可的新穴）。其特点是：有固定的名称、定位和主治，但无归经。它们的主治范围比较单一、多数对某些病症有特殊疗效。有些穴位命名和取穴方法也奇特，故名经外奇穴。也有一些奇穴在发展过程中被划归为经穴。例如膏肓俞，原是施行灸法的奇穴，因其疗效显著，为《千金要方》所详载，至宋代《铜人》等书已将其归入足太阳经而成为经穴。

（三）阿是穴

又称"不定穴""天应穴""压痛点"等。

这类腧穴既无固定名称，也无固定的位置和主治，而是以压痛敏感点或其他反应点作为针灸施术部位。这种"以痛为腧"的针灸治疗方法叫"阿是之法"，由孙思邈所著《千金要方》最早记载并流传后世，用此法所取的穴位统称阿是穴。如今阿是穴不仅为针灸医师所常用，而且也被广泛应用于按摩和刮痧的实践当中。

三、腧穴的定位方法

腧穴的定位方法可分为骨度分寸法、体表标志法、手指比量法和简便取穴法4种。

（一）骨度分寸法

骨度分寸法，古称"骨度法"，即以骨节为主要标志测量周身各部的大小、长短，并依其尺寸按比例折算作为定穴的标准。但分部折寸的尺度应以患者本人的身材为依据。此法的记载，最早见于《灵枢·骨度》篇，其所测量的人体高度为七尺五寸，其横度（两臂外展，两手伸直，以中指端为准）也为七尺五寸。骨度分寸法是腧穴定位时折量尺寸的基本准则。不论男女、老幼、高矮、胖瘦的患者，均按照这个标准进行折量。

现将常用的"骨度"折量寸数简介如下。

1. 头部

前发际至后发际为12寸。如前发际不明，从眉心至大椎穴作18寸，眉心至前发际3寸，大椎穴至后发际3寸，用于确定前或后发际及其头部经穴的纵向距离。前额两发角之间为9寸，用于确定头前部经穴的横向距离。耳后两乳突之间为9寸，用于确定头后部经穴的横向距离。

2. 胸腹部

胸骨上窝（天突穴）至胸剑联合中点（歧骨，也就是中庭穴）为9寸，胸剑联合中点（歧骨）至脐中为8寸，脐中至耻骨联合上缘（横骨上廉）为5寸，用于确定胸腹部经穴的纵向距离，胸部与胁肋部取穴直寸，一般根据肋骨计算，每一肋骨折作1.6分（天突穴至璇玑穴可作1寸，璇玑穴至中庭穴，各穴间可作1.6寸计算）。两乳头之间为8寸，用于确定胸腹部经穴的横向距离，胸腹部取穴横寸，可根据两乳头间得距离折量，女性可用锁骨中线代替。

3. 背腰部

大椎以下至尾骶，做21椎。

背腰部腧穴以脊椎棘突作为标志作定位得依据。

肩胛骨内缘至后正中线为3横寸。

4. 上肢部

腋前纹头（腋前皱襞）至肘横纹为9寸，肘横纹至腕横纹为12寸，用于确定上臂与前臂部经穴的纵向距离。

5. 下肢部

耻骨联合上缘至股骨内上髁上缘为18寸，胫骨内侧髁下方至内踝尖为13寸，用于确定下肢内侧足三阴经穴的纵向距离。股骨大转子至腘横纹为19寸（臀沟至腘横纹相当14寸），腘横纹至外踝尖为16寸，用于确定下肢外后侧足三阳经穴的纵向距离。

（二）体表标志法

体表标志可分为固定标志和活动标志两类，兹分述如下。

固定标志是指利用五官、毛发、爪甲、乳头、脐窝以及骨节凸起和凹陷、肌肉隆起等部位作为取穴标志而言的。比较明显的标志，如鼻尖取素髎，两眉中间取印堂，两乳中间取膻中，脐旁二寸取天枢，腓骨小头前下缘取阳陵泉，俯首显示最高的第7颈椎棘突下取大椎等。此外，可依肩胛冈平第3胸椎棘突，肩胛骨下角平第7胸椎棘突，髂嵴平第4腰椎棘突为标志取背腰部腧穴。

活动标志是指利用关节、肌肉、皮肤，随活动而出现的孔隙、凹陷、皱纹等作为取穴标志而言。如取耳门、听宫、听会等应张口；取下关应闭口。又如曲池必屈肘于横纹头处取之；取肩髃时应将上臂外展至水平位，当肩峰与肱骨粗隆间出现2个凹陷，在前方小凹陷中是穴；取阳溪穴时应将拇指翘起，当拇长、短伸肌腱之间的凹陷中是穴；等等。这些都是在动态情况下作为取穴定位的标志，故称为活动标志。

（三）手指比量法

又称"手指同身寸取穴法"，是以患者的手指为尺寸折量标准来测量定穴的方法。临床常用的有以下3种。

中指同身寸是以患者中指中节屈曲时内侧两端纹头之间的距离作为1寸，可用于四肢部取穴的直寸和背部取穴的横寸。

拇指同身寸是以患者拇指指关节的横度作为1寸，适用于四肢部的直寸取穴。

横指同身寸又名"一夫法"，是令患者将食指、中指、无名指和小指伸直并拢，以中指中节横纹为准，横量四指宽度作为3寸。

（四）简便取穴法

简便取穴法是临床上常用的一种简便易行的取穴方法。如列缺，以病人左右两手之虎口交叉，一手食指压在另一手腕后高骨的正中上方，当食指尖处有一小凹陷就是本穴。又如劳宫，半握拳，以中指的指尖切压在掌心的第一横纹上，就是本穴。又如风市，患者立正姿势，两手臂自然下垂，于股外侧中指尖到达之处就是本穴。此外如垂肩屈肘取章门，两耳角直上连线中点取百会等。这些取穴方法都是在长期临床实践中总结出来的。但是，为了定穴准确，在采用本法取穴时仍应结合前述的解剖标志或"骨度"分寸取穴法互相参照，力求准确定位。

第三节　经络与腧穴各论

一、手太阴肺经

（一）经脉循行

手太阴肺经：起于中焦胃部，向下联络大肠，回绕过来沿着胃上口，通过横膈，属于肺脏，从肺系（肺与喉咙联系的部位）横行出来（中府），向下沿着上臂内侧，行于手少阴经和手厥阴经的前面，下行到肘窝中，沿前臂内侧桡骨边缘，进入寸口，经过鱼际，沿着鱼际边缘，出大指的末端（少商）。

它的支脉：从腕后（列缺）走向食指内（桡）侧，出其末端，接手阳明大肠经。

（二）常用穴

中府

[定位] 在胸外侧部，平第一肋间隙处，距前正中线6寸。

[主治] 咳嗽，气喘，肺胀满，胸痛，肩背痛。

尺泽

[定位] 在肘横纹中，肱二头肌腱桡侧凹陷处。

[主治] 咳嗽，气喘，咳血，潮热，胸部胀满，咽喉肿痛，小儿惊风，吐泻，肘臂挛痛。

孔最

[定位] 在前臂掌面桡侧，当尺泽与太渊连线上，腕横纹上7寸处。

[主治] 咳嗽，气喘，咳血，咽喉肿痛，肘臂挛痛。

列缺

[定位] 在前臂桡侧缘，桡骨茎突上方，腕横纹上1.5寸。

[简便取穴法] 两手虎口交叉，一手食指按在另一手桡骨茎突上，指尖下凹陷中是穴。

[主治] 伤风，头痛，项强，咳嗽，气喘，咽喉肿痛，口眼歪斜，齿痛。

太渊
[定位] 在腕掌侧横纹桡侧,桡动脉搏动处。
[主治] 咳嗽,气喘,胸痛,咽喉肿痛,腕臂痛,无脉症。
鱼际
[定位] 在第一掌骨中点桡侧,赤白肉际处。
[主治] 咳嗽,咳血,咽喉肿痛,失音,发热。
少商
[定位] 在手拇指末节桡侧,距指甲角0.1寸。
[主治] 咽喉肿痛,咳嗽,鼻衄,发热,昏迷,癫狂。

二、手阳明大肠经

(一) 经脉循行

手阳明大肠经:起于食指桡侧端(商阳),沿着食指的桡侧缘,向上经过第一、第二掌骨之间,进入两筋(拇长伸肌腱和拇短伸肌腱)之间,沿前臂桡侧,至肘外侧,再沿上臂外侧前缘,上走肩端(肩髃),沿肩峰前缘,向上出于颈椎"手足三阳经聚会处"(大椎,属督脉),向下进入缺盆(锁骨上窝部),联络肺脏,通过横膈,属于大肠。

其上行支:从锁骨上窝分出,上行颈部,贯串面颊部,进入下齿中,再回出来挟口两旁,交叉于人中,左脉向右,右脉向左,分布于鼻孔两侧(迎香),与足阳明胃经相接。

(二) 常用穴

商阳
[定位] 在手食指末节桡侧,距指甲角0.1寸。
[主治] 耳聋,齿痛,咽喉肿痛,颌肿,青盲,手指麻木,热病,昏迷。
合谷
[定位] 在手背,第一、二掌骨间,当第二掌骨桡侧的中点处。
[简便取穴] 以一手的拇指指骨关节横纹,放在另一手拇、食指之间的指蹼缘上,当拇指尖下是穴。
[主治] 头痛,目赤肿痛,鼻衄,齿痛,牙关紧闭,口眼歪斜,耳聋,痄腮,咽喉肿痛,热病无汗,多汗,腹痛,便秘,经闭,滞产。
[配穴举例] 配太阳治头痛;配太冲治目赤肿痛;配迎香治鼻疾;配少商治咽喉肿痛;配三阴交治经闭,滞产;配地仓颊车治口眼歪斜。
[附注] 孕妇禁用。
阳溪
[定位] 在腕背横纹桡侧,手拇指向上翘时,当拇短伸肌腱与拇长伸肌腱之间的凹陷中。
[主治] 头痛,目赤肿痛,耳聋,耳鸣,齿痛,咽喉肿痛,手腕痛。
偏历
[定位] 屈肘,在前臂背面桡侧,当阳溪与曲池连线上,腕横纹上3寸处。

[主治] 目赤,耳鸣,鼻衄,喉痛,手臂酸痛,水肿。

手三里

[定位] 在前臂背面桡侧,当阳溪与曲池连线上,曲池下2寸处。

[主治] 齿痛颊肿,上肢不遂,腹痛,腹泻。

曲池

[定位] 在肘横纹外侧端,屈肘,当尺泽与肱骨外上髁连线中点。

[主治] 发热,咽喉肿痛,齿痛,目赤痛,瘰疬,瘾疹,上肢不遂,手臂肿痛,腹痛吐泻,高血压,癫狂。

[配穴举例] 配血海、足三里治瘾疹;配手三里治上肢不遂;配太冲、大椎治高血压。

肩髃

[定位] 臂外展,或向前平伸时,当肩峰前下方凹陷处。

[主治] 肩膀痛,肩关节活动障碍,偏瘫。

迎香

[定位] 在鼻翼外缘中点旁开0.5寸当鼻唇沟中。

[主治] 鼻塞,鼽衄,口歪,面痒,胆道蛔虫症。

三、足阳明胃经

（一）经脉循行

足阳明胃经:起于鼻翼两侧(迎香),上行到鼻根部,与旁侧足太阳经交会,向下沿着鼻的外侧(承泣),进入上齿龈内,回出环绕口唇,向下交会于颏唇沟承浆(任脉)处,再向后沿着口腮后下方,出于下颌大迎处,沿着下颌角颊车,上行耳前,经过上关(足少阳经),沿着发际,到达前额。

面部支脉:从大迎前下走人迎,沿着喉咙,进入缺盆部,向下通过横膈,属于胃,联络脾脏。

缺盆部直行的脉:经乳头,向下夹脐旁,进入少腹两侧气冲。

胃下口部支脉:沿着腹里向下到气冲会合,再由此下行至髀关,直抵伏兔部,下至膝盖,沿着胫骨外侧前缘,下经足跗,进入第二足趾外侧端(厉兑)。

胫部支脉:从膝下3寸(足三里)处分出,进入足中趾外侧。

足跗部支脉:从跗上(冲阳)分出,进入足大趾内侧端(隐白),与足太阴脾经相接。

（二）常用穴

承泣

[定位] 在面部,瞳孔直下,当眼球与眶下缘之间。

[主治] 目赤肿痛,流泪,夜盲,眼睑跳动,口眼歪斜。

四白

[定位] 在面部,瞳孔直下,当眶下孔凹陷处。

[主治] 目赤痛痒,目翳,眼睑跳动,口眼歪斜,头痛眩晕。

地仓

[定位] 在面部，口角外侧，上直对瞳孔。
[简易取穴法] 口角向外旁开约0.4寸处是穴。
[主治] 口眼歪斜，流涎。
[配穴举例] 配颊车、合谷治口歪、流涎。

颊车
[定位] 在面颊部，下颌角前上方约一横指，当咀嚼时咬肌隆起，按之凹陷处。
[主治] 口歪，齿痛，颊肿，口噤不语。

下关
[定位] 在面部耳前方，当颧弓与下颌切迹所形成的凹陷中。
[主治] 耳聋，耳鸣，齿痛，口噤，口眼歪斜。

头维
[定位] 在头侧部，当额角发际上0.5寸，头正中线旁4.5寸。
[主治] 头痛，目眩，流泪，眼睑跳动。

人迎
[定位] 在颈部，喉结旁，当胸锁乳突肌的前缘，颈总动脉搏动处。
[主治] 咽喉肿痛，气喘，瘰疬，瘿气，高血压。

缺盆
[定位] 在锁骨上窝中央，距前正中线4寸。
[主治] 咳嗽，气喘，咽喉肿痛，缺盆中痛，瘰疬。
[附注]《图翼》：孕妇禁针。

乳根
[定位] 在胸部，当乳头直下，乳房根部，当第5肋间隙，距前正中线4寸。
[主治] 咳嗽，气喘，呃逆，胸痛，乳痈，乳汁少。

梁门
[定位] 在上腹部，当脐中上4寸，距前正中线2寸。
[主治] 胃痛，呕吐，食欲不振，腹胀，泄泻。

天枢
[定位] 在腹中部，平脐中，距脐中2寸。
[主治] 腹胀肠鸣，绕脐痛，便秘，泄泻，痢疾，月经不调。
[配穴举例] 配足三里治腹胀肠鸣；配气海治绕脐痛；配上巨虚、下巨虚治便秘、泄泻。
[附注]《千金要方》：孕妇不可灸。

气冲
[定位] 在腹股沟稍上方，当脐中下5寸，距前正中线2寸。
[主治] 肠鸣腹痛，疝气，月经不调，不孕，阳萎，阴肿。

梁丘
[定位] 屈膝，大腿前面，当髂前上棘与髌底外侧端的连线上，髌底上2寸。
[主治] 膝肿痛，下肢不遂，胃痛，乳痈，血尿。

［配穴举例］配足三里、中脘治胃痛。

犊鼻

［定位］屈膝，在膝部，髌骨与髌韧带外侧凹陷中。

［主治］膝痛，下肢麻痹，屈伸不利，脚气。

［配穴举例］配阳陵泉、足三里治膝痛。

足三里

［定位］在小腿前外侧，当犊鼻下3寸，距胫骨前缘一横指。

［主治］胃痛，呕吐，噎膈，腹胀，泄泻，痢疾，便秘，乳痈，肠痈，下肢痹痛，高血压等。

［配穴举例］配中脘、梁丘治胃痛；配内关治呕吐；配气海治腹胀；配膻中、乳根治乳痈；配阳陵泉、悬钟治下肢痹痛；常灸足三里可养生保健。

［附注］本穴有强壮作用，为保健要穴。

上巨虚

［定位］在小腿前外侧，当犊鼻下6寸，距胫骨前缘一横指。

［主治］肠鸣，腹痛，泄泻，便秘，肠痈，下肢痿痹，脚气。

下巨虚

［定位］在小腿前外侧，当犊鼻下9寸，距胫骨前缘一横指。

［主治］小腹痛，泄泻，痢疾，乳痈，下肢痿痹。

丰隆

［定位］在小腿前外侧，当外踝尖上8寸，距胫骨前缘二横指。

［主治］头痛，眩晕，痰多咳嗽，呕吐，便秘，水肿，癫狂痫，下肢痿痹。

［配穴举例］配风池治眩晕；配膻中、肺俞治痰多咳嗽。

解溪

［定位］在足背与小腿交界处的横纹中央凹陷处，当拇长伸肌腱与趾长伸肌腱之间。

［主治］头痛，眩晕，癫狂，腹胀，便秘，下肢痿痹。

内庭

［定位］在足背，当第二、第三趾间缝纹端赤白肉际处。

［主治］齿痛，咽喉肿痛，口㖞，鼻衄，胃病吐酸，腹胀，泄泻，痢疾，便秘，热病，足背肿痛。

厉兑

［定位］在足第二趾末节外侧，距趾甲角0.1寸。

［主治］鼻衄，齿痛，咽喉肿痛，腹胀，热病，多梦，癫狂。

四、足太阴脾经

（一）经脉循行

足太阴脾经：起于足大趾末端（隐白），沿着大趾内侧赤白肉际，经过大趾本节后的第一跖趾关节后面，上行至内踝前面，再上腿肚，沿着胫骨后面，交出足厥阴经的前面，经膝股部内侧前缘，进入腹部，属于脾脏，联络胃，通过横膈上行，夹食管两旁，联系舌根，分散于舌下。

它的支脉：从胃部分出，上过隔肌，流注心中，接手少阴心经。

(二) 常用穴

隐白

[定位] 在足大趾末节内侧，距趾甲角0.1寸。

[主治] 腹胀，便血，尿血，月经过多，崩漏，癫狂，多梦，惊风。

太白

[定位] 在足内侧缘，当足大趾本节（第一跖趾关节）后下方赤白肉际凹陷处。

[主治] 胃痛，腹胀，肠鸣，泄泻，便秘，痔漏，体重节痛。

公孙

[定位] 在足内侧缘，当第一跖骨基底部的前下方。

[主治] 胃痛，呕吐，腹痛，泄泻，痢疾。

[配穴举例] 配中脘、内关治胃酸过多、胃痛。

三阴交

[定位] 在小腿内侧，当足内踝尖上3寸，胫骨内侧缘后方。

[主治] 肠鸣腹胀，泄泻，月经不调，带下，阴挺，不孕，滞产，遗精，阳萎，遗尿，疝气，失眠，下肢痿痹，脚气。

[附注] 孕妇禁用。

阴陵泉

[定位] 在小腿内侧，当胫骨内侧踝后下方凹陷处。

[主治] 腹胀，泄泻，水肿，黄疸，小便不利或失禁，膝痛。

血海

[定位] 屈膝，在大腿内侧，髌底内侧端上2寸，当股四头肌内侧头的隆起处。

[简便取穴法] 患者屈膝，医者以左手掌心按于患者右膝髌骨上缘，二至五指向上伸直，拇指约呈45度斜置，拇指尖下是穴。对侧取法仿此。

[主治] 月经不调，崩漏，经闭，瘾疹，湿疹，丹毒。

[配穴举例] 配三阴交治月经不调。

冲门

[定位] 在腹股沟外侧，距耻骨联合上缘中点3.5寸，当髂外动脉搏动处的外侧。

[主治] 腹痛，疝气，崩漏，带下。

大横

[定位] 在腹中部，距脐中4寸。

[主治] 泄泻，便秘，腹痛。

大包

[定位] 在侧胸部，腋中线上，当第六肋间隙处。

[主治] 气喘，胸胁痛，全身疼痛，四肢无力。

五、手少阴心经

(一) 经脉循行

手少阴心经：起于心中，出属"心系"（心与其他脏器相联系的部位），通过横膈，联络小肠。

"心系"向上的脉：夹着咽喉上行，连系于"目系"（眼球连系于脑的部位）。

"心系"直行的脉：上行于肺部，再向下出于腋窝部（极泉），沿着上臂内侧后缘，行于手太阴经和手厥阴经的后面，到达肘窝，沿前臂内侧后缘，至掌后豌豆骨部，进入掌内，沿小指内侧（桡侧）至末端（少冲），与手太阳小肠经相接。

(二) 常用穴

极泉

[定位] 在腋窝顶点，腋动脉搏动处。

[主治] 心痛，咽干烦渴，胁肋疼痛，瘰疬，肩臂疼痛。

少海

[定位] 屈肘，当肘横纹内侧端与肱骨内上髁连线的中点处。

[主治] 心痛，肘臂挛痛，瘰疬，头项痛，腋胁痛。

通里

[定位] 在前臂掌侧，当尺侧腕屈肌腱的桡侧缘，腕横纹上1寸。

[主治] 心悸，怔忡，暴喑，舌强不语，腕臂痛。

阴郄

[定位] 在前臂掌侧，当尺侧腕屈肌腱的桡侧缘，腕横纹上0.5寸。

[主治] 心痛，惊悸，骨蒸盗汗，吐血，衄血，暴喑。

神门

[定位] 在腕部，腕掌侧横纹尺侧端，尺侧腕屈肌腱的桡侧凹陷处。

[主治] 心痛，心烦，惊悸，怔忡，健忘，失眠，癫狂痫，胸胁痛。

[配穴举例] 配内关、心俞治心痛；配内关、三阴交治健忘、失眠。

少冲

[定位] 在小指末节桡侧，距指甲角0.1寸。

[主治] 心悸，心痛，胸胁痛，癫狂，热病，昏迷。

六、手太阳小肠经

(一) 经脉循行

手太阳小肠经：起于手小指尺侧端（少泽），沿着手背外侧至腕部，出于尺骨茎突，直上沿着前臂外侧后缘，经尺骨鹰嘴与肱骨内上髁之间，沿上臂外侧后缘，出于肩关节，绕行肩胛部，交会于大椎（督脉），向下进入缺盆部，联络心脏，沿着食管，通过横膈，到达胃部，属于小肠。

缺盆部支脉：沿着颈部，上达面颊，至目外眦，转入耳中（听宫）。

颊部支脉上行目眶下，抵于鼻旁，至目内眦（睛明），与足太阳膀胱经相接，而又斜行络于颧骨部。

（二）常用穴

少泽

［定位］在小指末节尺侧，距指甲角 0.1 寸。

［主治］头痛，咽喉肿痛，乳痈，乳汁少，昏迷，热病。

［配穴举例］配膻中、乳根治乳汁少、乳痈。

后溪

［定位］在手掌尺侧，微握拳，当小指本节（第五指掌关节）后的远侧掌横纹头赤白肉际。

［主治］头项强痛，目赤，耳聋，咽喉肿痛，腰背痛，疟疾，手指及肘臂挛痛。

［配穴举例］配列缺、悬钟治项强痛；配人中治急性腰扭伤。

腕骨

［定位］在手掌尺侧，当第五掌骨基底与钩骨之间的凹陷处，赤白肉际。

［主治］头项强痛，耳鸣，目翳，黄疸，热病，疟疾，指挛腕痛。

小海

［定位］在肘内侧，当尺骨鹰嘴与肱骨内上髁之间凹陷处。

［主治］肘臂疼痛，癫痫。

肩贞

［定位］在肩关节后下方，臂内收时，腋后纹头上 1 寸。

［主治］肩臂疼痛，活动不便，上肢瘫痪。

［配穴举例］配肩髃、肩髎治疗肩周炎；配肩髎、曲池、肩井、手三里、合谷治疗上肢不遂。

天宗

［定位］在肩胛部，当冈下窝中央凹陷处，与第四胸椎相平。

［主治］肩胛疼痛，肩关节活动不便，项僵，乳痈。

秉风

［定位］在肩胛部，冈上窝中央，天宗直上，举臂有凹陷处。

［主治］肩胛疼痛，上肢酸麻。

肩外俞

［定位］在背部，当第一胸椎棘突下，旁开 3 寸。

［主治］肩背疼痛，颈项强急。

肩中俞

［定位］在背部，当第七颈椎棘突下，旁开 2 寸。

［主治］咳嗽，气喘，肩背疼痛，视物不清。

颧髎

［定位］在面部，当目外眦直下，颧骨下缘凹陷处。

［主治］口眼歪斜，眼睑跳动，齿痛，颊肿。

［配穴举例］配地仓、颊车治口歪。

听宫

[定位] 在面部，耳屏前，下颌骨髁状突的后方，张口时呈凹陷处。
[主治] 耳鸣，耳聋，齿痛。

七、足太阳膀胱经

（一）经脉循行

足太阳膀胱经：起于目内眦（睛明），上额，交会于巅顶（百会，属督脉）。

巅顶部支脉：从头顶分出到耳上角。

巅顶部直行的脉：从头顶入里联络于脑，回出分开下行项后，沿着肩胛部内侧，夹着脊柱，到达腰部，从脊旁肌肉进入体腔，联络肾脏，属于膀胱。

腰部的支脉：向下通过臀部，进入腘窝中。

后项的支脉：通过肩胛骨内缘直下，经过臀部（环跳，属足少阳胆经）下行，沿着大腿后外侧，与腰部下来的支脉会合于腘窝中，从此向下，通过腓肠肌，出于外踝的后面，沿着第五跖骨粗隆，至小趾外侧端（至阴），与足少阴经相接。

（二）常用穴

睛明

[定位] 在面部，目内眦角稍上方凹陷处。

[主治] 目赤肿痛，流泪，视物不明，目眩，近视，夜盲，色盲。

攒竹

[定位] 在面部，当眉头陷中，眶上切迹处。

[主治] 头痛，口眼歪斜，目视不明，流泪，目赤肿痛，眼睑跳动，眉棱骨痛，眼睑下垂。

天柱

[定位] 在项部大筋（斜方肌）外缘之后发际凹陷中，约当后发际正中旁开1.3寸。

[主治] 头痛，项强，鼻塞，肩背痛，热病。

大杼

[定位] 在背部，当第一胸椎棘突下，旁开1.5寸。

[主治] 咳嗽，发热，项强，肩背痛。

风门

[定位] 在背部，当第二胸椎棘突下，旁开1.5寸。

[主治] 伤风，咳嗽，发热头痛，项强，胸背痛。

[配穴举例] 配肺俞、大椎治咳嗽、气喘；配合谷治伤风咳嗽。

肺俞

[定位] 在背部，当第三胸椎棘突下，旁开1.5寸。

[主治] 咳嗽，气喘，骨蒸，潮热，盗汗，鼻塞。

[配穴举例] 配合谷、迎香治鼻疾。

[附注] 肺的背俞穴（五脏六腑之气输注于背腰部的腧穴，称背俞穴）。

厥阴俞

[定位] 在背部，当第四胸椎棘突下，旁开1.5寸。

[主治] 咳嗽，心痛，胸闷，呕吐。
[附注] 心包背俞穴。

心俞
[定位] 在背部，当第五胸椎棘突下，旁开1.5寸。
[主治] 心痛，惊悸，咳嗽，失眠，健忘，盗汗，梦遗。
[配穴举例] 配巨阙、内关治心痛、惊悸；配内关、神门治失眠、健忘。
[附注] 心的背俞穴。

督俞
[定位] 在背部，当第六胸椎棘突下，旁开1.5寸。
[主治] 心痛，胸闷，腹痛，寒热、气喘。

膈俞
[定位] 在背部，当第七胸椎棘突下，旁开1.5寸。
[主治] 呕吐，呃逆，气喘，咳嗽，吐血，潮热，盗汗。
[配穴举例] 配内关、足三里治呕吐、呃逆；配足三里、血海、膏肓治贫血。

肝俞
[定位] 在背部，当第九胸椎棘突下，旁开1.5寸。
[主治] 黄疸，胁痛，吐血，目赤，目眩，雀目，癫狂痫，脊背痛。
[附注] 肝的背俞穴。

胆俞
[定位] 在背部，当第十胸椎棘突下，旁开1.5寸。
[主治] 黄疸，口苦，胁肋痛，潮热。
[配穴举例] 配阳陵泉、太冲治胆道疾病。
[附注] 胆的背俞穴。

脾俞
[定位] 在背部，当第十一胸椎棘突下，旁开1.5寸。
[主治] 胃脘胀痛，黄疸，呕吐，泄泻，痢疾，便血，水肿，背痛。
[附注] 脾的背俞穴。

胃俞
[定位] 在背部，当第十二胸椎棘突下，旁开1.5寸。
[主治] 胸胁痛，胃脘痛，呕吐，腹胀，肠鸣。
[附注] 胃的背俞穴。

三焦俞
[定位] 在腰部，当第一腰椎棘突下，旁开1.5寸。
[主治] 肠鸣，腹胀，呕吐，泄泻，痢疾，水肿，腰背强痛。
[附注] 三焦背俞穴。

肾俞
[定位] 在腰部，当第二腰椎棘突下，旁开1.5寸。
[主治] 遗尿，遗精，阳萎，月经不调，白带，水肿，耳鸣，耳聋，腰痛。

［配穴举例］配太溪、三阴交治月经不调。
［附注］肾的背俞穴。

气海俞
［定位］在腰部，当第三腰椎棘突下，旁开1.5寸。
［主治］肠鸣腹胀，痔漏，痛经，腰痛。

大肠俞
［定位］在腰部，当第四腰椎棘突下，旁开1.5寸。
［主治］腹胀，泄泻，便秘，腰腿痛，腰肌劳损。
［附注］大肠背俞穴。

关元俞
［定位］在腰部，当第五腰椎棘突下，旁开1.5寸。
［主治］腹胀，泄泻，小便频数或不利，遗尿，腰痛。

小肠俞
［定位］在骶部，当骶正中嵴旁1.5寸，平第一骶后孔。
［主治］遗精，遗尿，白带，小腹胀痛，泄泻，痢疾，疝气，腰腿疼。

膀胱俞
［定位］在骶部，当骶正中嵴旁1.5寸，平第二骶后孔。
［主治］小便不利，遗尿，泄泻，便秘，腰脊强痛。
［附注］膀胱背俞穴。

上髎
［定位］在骶部，当髂后上棘与中线之间，适对第一骶后孔处。
［主治］大小便不利，月经不调，带下，阴挺，遗精，阳萎，腰痛。

次髎
［定位］在骶部，当髂后上棘内下方，适对第二骶后孔处。
［主治］疝气，月经不调，痛经，带下，小便不利，遗精，腰痛，下肢痿痹。

中髎
［定位］在骶部，当次髎下内方，适对第三骶后孔处。
［主治］便秘，泄泻，小便不利，月经不调，带下，腰痛。

下髎
［定位］在骶部，当中髎下内方，适对第四骶后孔处。
［主治］腹痛，便秘，小便不利，带下，腰痛。

承扶
［定位］在大腿后面，臀下横纹的中点。
［主治］腰骶，臀股部疼痛，痔疾。

殷门
［定位］在大腿后面，当承扶与委中的连线上，承扶下6寸。
［主治］腰背痛，坐骨神经痛，下肢瘫痪。
［配穴举例］配大肠俞治腰痛。

第四章 经络与腧穴

委阳
[定位] 在腘横纹外侧端，当股二头肌腱的内侧。
[主治] 腹满，小便不利，腰脊强痛，腿足挛痛。

委中
[定位] 在腘横纹中点，当股二头肌腱与半腱肌肌腱的中间。
[主治] 腰痛，半身不遂，膝关节曲伸不便，小便不利，遗尿。
[配穴举例] 配大肠俞治腰痛。

膏肓
[定位] 在背部，当第四胸椎棘突下，旁开3寸。
[主治] 咳嗽，气喘，肺痨，健忘，遗精，完谷不化。

志室
[定位] 在腰部，当第二腰椎棘突下，旁开3寸。
[主治] 遗精，阳萎，小便不利，水肿，腰脊强痛。
[配穴举例] 配命门治遗精。

秩边
[定位] 在臀部，平第四骶后孔，骶正中嵴旁开3寸。
[主治] 小便不利，便秘，痔疾，腰骶痛，下肢痿痹。
[配穴举例] 配委中、大肠俞治腰腿疼痛。

承筋
[定位] 在小腿后面，当委中与承山的连线上，腓肠肌肌腹中央，委中下5寸。
[主治] 痔疾，腰腿拘急疼痛。

承山
[定位] 在小腿后面正中，委中与昆仑之间，当伸直小腿或足跟上提时腓肠肌肌腹下出现尖角凹陷处。
[主治] 痔疾，便秘，腰腿拘急疼痛。

飞扬
[定位] 在小腿后面，外踝后，昆仑直上7寸，承山穴外下方1寸处。
[主治] 头痛，目眩，腰腿疼痛，痔疾。

昆仑
[定位] 在足部外踝后方，当外踝尖与跟腱之间的凹陷处。
[主治] 头痛，项强，目眩，难产，腰骶疼痛，脚跟肿痛。
[附注]《针灸大成》:"妇妊刺之落胎。"

申脉
[定位] 在足外侧部，外踝直下方凹陷中。
[主治] 头痛，眩晕，癫狂痫，腰腿酸痛，目赤痛，失眠。

京骨
[定位] 在足外侧部，第五跖骨粗隆下方，赤白肉际处。
[主治] 头痛，项强，目翳，癫痫，腰痛。

至阴

[定位] 在足小趾末节外侧,距趾甲角0.1寸。

[主治] 头痛,目痛,鼻塞,鼻衄,胎位不正,难产。

八、足少阴肾经

(一) 经脉循行

足少阴肾经:起于足小趾之下,斜向足心(涌泉),出于舟骨粗隆下,沿内踝后,进入足跟,再向上行于腿肚内侧,出腘窝的内侧,向上行股内后缘,通向脊柱(长强,属督脉),属于肾脏(腧穴通路:还出于前,向上行腹部前正中线旁开0.5寸,胸部前正中线旁开2寸,终止于锁骨下缘俞府穴),联络膀胱。

肾脏部直行的脉:从肾,向上通过肝和横膈,进入肺中,沿着喉咙,夹于舌根部。

肺部支脉:从肺部出来,联络心脏,流注于胸中,与手厥阴心包经相接。

(二) 常用穴

涌泉

[定位] 在足底部,卷足时足前部凹陷处,约当足底二、三趾趾缝纹头端与足跟连线的前1/3与后2/3交点上。

[主治] 头顶痛,头晕,眼花,咽喉痛,舌干,失音,小便不利,大便难,小儿发热,霍乱转筋,昏厥。

太溪

[定位] 在足内侧,内踝后方,当内踝尖与跟腱之间的凹陷处。

[主治] 头痛目眩,咽喉肿痛,齿痛,耳聋,耳鸣,咳嗽,气喘,消渴,月经不调,失眠,健忘,遗精,阳痿,小便频数,腰脊痛,下肢厥冷。

照海

[定位] 在足内侧,内踝尖下方凹陷处。

[主治] 咽喉干燥,失眠,月经不调,痛经,赤白带下。

[配穴举例] 配神门、风池、三阴交治阴虚火旺之失眠症。

复溜

[定位] 在小腿内侧,太溪直上2寸,跟腱的前方。

[主治] 盗汗,脉微细时无,身热无汗,腰脊强痛。

[配穴举例] 配后溪、阴郄治盗汗不止。

阴谷

[定位] 在腘窝内侧,屈膝时,当半腱肌肌腱与半膜肌肌腱之间。

[主治] 阳痿,月经不调,小便难,阴中痛,膝股内侧痛。

肓俞

[定位] 在腹中部,当脐中旁开0.5寸。

[主治] 腹痛绕脐,呕吐,腹胀,痢疾,泄泻,便秘,疝气,月经不调,腰脊痛。

俞府

[定位] 在胸部,当锁骨下缘,前正中线旁开2寸。

[主治] 咳嗽,气喘,胸痛,呕吐,不嗜食。

九、手厥阴心包经

（一）经脉循行

手厥阴心包经：起于胸中，出属心包络，向下通过横膈，从胸至腹依次联络上、中、下三焦。

胸部支脉：沿着胸中，出于胁部，至腋下3寸处（天池），上行到腋窝中，沿上臂内侧，行于手太阴和手少阴之间，进入肘窝中，向下行于前臂两筋（掌长肌腱与桡侧腕屈肌腱）的中间，进入掌中，沿着中指到指端（中冲）。

掌中支脉：从劳宫分出，沿着无名指到指端（关冲），与手少阳三焦经相接。

（二）常用穴

天池

[定位] 在胸部，当第四肋间隙，乳头外1寸，前正中线旁开5寸。

[主治] 胸闷，心烦，咳嗽，痰多，气喘，胸痛，乳痈。

曲泽

[定位] 在肘横纹中，当肱二头肌腱的尺侧缘。

[主治] 心痛，善惊，心悸，胃疼，呕吐，转筋，热病，烦躁，肘臂痛，上肢颤动，咳嗽。

内关

[定位] 在前臂掌侧，当曲泽与大陵的连线上，腕横纹上2寸，掌长肌腱与桡侧腕屈肌腱之间。

[主治] 心痛，心悸，胸痛，胃痛，呕吐，呃逆，失眠，癫狂，痫证，郁证，眩晕，中风，偏瘫，哮喘，偏头痛，热病，产后血晕，肘臂挛痛。

[配穴举例] 配公孙治肚痛；配中脘、足三里治胃脘痛、呕吐、呃逆；配外关、曲池治上肢不遂、手振颤。

大陵

[定位] 在腕掌横纹的中点处，当掌长肌腱与桡侧腕屈肌腱之间。

[主治] 心痛，心悸，胃痛，呕吐，惊悸，癫狂，痫证，胸胁痛，腕关节疼痛，喜笑悲恐。

劳宫

[定位] 在手掌心，当第二、三掌骨之间偏于第三掌骨，握拳屈指的中指尖处。

[主治] 中风昏迷，中暑，心痛，癫狂，痫证，口疮，口臭，鹅掌风。

中冲

[定位] 在手中指末节尖端中央。

[主治] 中风昏迷，舌强不语，中暑，昏厥，小儿惊风，热病，舌下肿痛。

[配穴举例] 配内关、水沟治小儿惊风、中暑、中风昏迷等。

十、手少阳三焦经

（一）经脉循行

手少阳三焦经：起于无名指末端（关冲），向上出于第四、五掌骨间，沿着腕背，出于前臂外侧桡骨和尺骨之间，向上通过肘尖，沿上臂外侧，上达肩部，交出足少阳经的后面，向前进入缺盆部，分布于胸中，联络心包，向下通过横膈，从胸至腹，属于上、中、下三焦。

胸中的支脉：从胸向上，出于缺盆部，上走项部，沿耳后直上，出于耳部上行额角，再屈而下行至面颊部，到达眶下部。

耳部支脉：从耳后进入耳中，出走耳前，经过上关前，交面颊，到外眼角（丝竹空）接足少阳胆经。

（二）常用穴

关冲

[定位] 在手第四指末节尺侧，距指甲角0.1寸。

[主治] 头痛，目赤，耳聋，耳鸣，喉痹，舌强，热病，心烦。

中渚

[定位] 在手背部，当第四指本节（掌指关节）的后方，第四、五掌骨间凹陷处。

[主治] 偏头痛，目眩，目赤，目痛，耳聋，耳鸣，喉痹，肩背肘臂酸痛，手指不能屈伸，脊膂痛，热病。

阳池

[定位] 在腕背横纹中，当指总伸肌腱的尺侧缘凹陷处。

[主治] 腕痛，肩臂痛，耳聋，疟疾，消渴，口干，喉痹。

外关

[定位] 在前臂背侧，当阳池与肘尖的连线上，腕背横纹上2寸，尺骨与桡骨之间。

[主治] 热病，头痛，耳聋，耳鸣，目赤肿痛，胁痛，肩背痛，肘臂屈伸不利，手指疼痛，手颤。

[配穴举例] 配足临泣治颈项强痛、肩背痛；配大椎、曲池治外感热病；配阳陵泉治胁痛。

支沟

[定位] 在前臂背侧，当阳池与肘尖的连线上，腕背横纹上3寸，尺骨与桡骨之间。

[主治] 暴喑，耳聋，耳鸣，肩背酸痛，胁肋痛，呕吐，便秘，热病。

天井

[定位] 在臂外侧，屈肘时，当肘尖直上1寸凹陷处。

[主治] 偏头痛，胁肋、颈项、肩臂痛，耳聋，瘰疬。

肩髎

[定位] 在肩部，肩髃后方，当臂外展时，于肩峰后下方呈现凹陷处。

[主治] 臂痛，肩重不能举。

翳风

[定位] 在耳垂后方，当乳突与下颌角之间的凹陷处。

[主治] 耳鸣，耳聋，口眼㖞斜，牙关紧闭，颊肿，瘰疬。

角孙

[定位] 在头部，折耳廓向前，当耳尖直上入发际处。

[主治] 耳部肿痛，目赤肿痛，齿痛，项强，头痛。

耳门

[定位] 在面部，当耳屏上切迹的前方，下颌骨髁状突后缘，张口有凹陷处。

[主治] 耳聋，耳鸣，齿痛，颈颔痛。

丝竹空

[定位] 在面部，当眉梢凹陷处。

[主治] 头痛，目眩，目赤痛，眼睑跳动，齿痛，癫痫。

十一、足少阳胆经

(一) 经脉循行

足少阳胆经：起于外眼角（瞳子髎），向上到达额角部，下行到耳后（风池），沿着颈部行于手少阳经的前面，到肩上交出手少阳经的后面，向下进入缺盆部。

耳部的支脉：从耳后进入耳中，出走耳前，到外眼角后方。

外眼角部的支脉：从外眼角处分出，下走大迎，会合于手少阳经到达目眶下，下行经颊车，由颈部向下会合前脉于缺盆，然后向下进入胸中，通过横膈，联络肝脏，属于胆，沿着胁肋内，出于少腹两侧腹股沟动脉部，经过外阴部毛际，横行入髋关节部（环跳）。

缺盆部直行的脉：下行腋部，沿着侧胸部，经过季胁，向下会合前脉于髋关节部，再向下沿着大腿的外侧，出于膝外侧，下行经腓骨前面，直下到达腓骨下段，再下到外踝的前面，沿足背部，进入足第四趾外侧端（足窍阴）。

足背部支脉：从足临泣处分出，沿着第一、二跖骨之间，出于大趾端，穿过趾甲，回过来到趾甲后的毫毛部（大敦，属肝经），与足厥阴肝经相接。

(二) 常用穴

瞳子髎

[定位] 在面部，目外眦旁，当眶外侧缘处。

[主治] 头痛，目赤，目痛，怕光羞明，迎风流泪，远视不明，内障，目翳。

听会

[定位] 在面部，当耳屏间切迹的前方，下颌骨髁突的后缘，张口有凹陷处。

[主治] 耳鸣，耳聋，流脓，齿痛，下颌脱臼，口眼㖞斜，面痛，头痛。

上关

[定位] 在耳前，下关直上，当颧弓的上缘凹陷处。

[主治] 头痛，耳鸣，耳聋，口眼㖞斜，面痛，齿痛，惊痫，瘛疭。

率谷

[定位] 在头部，当耳尖直上入发际1.5寸。

[主治] 头痛，眩晕，呕吐，小儿惊风。

阳白

[定位] 在前额部，当瞳孔直上，眉上1寸。

[主治] 头痛，目眩，目痛，外眦疼痛，雀目。

风池

[定位] 在项部，当枕骨之下，与风府相平，胸锁乳突肌与斜方肌上端之间的凹陷处。

[主治] 偏正头痛，眩晕，颈项强痛，目赤痛，目泪出，鼻渊，鼻衄，耳聋，气闭，中风，口眼歪斜，疟疾，热病，感冒。

[配穴举例] 配合谷、丝竹空治偏正头痛；配百会、太冲、水沟、足三里、十宣治中风。

肩井

[定位] 在肩上，当大椎与肩峰连线中点处。

[主治] 肩背痹痛，手臂不举，颈项强痛，乳痈，中风，瘰疬，难产，诸虚百损。

[附注] 治疗乳腺炎特效穴；孕妇禁用。

日月

[定位] 在上腹部，当乳头直下，第七肋间隙，前正中线旁开4寸。

[主治] 胁肋疼痛，胀满，呕吐，吞酸，呃逆，黄疸。

京门

[定位] 在侧腰部，当十二肋骨游离端的下方。

[主治] 肠鸣，泄泻，腹胀，腰胁痛。

带脉

[定位] 在第十一肋端直下平脐处。

[主治] 月经不调，赤白带下，疝气，腰胁痛。

[配穴举例] 配关元、气海、三阴交、白环俞、间使治赤白带下；配关元、足三里、肾俞、京门、次髎治肾气虚带下；配中极、次髎、行间、三阴交治湿热下注之带下。

居髎

[定位] 在髋部，当髂前上棘与股骨大转子最凸点连线的中点处。

[主治] 腰腿痹痛，瘫痪，足痿，疝气。

环跳

[定位] 在股外侧部，侧卧屈股，当股骨大转子最凸点与骶管裂孔连线的外1/3与中1/3交点处。

[主治] 腰胯疼痛，半身不遂，下肢痿痹，遍身风疹，挫闪腰疼，膝踝肿痛不能转侧。

[配穴举例] 配风市治风痹。

风市

[定位] 在大腿外侧部的中线上，当腘横纹上7寸。或直立垂手时，中指尖处。

[主治] 中风半身不遂，下肢痿痹、麻木，遍身瘙痒，膝关节酸痛。

阳陵泉

[定位] 在小腿外侧，当腓骨小头前下方凹陷处。

[主治] 半身不遂，下肢痿痹、麻木，膝肿痛，脚气，胁肋痛，口苦，呕吐，黄

疽，小儿惊风。

[配穴举例] 配曲池治半身不遂。

光明

[定位] 在小腿外侧，当外踝尖上5寸，腓骨前缘。

[主治] 目痛，夜盲，乳胀痛，膝痛，下肢痿痹。

悬钟（别名绝骨）

[定位] 在小腿外侧，当外踝尖上3寸，腓骨前缘。

[主治] 半身不遂，颈项强痛，胸腹胀满，胁肋疼痛，膝腿痛。

丘墟

[定位] 在外踝的前下方，当趾长伸肌腱的外侧凹陷处。

[主治] 胸胁痛，下肢痿痹，外踝肿痛，疟疾，疝气，目赤肿痛，中风偏瘫。

足临泣

[定位] 在足背外侧，当足四趾本节（第四趾关节）的后方，小趾伸肌腱的外侧凹陷处。

[主治] 头痛，目外眦痛，目眩，乳痛，瘰疬，胁肋痛，疟疾，中风偏瘫，痹痛不仁，足跗肿痛。

足窍阴

[定位] 在第四趾末节外侧，距趾甲角0.1寸。

[主治] 偏头痛，目眩，目赤肿痛，耳聋，耳鸣，喉痹，胸胁痛，足跗肿痛，多梦，热病。

十二、足厥阴肝经

（一）经脉循行

足厥阴肝经：起于足大趾上毫毛部（大敦），沿着足跗部向上，经过内踝前1寸处，向上至内踝上8寸处交出于足太阴经的后面，上行膝内侧，沿着股部内侧，进入阴毛中，绕过阴部，上达小腹，夹着胃旁，属于肝脏。

联络胆腑：向上通过横膈，分布于胁肋，沿着喉咙的后面，向上进入鼻咽部，连结于"目系"（眼球联系于脑的部位），16 向上出于前额，17 与督脉会合于巅顶。

"目系"的支脉：下行颊里，环绕唇内。

肝部的支脉：从肝分出，通过横膈，向上流注于肺，与手太阴肺经相接。

（二）常用穴

大敦

[定位] 在足大指末节外侧，距趾甲角0.1寸。

[主治] 疝气，阴中痛，月经不调，血崩，尿血，癃闭，遗尿，淋疾，癫狂，少腹痛。

行间

[定位] 在足背侧，当第一、二趾间，趾蹼缘的后方赤白肉际处。

[主治] 头痛，目眩，目赤肿痛，青盲，口喎，胁痛，疝气，小便不利，崩漏，癫痫，月经不调，痛经，带下，中风。

太冲

[定位] 在足背第一、二跖骨结合部前凹陷中。

[主治] 头痛，眩晕，疝气，月经不调，癃闭，遗尿，小儿惊风，癫狂，痫证，胁痛，腹胀，黄疸，呕逆，咽痛，目赤肿痛，膝股内侧痛，足跗肿，下肢痿痹。

曲泉

[定位] 在膝内侧，屈膝，当膝关节内侧端，股骨内侧髁的后缘，半腱肌、半膜肌止端的前缘凹陷处。

[主治] 月经不调，痛经，白带，阴挺，阴痒，产后腹痛，遗精，阳痿，疝气，小便不利，头痛，目眩，癫狂，膝膑肿痛，下肢痿痹。

章门

[定位] 在侧腹部，当第十一肋游离端的下方。

[主治] 腹痛，腹胀，肠鸣，泄泻，呕吐，神疲肢倦，胸胁痛，黄疸，痞块，小儿疳积，腰脊痛。

期门

[定位] 在胸部，当乳头直下，第六肋间隙，前正中线旁开4寸。

[主治] 胸胁胀满疼痛，呕吐，呃逆，吞酸，腹胀，泄泻，饥不欲食，胸中热，咳喘，奔豚，疟疾，伤寒热入血室。

十三、督脉

(一) 经脉循行

督脉：起于小腹内，下出会阴部，向后行于脊柱内部，上达项后风府，进入脑内，上行巅顶，沿前额下行鼻柱。

(二) 常用穴

长强

[定位] 在尾骨端下，当尾骨端与肛门连线的中点处。

[主治] 泄泻，痢疾，便秘，痔疾，癫狂，脊强反折，阴部湿痒，腰脊、尾骶部疼痛。

腰阳关

[定位] 在腰部，当后正中线上，第四腰椎棘突下凹陷中。

[主治] 腰骶疼痛，下肢痿痹，月经不调，赤白带下，遗精，阳萎，便血。

命门

[定位] 在腰部，当后正中线上，第二腰椎棘突下凹陷中。

[主治] 虚损腰痛，脊强反折，遗尿，尿频，泄泻，遗精，白浊，阳萎，早泄，赤白带下，胎屡坠，五劳七伤，头晕耳鸣，癫痫，惊恐，手足逆冷。

[配穴举例] 配肾俞、太溪治遗精、早泄、腰脊酸楚、足膝无力、遗尿、癃闭、水肿、头昏耳鸣等肾阳亏虚之症。

大椎

[定位] 在后正中线上，第七颈椎棘突下凹陷中。

[主治] 热病，疟疾，咳嗽，喘逆，骨蒸潮热，项强，肩背痛，腰脊强，角弓反

张，小儿惊风，癫狂痫证，五劳虚损，七伤乏力，中暑，霍乱，呕吐，黄疸，风疹。

［配穴举例］配肺俞治虚损、盗汗、劳热；配四花穴治百日咳（双膈俞、双胆俞）；配足三里、命门提高机体免疫力；配曲池、合谷泻热。

哑门

［定位］在项部，当后发际正中直上 0.5 寸处。

［主治］舌缓不语，音哑，头重，头痛，颈项强急，脊强反折，中风尸厥，呕吐。

风府

［定位］在项部，当后发际正中直上 1 寸，枕外隆凸直下，两侧斜方肌之间凹陷处。

［主治］癫狂，痫证，癔病，中风不语，悲恐惊悸，半身不遂，眩晕，颈项强痛，咽喉肿痛，目痛，鼻衄。

百会

［定位］在头部，当前发际正中直上 5 寸，或两耳尖连线中点处。

［主治］头痛，眩晕，惊悸，健忘，尸厥，中风不语，癫狂，痫证，癔病，耳鸣，鼻塞，脱肛，痔疾，阴挺，泄泻。

［配穴举例］配长强、大肠俞治小儿脱肛；配水沟、足三里治低血压。

上星

［定位］在头部，当前发际正中直上 1 寸。

［主治］头痛，眩晕，目赤肿痛，迎风流泪，鼻渊，鼻衄。

水沟

［定位］在面部，当人中沟的上 1/3 与中 1/3 交点处。

［主治］昏迷，晕厥，癫狂，痫证，急慢惊风，鼻塞，鼻衄，牙关紧闭，口眼歪斜，消渴，霍乱，脊膂强痛，挫闪腰疼。

［配穴举例］配百会、十宣、涌泉治昏迷急救；配上星、风府治鼻流清涕；配委中（泻法）治急性腰扭伤；配三阴交、血海治月经不调、崩漏。

十四、任脉

（一）经脉循行

任脉：起于小腹内，下出会阴部，向上行于阴毛部，沿着腹内，向上经过关元等穴，到达咽喉部，再上行环绕口唇，经过面部，进入目眶下（承泣，属足阳明经）。

（二）常用穴

中极

［定位］在下腹部，前正中线上，当脐中下 4 寸。

［主治］小便不利，遗尿，疝气，遗精，阳痿，月经不调，崩漏，带下，阴挺，不孕。

关元

［定位］在下腹部，前正中线上，当脐中下 3 寸。

［主治］遗尿，小便频数，尿闭，泄泻，腹痛，遗精，阳痿，疝气，月经不调，带下，不孕，中风脱证，虚劳羸瘦（本穴有强壮作用，为保健要穴）。

石门
[定位] 在下腹部，前正中线上，当脐中下2寸。
[主治] 腹痛，水肿，疝气，小便不利，泄泻，经闭，带下，崩漏。
[附注]《针灸甲乙经》：女子禁不可刺灸中央，不幸使人绝子。
气海
[定位] 在下腹部，前正中线上，当脐中下1.5寸。
[主治] 腹痛，泄泻，便秘，遗尿，疝气，遗精，阳痿，月经不调，经闭，崩漏，虚脱，形体羸瘦（本穴有强壮作用，为保健要穴）。
阴交
[定位] 在下腹部，前正中线上，当脐中下1寸。
[主治] 腹痛，疝气，水肿，月经不调，带下。
神阙
[定位] 在腹中部，脐中央。
[主治] 中风虚脱，四肢厥冷，尸厥，风痫，形惫体乏，绕脐腹痛，水肿鼓胀，脱肛，泄利，便秘，小便不禁，五淋，妇女不孕。
[配穴举例] 配公孙、水分、天枢、足三里治泄痢便秘、绕脐腹痛（脾肾不和）；配长强、气海、关元治脱肛、小便不禁、肾虚不孕症。
水分
[定位] 在上腹部，前正中线上，当脐中上1寸。
[主治] 腹痛，腹胀，肠鸣，泄泻，翻胃，水肿，腰脊强急。
下脘
[定位] 在上腹部，前正中线上，当脐中上2寸。
[主治] 脘痛，腹胀，呕吐，呃逆，食谷不化，肠鸣，泄泻，痞块，虚肿。
建里
[定位] 在上腹部，前正中线上，当脐中上3寸。
[主治] 胃脘疼痛，腹胀，呕吐，食欲不振，肠中切痛，水肿。
[配穴举例] 配内关治胸中苦闷；配水分治肚腹浮肿。
中脘
[定位] 在上腹部，前正中线上，当脐中上4寸。
[主治] 胃脘痛，腹胀，呕吐，呃逆，翻胃，吞酸，纳呆，食不化，痞积，黄疸，肠鸣，泄利，便秘，虚劳吐血，哮喘，头痛，失眠，惊悸，怔忡，脏躁，癫狂，尸厥，惊风，产后血晕。
[配穴举例] 配百会、足三里、神门治失眠、脏躁；配膻中、天突、丰隆治哮喘；配梁丘、下巨虚治急性胃肠炎；配气海、足三里、内关、百会治胃下垂。
上脘
[定位] 在上腹部，前正中线上，当脐中上5寸。
[主治] 胃脘疼痛，腹胀，呕吐，呃逆，纳呆，食不化，黄疸，泄利，咳嗽痰多，癫痫。

巨阙

[定位] 在上腹部，前正中线上，当脐中上6寸。

[主治] 胸痛，心痛，心烦，惊悸，尸厥，癫狂，痫证，健忘，胸满气短，咳逆上气，腹胀暴痛，呕吐，呃逆，噎膈，吞酸，黄疸，泄利。

鸠尾

[定位] 在上腹部，前正中线上，当胸剑结合部下1寸。

[主治] 心痛，心悸，心烦，癫痫，惊狂，胸中满痛，咳嗽气喘，呕吐，呃逆，反胃，胃痛。

膻中

[定位] 在胸部，当前正中线上，平第四肋间，两乳头连线的中点。

[主治] 咳嗽，气喘，胸痛，心悸，乳少，呕吐，噎膈。

[配穴举例] 配中脘、气海治呕吐反胃；配天突治哮喘；配肺俞、丰隆、内关治咳嗽痰喘；配厥阴俞、内关治心悸、心烦、心痛。

天突

[定位] 在颈部，当前正中线上胸骨上窝中央。

[主治] 咳嗽，哮喘，胸中气逆，咽喉肿痛，暴喑，瘿气，噎膈，梅核气。

承浆

[定位] 在面部，当颏唇沟的正中凹陷处。

[主治] 口眼㖞斜，齿龈肿痛，齿衄，流涎，口舌生疮，消渴嗜饮，小便不禁，暴喑，癫痫。

十五、奇经综述

（一）经脉循行

奇经八脉是督脉、任脉、冲脉、带脉、阴维脉、阳维脉、阴跷脉、阳跷脉的总称。它们与十二正经不同，既不直属脏腑，又无表里配合关系，"别道奇行"，故称"奇经"。八脉中的督、任、冲脉皆起于胞中，同出会阴，称为"一源三岐"，其中督脉与任脉的循行，在前面的章节中已经详述，这里不再重复。冲脉与足少阴肾经相并上行，环绕口唇。带脉起于胁下，环行腰间一周。阴维脉起于小腿内侧，沿腿股内侧上行，至咽喉与任脉会合。阳维脉起于足跗外侧，沿腿膝外侧上行，至项后与督脉会合。阴跷脉起于足跟内侧，随足少阴等经上行，至目内眦与阳跷脉会合。阳跷脉起于足跟外侧，伴足太阳等经上行，至目内眦与阴跷脉会合，沿足太阳经上额，于项后会合足少阳经。

奇经八脉交错地循行分布于十二经之间，其作用主要体现于两方面。其一，沟通了十二经脉之间的联系。奇经八脉将部位相近、功能相似的经脉联系起来，达到统摄有关经脉气血、协调阴阳的作用。督脉与六阳经有联系，称为"阳脉之海"，具有调节全身阳经经气的作用；任脉与六阴经有联系，称为"阴脉之海"，具有调节全身诸阴经经气的作用；冲脉与任、督脉，足阳明、足少阴等经有联系，故有"十二经之海""血海"之称，具有涵蓄十二经气血的作用；带脉约束联系了纵行躯干部的诸条足经；阴阳维脉联系阴经与阳经，分别主管一身之表里；阴阳跷脉主持阳动阴静，共司下肢运动与寤寐。其二，奇经八脉对十二经气血有蓄积和渗灌的调节作用。当十二经脉及脏腑气血旺盛时，奇经八脉能加以蓄积，当人体功能活动需要时，奇经八脉又能渗灌供应。

冲、带、跷、维六脉腧穴，都寄附于十二经与任、督脉之中，唯任、督二脉各有其所属腧穴，故与十二经相提并论，合称为"十四经"。十四经是经络系统的主要部分，在临床上是针灸、按摩、刮痧等外治方法治疗疾病和调理身体的基础。

（二）常用穴

四神聪

[定位] 在头顶部，当百会前后左右各1寸，共4穴。

[主治] 头痛，眩晕，失眠，健忘，偏瘫。

印堂

[定位] 在额部，当两眉头之中间。

[主治] 头痛，头晕，鼻渊，鼻衄，目赤肿痛，急、慢惊风，不寐，三叉神经痛。

鱼腰

[定位] 在额部，瞳孔直上，眉毛中。

[主治] 目赤肿痛，眼睑颤动，眼睑下垂，眶上神经痛。

太阳

[定位] 在颞部，当眉梢与目外眦之间，向后约一横指的凹陷处。

[主治] 偏正头痛，目赤肿痛，目眩，目涩，牙痛，三叉神经痛。

翳明

[定位] 在项部，当翳风后1寸。

[主治] 目疾，如近视、远视、雀目、青盲、早期白内障；头痛，眩晕，耳鸣，失眠，精神病。

安眠

[定位] 在翳风与风池穴连线中点处。

[主治] 失眠，头痛，眩晕，心悸，癫狂。

颈百劳

[定位] 在项部，当大椎直上2寸，后正中线旁开1寸。

[主治] 骨蒸潮热，盗汗自汗，瘰疬，咳嗽，气喘，颈项强痛。

子宫

[定位] 在下腹部，当脐中下4寸，中极旁开3寸。

[主治] 子宫脱垂，月经不调，痛经，崩漏，不孕，疝气，腰痛。

定喘

[定位] 在背部，当第七颈椎棘突下，旁开0.5寸。

[主治] 哮喘，咳嗽，落枕，肩背痛，上肢疼痛不举，荨麻疹。

夹脊

[定位] 在背腰部，当第一胸椎至第五腰椎棘突下两侧，后正中线旁开0.5寸，一侧十七穴。

[主治] 适应范围较广。其中，上胸部的穴位治疗心肺、上肢疾病；下胸部的穴位治疗胃肠疾病；腰部的穴位治疗腰、腹及下肢疾病。

腰眼
[定位] 在腰部，当第四腰椎棘突下旁开约3.5寸凹陷中。
[主治] 腰痛，尿频，消渴，妇科疾患。

腰痛点
[定位] 伏掌。在手背侧，当第二、三掌骨及第四、五掌骨之间，当腕横纹与掌指关节中点处，一侧二穴，左右共4个穴位。
[主治] 急性腰扭伤，头痛，痰壅气促，小儿急、慢惊风，手背红肿疼痛。

落枕穴
[定位] 在手背第二、第三掌骨间，指掌关节后约0.5寸处。
[主治] 落枕，手臂痛，胃痛。

四缝
[定位] 在第二至第五手指掌侧，近端指关节横纹中点处，一手四穴，左右共8穴。
[主治] 疳积，百日咳，肠虫症，小儿腹泻，咳嗽气喘。

十宣
[定位] 在手十指尖端，距指甲游离缘0.1寸，左右共10穴。
[主治] 昏迷，晕厥，中暑，热病，小儿惊厥，咽喉肿痛，指端麻木。

鹤顶
[定位] 在膝上部，髌底的中点上方凹陷处。
[主治] 膝关节酸痛，腿足无力。

膝眼
[定位] 屈膝，在髌韧带两侧凹陷处，在内侧的称内膝眼，在外侧的称外膝眼。
[主治] 膝关节酸痛，腿痛。

胆囊
[定位] 在阳陵泉穴下1~2寸处，以压痛敏感点为穴。
[主治] 急、慢性胆囊炎，胆石症，胆道蛔虫症，胆绞痛，胁痛，下肢萎痹。

阑尾
[定位] 在足三里穴下约2寸，胫骨前缘旁开一横指处，以压痛敏感点为穴。
[主治] 急、慢性阑尾炎，胃脘疼痛，消化不良，下肢萎痹。

十六、常用腧穴歌诀选

（一）骨度分寸歌

用针取穴必中的，全身骨度君宜悉：前后发际一尺二、完骨之间九寸别；天突下九到胸歧，歧至脐中八寸厘，脐至横骨五等分，两乳之间八寸宜，脊柱腧穴椎间取，腰背诸穴依此列，横度悉依同身寸，胛边脊中三寸别；腋肘横纹九寸设，肘腕之间尺二折，横辅上廉一尺八，内辅内踝尺三说，髀下尺九到膝中，膝至外踝十六从，外踝尖至足底下，骨度折作三寸通。

（二）十二背俞穴歌

三椎肺俞厥阴四，心五肝九十胆俞，十一脾俞十二胃，十三三焦椎旁居，肾俞却与命门平，十四椎外穴是真，大肠十六小十八，膀胱俞与十九平。

（三）四总穴歌

肚腹三里留，腰背委中求，头项寻列缺，面口合谷收。后人更增"心胸取内关，小腹三阴谋，酸痛阿是穴，急救刺水沟"四句。

（四）马丹阳天星十二穴并治杂病歌

三里内庭穴，曲池合谷接，委中配承山，太冲昆仑穴，环跳与阳陵，通里并列缺。合担用法担，合截用法截，三百六十穴，不出十二诀。

第五章 按摩的作用原理与基本治法

第一节 按摩的基本作用原理

按摩是以各种手法作用于人体的某些部位或穴位，通过手法所产生的力和其他物理因素在人体局部所产生的直接生物学效应，以及由穴位、经络、脏腑、气血、阴阳等不同环节上介导的间接调整作用来防病治病的一种中医外治疗法。其基本作用包括调理脏腑、疏通经络、调和气血、舒筋活血、理筋整复、防病保健等几个方面。

一、调理脏腑

脏腑是生化气血，通调经络，维持人体生命活动的主要器官。按摩具有调理脏腑功能的作用。一是按摩可以运用各种手法在人体体表"推穴道，走经络"，通过经络、腧穴对脏腑的调节作用而影响某些脏腑的生理功能；二是对脏腑在体表的反射区施以不同的手法能起到对其"直接"影响的作用，根据脏腑体表相关学说，在临床上常采用刺激体表反射区或穴位，通过经络的传导作用，以达到调节相应脏腑功能的目的。如点按脾俞、胃俞能缓解胃肠痉挛、止腹痛，推桥弓可以降血压。另外，临床实践还表明，推拿对脏腑的不同状态，有着双向的良性调整作用。如运用较强的拿按法刺激内关穴，可治疗心动过缓，而用较轻柔的按揉法刺激内关穴，可治疗心动过速；一指禅推或按揉足三里既能使分泌不足的胃液增多，又能使分泌过多的胃液减少。只要选用相宜的治疗手法和部位，无论是虚证或实证、热证或寒证，均可得到不同程度的调整。

二、疏通经络

经络内属脏腑，外络肢节，沟通表里，联络全身，具有"行气血，营阴阳，濡筋骨，利关节"的生理功能。人体的五脏六腑、四肢百骸、五官九窍、皮肉筋骨等，只有依赖气血的濡养与经络的联络作用，才能充分发挥各自的生理功能，并相互协调，形成一个有机的整体。当经络的生理功能发生障碍时，就会导致气血失调，百病乃生。按摩具有疏通经络的作用，当按摩手法作用于体表，则能引起局部经络的反应，主要表现为激发、调节和调整经气的作用，并通过经络系统而影响其所络属的脏腑、组织的功能活动，使百脉疏通，五脏安和。诚如《医宗金鉴·正骨心法要旨》中所说："因跌仆闪失，以致骨缝开错，气血郁滞，为肿为痛，宜用按摩法。按其经络，以通郁闭之气，摩其壅聚，以散瘀结之肿，其患可愈。"

三、调和气血

气血是构成人体的基本物质，是脏腑、经络、组织器官进行生理活动的物质基础，人体的一切组织都需要气血的供养和调节才能发挥作用。若气血失和则五脏六腑、皮肉筋骨将失去濡养，以致脏腑组织的功能活动发生异常，而产生一系列的病理变化。按摩具有调和气血，促进气血运行的作用。

按摩能够调和气血的基本原理包括以下3个方面：①以气动血。中医学认为：气为血帅，血为气母，气行则血行，气滞则血瘀。因此，按摩治疗气血运行失常，是以推动气的运行为主要方法。无论是点、按、拿，还是推、揉、摩，都是以治气为主的。②以经调血，气血主要沿着经脉而运行。经脉起自手太阴肺经，止于足厥阴肝经。各经脉之间首尾相接，表里相关，周而复始，循环无端。按摩治疗伤筋、脏腑病变都采用按、摩、推、拿相关经脉及其俞穴，目的在于推动和激发经脉中的经气，加速或抑制经气的运行，从而推动或阻遏气血运行。③以筋养血。肝主筋，有疏泄条达之性。弹拨经筋可产生强烈的传导感，而这种强烈的传导正是肝的疏泄条达现象。它既能加快气血运行速度，又能疏通经脉与肌肉间阻滞的气血。因此，当气血运行缓慢或停滞时，常采用弹拨经筋的方法加以疏通。

四、舒筋活血

损伤后，受损的肌肉、筋膜、韧带和关节囊等软组织可发出疼痛信号，通过神经反射，使有关组织处于警觉状态。肌肉的收缩、紧张甚至痉挛就是这一警觉状态的反应。其目的是减少肢体活动，避免对损伤部位的牵拉刺激，从而减轻疼痛。这是人体的一种保护性反应，此时如不及时治疗或者治疗不彻底，损伤组织可形成不同程度的粘连、纤维化或疤痕，以致不断发生有害冲动，加重疼痛和肌肉紧张收缩，并可波及周围组织引起继发性疼痛病灶，形成恶性循环。无论是急性损伤还是慢性损伤，原发病灶还是继发病灶，都可刺激和压迫神经末梢及小的血管，造成局部血运及新陈代谢障碍，进一步加重"不通则痛"的病理变化。按摩是解除肌肉紧张和痉挛的有效疗法。它不仅可以直接放松肌肉，解除肌肉紧张和痉挛，而且还可以解除引起肌肉紧张的原因，达到标本兼治的双重目的。其作用机理包括3个方面：①加强局部血液循环，使局部组织温度升高。②在适当的刺激作用下，提高局部组织的痛阈。③将紧张或痉挛的肌肉充分拉长，从而解除其紧张、痉挛，以消除疼痛。

五、理筋整复

运用按摩的牵引、拔伸、摇扳、弹拨等手法可使关节脱位者整复，骨缝开错者合拢，软组织撕裂者对位，肌腱滑脱者理正，滑膜嵌顿者退出，从而消除引起肌肉痉挛和局部疼痛的病理状态，有利于损伤组织的修复和关节功能的恢复。筋骨损伤必累及气血，致脉络受损，气滞血瘀，出现肿痛，从而影响肢体关节的功能活动。按摩能够理筋整复，具有滑利关节的作用。其具体表现在：①通过手法促进局部气血运行，祛瘀消肿，改善局部营养，促进新陈代谢。②运用适当的运动关节类的手法松解粘连。③运用整复手法纠正筋出槽，关节错缝。

六、防病保健

疾病的发生、发展及其转归的全过程，是正气与邪气相互斗争盛衰消长的过程。"正气存内，邪不可干"，只要机体有充分的抗病能力，邪气就不能使机体发病；"邪之所凑，其气必虚。"疾病之所以发生和发展，就是机体的抗病能力处于相对劣势，邪气乘虚而入。按摩能增强人体的抗病能力，具有扶正祛邪、防病保健的作用。如按摩能预防感冒，按摩后能增强人体的免疫功能等。按摩扶正祛邪、防病保健的功能是通过3个方面而实现的：①刺激经络系统直接激发增强机体的抗病能力。②疏通经络，调和气血，有利于正气发挥固有的作用。③调整脏腑功能，使机体处于最佳的功能状态，有利于调动所有的抗病手段和积极因素，一致对抗邪气。

从上述几方面可以看出按摩的基本作用是彼此关联，密不可分的。通过疏通经络，调和气血，调理脏腑，舒筋活血，理筋整复，最终达到平衡阴阳的作用。

第二节 按摩的补泻作用

按摩的补泻作用"虚者补之，实者泻之"是中医治病的基本法则之一。补，即补正气不足。凡能补充人体营养物质或增强人体组织及器官功能的治疗方法，均称为补法。泻，即泻邪气之有余。凡是祛除体内病邪或抑制组织器官功能亢进的治疗方法，均称为泻法。手法是按摩治病的主要手段。按摩的补泻作用依赖于手法的巧妙运用。古人在长期的医疗实践中，对按摩的补泻作用进行了不断的总结，并积累了丰富的经验。一般来说，凡用力浅轻，操作柔和，频率缓慢，顺着经络走向，并持续时间较长的刺激手法为补法，对人体有兴奋、激发和强壮作用；反之，用力深重，操作刚中有柔，频率稍快，逆着经络走向，并持续时间稍短的刺激手法为泻法，对人体有抑制、镇静和祛邪作用；此外，强度、频率与操作时间适中，在经络循行线上往返操作的刺激手法为平补平泻法，有调和人体阴阳，改善脏腑生理功能的作用。

有关按摩手法的补泻作用，具体可以分为以下几种。

按手法的刺激强度分：轻刺激为补法；重刺激为泻法。

按手法的运动方向分：顺时针方向为补法，逆时针方向为泻法；但在腹部逆时针方向施术为补法，顺时针方向为泻法。向心性操作为补法；离心性操作为泻法。

按手法的频率分：频率缓慢的为补法；频率急速的为泻法。正如《厘正按摩要术》所云："急摩为泻，缓摩为补。"

按经络的循行分：顺经操作为补法；逆经操作为泻法。

按操作的时间分：治疗时间长为补法；治疗时间短为泻法。需要指出的是，按摩补泻手法的作用是相对的，在临床应用时并非一成不变的，在运用时应根据具体情况的不同，辩证地灵活应用。

第三节 按摩的基本治法

按摩属祖国医学外治法范畴，其基本治法是以中医基本理论为指导，补虚泻实，扶正祛邪，调和气血，平衡阴阳，从而达到治疗疾病的目的。根据按摩手法的性质、刺激量、部位等，其基本治法可分为温法、通法、补法、泻法、汗法、和法、散法、清法等八法。

一、温法

温法具有温阳散寒的作用，适用于虚寒证和里寒证。临床常采用缓慢柔和而深沉的手法在固定部位或穴位上进行操作，使能量深入于分肉或脏腑组织，以达到温热祛寒之目的。如运用按、揉、摩中脘、气海、关元、脾俞、胃俞、擦肾俞、命门就可以起到健脾和胃，温补肾阳的作用。

二、通法

通法具有行气血，通气机的作用，适用于经络不通之病症。在治疗中多用推、拿、搓、点按等手法，要求刚柔兼施，选取的部位和穴位则以四肢、肩井、背俞穴等处为常用。如推、拿、搓四肢可以疏通手足十二经；拿肩井可以通气机，行气血；点按背部俞穴可疏通脏腑气血等。

三、补法

补法具有健脾和胃、补中益气、培补元气、补肾壮阳的作用，适用于一切虚证。常用的手法以摆动类、摩擦类、搓揉类为主，手法要求轻柔缓和，不宜过重刺激。

四、泻法

泻法具有通腑、泻实、消积的作用，适用于食积、便秘等下焦实证。

常用的按摩手法以推、拿、点、按、弹拨法为主，手法的力量宜稍重，频率由慢变快，刺激量稍强。如临床上常用顺时针方向摩腹，点按肾俞、天枢、长强穴治疗食积便秘。阴虚火旺，津液不足，大便秘结者，用顺时针方向摩腹，则可起到通便而不伤阴的作用。

五、汗法

汗法具有发汗解表、疏散外邪的作用，适用于外感表证。常用手法以挤压类和摩擦类手法中的按、拿、推、擦法为主。按摩之汗法，不同于用药，有辛凉、辛温之分，但却有异曲同工之效。如推、拿、按风池、风府、大椎、肩井、风门、肺俞、合谷、外关等穴，可以开通腠理，发汗解表。在手法操作时，对外感风寒者，先轻后重，步步深入，逐渐加重刺激，使全身透汗。对外感风热者，则应轻快柔和，刺激量小，使腠理疏松，以达解表祛邪之目的。

六、和法

和法具有和气血、调经脉的作用，适用于气血不和，经络不畅所引起的肝胃气痛。月经不调、脾胃不和、周身胀痛等半表半里证。和气血者取四肢、背部的相关俞穴和肩井穴；和脾胃、疏肝气者取腹部的章门、期门、上脘、中脘和背部的肝俞、脾俞、胃俞等穴。和法多用摆法、摩法、一指禅推法、按法、揉法、搓法、拿法。手法要求平稳而柔和，频率稍慢。通过手法达到疏通表里，调和气血，平衡阴阳的目的。

七、散法

散法具有活血散瘀、消肿散结、行气导滞的功能。按摩的散法有独到之处，其主要作用是摩而散之，消而化之，使结聚疏通。不论有形无形的积滞，都可用散法进行治疗。临床应用时多用一指禅推法、缠法、摩法、揉法、搓法等手法，要求轻快柔和。外科痈肿用高频率的缠法治疗；气郁胀满，施以轻柔的一指禅推法、摩法治疗；有形的瘀滞积聚，用一指禅推、摩、揉、搓等手法治疗，频率由慢变快，可起到消结散瘀的作用。

八、清法

清法是运用刚中有柔的手法，在一定部位或穴位上进行操作，达到清热除烦的目的。适用于实热证、虚热证和表热证。

由于热病症状极其复杂，按摩治疗时应鉴别病在表还是在里，病在里者还需辨别是属气分热或是血分热，是实热还是虚热，然后方可根据不同情况，采取相应的手法。如气血实热者，自大椎向下轻推督脉，直至尾椎可清泻实热；气血虚热者，轻擦腰部，能养阴清热；血分实热者，重推督脉，以清热凉血；表实热者，自下而上轻推背部膀胱经能清热解表；表虚热者，由上而下轻推背部膀胱经，以疏散表热。

【附】按摩作用的现代研究

从20世纪50年代开始，人们开始运用现代科学和现代医学知识对按摩的作用机制进行临床和实验研究。随着科学技术的不断发展，自20世纪80年代起，此项研究工作进入了一个崭新的阶段，并日趋深入。近年来，采用现代科学手段，对按摩防治疾病的作用及作用原理进行研究的报道屡见不鲜，总结了许多实验资料，丰富了按摩理论，促进了按摩医学的发展。根据有关文献，对按摩机理的现代研究作如下综述。

一、按摩对循环系统的影响

1. 促进血液流动。按摩后能使血流速度加快，并能改变血流高凝、黏稠、浓聚状态，从而促进血液循环。

2. 改善微循环。按摩治疗后甲襞微循环表现为视野清晰增多，毛细血管管襻口径增宽，血流速度明显加快，线流增多，断流粒流减少，且有不同程度的红细胞解聚。

3. 改善脑循环。按摩可使脑血流量显著增加。对病人进行头部按摩后，可通过大脑皮层的调节以及脊髓节段的生理反射使脑神经功能得到改善，改善颅内的血液供应，同时还能降低颅内压。

4. 降低外周阻力，改善心脏功能。按摩能扩张小血管管径，降低血流阻力。按摩心俞、厥阴俞等穴位，可以改善冠心病患者心肌缺血状态，使心绞痛缓解。此外，降低外周阻力，还可使心输出量增加，降低心肌耗氧量，在心电图上则反映为ST段和T波的明显改善。

二、按摩对消化系统的影响

按摩对消化系统的作用主要是通过调节脏器的运动和影响消化酶、肝糖原和血液成分等途径而产生的。按揉足三里、摩腹可调整胃肠蠕动，加强和调整胃液分泌机能，并能促进腹腔血液循环，从而增强消化和吸收功能，还能促进溃疡的修复和愈合。捏脊疗法可使疳积患儿血中胃泌素水平下降至正常，提高小肠对营养物质的吸收。据报道，患有消化系统疾病的成人经按摩后，其胃液和胃蛋白酶的分泌明显增加，血清淀粉酶、尿淀粉酶的活性回升，胆碱酯酶活力增加，肠吸收功能改善，血中白细胞吞噬能力加强。按摩还可提高慢性胆囊炎患者胆囊的排空，抑制胆道平滑肌痉挛。

三、按摩对呼吸系统的影响

按揉肺俞、风门、定喘等穴位能改善呼吸道的通气功能和换气功能。按摩还能通过提高白细胞的吞噬能力，调整体内免疫物质的水平，促进肺部血液循环，改善支气管分泌和纤毛运动等作用，而加速呼吸道炎症的消除。

四、按摩对血液系统的影响

按摩后可使血液中的白细胞总数不同程度的增加，临床可应用于治疗白细胞减少症；白细胞分类中，淋巴细胞比例增高明显，而中性粒细胞的比例相对减少；白细胞的吞噬能力提高。红细胞总数在按摩后也有不同程度的增加。

五、按摩对神经系统的影响

1. 神经生理方面。不同的按摩手法对神经系统产生不同的效应。在头面部和颈部进行节律性柔和的手法刺激，可使脑电频率变低，出现 a 波形，这表明大脑抑制过程增强，产生了镇静作用，而对于神情沮丧、萎靡不振的患者采用短时间沉重较强的手法刺激，可使交感神经兴奋，产生兴奋作用。动物实验表明，按压家兔的"内关"穴，可提高实验动物的痛阈，但存在轻重手法作用的差异。轻手法提高痛阈的作用可因纳洛酮的作用而降低；而重手法按摩的镇痛效应则不受影响。并推断按摩的作用是经外周神经传入脊髓，作用于脊髓上的结构、大脑皮层及丘脑等，经中枢水平的整合，产生下行性调节作用，从而减轻疼痛。

2. 神经生化方面。近年来的研究表明，经按摩后，神经系统、组织器官通过神经反射可释放出具有生物活性的化学介质，并由此改善血液循环，加速致炎、致痛物质（组织胺、钾离子、儿茶酚胺等）和酸性代谢产物的清除，从而产生治疗或镇痛效应。

六、按摩对运动系统的影响

1. 解除肌肉痉挛。按摩既能通过肌肉牵张反射直接抑制肌痉挛，又能通过消除疼痛病灶而间接地解除肌痉挛。由于消除了肌痉挛这一中间病理环节，使软组织损伤得以修复治愈。

2. 改善肌肉营养，促进组织修复。在按摩手法作用下，肌肉中的血管扩张，血液循环加快，从而使肌肉组织获得更多的血供，肌肉营养改善，调整肌肉弹性，使肌肉力量增强，防止肌肉萎缩。按摩能使实验性跟腱切断动物的跟腱修复和功能重建，使胶原纤维排列方向接近正常肌腱，结构强度亦高。

3. 松解粘连，滑利关节。软组织损伤后，瘢痕组织增生，互相粘连，对神经血管束产生卡压，是导致疼痛与运动障碍的重要原因。运动关节类手法可防治关节粘连。按摩治疗的力与挛缩或粘连的组织纤维走向垂直时，有松解粘连，解除挛缩的作用。按摩对关节能增加滑液分泌，改善软骨营养，促进关节功能的恢复。

4. 消炎镇痛。软组织损伤后，血浆及血小板分解产物形成许多炎症介质，具有强烈的致炎、致痛作用。按摩手法能促进静脉、淋巴回流，促进炎症介质的分解、稀释。排泄，消除无菌性炎症，达到镇痛作用。

5. 促进水肿、血肿的吸收。按摩具有良好的活血化瘀作用，能加快静脉回流，有利于水肿、血肿的吸收。

6. 纠正解剖位置异常。急性损伤造成的关节错位或肌腱滑脱，应用按摩手法整复，可使关节、肌腱归顺其位，解除对组织的牵拉、扭转或压迫刺激，使疼痛消失。

7. 促进突出物回纳、部分回纳或移位。按摩可使腰椎间盘突出症患者的突出物回纳或部分回纳。这有赖于病变部位椎间盘外层纤维环或后纵韧带完整，髓核有一定的弹性。按摩主要可以使突出物离开硬脊膜的敏感区或改变突出物与神经根的位置关系，使其"无害化"。

七、按摩对免疫系统的影响

动物实验表明，按摩能抑制实验性小白鼠移植肿瘤细胞的增殖，并使小白鼠自然杀伤细胞增多。捏脊疗法能强壮体质，用于小儿保健。按摩被证实具有良好的预防保健和抗衰老作用，这种疗法在预防医学和老年医学领域中发挥的作用将越来越大。

八、按摩对皮肤及皮下组织的影响

面部按摩，可祛除皮肤表面的排泄物，消除衰亡的上皮细胞，改善皮肤的呼吸，有利于汗腺及皮脂腺的分泌，增加皮肤的光泽和弹性。按摩还能促进皮下脂肪的消耗，减少皮下脂肪的堆积。

九、按摩对体温的影响

按摩对体温的影响和调节主要是通过扩张血管、增加血液灌流等途径来实现的，同时也有神经反射和中枢水平的参与。实验研究发现，按摩可使机体局部深层温度的升高作用具有普遍性，但对整体体温无明显影响；不同部位按摩后产生的热效应是不同的，组织松软的臀部比腰骶处升温明显；不同操作水平，其热效应的差异也很大，主要表现在深层温度上；在按摩手法刺激2分钟后，局部体温已有明显上升，至5分钟后则不再升高；不同按摩手法，产生的热效应也不相同。上海中医药大学范氏采用大肠杆菌内毒素注入幼兔体内制作发热模型，观察退六腑手法对发热的影响。实验表明，退六腑能明显抑制幼兔的发热反应，并有明显的穴位特异性。

第六章 按摩的适应症与禁忌症

一、按摩的适应症

按摩的适应范围很广,而且随着按摩学科的迅速发展,按摩的适应症也在逐渐扩大。在骨伤科、内、妇、儿、五官科以及保健美容等方面都有按摩的适应症。尤其对慢性病、功能性疾病疗效较好。

1. 闭合性的软组织损伤,如腰椎间盘突出症、颈椎病、肩周炎、胸胁迸伤、落枕、急性腰扭伤、膝关节侧副韧带损伤、梨状肌综合征等。
2. 肌肉韧带的慢性劳损,如慢性腰肌劳损、背肌劳损、腰棘上韧带劳损等。
3. 骨质增生性疾病,如退行性脊柱炎、膝关节骨关节炎、跟痛症等。
4. 周围神经疾病,如面神经麻痹、三叉神经痛、坐骨神经痛、腓总神经损伤等。
5. 内科疾病,如感冒、头痛、失眠、胃脘痛、胃下垂、呃逆、便秘、慢性泄泻、腰痛、遗尿、痹证、偏瘫等。
6. 妇科疾病,如月经不调、痛经、闭经、慢性盆腔炎、乳腺炎、产后诸症等。
7. 儿科疾病,如婴幼儿腹泻、小儿营养不良、小儿遗尿、小儿肌性斜颈、小儿脑瘫、小儿的疳积、急慢惊风等。
8. 五官科疾病,如假性近视、失音、慢性鼻炎、牙痛等。
9. 保健、美容。

二、按摩的禁忌症

按摩的禁忌症大致上可归纳为以下几点。

1. 诊断尚不明确的急性脊柱损伤伴有脊髓症状的病人。
2. 严重的心、脑、肝、肾等脏器疾病。
3. 骨折、关节脱位、骨关节结核、骨髓炎、有严重骨质疏松症的老年人等骨病患者。
4. 有出血倾向的血液病患者。
5. 局部有皮肤破损或皮肤病的患者。
6. 妊娠期的妇女,以及女性月经期的腹部,腰骶部。
7. 急性传染病(如伤寒、白喉等),各种肿瘤以及其他病情严重的患者。
8. 极度疲劳和酒醉者、以上人群皆不宜进行按摩。

第七章 按摩师职业修养

第一节 绪 论

一、按摩师职业概述

随着我国市场经济的不断发展，人们健康意识的不断提高，按摩这一"绿色疗法"开始备受人们的推宠。按摩师也开始成为一门炙手可热的职业。按摩师是一份高尚而光荣的职业。按摩师要成为名副其实的新型劳动者，必须努力学习，认真钻研业务技术，并通过严格的培训和锻炼，不断提高自身的职业修养，做一名文明的职业劳动者。

（一）按摩师的职业特点

按摩师的职业特点可归纳为以下几点。

1. 专业性强：按摩可分为医疗按摩和保健按摩两大类。从事医疗按摩的人员必须具备医学专科学历并经考试获得职业医师资格。从事保健按摩的人员经过保健按摩师职业资格培训，并经考核鉴定取得保健按摩师资格证书，即可从业。按摩师实行严格的分类和严密的考核制度，是由于按摩师"专业性强"这一职业特点所决定的。

2. 脑体力高度结合：按摩是一项体力劳动和脑力劳动高度结合的服务性工作，这就要求按摩师具有较高的综合素质。

3. 服务对象差异性大：按摩师的服务对象可能来自全国甚至世界各地，其年龄、民族、职业、个人喜好、宗教信仰、身体状况和文化素质千差万别，按摩师必须应对不同宾客，并提供与之相适应的服务。此外，由于按摩师与宾客之间有时有肌肤的直接接触，所以按摩过程中按摩师还有可能遭受宾客的骚扰。因此，按摩师必须时刻保持清醒的头脑，自觉抵制各种诱惑，冷静处理和应对各种情况。

4. 从业群体的特殊性：特殊教育专业界和社会大众都认为，盲人以其触觉灵敏、精神专注的独特优势而适宜从事按摩工作，这也注定了按摩从业群体的特殊性。我国盲人的就业渠道非常少，就业率还很低。因此，我们一定要加大发展按摩事业，加强盲人按摩工作的行业管理，从而解决盲人就业难的问题，并满足社会对按摩日益增长的需求。

（二）按摩师的社会价值和地位

按摩师的社会价值就是利国利民。按摩是一种劳动密集型行业，它能给社会提供众多的就业岗位，特别是为残疾人事业的发展起到很好的促进作用，这是其利国之处；就利民而言，按摩师的职业核心就在于为人类健康服务，帮助人们战胜疾病，摆脱亚健康状态，缓解疲劳。

自古以来按摩师就有着不可低估的社会地位。特别是近年来，随着改革开放的纵深发展和按摩行业的迅速崛起，按摩师的地位得到了社会肯定，也更加得到了广大人民群众的尊崇。

二、按摩师职业修养概述

按摩师是一份规范的社会职业，这就决定了按摩师只有具备较高的职业修养，才能胜任本职工作，提高服务水平。

职业是一种以社会分工为纽带的社会形式和社会关系。"修养"，从字义上分析，"修"是整治、锻炼、提高；"养"是培养、陶冶。"修养"是指个人在政治、思想、道德品质、知识和待人处世等方面，经过长期锻炼和培训所达到的一定水平。

职业修养是指职业劳动者在一定的生理和心理条件的基础上，通过教育、劳动实践和自我学习等途径而形成和发展起来的，在职业活动中发挥重要作用的内在基本品质。具体包括思想政治修养、职业道德修养、科学文化修养、专业技能修养、身体心理修养等内容。

按摩师职业修养的主要内容是：从职业道德修养、职业形象、人际交往、文化艺术修养、心里学修养等方面入手，阐述按摩师的职业道德修养、综合素质以及专业技能、服务规范等各方面的知识。旨在让按摩从业者了解按摩，全面、正确地看待这份职业，树立完美的职业形象，并在工作中不断加强学习、积累经验、提升自我，制定自己完整的职业规划。

第二节　按摩师职业道德修养

一、职业道德概述

道德，指人类社会生活中所特有的，由经济关系所决定并以善恶为评价标准，依靠社会舆论、传统习惯和内心信念来维持的调整人们行为规范的综合。

职业道德，就是同人们的职业活动紧密联系的，具有自身职业特征的道德活动现象、道德意识现象和道德规范现象，它是社会道德在职业生活中的具体化。它既是对人们在职业活动中行为的要求，同时又是职业对社会所承担的道德责任与义务。

随着社会主义社会制度的建立和发展，人类社会的职业道德也发展到了一个新的阶段——社会主义职业道德。社会主义职业道德批判地继承了历史上优秀的职业道德传统，但是它与其他社会的职业道德相比较，仍具有本质的区别。概括地说，社会主义职业道德除了具有一般职业道德的特点外，它还具有自己独特的特征，体现在以下几个方面：社会主义职业道德是建立在以公有制为主体的经济基础之上的，它强调以集体主义为原则；社会主义职业道德是社会主义道德体系的一个组成部分；社会主义职业道德的内容具有人民性，其根本要求就是为人民服务；社会主义职业道德的形成和发展具有"灌输性"，它必须通过"加强教育"而形成，不可能自发产生；社会主义职业道德解决的重要问题是树立新的劳动态度；社会主义职业道德具有相对独立的理论和实践体系。

要达到增强社会主义职业道德修养的目的，只有把理论学习与科学文化知识学习结合起来，才能不断提高职业道德认识，养成坚强的职业道德意志。在职业实践中应把职业道德认识、意志、情感、信念等这些主观意识形态的东西，上升为职业道德行为习惯，并贯穿和体现在自己的全部职业道德行为之中，这样才能使自己成为社会主义现代化建设的合格人才。

二、按摩师的人生观和价值观

(一) 人生观的含义

人生就是人的生命历程。人生观就是人们对人生的根本看法和态度。它回答的是人为什么活着，人怎样活着才有意义等人生的根本问题。

人生观包括三个方面的内容：第一，人生目的，及回答人为什么活着，生活目的是什么的问题；第二，人生价值，及回答怎样的人生才有意义和价值；第三，人生态度，及回答应该怎样做人，应该怎样对待自己以及别的人和事等问题。这三个方面的内容是相互联系相互作用的，其中人生目的是人生观的核心。

(二) 价值观的含义

人们对客观事物有无价值或价值大小的一种根本观点和评价标准就叫价值观。价值观本身就有自觉与盲目、真实与虚幻、先进与落后、正确与错误等性质和程度上的差别。一般来说，价值观可分为政治型价值观、事业型价值观、享乐型价值观和名利型价值观。人们总是尽可能按照自己的价值观去生活，有什么样的价值观就有什么样的精神面貌和行为趋向。

价值观对人们认识世界和改造世界具有导向作用。从认识活动看，只有某一事物对人有积极意义及有价值时人们才去认识它，对什么事物的认识有价值，人们就去认识这些事物，这就是价值观在认识世界中的导向作用；从改造活动看，改造什么事物与不改造什么事物，要看这一改造活动对人是否有积极作用、是否有价值，这就是价值观在改造世界中的导向作用。

(三) 按摩师应该树立正确的人生观与价值观

首先，要树立为人类健康事业服务的人生观。"为人民服务"是每个人都应该树立的最崇高的人生观，对于按摩师而言，"为人民服务"则具体体现在为人类健康事业服务上。按摩本身就是一份健康的事业，一份崇高的事业。按摩师在从业的过程中要树立正确的人生观，怀着献身人类健康事业的高尚情操，为致力于提供高品质的保健服务而努力奋斗。

其次，要抵制和反对不正确的人生观。许多人树立了为人类健康事业服务的人生观，但也有人经受不住外来的诱惑，不同程度地出现了一些错误的、消极的人生观，多体现在拜金主义、享乐主义和个人主义三个方面。对于按摩职业而言，拜金主义会导致"一切向钱看"，而忽视服务质量；享乐主义会导致感于现状，不思进取；个人主义则是与服务观念完全相对立的。这些错误的、消极的人生观应该坚决抵制和反对。

最后，人生的价值在于奉献。一个人的价值，并不取决于他的聪明才智，而主要应看他是否自觉地、毫无保留地为社会贡献他的力量。进入按摩行业，就要在从业过程中奉献出自己的汗水和热情，在工作中实现自身的价值，在为人类健康服务的过程中，感受到奉献的快乐。对于许多有视力障碍的按摩师而言，在岗位上，他们通过艰苦奋斗、自强不息、不断进取的工作作风和敬业精神，为他人、为社会贡献出自己的力量，正是实现了人生的自我价值和社会价值的完美统一。

三、遵纪守法和文明服务

遵纪守法和文明服务是按摩行业健康发展的保证，也是按摩师职业道德的具体内容。

（一）法律

法：法是反映统治阶级意志的，由国家制定或认可，并由国家强制力保证实施的行为规范的总和，是保护、巩固和发展有利于统治阶级的社会关系和社会秩序，实现阶级专政的工具。由国家机关制定的法律规范有宪法、法律、行政法规和地方性法规。

规章标准：规章、标准是国务院各部、委员会和省、自治区、直辖市人民政府制定的法律规范。规章、标准虽不及法律、法规的效力，但法律、法规对行业做了规范之后，规章、标准就具有了法律的约束力。

劳动法：劳动法是保护劳动者合法权益、调整劳动关系的法律规范，1994年由全国人大常委会通过。其主要内容包括劳动者的权利与义务、劳动就业、劳动合同、工作时间和安全卫生、职业培训、社会保险和福利等方面。劳动法是调整劳动关系的基本法律，是制定其他劳动法规的依据。

治安管理处罚法：所谓治安管理，是指依据宪法，为了建立和维护正常的社会治安秩序、保障社会生活的正常进行，通过公安机关依据法律、依靠人民群众进行治安管理的活动。我国的治安管理属于行政管理的重要组成部分，具有法制性、强制性、群众性、公开性、综合性、长期性、协调性、预防性等特点。《中华人民共和国治安处罚法》是由全国人大常委会于2005年8月通过的。这部法律对违反治安管理行为的种类以及处罚的种类和原则等都做出了明确的规定。

（二）坚持文明服务

文明是指人类在改造客观世界和主观世界的实践活动中所创造的成果的综合，直接反映人类社会进步的程度，它包括物质文明、精神文明和政治文明三个方面。

坚持文明服务要求按摩师在牢固树立全心全意为人类健康事业服务思想的基础上，遵守工作纪律和各项规章制度，营造热情服务、礼貌待人、优质高效的工作氛围，做到让宾客满意。由此可见，文明服务的内涵很广，包括按摩人员自身应该具备的基本素质、文明服务用语、与宾客的沟通技巧以及其他服务要求等。

按摩师的文明修养程度直接影响着按摩工作的服务质量。所以按摩师应全力提高服务水平，以文明、优质的服务，树立良好的行业形象。具体来说有以下几点要求。

1. 尊重宾客、一视同仁：尊重宾客的人格与权利，对待不同国籍、种族、民族、性别、职业、地位的客人，都应一视同仁。

2. 热情服务、有问必答：为宾客服务应积极主动，把宾客当亲人对待，做到尽心尽责，有问必答，热情服务。

3. 语言文明、举止端庄：必须使用"请""您""对不起""谢谢配合"等文明用语，禁用行业忌语。穿戴整洁，礼貌待人。

4. 服务至上、真诚奉献：提高服务水平，拓展服务领域，拥有奉献精神。按摩师应该全面认识自身行为，以积极的行为倡导文明新风，抵制不文明、不健康、不道德行为。

四、爱岗敬业与精益求精

职业态度规范是指对人们在从事本职工作过程中应该抱有的态度要求。按摩师职业态度规范主要体现在爱岗敬业和精益求精两个方面。

爱岗敬业是对所有从业人员的基本要求。它是指从业人员热爱自己的工作岗位，崇敬自己的职业，尽职尽责，完成本职工作。主要包括热爱本职、爱岗敬业、尽职尽责三个方面。爱岗敬业是做好本职工作的前提和条件，只有热爱按摩工作，尊敬这份促进人类健康的职业，才能在工作中找到乐趣，才能找到努力的方向，才能做出光辉的业绩。

一个合格的按摩师，仅有敬业精神还不够，还必须具有精益求精的思想态度，努力学习和掌握各种知识，熟悉各类按摩技巧，钻研医学相关知识，掌握服务的本领。只有这样，才能做好本职工作。首先要做行家里手，要干一行、爱一行、钻一行。有好的思想，还要有过硬的技术，两者相辅相成才能把为人类健康服务的宗旨落到实处。其次，要零缺陷，以精益求精的态度工作，就是要在实践中努力追求零缺陷。缺陷，是指不满足预期的目标；零缺陷则指满足预期的目标。

"一分耕耘，一分收获。"只要能做到爱岗敬业、精益求精，就会事业有成。一个有理想、有追求的人是不会虚度光阴、甘于平庸的。在平凡的岗位上也应该尽本分、守职责，通过自己的诚实劳动去获得社会和他人的肯定。

五、热爱集体与团结协作

（一）个人与集体

社会生活中单个的人通常被称为个人。所谓个人就是指处于一定社会关系之中具有不同的社会地位、才能和作用的个体。集体是以一定社会关系（如利益关系、分工合作关系等）为纽带的个人联合体。

集体与个人是相互联系的，它们之间实质上是互相依赖、互为共存的关系，集体离开个人就不成为集体，个人也不可能离开集体而发挥巨大的作用。个人是集体之中最主要的元素，它的独立性会反作用于集体。如果我们片面强调集体利益高于一切，而抹杀个人利益，那只会适得其反，影响集体发展。只有充分调动个人的主观积极性，集体才能取得蓬勃发展。

（二）团结协作

团结协作、互助友爱是社会主义新型的人际关系，也是调节人与人之间关系的行为准则。每个从业人员在职业活动中必须要顾全大局、共同前进，通力协作、相互支持，相互尊重、平等互助，谦虚大度、严于律己。

此外，要做到团结协作、互助友爱，还必须要注意以下几种错误倾向。一是要树立正确的竞争意识，反对损人利己。二是要团结互助，反对"哥们义气"。三是要共同进步，反对嫉妒心理。

（三）团队精神

团队和一般群体不同，它应该有一个共同的目标，它是一个有机的整体，团队成员除了具有独立完成工作的能力之外，同时还要具有与他人合作共同完成工作的能力。

所谓团队精神，简单来说就是大局意识、协作精神和服务精神的集中体现。团队精神不等同于集体主义。它要求有统一的奋斗目标或价值观，而且需要信赖，需要适度地引导和协调，需要正确而统一的企业化理念的传递和灌输。团队精神强调的是组织内部成员间的合作态度，为了一个统一的目标，成员自觉地认同肩负的责任并愿意为此目标共同奉献。

在竞争激烈的年代，按摩师和其他组织中的每个成员一样，若想把工作做好、获得成功，就必须要融入到团队中去，了解并熟悉这个团队的文化和规章制度，接受并认同这个团队的价值观念，在团队中找到自己的位置和职责。

第三节　按摩师职业形象

随着社会的飞速发展，各行各业对职业形象都越来越重视，要求也越来越高。好的形象不仅能展示美，还能体现职业特征。

一、仪表

仪表通常是指人的外表。按摩师的服务对象是宾客，仪表就更为重要，因此按摩师这个行业对仪表有其特殊的职业要求，主要体现在以下方面。（1）头发要干净整洁，长短适中，发型得体，美发自然。（2）每天要定时刷牙，经常使用牙线等方式保护牙齿，在工作前禁食气味刺鼻的东西，尽量避免发出异常的声音。（3）要勤洗手，经常修剪指甲，对手进行适当的保养。（4）在正式场合不能光脚穿鞋，平时要保持足部卫生。工作中男按摩师着装不可暴露腿部，女按摩师不可穿着裙装，裤长要超过膝部。（5）按摩师在工作当中应保持自然的微笑。

二、化妆与着装

化妆是修饰容貌的一种高级方法，是指按一定技巧用化妆品对自己进行修饰、妆扮，以使自己的容貌变得更加亮丽。按摩师的化妆应以美观、自然、得体、协调为原则。

着装，即指服装的穿着。按摩师的着装应以整洁、协调、文明为基本原则。

三、举止礼仪

举止礼仪，指人们的动作姿态和由动作姿态表现出来的内在素养。按摩师端庄、文雅、大方的举止能给人们留下温和、善良、仁爱的印象。

根据规范，按摩师的举止礼仪主要分站姿、坐姿、行姿、手姿。

按摩师的基本站姿是挺胸，收颌，目视前方，双手自然下垂或相握于腹前，双腿或脚跟并拢而脚尖稍分开，头、颈、腰呈直线。

按摩师在入座时应注意3点。首先，与宾客一起入座时，应让宾客先坐；其次，无论从哪个方向走向座位，都应从左侧入座，从左侧离座，简称"左进左出"；最后，在就座的整个过程中，都不要发出嘈杂的声音。

按摩师在行走时应注意6个方面。第一，行走时要面朝前方，双眼平视，头部端正，胸部挺起，背部、腰部要避免弯曲，使全身看上去呈一条直线；第二，起步行走时，身体应稍向前倾，身体的重心应落在反复交替移动的两只脚中前面那只脚的脚掌上；第三，行进时，向前伸出的那只脚应保持脚尖向前，不要向内或向外，同时还应保持步幅适中。正常的步幅应为一脚之长；第四，行进时，双脚行走的轨迹，大体上应当呈现为一条直线。同时要避免身体在行进中左右摇摆；第五，行进时，双肩、双臂都不可过于僵硬呆板；第六，行走时，速度要均匀，要有节奏感。

树立完美的职业形象，是从事按摩工作的首要条件。除了在仪表、着装、举止等方面高要求外，按摩师还应该着重注意以下几个方面。

1. **同情体贴、热情负责**：对人同情体贴、热情负责，体现了社会主义的人道主义原则，体现了按摩师全心全意为宾客服务的精神。

2. **尊重人格、平等待人**：尊重人格是每个公民必须遵循的行为准则之一。按摩师在与宾客进行人际交往时，必须尊重对方的人格，一视同仁，平等待人。切忌以貌取人，以贵贱分高低。

3. **诚实谦让、文明礼貌**：诚实谦让的交往，能增进人们相互之间的信任与团结友爱。礼貌待人，能给人以美的享受。按摩师在荣誉面前应采取谦让的态度，不嫉贤妒能；对他人的批评能虚心诚恳的接受，宽宏大度，善于与同事合作；在宾客面前，要善于控制自己的情绪，既不忧形于色，也不欣喜无度。

4. **竭诚服务、不谋私利**：在按摩实践中，一切从宾客的利益出发，是按摩工作的基本原则。在个人利益与宾客利益发生冲突时，以宾客利益为重，必要时牺牲个人利益。

5. **认真负责、诚实服务**：按摩工作中的每一项检查、操作，都必须严肃认真，一丝不苟，在任何情况下，都不能弄虚作假，欺骗或吓唬宾客。对于按摩工作中的失误或差错事故，不隐瞒、不推卸责任，做到如实报告，及时纠正，勇于从失败或失误中总结经验教训，树立严谨的科学态度和审慎的工作作风，认真为宾客服务。

6. **恪守信誉、保守秘密**：按摩师是宾客的知己，宾客对按摩师怀有高度的信任感。宾客有什么心愿和要求，常常会向按摩师和盘托出，期望能得到理解和帮助。按摩师必须恪守对宾客的承诺，对宾客隐私要严格保密，只有这样才能得到宾客的信赖，才有利于按摩师与宾客之间的进一步交往。

第四节　按摩师的人际交往

一、人际关系概述

人际关系是客观存在的，每个人都会处于各种各样的关系网络之中，建立和维护好各种人际关系，不仅是搞好按摩工作和发展按摩事业的需要，而且也是每个按摩师的主观愿望。

（一）人际吸引的条件

人际吸引是指在社会交往中个体或群体之间相互接纳和喜欢的现象，通常表现为心理距离的缩短。人际吸引的条件主要在于熟悉、才能、美感、个性品质、相似与互补等方面。

熟悉：熟悉指交往双方了解对方各方面的情况。交往次数多、空间距离近是彼此熟悉的条件。

才能：一般情况下，人们喜欢有能力、有才干、有水平或有专长的人。在一定限度内，才能与被喜爱的程度是成正比的，超出一定范围，其才能所造成的压力就成了主要的作用因素，使人倾向于逃避或拒绝。而当人们发现那些才华出众的人也和自己有一样的缺点时，则会因为看到对方平凡的一面而产生亲密感。

美感：美感对人的吸引分外貌美、语言美、行为美。人们在相互交往中，首先是通过外貌来判断好恶的。随着交往时间的延长，相互的吸引力将逐渐由外貌美转向内在美。

个性品质：个性品质包括真诚、诚实、理解、忠诚、真实、可信等。其中真诚是所有个性品质的核心，是人际交往中最重要的原则。

相似：特征相类似有助于彼此之间在某些方面保持一致，缩短心理距离。当人们见到有相似特征的对象时，相互间的吸引力就会非常强烈。

互补：当交往双方的需要与满足成为互补关系时，有助于彼此之间形成有好的关系。如脾气急躁的人与内心随和的人容易成为好友，就是因为双方的个性倾向和行为特征正好满足了对方的需要。

（二）建立良好的人际关系

建立良好人际关系的具体方法很多，归纳起来按摩师应重视以下几个方面。一是要加强个人修养，扩展兴趣爱好；二是要重视给人留下良好的第一印象；三是要主动与他人进行交往；四是要养成乐于助人的良好习惯；最后，还要多关注对方的兴趣爱好，找到与对方的共同之处。

二、按摩师的语言礼仪

（一）语言的形式和要求

语言是人类最重要的交际工具。在人类所通用的语言符号系统中，语言除了口语和书面语之外，还包括表情语言、体态语言、实物语言等。在用语言进行交谈时，对语言的要求是文明、礼貌、准确。

（二）称谓

称谓，指的是人们在日常交往应酬中，所采用的彼此之间的称呼语。

国际间通用的称谓：国际上通常称成年男子为先生，称已婚女子为夫人、太太或女士，称未婚女子为小姐。对不了解其婚姻状况的女子也可泛称小姐或女士。对政府部长级以上的官方人士，一般称阁下。对医生、教授、法官、律师、博士等具有明确职衔者，可单独称其职务或学位。对军人、警察等，一般称其军衔或警衔加先生。对宗教界的神职人员，一般可称其教会中的职称，或姓名加职称。

国内的习惯称谓：敬称他人及其家人，为体现对他人的尊重和自己的礼貌修养，在称呼他人及其家人时，常用"尊""贵""您"等词。

谦称自己及家人，中国人讲究谦虚的称谓自己或自己的家人。如称自己的见解为"愚见"，称自己的居所为"寒舍"等。

职业称：在与某些职业特征较强的对象交往时，为表示对其职业的尊重，应称其职业或姓氏加职业，如医生、老师等。

职衔称：对国家干部或有明确职衔的人，通常称其职衔，如厂长、经理等。

统称：如同事、同学以及过去称所有的人为同志等。

姓氏称：如对比较熟悉的人称老张、小李等。

亲属称：在非正式场合与非亲属关系的人交往时，如使用亲属称可使人有一种亲切、热情的感觉。如李姐、王哥等。

（三）自我介绍

自我介绍是通过自己主动沟通或通过第三者沟通，使交往对象认识自己的一种社交方法。依照自我介绍表述的内容不同，可以分为以下几种。

一是应酬式。适用于某些公共场合或一般性的社交场合，对方多属于泛泛之交。此种自我介绍的内容要少而精，往往只介绍姓名而已。如"您好，我叫张芳"等。

二是工作式。主要适用于工作场合，介绍内容包括本人姓名、供职的单位及部门、担负的职务或从事的具体工作三项。如"我叫张梅，现在某某按摩学校教书"等。

三是交流式。主要适用于社交活动中，是一种主动寻求与交往对象进一步交流与沟通，希望对方认识自己、了解自己、与自己建立联系的自我介绍。内容包括姓名、工作、籍贯、学历、兴趣，也可谈及与对方也很熟悉的人的关系。

四是问答式。适用于应试、应聘和公务交往。其内容讲究问什么答什么，有问必答。

（四）交谈

按摩师与宾客的交谈，是按摩师为了增进按摩效果而与宾客之间进行情感交流、信息互通的过程。

1. 交谈的原则

一是目的性原则。按摩师与宾客的交谈目的是为了获取信息，为治疗和按摩获取第一手资料，或者直接为其解除疑惑或消除顾虑。

二是对象性原则。按摩师要根据交谈对象的性别、年龄、职业、文化等情况，来随时调整交谈内容。

三是适应性原则。要求按摩师交谈时语言的运用要与所处的特定语言环境相结合，相适应。

四是真诚性原则。就是要对方感到可信赖，首先表现在交谈的内容上，要讲真话、讲实话；其次表现在交谈的形式上，要注意讲话的方式和方法。

2. 交谈的内容

按摩师与宾客适合交谈两方面的话题。一方面是与健康有关的内容，如宾客的身体状况等；另一方面是能愉悦心情的话题，最好是宾客感兴趣的话题，如文艺演出、流行时装等。不适合与宾客交谈的内容较多，如有错误倾向的话题、涉及个人隐私的话题、令人反感的话题、捉弄宾客的话题、诽谤他人的话题等。

此外，按摩师在与宾客交谈中还要注意以下两点。首先要神情专注，使宾客感到你在认真倾听他的谈话；其次要礼让对方，在交谈中应以宾客为中心，不要随意打断宾客的谈话，不要与宾客抬杠，不要轻易否定宾客的观点。

三、按摩师与其他人员的关系

（一）同事关系

同事关系是指因为在同一个单位或同一个部门工作而形成的人际关系。处理同事关系的基本要求是积极合作、平等相待。具体而言，同事关系可分为上下级之间的关系和平级之间的关系等。

在与下级的关系处理中应做到：要树立权威，要以身作则，要公正办事，要以礼相待，要关怀备至。

在与上级的关系处理中应做到：要尊重领导，要服从领导，要支持领导，要维护领导。

在与平级的关系处理中应做到：要密切合作，要积极交流，要热忱关心，要宽大为怀。

（二）同行关系

同行关系是指属于同一行业，或者是在不同的单位里从事相同的工作，并因此而形成的一种人际关系。处理同行关系的原则是密切配合、公平竞争、共同发展。同行关系又可分为伙伴关系和对手关系两种。

在伙伴关系的处理中应做到：要讲究信誉，要利益共享，要互通有无，要互谅互让。

在对手关系的处理中应做到：合法竞争，共同发展，礼让对手。

第五节 按摩师的文化艺术修养

按摩师要提升自我素质、精研技艺，就要具备较高的文化素质；同时，按摩还是一种人与人交往的艺术，在人际交往中，按摩师也需要有相当深厚的文化底蕴。

一、按摩师的基础文化知识修养

按摩师的基础文化知识包括很多内容，如政策法规知识、礼仪知识、心理知识等，当然更要具备扎实的专业知识。此外，按摩师还要掌握丰富的文化知识，除了基础文化知识外，还应了解最新资讯、健康养生等多方面的知识内容。

二、国内外风俗习惯

随着我国改革开放的不断深入和国际交往的频繁，按摩师在服务过程中，会碰到不同国籍、不同民族的宾客。所以，要想给不同文化习俗的宾客提供优质服务，按摩师就要对不同国家、不同民族的宾客的文化习俗有深入的了解。

不同国家、不同民族、不同宗教信仰的人，文化差异是相当大的，所以，按摩师在服务过程中，应当遵从这些习俗，尊重他人人格。要知道，一个优秀的按摩师要不断学习本民族之外的世风习俗，以使自己的知识更加丰富、充实。同时，由于社会的快速发展，人类自身的繁衍变迁，人的习俗风尚也在发生变化，这又要求按摩师能不断调整自身的知识结构，提高适应社会的能力。

第六节 按摩师心理学修养

一、心理学与服务心理学

心理学是研究人的心理现象发生和发展规律的科学，是人们从事社会活动、处理人际关系的科学。

按摩师对宾客的服务包括功能服务和心理服务两个方面。

功能服务是指按摩师在按摩过程中为宾客提供他们所需的按摩服务，解决宾客自己难以解决的健康问题，按摩师所提供的按摩项目都属于功能服务。

心理服务是按摩师在为宾客提供功能服务的同时，还要使宾客得到心理上的满足，这就是心理服务。按摩师在进行心理服务时，对宾客应做到和蔼礼貌的态度、亲切愉快的谈话和以专业精神来体现对顾客的尊重等几个方面。

功能服务与心理服务的关系是相辅相成、缺一不可的。功能服务是心理服务的基础，按摩师没有良好的技术和相关专业知识是不行的。心理服务是建立在良好功能服务基础上的较高服务层次，不仅满足宾客的具体要求，同时又给予客人一种心理满足。

二、按摩师的心理健康

（一）心理健康

心理健康包括两方面的含义：一是指心理健康状态，个体处于这种状态时，不仅自我情况良好，而且与社会和谐；二是指维持心理健康、减少行为问题和精神疾病的原则和措施。心理健康还有狭义和广义之分：狭义的心理健康，主要在于预防心理障碍或行为问题；广义的心理健康，则以促进人们心理调节、发展更大的心理效能为目标，使人们在环境中健康的生活，不断地提高心理健康水平，从而更好地适应社会生活，更有效地为社会做贡献。按摩师保持健康的心理不仅有助于自身的生理健康，有利于按摩工作的开展，更是按摩师克服各种困难的有力保障。

关于心理健康的标准，目前还没有一个统一的认识。这里介绍我国心理学家曾提出的 8 条心理健康的标准，作为按摩师心理健康测试的参考。

1. 了解自我、乐纳自我

一个心理健康的人能体验到自己的存在价值，既了解自己，又接受自己，有自知之明。对自己的能力、性格和优缺点都能做出恰当的、客观的评价；对自己不会提出苛刻、非分的期望与要求；对自己的生活目标和理想也能定得切合实际，因而对自己总是满意的。同时，努力发展自身的潜能，即使对自己无法补救的缺陷，也能安然处之。

2. 接受他人、善与人处

、乐于与人交往，不仅能接受自我，也能接受他人，乐纳他人，能认可别人存在的重要性和作用。同时也能为他人所理解，为他人和集体所接受，能与他人相互沟通和交往，人际关系协调和谐。而且，能与生活的集体融为一体，在与挚友同居之时能共享欢乐，在独处沉思之时无孤独之感；在与人相处时，积极的态度总是多于消极的态度，从而在社会生活中有较强的适应能力和较充足的安全感。

3. 证实现实、接受现实：能够面对现实，接受现实，并能主动地适应现实，进一步地改造现实，而不是逃避现实。对周围事物和环境能做出客观的认识和评价，并能与现实环境保持良好的接触。

4. 热爱生活、乐于工作

能珍惜和热爱生活，积极投身于生活，并在生活中尽情享受人生的乐趣，而不会认为生活是沉重的负担。在工作中尽可能地发挥自己的聪明才智，并从工作的成果中获得满足和激励，把工作看作乐趣而不是负担。

5. 能协调与控制情绪、心境良好

心理健康的人，愉快乐观、开朗、满意，这些积极情绪总是占优势。虽然也会有悲、忧、惆、怒等消极情绪的体验，但一般不会长久。同时，能适度地表达和控制自己的情绪，喜不狂，忧不绝，胜不骄，败不馁，自尊自重，在社会交往中既不妄自尊大，也不退缩畏惧。

6. 人格完整和谐

心理健康的人，其人格结构（包括气质、能力、性格、理想、信念等各方面）能平衡发展，并完整、协调、和谐地表现出来；思考问题的方式是适中合理的，待人接物能采取恰当灵活的态度，对外界的刺激不会有偏颇的情绪和行为反应；能够与社会的步调合拍，也能和集体融为一体。

7. 智力正常

智力正常是人正常生活最基本的心理条件，是心理健康的重要标准。

8. 心理行为符合年龄特征

在人的生命发展的不同年龄阶段，都有相对应的不同的心理行为表现，从而形成不同年龄阶段不同的心理行为模式。心理健康的人应具有与同年龄多数人相同的心理行为特征。

（二）按摩师的心理冲突

每天面对不同的人群，面对不同的诱惑，按摩师在心理上总会不可避免地出现各种冲突。要有效地维护按摩师的心理健康，首先就要了解按摩师在工作中的心理矛盾和冲突。

1. 理想与现实的冲突

每个人都有自己的理想，按摩师也不例外。但按摩师的工作内容是一成不变的，久而久之对工作没有了最初的新鲜感，在加上工作中体力消耗大、工作时间长，开始对自己的前途感到担忧，甚至染上了不良嗜好。有的按摩师一方面想加强学习，在工作上有所作为；另一方面疲于工作，不思进取，甚至害怕失败，从而陷入冲突中难以自拔。这种心理如不及时克服，不仅会影响个人的心理健康，还会造成集体的散漫。

2. 走不出陈旧观念

不可否认，在某些偏远地区，对按摩的认识还存在误区，对按摩师也存在歧视现象。一些从农村走出来的按摩师，虽然自己对按摩有了正确的认识，但仍然会遭到家人的反对。

3. 竞争过于激烈

目前按摩行列的竞争越来越激烈，除了来自不正当按摩的恶意竞争外，越来越多的休闲场所也纷纷打出了按摩的招牌；另外，按摩师的从业队伍逐渐年轻化，这都造成了行业内部竞争的激烈，对从事按摩职业的视障人士而言，这也形成了极大的竞争压力。

4. 嫉妒心理

嫉妒是一种普遍的社会心理现象。一般来说，地位相差不大，互相了解，又在同一单位从事同一种工作并且属同辈的人之间最容易产生嫉妒。在按摩师人群中，这种嫉妒心理也普遍存在。当别人在某方面超过了自己时，就会感到一种压抑，便会嫉妒对方，并产生一种要打破这种不平衡而超越对方的愿望。这时嫉妒心就转化为动力，激励人努力进取。因此，适当的嫉妒是有益的。但是，过度的嫉妒则是有害的。

（三）保持心理健康

面对按摩师人群存在的种种心理冲突，我们应该如何调节，以保持健康的心理状态呢？

1. 掌握相关的心理知识

学习掌握心理知识是协调、控制自己情绪的途径，是保持心理健康的有效武器。

2. 学会生活

生活，看似一个简单的字眼，但是，如何安排好自己的生活，让作息有规律、工作有目标，却不是一件简单的事。首先要合理地安排好自己的时间；其次要广交朋友；同时还要多参加各种有益的活动。

3. 树立符合实际的奋斗目标

按摩师应正确看待自己与别人存在的差距，对自己的能力做出客观的评价，依据自己的能力和特点确立适合自己的奋斗目标。

4. 保持健康的情绪

按摩师应学会调节和控制自己的情绪，保持心理健康。调节和控制情绪主要有三种方法。

第一是适度宣泄。按摩师发现自己有不良情绪淤积时，要及时找到宣泄不良情绪的方法，既不能压抑自己又不能放纵自己，应该在适当的场合向适当的人表达出来，使不良情绪得以排遣，避免出现心理压力过大或非理性行为造成严重后果。

第二是情感升华。当人们受到压抑的情感，不让它以失控的形式释放，而将它转化为有益于自己发展的动力时，就称为情感升华。

第三是补偿法。心理学家认为，一个人如果在某些方面自觉不足，他可以通过努力来进行补偿。按摩师在遭受挫折后，应懂得选择积极的补偿方法，通过别的途径来实现自己的目标。

5. 敢于竞争、善于竞争

面对竞争，按摩师不仅要树立竞争意识，敢于竞争，还要注意在竞争中充分发挥个人的优势，把注意力放在对自己有较大意义的方面，做到善于竞争，在实现自己的目标的同时也维护了自身的心理健康。

第七节　按摩师从业规范

按摩师从业规范是指按摩师在从事按摩工作过程中，所必须遵守的协约和规则。它是按摩行业组织与管理的重要内容。

一、按摩师服务程序规范

服务程序是指服务的先后顺序，通常被认为是狭义上的服务流程，它明确一项服务活动要"先做什么，后做什么"。

按摩服务程序是人们在实践中总结出来的接待宾客的程序、方法和规范。按摩服务程序通常包括准备/迎宾、按摩、后续服务四大部分，它们相辅相成，哪个环节出了问题，都会影响到整体工作。

（一）上岗准备

在走上新的工作岗位时，按摩师应注意以下几点。（1）全面了解公司的各项规章制度，包括工作内容、性质、范围及环境等；（2）了解管理各项业务工作的负责人，以及相关人员的姓名及其职责；（3）有困难时，应主动求助他人，虚心请教；（4）了解公司的文化；（5）要跟同事保持融洽的关系，待人真诚。

（二）服务程序

宾客到来前，按摩师应做好以下准备工作：搞好个人卫生，穿好工作服，在标准位置佩戴胸卡；不留长指甲，不带手势；调整好精神状态，精力充沛地准备为宾客服务；准备好费用单和笔，以备使用。

迎宾服务：宾客入室后，按摩师要笑脸相迎，站在宾客的前面，首先表示欢迎，接着询问宾客的要求，最后用手示意宾客到指定的按摩床前。

按摩服务：按摩师指导宾客摆正体位，礼貌地在宾客身上铺好按摩单；在按摩过程中，应注意适时与宾客交流，如遇宾客的非礼轻佻语言或行为时应予以拒绝和警告，如不听劝告应及时向上级报告；按摩师要认真听取宾客反映按摩过程中存在的问题，并耐心给予解答。

按摩后的服务：按摩结束后，按摩师要询问宾客是否要休息一下，要以诚恳的态度征询宾客的意见，并表示谢意；如需要签单，应尽量在宾客心情愉快时请宾客阅签；宾客离开后，要及时整理按摩床、枕巾、地面等。

二、按摩师岗位责任制度

岗位职责是指劳动岗位的职能与上岗职工所担负的责任，其中"职责"是职务和责任的意思，也就是在这个岗位要做什么工作并对这项工作负什么样的责任，责任的大小决定了按摩师岗位级别的高低。

（一）按摩师岗位职责

按摩师是依据《劳动法》《职工教育法》而设立的特殊技术工种。按摩师必须严格遵守下列岗位职责。

1. 依法持《职业资格证书》《健康证》上岗，按规定着装，讲究个人卫生。
2. 遵纪守法，恪守职业道德，抵制一切不健康的按摩。

3. 熟悉按摩场所的礼仪、礼节，礼貌待人。

4. 保持环境卫生，按摩床具用品及时消毒。

5. 严格遵守操作规程，对宾客负责，使用按摩手法要因人而异。

6. 严格遵守安全操作程序，防止技术操作事故及其他事故的发生。

7. 虚心听取意见，努力钻研业务，不断提高按摩技术。

8. 按摩师关心宾客冷暖，妥善保管宾客财务，防止失窃，宾客离开时提醒其误将贵重物品遗忘。

9. 团结友善，与同事紧密合作。积极配合各部门的工作，并完成上级临时交办的工作。

（二）技术主管岗位职责

1. 熟悉国家相关法律法规及单位规章制度。

2. 服从上级领导，做好技术管理。

3. 以身作则，不断提高个人业务水平及员工的整体业务水平。

4. 组织按摩师进行业务培训，负责对按摩师进行考核。

5. 组织按摩师学习按摩服务规范，增强按摩师的服务意识，提高按摩师的服务质量。

6. 重点抓好安全事故工作。

7. 关心按摩师的日常生活，及时解决实际困难。

8. 在巩固、改良现有技术项目的同时，不断创新，开发出适应宾客需求的新技术、新项目。

第八节　按摩师的自我保护

从事按摩工作需要一定的体力，如体力不够或操作不当，就容易造成自身的伤害，或出现一些职业不适症状。本节就着重探讨按摩师应怎样自我保护，怎样避免在工作中自身受到伤害。

一、按摩师受伤的因素和症状

导致按摩师受伤的原因很多，如不正确的按摩手法、不正确的按摩站位及姿势、按摩师个人身体素质等。按摩师受伤的症状也有很多，主要有以下几种。

（一）过度使用综合征（肌肉、肌腱损伤）

过度使用综合征是按摩师最常患的一种病症。多因反复使用、挤压组织，而对组织形成积累型损伤所致。本病发病缓慢，多需数周、数月甚至数年才能发作。

过度使用综合征的临床表现因人而异，主要症状为扩散性疼痛、肌肉紧张、身体某部分酸痛不适或剧痛，有时还可出现短时的刺痛。病变局部常可听到噼啪声，写字、梳头时症状加重。

（二）腱炎和腱鞘炎

腱炎和腱鞘炎是肌腱和腱鞘的炎症，这种炎症多由于肌腱纤维的反复损伤所引起。其主要临床表现是局部疼痛、发热、肿胀，运动后加重，休息后减轻。

此外，按摩师在长期的工作中还容易出现腕管综合征、胸廓出口综合征、手足皲裂等病症，此处不在一一详述。

二、预防职业伤害

树立良好的自我保护意识，进行规范的手法操作，不仅能促进按摩师的身心健康，使按摩师适应繁重的按摩工作，还可预防各种职业性损伤或疾病，提高按摩疗效。

（一）树立自我保护意识

树立自我保护意识，要求按摩师对自身的体力、身体优势及局限性有充分的了解，在工作中能够敏锐地捕捉身体反馈回来的信号，并及时加以调整，这是预防职业伤害的基本前提。

（二）培养良好的心理素质

心理素质涉及按摩师的修养、呼吸、意念活动等。按摩师能够在大量而繁重的工作中保持心平气和，精神集中，呼吸自然，且具有较强的耐疲劳性，是按摩师身心健康的重要表现。

（三）运用规范的手法动作

中医传统按摩十分重视手法动作结构的规范性，这是因为各种规范化手法的肢体动作具有各自的运动学和动力学特点，完全符合正确的运动生物学原理，不但对人体产生具有特定动力形式的作用力，准确地发挥出各自的保健、治疗作用，而且对预防专业工作者自身的职业性损伤都具有重要意义。

（四）采取正确的身体姿势

按摩师在操作过程中，应采取正确的身体姿势，以利于手法操作的进行和力量的发挥。

（五）技术娴熟

高水平的按摩师，左右手均能娴熟地进行操作。只有在这种状态下，按摩师的双手才能交替放松、休息，以适应长时间、繁重的临床工作，防止某一侧肢体的过度劳累。

（六）要量力而行

按摩师给形体高大、强壮的宾客按摩时，若自觉力量相差悬殊时，有些手法可不必勉强为之，可灵活选用其他手法代替，这样既能使按摩师尽量减少能量的消耗，又能达到让宾客得到足够刺激的目的；反之，如一味加重手法力度，既过度消耗按摩师自身的体能，又易引起肌肉紧张、僵硬，增加了关节、韧带发生损伤的可能性。

（七）将运动和变化融入到按摩中

有经验的按摩师，工作时，总是不断变换着姿势和手法，不会在同一个位置或同一种姿势停留太久。他们频繁地改变按摩手法，避免了长时间的重复性动作。

（八）加强自我保护

按摩操作前，按摩师应双手互相搓擦至温热，做一做转腕、扩胸、摆臂、提肩等动作；按摩操作时，按摩师忌低头、耸肩、含胸、塌背、腰过弯、身体扭曲等，应保持抬头、略成弓步或马步姿势；按摩操作后，按摩师一定要用温水洗手，随后应做一些放松操。

第八章 按摩基本手法

第一节 概　述

按摩手法是用医者的手或肢体其他部位按照特定的技巧和规范化的动作要求，在人体体表的某一部位或穴位上进行各种不同操作的方法，是学习中医按摩的必修课程之一。手法的熟练程度和适当应用，是取得良好疗效的关键，因此，要想进一步提高临床疗效，除了要辨证确切、认真负责外，能否熟练地掌握各种手法的操作技巧，也是一个重要环节。

对于按摩手法的要求是多方面的，如手法的熟练程度、灵活运用、力点吸定、动作节律等，概括起来，手法的基本要求是"持久、有力、均匀、柔和"，从而达到"深透"的目的。所谓"持久"，指手法在操作中，能根据治疗的需要，持续一定的时间；所谓"有力"，指手法在操作中应根据病人的体质、病情和施治部位，达到一定的作用力量；所谓"均匀"，指手法动作要保持节律性，其速度的快慢和力量的大小都要始终如一；所谓"柔和"，指手法的气感明显，动作又轻柔缓和，变换自如。所谓"深透"，指手法在操作中必须力达病所，起到祛除病邪、调节机能的作用，即所谓"轻而不浮，重而不滞"。手法的这些基本要求是有机统一的，它们之间密切相关，相辅相成，相互渗透，缺一不可。

要熟练掌握各种手法并能在临床上灵活运用，必须经过一定时期的手法练习和临床实践，才能由生而熟、熟而生巧，乃至得心应手、运用自如，最终做到"一旦临证，机触于外，巧生于内，手随心转，法从手出"。

手法在临床应用中同样要贯彻辨证论治的精神，才能更好地发挥手法的治疗作用。人有老少，体有强弱，病有虚实，治疗部位有大有小，肌肉有厚有薄，因此手法的选择和力量的运用都必须与之相适应，过之和不及都会影响治疗效果。

按摩手法种类繁多，根据手法的动作形态不同，可归纳为摆动类、摩擦类、挤压类、振动类、叩击类和运动关节类等六大类手法，每大类各有数种手法组成。

第二节 摆动类手法

以指、掌、腕或前臂作协调的连续摆动的一类手法，统称为摆动类手法。这类手法包括㨰法、一指禅推法和揉法等。

一、㨰法

[定义]

术者用手背近小指部或小指、无名指和中指的掌指关节部着力于一定的部位或穴位上,通过腕关节的连续屈伸外旋活动,连同前臂的内外旋连续动作,手背呈动状,使之产生的功力轻重交替、持续不断地作用于施治部位。称为㨰法(图8-1)。

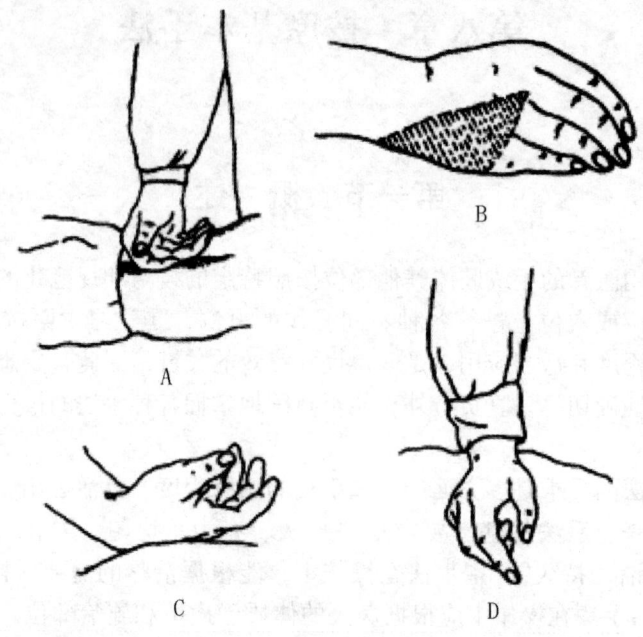

图8-1

[动作要领]

(一)肩臂放松,沉肩垂肘,肘关节微屈约130度,置于身体侧前方。

(二)手腕放松,掌握空拳,㨰动时,小鱼际及掌背着力,与施治部位相互紧贴,不可跳跃、拖辗、摩擦。

(三)手背㨰动时幅度控制在120度左右,即腕关节屈曲时向外㨰动约80度,腕关节伸展时向内㨰动约40度。

(四)㨰法操作应紧慢移,即㨰动要快,而移动要慢,移动幅度要小。动作要均匀协调,轻重缓急适宜,频率为每分钟140次左右。

[临床应用]

㨰法是按摩临床主要手法之一,其特点是接触面广,压力较大,深透力强。以手背小指部着力的手法柔和舒适,以掌指关节着力的手法刚劲有力,多用于颈项、肩背、腰臀及四肢关节肌肉较丰厚的部位。㨰法具有舒筋活血、缓解痉挛、通络止痛、滑利关节、改善血液循环及消除肌肉疲劳等作用。

二、一指禅推法

[定义]

以拇指指端、指腹或偏峰着力于一定的部位或穴位上,以肘关节为支点,通过前臂、腕关节连续协调的摆动和拇指关节的屈伸活动,使之产生的力量轻重交替。持续不断地作用于施治部位,称为一指禅推法(图8-2)。

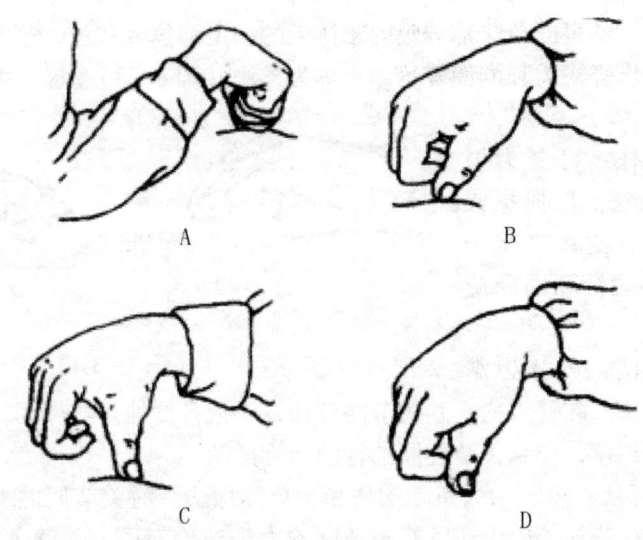

图 8-2

[动作要领]

（一）沉肩，垂肘，悬腕，指实，掌虚。沉肩：肩关节放松，不要抬肩用力。垂肘：上肢肌肉放松，肘关节自然下垂，略低于腕部。悬腕：手腕自然悬垂。桡侧略低于尺侧，不可用力将腕关节屈曲或上翘绷紧。指实：拇指要着力吸定于施治部位，不可跳跃或来回滑动。掌虚：除拇指外，其余四指及手掌要放松，呈握空拳状，拇指垂直盖住拳眼，四指亦可自然散开。

（二）一指禅推法要始终贯穿一个"松"字，只有肩松、肘松、腕松，才能蓄力于掌，发力于指，使力量集中于拇指。

（三）施术过程中，腕部摆动要灵活自如，摆动的幅度、频率要均匀，不可忽快忽慢。

（四）一指禅推法操作要紧推慢移，即腕关节摆动的频率要快，每分钟120~160次，而拇指着力点的移动要缓慢，移动幅度要小。

[临床应用]

一指禅推法是按摩临床的主要手法之一，具有接触面小、手法柔和深透等特点，适用于全身各部位。本手法有舒筋通络、调和营卫、行气活血、健脾和胃、调节脏腑功能等作用。

【附】缠法

一指禅推法的频率提高到每分钟220~250次，称为缠法。与一指禅推法不同之处是用拇指指端或偏峰着力，减小接触面，同时减小摆动幅度，降低对体表的压力，以提高手法的频率。缠法具有较强的消散作用，临床常用于实热证及痈疖等外科病症的治疗。

三、揉法

[定义]

以手指指面、掌根或鱼际部分吸附于体表的一定部位或穴位，带动皮下浅层组织在深层组织界面上作轻快柔和的回旋运动，称为揉法（图8-3）。揉法可分为指揉法、掌揉法和鱼际揉法。

（一）指揉法：可分为拇指揉法和三指揉法。以拇指或食、中、无名三指之腹吸定于体表，着力作轻柔缓和的回旋运动。

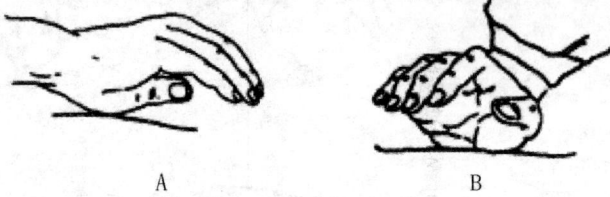

图8-3

（二）掌揉法：可分为掌根揉法和全掌揉法。腕臂放松，腕关节略背伸，手指自然伸直或微屈，以掌根部或手掌掌面着力于施治部位，作腕关节连同前臂的回旋揉动。

（三）鱼际揉法：可分为大鱼际揉法和小鱼际揉法。肘关节屈曲120度，肘、腕大致水平，腕关节稍背伸，以大鱼际或小鱼际着力于施治部位，前臂主动摆动，带动腕、掌部作轻柔缓和的回旋揉动。

［动作要领］

（一）沉肩，垂肘，上肢放松置于身体前侧，肘关节微屈约120度。以肘关节为支点，前臂主动摆动，带动腕、手部作轻柔缓和的回旋运动。

（二）手指指面、掌根或鱼际着力于施治部位并吸定，术中不可滑动和摩擦。用力宜轻快柔和，均匀深透，不可下压，不可漂浮。

（三）手法频率每分钟120～160次。根据临床需要，揉动幅度可大可小，亦可由小到大。

［临床应用］

揉法为按摩临床常用手法之一，常和按法、捏法、搓法等结合使用，其特点是轻快柔和，均匀深透，适用于全身各部。揉法具有舒筋通络、温经散寒、活血散瘀、消肿止痛、宽胸理气、健脾和胃、调节胃肠蠕动等作用。

第三节　摩擦类手法

以指、掌及肘部在体表进行直线往返或环旋动作，使之产生摩擦感的一类手法，统称为摩擦类手法。这类手法包括摩法、推法、擦法、抹法和搓法等。

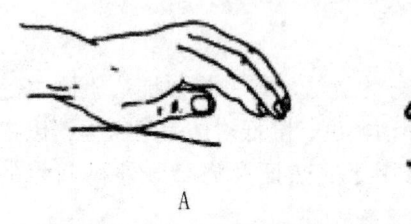 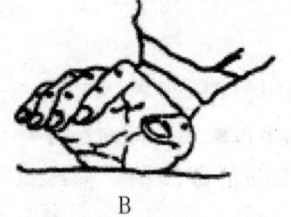

图8-4

一、摩法

［定义］

以手掌掌面或食、中、无名三指指腹着力于一定部位或穴位，以腕部连同前臂作环形而有节律的盘旋摩动，称为摩法（图8-4）。摩法可分为掌摩法和指摩法。

(一) 掌摩法：以手掌掌面为着力点作环形摩动，称为掌摩法。

(二) 指摩法：以食、中、无名三指指腹为着力点作环形摩动，称为指摩法。

[动作要领]

(一) 沉肩，垂肘，肘关节微屈，腕关节放松。掌摩时，手指自然伸直，手掌掌面附着于体表。指摩时，腕、掌指部微屈，以食、中、无名三指指腹附着于体表。

(二) 腕部连同前臂作缓和协调的环旋运动，动作轻快柔和，用力平稳均匀，一般先轻后重，由浅入深，不可按压推捏。

(三) 手法频率为每分钟120次左右。摩动方向可顺时针和逆时针，一般顺时针摩为补，逆时针摩为泻，顺逆各半为平补平泻。

[临床应用]

摩法是按摩临床常用手法之一，可和推法结合使用，特点是刺激轻柔、和缓舒适，适用于全身各部。本法具有益气和中、调理肠胃、温通气血、活血散积、消肿止痛等作用。

二、推法

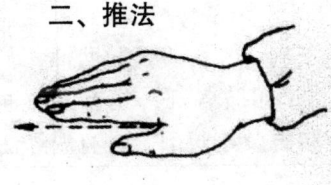

图8-5

[定义]

用指、掌或肘部着力于一定的部位或穴位。作单方向的直线（或弧线）推动，称为推法（图8-5）。推法可分为直推法、平推法、分推法、合推法。

(一) 直推法：以拇指桡侧或剑指（即食、中二指）指腹轻触皮肤，作单方向的轻快推动，称为直推法。直推法又可分为拇指直推法和剑指直推法。

(二) 平推法：以拇指指面，食、中、无名、小指四指指间关节，掌根或肘部着力于体表，沿经络循行方向或肌肉走行方向作单方向的沉缓推进，称为平推法。平推法又可分为拇指平推法、拳平推法、掌平推法和肘平推法。

(三) 分推法：以双手拇指指腹或偏峰、手掌自一定部位或穴位中间向两旁作反方向推动，称为分推法，又名分法。分推法又可分为指分法和掌分法。

(四) 合推法：以双手拇指指腹或掌面从两个不同方向、位置相对地向同一中心合拢推动，称为合推法，又名合法。合推法又可分为指合法和掌合法。

[临床应用]

推法可在人体各部位使用。具有舒筋活血、解痉止痛、理筋整复、祛瘀消积、宽胸理气、健脾和胃、促进血液循环等作用。

三、擦法

[定义]

以手掌掌面、大鱼际或小鱼际部分着力于体表一定部位，作直线往返摩擦，称为擦法。擦法可分为掌擦法、大鱼际擦法和小鱼际擦法。

(一) 掌擦法：手指自然伸直，掌面紧贴皮肤，作直线往返摩擦。

(二) 大鱼际擦法：手指并拢微屈呈虚掌，以大鱼际及掌根桡侧面紧贴皮肤，作直线往返摩擦。

（三）小鱼际擦法：又名侧擦法，手指自然伸直，以手掌小鱼际部紧贴皮肤，作直线往返摩擦。

［动作要领］

（一）沉肩，屈肘，腕关节伸直，与前臂平行，手指自然伸直或微屈。

（二）上臂发力，以肩关节为支点，带动前臂手掌作前后或上下往返运动。

（三）擦法移动速度较快，频率每分钟100～120次。移动幅度较大，根据治疗部位的不同，移动幅度尽量加大。

（四）用力平稳着实，均匀连续，一般出去时的力量稍大，回来时稍小。

［注意事项］

（一）术者气沉丹田，呼吸均匀自然，不可屏气。

（二）施术前可在局部涂抹适量按摩介质，既可保护皮肤免受损伤，又可使热量深透，提高治疗效果。

（三）术毕局部皮肤可有轻度发红等现象，故不宜再用其他手法治疗。

［临床应用］

擦法柔和温热，可用于全身各部较为平坦处。掌擦法适于肩背、胸腹及胁肋部，具有温经通络、调理脾胃、宽胸理气等作用；大鱼际擦法多用于四肢各部，具有活血通络、消肿止痛等作用；小鱼际擦法温热作用较强，适用于背腰臀及小腹部，具有温经活血、散寒解表、壮腰健肾等作用。

四、抹法

［定义］

以单手或双手拇指螺纹面紧贴皮肤，作左右、上下或弧形曲线往返移动，称为抹法。

［动作要领］

用力要均匀柔和，平稳着实，不可忽轻忽重，不可用力按压。

［临床应用］

抹法是按摩临床的一种辅助手法，常作为按摩治疗的起始手法或结束手法。抹法具有开窍醒脑、明目安神、舒筋活血、散瘀消肿、通络止痛等作用。

五、搓法

［定义］

用双手掌面或掌指部挟持患者肢体的一定部位，双手相对用力作快速搓揉，同时上下移动，称为搓法。

［动作要领］

（一）沉肩，垂肘，悬腕，用双手掌面或掌指部挟持施治部位。前臂发力，通过腕部带动双手作快速盘旋搓揉，同时自上而下或自下而上缓慢移动。

（二）用力宜均匀柔和，由轻渐重，速度由慢到快。

（三）动作轻快协调，连贯有节律，快搓慢移，上下来回3～5遍。

［临床应用］

搓法是刺激较为温和的一种手法，可和揉法结合使用，常作为结束手法使用，适用于四肢、胁肋及腰部。搓法具有疏经通络、调和气血、松解痉挛等作用。

第四节　挤压类手法

以指、掌或肢体其他部位按压或对称性挤压体表经穴或部位，使之产生挤压感觉的一类手法，统称为挤压类手法。这类手法包括按法、点法、掐法、捏法、拿法、捻法、踩跷法和弹拨法等。

一、按法

[定义]

以手指或手掌着力于一定的部位或穴位上，沿体表垂直方向向深部逐渐用力，按而留之，称为按法（图8-6）。按法可分为指按法和掌按法。

（一）指按法：术者单手握拳，拇指伸直，以拇指指腹着力于施治部位，用腕、臂的力量由轻而重逐渐向下按压，待刺激深达组织深部后，逐渐减轻压力，然后再重复以上动作。

（二）掌按法：术者伸臂沉肩，腕背伸，上身略前倾，蓄力于施术之上肢部，以单手掌或双手掌叠放于施治部位，用掌根着力下按，得气后减轻压力，然后再重复以上动作。

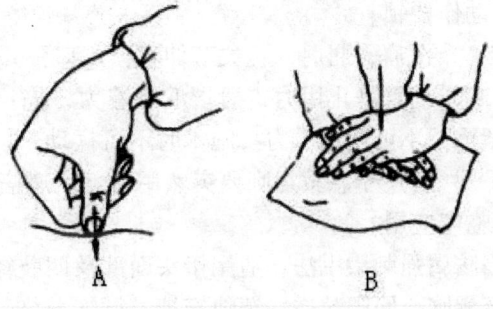

图8-6

[动作要领]

按法操作时，着力部位要紧贴体表，不可移动，用力要由轻而重，不可用暴力猛然按压。

[临床应用]

按法是按摩临床常用手法之一。指按法接触面小，力量集中，刺激较强，适用于全身经穴，具有较强的止痛作用。掌按法接触面大，压力亦大，适用于腰背及胸腹部，具有理筋整复、活血止痛、开通闭塞、温里散寒、回阳救逆等作用。

二、点法

[定义]

以手指指端或指间关节突起部着力于一定的部位或穴位上，按而压之，戳而点之，称为点法。

[动作要领]

（一）操作时应着力固定，不得滑移。力量由轻渐重，再渐减力，切忌暴力戳按。

（二）临床上应视患者体质、病情而选择施术手法和施力大小，一般以局部酸胀为宜。

[临床应用]

点法又称点穴法，较按法刺激强而持续时间短，其特点是刚柔相济，轻巧有力，深透性强，临床应用广泛，适用于全身各部穴位。点法具有开通闭塞、补泻经气、调和阴阳、通络止痛等作用。点法依刺激的大小可分为轻点、中点和重点。轻点以腕关节为活动中心，刺激较轻，偏于补益，多用于虚证或小儿、体弱者；中点主要以肘关节为活动中心，刺激量中等，施术时感应较大，有平补平泻的作用，可用于实证，亦可用于虚证，或虚实夹杂证；重点主要以肩关节为活动中心，施术时肩、臂、腕协同发力，是一种强刺激手法，常用于体质强壮者和临床表现为实证者，如闭证、厥证等。

三、掐法

[定义]

以拇指爪甲部着力，切取一定的部位或穴位，垂直用力掐压，称为掐法，又称爪法、切法、指针法。

[动作要领]

（一）沉肩，屈肘，腕关节伸直，虎口张开，拇指指间关节屈曲约90度或伸直。

（二）前臂静止用力，拇指爪甲着力，掐压施治部位。用力持续平稳，由浅入深，由轻渐重，不可使用暴力。施术时不可揉动，以免损伤皮肤。

（三）若用于急救，则要突然用力，快速掐取，至患者恢复神志为止。

[临床应用]

掐法属强刺激手法，适用于头面部及四肢经穴，如人中、素髎、内关、老龙等。具有开窍醒脑、回阳救逆、镇惊安神、行气通络等作用，主治昏迷、惊厥、休克、中暑、惊风、癔病、癫痫发作等危急病症。

四、捏法

[定义]

以拇指与其他手指相对用力，将皮肤及少量皮下组织捏起，随即放松，称为捏法。捏法可分为拇食指捏法和拇食中指捏法。

（一）拇食指捏法：术者虚掌，将两手食指屈曲，以食指中节背侧紧触皮肤，拇指在前与食指相对捏起皮肤，随捏随提并捻转，两手交替循序前移。

（二）拇食中指捏法：术者将两手拇指桡侧偏峰紧贴皮肤，与食、中指相对捏起皮肤，随捏随提，捻动前移。

[动作要领]

（一）着力均匀柔和，持续连贯，中途不可停顿，不可斜行，以防动伤别经。

（二）在头颈部操作时，一般不作捻转移动，仅提捏一些穴位。

[临床应用]

捏法是一种较为柔和的手法，适用于头颈、背腰及四肢，以小儿脊柱两侧为多，称为捏脊。捏法具有调和阴阳、培补元气、健脾和胃、疏通经络、行气活血等作用，也常用于小儿保健按摩。

五、拿法

[定义]

以拇指和其余手指指腹相对用力，挟持施治部位的肌肤筋膜，捏而提之，称为拿法

(图8-7)。拿法可分为三指拿法和五指拿法。

[动作要领]

（一）沉肩，垂肘，肘关节微屈，腕关节自然掌屈。

（二）以拇指和食、中二指或其余四指指腹相对着力，前臂静止性发力，以腕关节和掌指关节的协调活动为主，拇指和其余手指对称用力，进行提拿。

（三）操作时不可屈曲指间关节，而以指端用力，避免钳子样动作。

（四）动作要沉稳缓和，均匀有节律，力度适中，由轻渐重。

[临床应用]

拿法刺激较强，适用于颈项、肩背、腰臀及四肢肌肉丰厚处。拿法具有疏经通络、宣通气血、祛风散寒、解痉止痛、开窍醒神等作用。如拿肩井可宣通上下气血，重拿可使病人微微汗出，以发汗解表。

六、捻法

[定义]

以拇指和食指指腹相对捏住施治部位，稍用力作对称捻线状搓揉动作，称为捻法。

[动作要领]

（一）用拇指和食指指腹相对夹捏一定部位的皮肉肌筋或关节部位，要以两指的合力对称搓揉捻动，上下往返，捻而滑动。

（二）动作要灵活有节律，着力均匀和缓，速度适中。

（三）施术时可借助按摩介质以润滑皮肤，避免损伤。

[临床应用]

捻法刺激较轻，适用于手指、足趾小关节处及浅表肌肤。具有疏通经络、滑利关节、消肿止痛等作用。

七、弹拨法

[定义]

以拇指指端着力，深按施治部位，弹而拨之，称为弹拨法（图8-7）。

[动作要领]

（一）以拇指指端着力，其余四指附着于施治部位，亦可以食、中二指着力。将着力的指端深按于施治的肌筋缝隙之间或肌筋的起止点，先轻后重，均匀有力地弹而拨之，如弹拨琴弦。

（二）手法要深沉有力，以患者能耐受为度。

[注意事项]

（一）本法刺激较大，不可反复使用，术后应用轻柔手法以松弛肌肉。

（二）严重伤筋部位禁用。

[临床应用]

弹拨法刺激较大，适用于全身肌筋丰厚处。

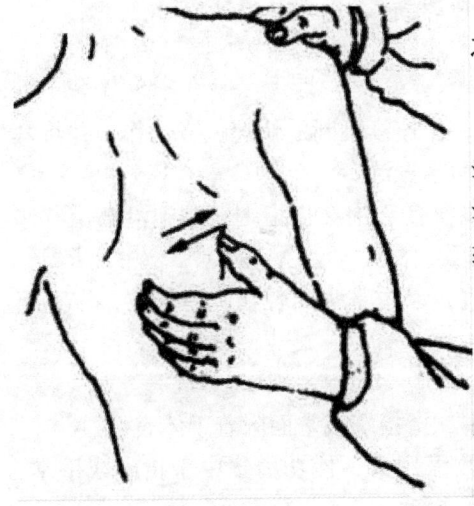

图8-7

弹拨法具有舒展肌筋、松弛痉挛、行气活血、松解粘连、消炎镇痛、通经活络等作用。

八、踩跷法

[定义]

以双脚或单脚施用不同的术势着力于治疗部位，借助自身的重力进行踩踏，称为踩跷法。

[动作要领]

（一）患者俯卧或仰卧于特制的踩床上，适当部位垫以软垫，术者双臂或腋部架于特制的踩床横梁上，以控制自身重量。

（二）术者双脚或单脚根据不同的治疗部位控制用力的轻重和变换不同的踩踏术势，先轻后重地在治疗部位上进行踩压。

（三）踩跷法是以脚进行操作的一种手法，根据用脚部位和着力方式的不同可分为蹈点法、跟蹬法、跟踩法、足心蹉法、沉压法、顿按法、足振法等数十种术势，各式之动作与相应之手法相似，可根据术者的操作需要和习惯选择使用。

[注意事项]

（一）本法刺激量较大，操作时应避免暴力踩踏。

（二）应根据患者的病情和体质选择不同的操作部位、踩踏术势、操作顺序和施力大小。

[临床应用]

踩跷法刺激量较大，多用于体格强壮者，适用于腰背及四肢部。踩跷法具有舒筋通络、行气活血、解痉止痛、破瘀散结等作用。

第五节　振动类手法

以较高频率的节律性轻重交替刺激，持续地作用于人体，使之产生振动感觉的一类手法，统称为振动类手法。这类手法包括振法和抖法等。

一、振法

[定义]

以手指或手掌部附着于一定的部位或穴位上，作连续不断的快速振颤动作，并将其传递给施治部位，称为振法。振法可分为指振法和掌振法。

（一）指振法：腕关节悬屈，手指自然伸直，以食、中二指指端轻触施治部位，作上下快速的振颤动作。

（二）掌振法：腕关节略背伸，手指自然伸直，以手掌掌面轻触施治部位，作上下快速的振颤动作。

[动作要领]

（一）沉肩，屈肘，肩关节略外展，以食、中二指指端或掌面附着于体表。

（二）前臂及手部的肌肉作强有力的静止性收缩用力，使功力集中于指端或手掌，从而形成快速而强烈的颤动，使施治部位随之产生振动。

（三）施术时着力要渗透深部，使施治部位的深层有温暖舒适感。

（四）手法频率要快，每分钟可达300次左右，一般作用2~5分钟。

[注意事项]

（一）术者呼吸要均匀自然，不可憋气，不可用蛮劲，不可抖动手臂。

（二）指振法因施治部位不同，压力可大可小；掌振法仅手掌轻触肌肤，不可有明显的压力。

[临床应用]

振法刺激温和轻柔，作用深透。指振法多用于头面、胸腹及四肢关节的穴位上；掌振法多用于腰背及胸腹部。振法具有和中温阳、养血安神、消积导滞、温经止痛等作用，常用于内、妇、儿科疾病及其他杂病的治疗。

二、抖法

[定义]

用双手或单手握持肢体的一端进行上下小幅度的抖动，并将这种振动传递到肢体的另一端，称为抖法。

（一）抖上肢：患者坐位或仰卧位，上肢自然放松，术者立其前外侧，双手或单手握住患肢腕部，在患肩外展、前屈位稍用力作小幅度上下连续抖动，使振动上传前臂、肘、上臂及肩部，整个上肢产生明显的舒松感。频率由慢渐快，每分钟一般200~300次，抖动幅度要由小渐大（图8-9）。

（二）抖腕：术者双手握持前臂下端，自上而下作小幅度的连续抖动，使腕、掌及手指随之连续振动，频率每分钟约150次。

（三）抖下肢：患者仰卧位，术者立其足端，双手紧握患侧踝部，在患肢伸直略抬高位作小幅度的上下连续抖动，幅度由小渐大，频率由慢到快，一般每分钟120~150次（图8-10）。

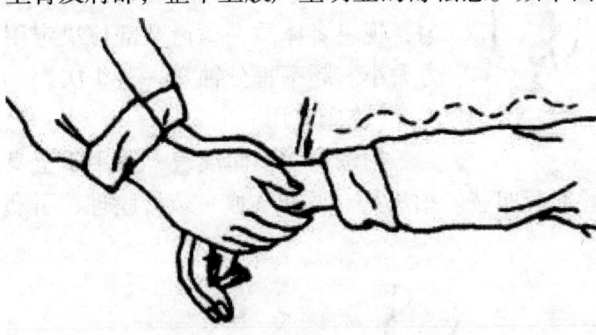

图8-9

（四）抖腰：患者俯卧位，助手稍用力挟持其腋部，使上半身固定，术者双手握持双踝，身体略后仰，逐渐用力牵拉拔伸，持续1~2分钟后，在牵拉状态下左右摇转患者下肢，待其腰部放松后再突然用力上下抖动数次，如此反复操作2~3遍（图8-11）。

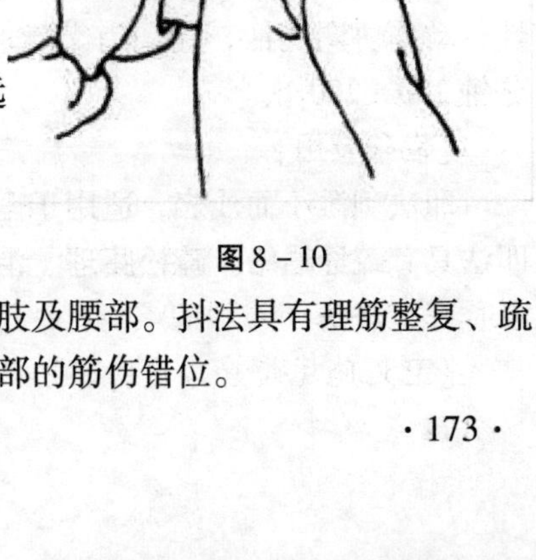

[动作要领]

（一）动作要快速均匀，使力量持续不断地向远端传递、宜用巧劲，忌用蛮劲暴力。

（二）操作时不可使患者身体前后或左右晃动。

[临床应用]

图8-10

抖法刺激温和，常作为结束手法使用，适用于四肢及腰部。抖法具有理筋整复、疏通经络、松解粘连、滑利关节等作用，主治四肢、腰部的筋伤错位。

第六节 叩击类手法

用手掌、拳背、小鱼际、指端或棒等有节律地击打肢体体表，使之产生叩击感觉的一类手法，统称为叩击类手法。这类手法包括拍法、叩法和击法等。

一、拍法

[定义]

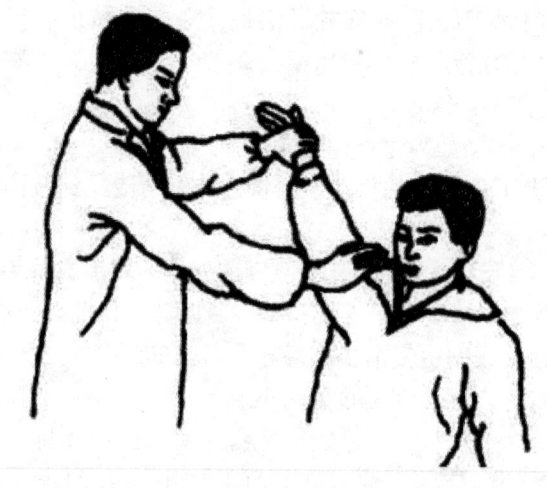

图 8-11

以掌指部着力，五指并拢微屈，用虚掌反复拍打一定部位或穴位，称为拍法（图8-12）。

[动作要领]

（一）肩、肘、腕放松，以掌指部着力，五指并拢微屈。以手腕发力，虚掌拍打施治部位，着力轻巧而有弹性。

（二）动作要协调灵活，用力均匀，视患者体质、病情及部位决定用力大小。频率每分钟80～140次。

[临床应用]

拍法刺激小而浅表，适用于全身各部位，常用于胸部、背部、腰部、臀部及四肢。拍法具有调和气血、疏松腠理、引邪达表、解痉止痛、舒松肌筋等作用。

二、叩法

[定义]

以手指端、手掌侧或虚拳以及借助某些器械（如梅花针等）叩击、叩打一定部位或穴位，称为叩法。

[动作要领]

（一）肩、肘、腕放松，以腕部发力，指端、掌侧或空拳着力。

（二）叩击时用力要稳，轻巧而有弹性，动作协调灵活，均匀有节律，频率每分钟100～200次。

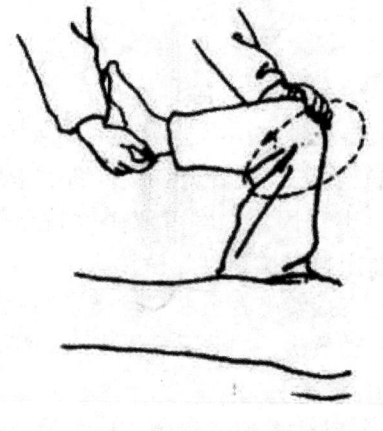

图 8-12

[临床应用]

叩法刺激小而浅表，适用于全身各部位，常用于头部、肩部、背部、胸部及四肢。叩法具有疏经通络、疏松腠理、滑利关节、开窍醒脑、振奋阳气、消除疲劳等作用。

三、击法

[定义]

以拳、掌根、小鱼际、指尖或桑枝棒击打体表的一定部位或穴位,称为击法。击法可分为拳击法、掌击法、侧击法、指尖击法和棒击法。

(一)拳击法:术者单手或双手握拳,以拳掌侧或背侧为着力部位,前臂摆动,带动腕关节屈伸击打治疗部位,动作轻快有节律,双手可交替进行。

(二)掌击法:手指自然伸直,腕关节微背伸,以掌根部施力于体表,一起一落有节奏地击打。

(三)侧击法:手指和腕关节自然伸直,以双侧或单侧小鱼际击打体表施治部位,击打要有节律。

(四)指尖击法:单手或双手五指分开,屈曲呈爪状,指端垂直,力集指端,以腕关节的屈伸带动指端在施治部位着力叩击,动作轻巧灵活,着力均匀有节律。

(五)棒击法:用桑枝棒击打体表施治部位,击打要有节律,快速而急促。

[动作要领]

(一)击打时接触体表时间要短促,用力大小应视患者体质、施治部位而定。

(二)拳击法和棒击法刺激量较大,用力应先轻后重,不可用暴力,棒击时不可有**拖抽**动作。

(三)年老体弱者、小儿、有精神性疾病和心脏病者慎用。

[临床应用]

击法的刺激量和用力部位不同而大小有异,拳击法和棒击法刺激较大,而掌击法、侧击法和指尖击法刺激较小,适用于全身各部位。击法具有活血通络、调和气血、祛风散寒、镇静安神、解痉止痛等作用。

第七节 运动关节类手法

对关节做被动活动的一类手法,统称为运动关节类手法。这类手法包括摇法、扳法、拔伸法和背法等。

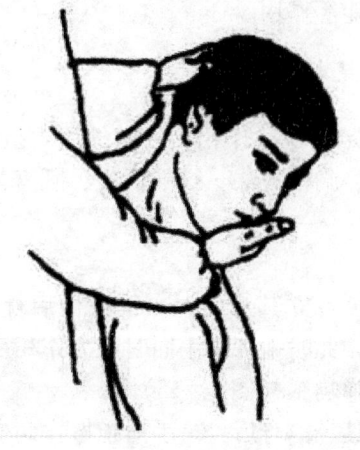

图 8-13

一、摇法

[定义]

术者一手握持或夹住关节近端,另一手握持关节远端,作和缓均匀的回旋转动,称为摇法。根据施治部位的不同,摇法可分为颈部摇法、肩部摇法、肘部摇法、腕部摇法、髋部摇法、膝部摇法和踝部摇法等。

(一)颈部摇法:患者坐位,术者立其身后,一手托住下颌部,另一手扶住后枕部,双手相对用力作前后左右的环转摇动。

(二)肩部摇法:分为握腕摇肩、托肘摇肩、大幅度摇肩三种方法(图8-13)。

握腕摇肩法:患者坐位,术者立其患侧,一手扶持患侧肩部,另一手握其手腕部,作顺时针或逆时针方向的肩关节环形运动。

托肘摇肩法：体位同上，术者一手扶持患侧肩部，另一手屈肘托其前臂及肘部，作肩关节的环形运动。

大幅度摇肩法：体位同上，术者一手握腕，另一手扶肩，双手协调滑动和转动，使肩关节自前向后或自后向前作大幅度环转运动。

（三）肘部摇法：体位同上，术者一手握持患肢腕上部，另一手托其肘部，作肘关节的小幅度环转运动。

（四）腕部摇法：体位同上，术者一手握持患肢腕上部，另一手握持手掌部，作腕关节的小幅度环转运动或左右摇动。

（五）髋部摇法：患者仰卧位，术者立其患侧，一手按持膝部，另一手托持足跟，两手协调用力，作髋关节自前向后或自后向前的大幅度旋转运动（图8－14）。

（六）膝部摇法：术势基本同上，以术者托持足跟的手为主作环转活动，小幅度摇动膝关节。

（七）踝部摇法：体位同上，术者一手托持足跟部，另一手握住足掌部，作踝关节的小幅度环转运动。

[动作要领]

（一）要求动作缓和，用力稳妥，忌用蛮力和暴力。摇动方向和幅度应在各关节生理活动范围内进行。

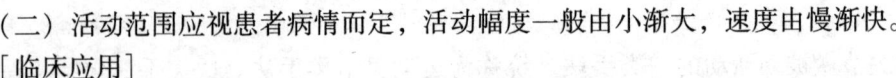

图8－14

（二）活动范围应视患者病情而定，活动幅度一般由小渐大，速度由慢渐快。

[临床应用]

摇法是按摩临床常用手法之一，适用于颈项及四肢关节。摇法具有滑利关节、疏通经络、活血化瘀、预防和松解粘连、改善关节运动功能等作用。

二、扳法

[定义]

术者用双手分别固定关节的远、近端或肢体的一定部位，作相反方向的用力扳动，称为扳法。根据施治部位不同，扳法可分为颈椎扳法、胸椎扳法、腰椎扳法、骶髂关节扳法和四肢关节扳法。

（一）颈椎扳法

颈椎斜扳法：患者坐位，颈椎前屈10～15度，术者立其身后，一手扶住后枕部，另一手托住下颌部，使患者头部转向一侧至一定幅度，此时术者双手同时用力作相反方向的小幅度快速扳动，后迅速松手，施术时可有关节弹响感（图8－15）。

颈椎定位扳法：患者坐位，颈椎略前屈，术者立其患侧身后，一手拇指按住病变颈椎棘旁，另一手肘部托住患者下颌部，手扶后枕部，使头部向患侧被动旋转至一定幅度，再用力作小幅度快速扳动，后迅速松手，施术时可有关节弹响感。

颈椎侧扳法：患者坐位，术者立其身后，一手按住肩部，另一手扶住同侧耳上部，使颈椎向另一侧侧屈至一定幅度，双手再用力作相反方向的小幅度快速按压，后迅速松手，施术时可有关节弹响感。

（二）胸椎扳法

胸椎对抗复位法：患者坐位，双手交叉置于枕后，术者立其身后，双手托住其双肘部，并用一侧膝部顶住棘上或棘旁，双手用力向后扳动双肘至一定幅度时，再快速用力向后作小幅度扳动，后迅速松手，施术时可有关节弹响感。此法限于上胸段。

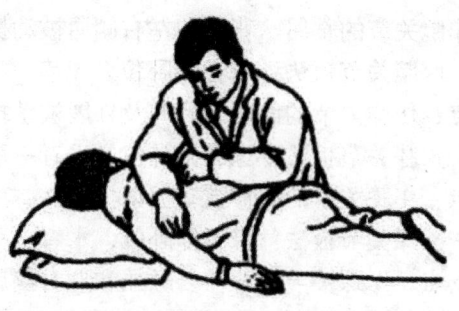

图 8-15

胸椎旋转复位法：患者坐位，身体略前屈，术者一手拇指指腹或掌根抵住病变胸椎棘旁，另一手从腋下绕过勾扶住患者项背部，使其胸椎在前屈位时向患侧旋转、侧屈至一定幅度，此时术者双手同时用力作相反方向的小幅度快速扳动和推顶，后迅速松手，施术时可有关节弹响感。此法限于下胸段。

（三）腰椎扳法

腰椎斜扳法：患者侧卧位，下位下肢伸直，上位上肢屈曲，术者面对患者站立，一手手掌（或肘部）抵住患者肩前部，另一侧手掌（或肘部）抵住髂前上棘部位，相对用力使腰椎被动旋转至一定幅度时再用力作相反方向的小幅度快速扳动，后迅速松手，施术时可有关节弹响感（图 8-17）。

腰椎后扳拔伸法：患者俯卧位，术者立其患侧，以一手拇指指腹或掌根部为附着点按压病变棘旁，并用力向健侧顶推，另一手前臂环抱健侧下肢，使其膝部依托于术者肘内侧，用力向后上方徐徐拔伸，缓缓扳动，至一定幅度再用力向后上方作小幅度快速扳动，后迅速松手，施术时可有关节弹响感。

腰椎旋转复位法：患者坐位，腰椎前屈至一定角度，一助手协助固定其下肢和骨盆，术者用一手拇指抵住病变棘突旁，另一手从腋下绕过钩扶住患者项背部，使其腰椎在前屈位时向患侧旋转侧屈至一定幅度，再用力作小幅度快速扳动，后迅速松手，施术时可有关节弹响感（图 8-18）。

腰椎后伸扳法：患者俯卧位，术者一手紧压在患者腰部，另一手托住其两膝部，缓缓向上提起，当腰后伸至最大限度时，两手同时用力做相反方向扳动。

（四）骶髂关节扳法

骶髂关节后伸扳法：患者俯卧位，术者一手掌根置于骶髂关节部位向下按压，另一手置于膝关节上方，使下肢后伸至一定幅度，双手再同时用力作小幅度快速扳动，后迅速松手。

（五）四肢关节扳法

肩关节扳法：患者坐位，术者立其患侧，一手握住腕上部或托住肘部，另一手扶住肩部，以肩关节为支点，缓慢有力地作肩关节的前屈、后伸、内收、外展和上举等扳动。

肘关节扳法：体位同上，一手托住肘尖部，另一手握持腕上部，以肘关节为支点，作肘关节的屈伸被动扳动。

腕关节扳法：体位同上，一手握住腕上部，另一手握持手掌部，以腕关节为支点，作腕关节的掌屈、背伸和左右侧屈被动扳动。

髋关节扳法：患者侧卧位，术者一手置于髋部，另一手扶持膝部，以髋关节为支点，作髋关节的前屈、后伸及外展被动扳动。

膝关节扳法：患者俯卧位，术者一手置于膝上部，另一手握持踝部，以膝关节为支点，作膝关节的屈伸被动扳动。

踝关节扳法：患者仰卧位，术者一手托持足跟部，另一手握住足掌部，以踝关节为支点，作踝关节的背伸、跖屈和左右侧屈被动扳动。

［动作要领］

（一）要求患者思想放松，肌肉松弛，不可对抗用力。

（二）要求动作轻巧准确，果断快速，用力稳实，两手配合协调，不可硬扳，更不能施以暴力。

（三）扳动幅度须因人、因部位而宜，不能超过各关节的生理活动范围。扳动脊椎时，不可强求弹响感。

（四）对关节或脊柱强直畸形、骨质疏松、脊柱滑脱、年老体弱、久病体虚等病症皆要慎用扳法。

［临床应用］

扳法是按摩临床常用手法之一，适用于颈椎、胸椎、腰椎、骶髂关节及四肢关节。扳法具有舒筋通络、理筋整复、滑利关节、松解粘连等作用。

三、拔伸法

拔伸即牵拉、牵引的意思。术者以一手或双手固定肢体或关节的一端，牵拉另一端，称为拔伸法。根据施治部位不同，拔伸法可分为颈椎拔伸法、肩关节拔伸法、腕关节拔伸法和指间关节拔伸法等。

（一）颈椎拔伸法：患者坐位，术者立其身后，用双手拇指顶在枕后，掌指部托住两侧下颌部，用力向上拔伸，并可用两前臂压住患者两肩，以助拔伸力量。

（二）肩关节拔伸法：患者坐位，术者双手握住其腕上部或肘部，逐渐用力牵拉拔伸，嘱患者身体向对侧倾斜以对抗牵拉。

（三）腕关节拔伸法：术者一手握持患者前臂下端，另一手握住其手掌部，两手同时作相反方向用力牵拉拔伸。

（四）指间关节拔伸法：术者一手握持患者手掌部，另一手捏持指间关节远端，两手同时作相反方向用力牵拉拔伸。

［动作要领］

（一）用力要均匀持久，动作要缓和，忌用蛮力和暴力。

（二）拔伸力量的大小应视患者的年龄、体质、病情、施治部位及耐受程度等而灵活掌握。

（三）对关节强直畸形、骨质疏松、肿瘤、结核等病症应慎用或禁用拔伸法。

[临床应用]

拔伸法是刺激较强的一种手法，适用于颈椎、脊柱及四肢关节。拔伸法具有舒筋通络、理筋整复、矫正畸形、松解粘连等作用。

四、背法

[定义]

医者同患者背靠背站立，医生用两肘套住患者肘腕部，然后弯腰屈膝挺臀，将患者反背起，使其双脚离地，以牵伸患者腰部脊柱，再做快速伸膝挺臀动作，同时以臀部着力颤动或摇动患者腰部（图8-19）。

[动作要领]

操作时臀部的颤动要和两膝的屈伸动作协调。

[临床应用]

本法可使腰部脊柱及其两侧伸肌过伸，促使扭挫之小关节复位，并有助于缓解腰椎间盘突出症的症状。

第八节 按摩练功

练功是我国古代劳动人民创造的一种锻炼身体、增强体质、防治疾病的方法。对于从事按摩专业的医务人员而言，练功是重要和必要的。因为，通过练功可以恢复按摩医生每日在按摩临床工作中消耗的体能，调整其职业性久立、久坐、腕部超负荷运动及持续性弯腰等不良姿势造成的气血运行偏颇状况，缓解疲劳，加强机体易劳易损部位的气血运行，调节五脏六腑、四肢百骸的机能，得以迅速修复身体损伤，保护按摩医生自身的健康。

一、按摩练功的注意事项

练功前，练功者要做好准备工作，穿着宽松的衣服及软底布鞋。练功时，要求松紧自然，刚柔相济，意守丹田。松紧自然，即肌肉放松，意念放松，保持安静。刚柔相济，即用力适度，不可过分用僵力。意守丹田，即内视脐下一寸余处或关元穴，别作妄想。

练功时可视个人的具体情况，选择其中若干动作或整套功法进行锻炼，但必须循序渐进，持之以恒，练功的时间、次数及动作的强度，都要因人、因时、因病而宜，一般以微微出汗为佳，不可过量。体质特别虚弱者，不宜一次锻炼过久。

练功结束后，不可当风，可适当活动，如散步、活动关节等，不宜剧烈运动。

二、易筋经

易筋经，是我国民间流传已久的健身锻炼方法。"易"是改变的意思，"筋"指肌腱、筋膜、韧带，"经"即方法。因此，易筋经是一套通过锻炼来改变筋脉的功能，使之强健的功法。

"易筋经"的特点是大多数动作和呼吸密切配合，始终采用静止性用力，呼吸以均匀自然为宜，不可屏气。

（一）韦驮献杵第一势

[预备]

两脚相靠，足尖并拢，双膝空松，不可挺直。两上臂自然下垂于身体两侧，中指贴近裤缝。含胸拔背，蓄腹收臀。双目平视前方，口微开，舌尖抵上腭，下颏微内收，平定气息，神情自然。

[动作姿势]

1. 左足向左平跨一步，两足之距约与肩同宽，足掌踏实，双膝微松。两臂同时外展至水平，掌心向下。

2. 双手掌向前，缓缓合拢。屈肘，双臂和腕慢慢内收，腕、肘、肩相平，十指向上。

3. 双臂内旋，指尖向胸（与胸骨上窝相平）。

4. 两肩缓缓拉开，两手在胸前抱成球形，肘略垂，掌心略凹，十指微屈，指端相对约3~4寸。身体略前倾。

[收势]

先深吸一口气，然后徐徐呼出，并缓缓放下双手。

（二）韦驮献杵第二势

[预备]

同第一势。

[动作姿势]

1. 左足向左平跨一步，与肩等宽，足掌踏实，两膝微松，直腰收臀，含胸蓄腹，上肢一字平开，掌心向下，头如顶物，两目平视。

2. 两手翻掌上提至胸，拇指外侧着力徐徐向前推出，高于肩部。

3. 两手同时向左右分开，以拇指外侧着力为主。两臂伸直如一字形。肩、肘、腕相平。翻掌，掌心向下。

4. 两膝挺直，足跟提起，前掌着地，两目圆睁，咬牙切齿。

[收势] 先深吸气，然后慢慢呼出，并徐徐放下双手及双足跟，闭目片刻。

（三）韦驮献杵第三势

[预备]

同第一势。

[动作姿势]

1. 左足向左平跨半步，约与肩宽，平心静气，舌抵上腭，呼吸调匀。

2. 双手慢慢上提到胸前，旋腕转掌，掌心向下，内凹，四指并拢，指端相距1~2寸，不高于肩。

3. 两掌上举高过头顶，同时翻掌，使掌心向上，四指并拢伸直，拇指外分，约与四指成直角，两中指相距约1寸，沉肩，肘微屈，仰头，双目视掌背。

4. 两膝微挺直，足跟提起，咬牙致耳根有振动感。

[收势] 双掌变拳，旋动前臂，使拳背向前，然后上肢用劲，缓缓将双拳自上往下收至腰部，拳心向上；在收拳的同时，足部慢慢下降，当双足恰好落地时，双手降到

腰部。

（四）摘星换斗

［预备］

同韦驮献杵。

［动作姿势］

1. 右足前跨半步，右足足跟与左足内侧缘中点的距离约为一拳，成为前后八字。双手同时握拳，左手握空拳，松肩，屈左肘，将左拳着于腰眼，拳心向后，右手垂于右侧大腿内侧。

2. 左腿弯曲下蹲，右足尖着地，足跟提起离地约2寸。注意身体不可前倾后仰，亦不可左右摇摆。

3. 右手握拳（拇指在里，四指在外，松握拳），屈腕沿胸向上举起，高举过头，掌背朝天，掌盖于头，五指自然微屈，肘略屈沉肩，头向后上方偏斜，目视右掌心。

4. 两腿前虚后实，但须虚中带实，实中带虚。舌抵上腭，鼻息调匀，左右交换练习。

［收势］紧吸慢呼，同时慢慢还原到预备姿势。

（五）倒拽九牛尾

［预备］

同韦驮献杵。

［动作姿势］

1. 左脚向前上方迈进一步，呈左弓步，双手握拳，提至腰际，拳心向上。随势上身略前俯，松肩，直肘，昂头，目视前方。

2. 两拳上提至胸前，由拳化掌，成抱球状，随势直腰，肩松肘屈、肘略低于肩，头端平，目平视。

3. 旋转双掌，使掌心各向左右。随势慢慢向左右平分推，到肘直。松肩，挺肘，腕背屈，肩、肘、腕相平。

4. 身体向右侧转，成右弓步。两上肢同时动作，右上肢外旋，屈肘成半圆状，手握空拳用力，拳心向面，不高过肩，双目视拳，拳约与肩平。肘不过膝，膝不过足尖。左上肢内旋向后伸，作螺旋劲，上身正直，塌腰收臀，含胸收腹，自然呼吸，舌抵上腭。

［收势］深吸气，徐徐呼气，同时还原到预备姿势。左右交换，姿势相同。

（六）出爪亮翅

［预备］

同韦驮献杵。

［动作姿势］

1. 握拳护腰，两手握拳提至腰侧，拳心向内。

2. 两拳慢慢上提至胸变掌，拇指外侧用力，掌心向上，向前推出，掌侧相距2寸，高与肩平，两手徐徐旋腕翻掌，拇指相接，四指并拢，肩、肘、腕、掌相平。双手指用力外分，使劲贯于指端，两眼平视，头如顶物。

3. 手指用力外分上翘，肘直腕屈，两眼视指端，挺胸，气沉，膝含蓄，足踏实。反复做 7 次，用力回收。

［收势］深呼吸，随呼气恢复原势。

(七) 九鬼拔马刀

［预备］

同韦驮献杵。

［动作姿势］

1. 左手上举过头，掌心向天，肘关节伸直，指端向右，左手下按，掌心向地，指端向前。

2. 右手旋臂向后背下按，掌心朝地，指端向左。

3. 左手屈肘旋腕，掌心向下，抱住颈项，头略向前倾，右手翻掌，掌心向背。

4. 颈部用力上抬，使头后仰，左手掌用力下按，肘弯欲尽力向上，使二力抗争，两目向右平视，背后五指欲紧按。

［收势］深呼吸随呼气收回，两侧交替，要求相同。

(八) 三盘落地

［预备］

同韦驮献杵。

［动作姿势］

1. 左足向左横跨一步，约与肩宽。足尖微内收，屈膝下蹲，两手叉腰。

2. 两掌心向上如托物，沿胸徐徐上托与肩平，高不过眉，两手相距 2 尺左右。

3. 双掌翻转，手心向下，缓缓下覆，拇指分开，其余四指并拢，虎口朝内，如握物状，悬空于膝盖上部（或虚掌置于膝盖），上身稍向前倾。

4. 上身转内正直，前胸微起，后背如引两肩松开，两肘向里裹，双目直视，口微开，呼吸自如，提肛。

［收势］深呼吸，随呼气收势。

(九) 青龙探爪

［预备］

左足向左平跨一步，两足之距约与肩等宽，双手成仰拳护腰势，身站正直，头端平，目前视。

［动作姿势］

1. 左上肢仰掌向右前上方伸探，掌高过顶，随势身略向右转侧，面向右前方，松肩直肘，腕部屈曲，右拳仍作仰拳护腰势。目视于掌，两足踏实勿移。

2. 接上势，左手大拇指向掌心屈曲，双目视大拇指。

3. 左臂内旋，掌心向下，俯身探腰，随势推掌至地，膝直，足跟勿离地，昂首，目前视。

4. 左掌离地，围左膝上收至腰，成为仰拳护腰势。双侧交换，要求相同。

［收势］深呼吸，随呼气恢复原势。

·第八章 按摩基本手法·

（十）饿虎扑食

［预备］

同韦驮献杵。

［动作姿势］

1. 左脚向左平跨出一大步，右足稍向左偏斜，前弓后箭成左弓步。

2. 双手向前，五指着地．掌心悬空，后足跟略微提起，头向上抬。

3. 前脚收回，足背放于后足跟之上，胸腹微收，抬头。

4. 全身后收，臀部突起，两肘挺直，头昂起，向前运行，约离地2寸。此时两肘弯曲，右足尖着地，全身向前，然后臀部突起，呈波浪形往返动作，势如饿虎扑食。

［收势］ 随呼吸徐徐起立，左右交换，要求相同。

（十一）打躬击鼓

［预备］

同韦驮献杵。

［动作姿势］

1. 左脚向左平跨开一步，足尖内扣，宽与肩同。双手仰掌徐徐由左右而上，成左右平举势。头如顶物，眼观前方，松肩直肘，腕勿屈曲，立身正直，腕、肘、肩相平。

2. 十指交叉相握，从掌心抱持后脑，勿挺腹凸臀。

3. 屈膝下蹲呈马裆势。

4. 直膝弯腰俯身，两手用力使头尽力向胯下，双膝不得屈曲，足跟勿离地，并且同时鸣天鼓左右各24次。

［收势］ 直腰，松手随呼吸而放下。

（十二）掉尾摇头

［预备］

同韦驮献杵。

［动作姿势］

1. 身立正直，双手仰掌由胸前慢慢上举过顶，双目视掌，随掌上举而渐移。
2. 双手十指交叉相握，旋腕反掌上托掌心向上，两肘要直，目向前平视。
3. 仰身，腰向后弯，上肢随之而往，目向上看。
4. 由上式俯身向前，推掌至地，昂首瞪目，膝直，足跟勿离地。

［收势］ 随呼吸徐徐收势。

易筋经十二式可按顺序全套练习，也可据个人具体情况，选取个别动作练习，以达到健身祛病的目的。

三、少林内功

少林内功是内功按摩的组成部分。原为武林强身的基本功，经历代相传，清末已形成一种练功配合按摩治疗疾病的流派。

少林内功的锻炼方法不同于气功，它不强调意守吐纳，但讲求以力贯气，所谓"练气不见气，以力带气，气贯四肢。"在锻炼时要求双下肢用力，即三趾抓地，足跟踏实，下肢挺直，脚尖内收，两股用力内夹，躯干要挺拔，做到挺胸、收腹、含颔。上肢在做具体动作时要求凝劲于肩、臂、肘、腕、指，呼吸自然，与动作相协调，练时力达于四肢腰背，气随力行，使气血循行通畅，达到阴阳平复、祛病祛邪、健体强身的目的。

（一）基本裆势

1. 站裆势

［动作姿势］

（1）立正，左足向左平跨一步，略宽于肩部，足尖略收成内八字，五指着地，运用霸力，劲由上贯下注足。

（2）胸部略挺，臀部略蓄紧，两手后伸挺肘伸腕，肩胛夹紧，四指并拢，拇指外分，双目平视，头勿左右盼顾，全神贯注，呼吸自如。

2. 马裆势

［动作姿势］

（1）立正，双足分开，其距较肩稍宽，双足呈内八字，屈膝下蹲。

（2）两手后伸，肘直腕伸，拇指分开，四指并拢，或双手平放两胯处，虎口朝内。上身挺直，收腹微微前倾，重心放在两腿之间，头如顶物，目平视，呼吸自如。

3. 弓箭裆势

［动作姿势］

（1）立正，身向左旋，左足向左前方跨出一大步，使两足之距较肩约宽一倍；在前之左腿屈膝半蹲，膝与足成垂直线，足尖略向内扣，右腿在后，膝部挺直，足略向外撇，脚跟必须着地，成前弓后箭之势。

（2）上身略前俯，重心下沉，臀须微收两臂后伸，挺肘伸腕，掌根蓄劲，虎口向内，蓄势待发，全神贯注，头端平，呼吸自如。

4. 大裆势

［动作姿势］

（1）左足向左分开一大步，膝伸直，足踏实。

（2）两手后伸，虎口相对，其余四指并拢，肘直腕伸。

（二）基本动作

1. 前推八匹马

［预备］

站裆或指定的裆势。

［动作姿势］

（1）两手屈肘，直掌于两胁。

（2）两掌心相对，拇指伸直，四指并拢，蓄劲于肩臂指端，使两臂慢慢运力前推，以肩与掌成直线为度。胸微挺，臂略收，头勿盼顾，双目平视，呼吸自如。

（3）手臂运动，拇指向上，指端与手臂成直线，慢慢屈肘，收回于两胁。

（4）由直掌化俯掌下按，两臂后伸，回原裆势。

2. 倒拉九头牛

［预备］

站裆或指定的裆势。
[动作姿势]
（1）叉腰的双手变成直掌于两胁待势。
（2）两臂运动缓缓前推，边推边将上肢内旋，推至肘直时，正好拇指向下。四指并拢，拇指用力外分，腕、肘伸直，尽量与肩平。
（2）屈指，由掌化拳，劲注拳心，旋腕拳眼朝上，紧紧内收，化直掌于两胁，身微前倾，臀部微收。
（4）由直掌化俯掌下按，两臂后伸，恢复原裆势。

3. 凤凰展翅
[预备]
弓箭裆或指定的裆势。
[动作姿势]
（1）两手屈肘上行，徐徐至上胸，成立掌交叉。
（2）由立掌化为俯掌，掌心向下，缓缓用力左右外分，两臂尽力伸直，形如展翅，四指并拢，拇指尽力外分，指尽力上翘，头端平如顶物，双目平视，上身微倾，勿抬肩，呼吸自如。
（3）两掌旋腕，屈肘内收，两侧蓄劲着力，徐徐收回，使掌心逐渐相对，处于胸前交叉立掌。
（4）由立掌化俯掌下按，两臂后伸，恢复原裆势。

4. 霸王举鼎
[预备]
站裆或弓箭裆。
[动作姿势]
（1）双肘屈曲，仰掌于腰部。
（2）仰掌缓缓上托，掌心向天，过于肩部，掌根外展，指端由左右向内旋转，虎口相对，犹如托重物，徐徐上举，肘部要挺，指端相对，四指并拢，拇指外分，目前视，呼吸自如。
（3）旋腕翻掌，指端向上，掌侧相对，拇指外分，蓄力而下，慢慢收回腰部。
（4）在腰部时，仰掌化俯掌下按，两臂后伸，恢复原裆式。

5. 顺水推舟
[预备]
马裆或指定的裆势。
[动作姿势]
（1）屈双肘，直掌于两胁。
（2）两直掌徐徐向前推出，并于推出同时，掌根外展，虎口朝下，四指并拢，拇指外分，由外向内旋转，指尖相对，肘欲伸直，腕欲屈曲，似环之形，头端平，身不倾，力求肩肘掌平。
（3）五指慢慢向左右外旋，恢复直掌，四指并拢，拇指运劲后翘，指端着力，屈肘蓄力而收，置于两胁。

（4）由直掌化俯掌下按，两臂后伸，同原裆势。

6. 怀中抱月

［预备］

悬裆或其他裆势。

［动作姿势］

（1）屈肘，仰掌于腰际。

（2）双仰掌由腰际上提，化立掌于上胸交叉，缓缓向左右外分，肘欲直，指端朝向左右，掌心朝前须与肩平。

（3）两指端向下，掌心相对，徐徐蓄力，上身略前倾，双手势如抱物，由上而下，再由下而上徐徐抄起，仍直掌回收于上胸交叉。

（4）由上胸立掌化俯掌下按，两臂后伸恢复原当势。

7. 仙人指路

［预备］

站裆或指定的裆势。

［动作姿势］

（1）屈肘，仰掌于腰部。

（2）右仰掌上提至胸前上掌而出，四指并拢，拇指伸直，手心内凹成瓦楞掌，肘臂运劲立掌向前推出，力要均匀。

（3）推直后屈腕握拳，蓄劲内收，边收边外旋前臂，仰掌于腰部，左掌动作与右掌相同。

（4）由仰掌化俯掌下按，两臂后伸，同原裆势。

8. 平手托塔

［预备］

大裆或指定的裆势。

［动作姿势］

（1）屈肘，仰掌于胁部。

（2）两仰掌慢慢向前运劲推出，边推拇指边向左右外侧倾斜，保持掌平运行，犹如托物在手，推足后手与肩平。

（3）拇指运劲向左右外侧倾斜，四指齐着力，屈肘缓缓蓄劲收回，处于两胁。

（4）由仰掌化为俯掌下按，两臂后伸，恢复为原裆势。

9. 运掌合瓦

［预备］

大裆或指定的裆势。

［动作姿势］

（1）屈肘，仰掌于腰部。

（2）右手由仰掌化为俯掌，运劲贯于臂指推向前，至肘伸直，指端向前，掌心向下，并蓄力待发。

（3）右手旋腕变仰掌慢慢收回，待近胸时左仰掌即变俯掌，在右仰掌上交叉，掌心相合，慢慢向前推出，掌心向下，右仰掌收回腰际。

（4）左手旋腕变仰掌徐徐收回，并两手化俯掌下按，两臂后伸，同原裆势。

10. 风摆荷叶

［预备］

弓箭裆或指定的裆势。

［动作姿势］

（1）屈肘，仰掌于腰部。

（2）四指并拢，拇指伸直，向前上方推出，至胸前左掌在右掌上相旋，运劲向前推进，然后缓缓向左右外分，肩、肘、掌平成直线状，拇指外侧蓄力，使两手平托成水平线，头如顶物，目平视，呼吸自然。

（3）两仰掌慢慢合拢，右下左上，交叉相叠，再收于腰际。

（4）由仰掌化俯掌下按，两臂后伸，同原裆势。

11. 两手托天

［预备］

大裆或指定的裆势。

［动作姿势］

（1）屈肘，仰掌于腰部。

（2）两仰掌上托，掌心朝天，缓缓上举，指端着力，肩松肘直，双目平视，头如顶物。

（3）掌根至顶外旋，四指并拢，分向左右，虎口向外，蓄力徐徐而下，至胸部旋腕变仰掌收回护腰。

（4）由仰掌化俯掌下按，两臂后伸，同原裆势。

12. 单凤朝阳

［预备］

站势或指定的裆势。

［动作姿势］

（1）屈肘，仰掌于腰部。

（2）左仰掌变俯掌，屈肘向胸左上方运力外展，再缓缓运力向右下方，屈肘运作上抄作半圆形，收回护腰。

（3）右手动作与左手相同，唯方向相反。

（4）由仰掌化俯掌下按，两臂后伸，同原裆势。

13. 海底捞月

［预备］

大裆或指定的裆势。

［动作姿势］

（1）屈肘，仰掌于腰部。

（2）两手仰掌上提，经胸徐徐高举，并向左右分推，旋腕翻掌，掌心朝下，同时腰向前俯，腿不可屈，运用霸力，两掌由上向下逐渐相拢，掌心向上如抱物，蓄力于两上肢及双手指。

（3）两臂运劲，掌心指端着力，慢慢抄起，用抱力缓缓提到胸部成仰掌护腰，上身随势而直，目须平视。

（4）由仰掌化为俯掌下按，两臂后伸，同原裆势。

14. 顶天抱地

[预备]

大裆或指定的裆势。

[动作姿势]

（1）屈肘，仰掌于腰部。

（2）仰掌上托，高于肩部旋腕翻掌，掌根外展，指端内旋相对，徐徐上举，待推尽后旋腕翻掌，慢慢向左右外分下抄，同时身向前俯，两掌逐渐合拢，拇指外分，两掌相叠，掌背尽量靠底待发。

（3）两手如抬重物，缓缓提到胸部成仰掌护腰，上身随势而站直，目平视。

（4）两仰掌化俯掌下按，两臂后伸，同原裆势。

15. 力劈华山

[预备]

弓箭裆或指定裆势。

[动作姿势]

（1）屈肘，在上胸部成立掌交叉（左在上或右在上）。

（2）两立掌缓缓向左右分推，两肩松开肘部微曲，四指并拢，拇指上翘，掌心向前，力求成一水平线。

（3）两臂同时用力下劈，连续三次，头勿转侧摇动，两目平视，三次劈完后，仰掌于腰际。

（4）由仰掌化俯掌下按，两臂后伸，同原裆势。

16. 三起三落

[预备]

站裆或其他裆势。

[动作姿势]

（1）屈肘，直掌于两胁。

（2）两膝屈曲下蹲，同时两手前推，掌心相对，四指并拢，拇指运劲后伸，头如摇动，目平视。

（3）两掌用劲后收，同时慢慢起立，待立直时两掌正好收至两胁，往返三次，须用力均匀。

（4）由直掌化俯掌下按，两臂后伸，同原裆势。

17. 乌龙钻洞

[预备]

大弓箭裆。

第八章　按摩基本手法

[动作姿势]

（1）屈肘，直掌于两胁。

（2）两直掌并行，掌心相对，徐徐前推，边推边掌心向下，逐渐化为俯掌，指端向前，上身亦随势前俯，下肢两足内扣，用霸力稳住。

（3）推至尽头后旋腕，蓄力慢慢回收，边收边掌心转向上，化为仰掌于腰际。

（4）由仰掌化为俯掌下按，两臂后伸同原裆势。

18. 饿虎扑食

[预备]

大弓箭裆。

[动作姿势]

（1）双手仰掌于腰际。

（2）双手仰掌变直掌前推，同时两臂内旋，两腕背伸，虎口转向下，腰亦随势前俯，重心前移，后腿用力绷紧。

（3）五指内收握拳，旋腕，拳眼朝天，屈肘紧收，成仰掌护腰。

（4）由仰掌化俯掌下按，两臂后伸，恢复原裆势。

第九章 保健按摩

第一节 概 述

保健古称养生，首见于《黄帝内经》素问篇。保健按摩是指应用于未病防患、以病防变和病后防发的按摩技能，是中医推拿学的一个新兴分支，也是中医养生保健的重要组成部分。保健按摩虽不同于药物治疗和医疗按摩，但其基本理论也是以中医基础理论为依据的，其中又以经络腧穴理论最为重要。此外，从现代科学角度来看，保健按摩是一种以力学为特征的物理疗法，所以，为了能正确地掌握其操作方法，按摩者还需熟悉和掌握现代解剖学、生理学等相关知识。

保健按摩的适用范围非常之广泛，归纳起来主要有以下两个方面。

一是保健养生方面。保健按摩是一种非医疗性质的按摩方法，任何健康及亚健康者都可以是保健按摩的适用对象。如旅游疲劳者、运动员、脑力劳动者、有美容和健美要求者、注重生命质量而有延年益寿要求者等，都适宜保健按摩。

二是多种身体不适。如轻微的头痛、头昏、头胀、鼻塞、眼胀、颈项、肩背、腰部及四肢酸胀不适，各种原因引起的身体疲劳，睡眠质量差，食欲不佳，空调病，晕车晕船，免疫力低下等均可以通过保健按摩进行调理。

总之，保健按摩是以养生、防病、康复为主要目的的一类按摩。其理论基础和手法练习虽有所侧重，但都属于中医按摩学的范畴，因此，必须认真学习中医按摩及其相关的理论知识，熟练掌握各种按摩手法的基本技能，才能在实践中不断提高保健按摩的专业水平。

第二节 舒身保健

舒身按摩又称全身保健按摩，是集人体颈项、腰背、头面、胸腹及四肢各部位保健按摩手法于一体，可起到预防疾病、强身健体目的的一种按摩方法。舒身按摩对人体具有疏通整个经络系统，促进全身气血运行，消除身体疲劳，改善脏腑功能以及调和阴阳，健脑安神，聪耳明目等功效。如能长期坚持每周 1~2 次，就可达到强身健体、预防疾病、促进康复和延年益寿的目的。

以下为舒身按摩的操作程序。

一、俯卧位

(一) 颈项部

1. 拿揉颈项：按摩者一手扶持被按者枕部，另一手拇指与其他四指相对，拿揉其

第九章 保健按摩

颈项部肌肉，上下往返3~5遍。

2. 拇指拨揉颈项部夹脊：按摩者一手拇指位于被按者颈部脊柱一侧，其余四指位于另一侧，用拇指拨揉其颈项部肌肉两侧，上下往返2~3遍。

3. 按揉风池风府穴：按摩者两手拇指指腹先分别按压于被按者两侧风池穴，另外四指支撑其头部固定，按揉5~10秒；再用两手拇指指腹叠按于被按者风府穴，按揉5~10秒。

4. 拿揉肩井大柱穴：按摩者两手拇指与其余四指相对，分别拿揉被按者肩井、大柱穴5~8遍。

（二）背腰部

1. 掌推法：按摩者两手手指并拢，用双掌紧贴被按者肩背部，沿脊柱两侧向下直推至腰骶部，反复3~5遍。

2. 掌分推法：按摩者双掌呈"八"字分开，由被按者脊柱向胁肋不滑推，从肩部逐渐下移至腰骶部，反复3~5遍。

3. 掌揉法：按摩者双掌交叠，紧贴被按者背部，缓慢揉动，反复3~5遍。

4. 背腰：按摩者用掌指关节法被按者背腰部，反复2~3分钟。

5. 拇指拨揉膀胱经：按摩者用两手拇指指腹从上至下拨揉被按者膀胱经背部第一侧线，反复1~2遍。

6. 揉按天宗穴：按摩者用两手拇指指腹同时揉按被按者天宗穴，以得气为度。

7. 拇指按揉背俞穴：按摩者用双手拇指指腹同时按揉被按者肺俞、心俞、膈俞、肝俞、脾俞、三交俞、肾俞、大肠俞等穴，每穴3~5秒。

8. 掌根揉臀部及八疗穴：按摩者双掌交叠，紧贴被按者臀部及八疗穴，缓慢揉动3~5遍。

9. 擦八疗穴：按摩者用手掌在被按者腰部及八疗穴来回推擦，以透热为度。

10. 叩击背腰部：按摩者双手握空心拳，从上到下叩击被按者整个背腰部，反复2~3遍。

11. 捏脊法：按摩者双手做握空拳状，用食指中节的桡侧及背面紧贴于被按者脊柱两侧，拇指伸直，并对准食指中节处，随即将皮肤捏起，并轻轻提碾，虽捏虽提，并慢慢向上移动。从腰骶部捏至大椎穴处，反复5~7遍。

（三）下肢后部

1. 推下肢：按摩者一手扶在被按者臀部，另一手掌面于其下肢后部紧贴，向下直推至脚踝5~7遍。

2. 揉下肢：按摩者双掌交叠，紧贴被按者下肢，缓慢揉动3~5遍。

3. 拿下肢：按摩者用双手拇指和其余四指相对提拿被按者臀部及下肢后侧肌肉，反复3~5遍。

4. 按揉下肢穴位：按摩者用肘尖或拇指指腹按压被按者志边、城府、委中、成山、昆仑、太溪等穴，每穴按压3~5秒。

5. 拍下肢：按摩者用双手虚掌交替拍击被按者下肢2~3遍。

6. 推擦足掌：按摩者一脚独立，另一脚屈膝置放于按摩床上，将被按者的足部放在大腿上，用掌根擦其足底，以透热为度。

7. 按涌泉：按摩者用拇指指腹按压被按者涌泉穴 3~5 秒。

8. 叩足跟：被按者屈膝，使小腿与按摩床垂直，按摩者用空拳叩击其足跟 5~10 次。

二、仰卧位

（一）头面部

1. 开天门：按摩者两手拇指指腹交替按摩被按者印堂至神庭穴 20~30 遍。

2. 抹双柳：按摩者两手拇指指腹沿被按者眉棱骨分推印堂至太阳穴 15~20 遍。

3. 揉前额：按摩者四指微张，用手掌大鱼际从被按者前额中心向两侧推揉至太阳穴 3~5 遍。

4. 揉印堂：按摩者一手扶被按者头部，另一手拇指指腹顺时针按揉其印堂穴 10~15 次。

5. 按揉印堂至百汇：按摩者用双手拇指指腹，自被按者印堂穴开始，交替按压至百汇穴 2~3 遍，然后再顺时针按揉百汇穴 5~10 遍。

6. 捏眼眶：按摩者拇指和食指指腹相对用力，挤捏被按者上眼眶皮肤 3~5 遍。

7. 点按眼周穴：按摩者用双手拇指指腹点按被按者赞竹、鱼腰、丝竹空、成泣、四白等穴，每穴 3~5 秒。

8. 擦鼻：按摩者用双手中指指腹，自上而下快速推擦被按者鼻翼 5~7 遍，然后用中指指端点按迎香穴 3~5 秒。

9. 揉面：按摩者先用双手大鱼际沿被按者额头至尔肌至下颌部揉按，然后用掌面揉按其面颊，反复 2~3 遍。

10. 五指拿头：按摩者一手扶被按者头部，另一手用五指指腹由其前发际拿揉至枕部 3~5 遍。

11. 揉捏耳廓：按摩者用拇指和食指揉捏被按者两侧耳廓 3~5 遍。

12. 四指揉拨项背法：按摩者一手托起被按者枕部，另一手四指指腹在其项部揉拨 3~5 遍。

13. 头部扫散：按摩者用双手四指指腹自前向后扫散被按者头部 3~5 遍。

14. 拿肩：按摩者双手拇指和其余四指相对用力，提拿被按者肩部肌肉 5~7 遍。

（二）胸腹部

1. 分推胸部：按摩者双手掌平放于被按者胸部中央，自上而下向两侧胁肋不分推 3~5 遍。

2. 搓擦胸部：按摩者双手掌分别贴于被按者胸部两侧，上下搓擦其胁肋 3~5 遍。

3. 揉中府：按摩者用双手掌根同时按揉被按者两侧中府穴数十次。

4. 开三门：三门及期门、章门、京门穴。按摩者用双手拇指指腹从被按者胸部正中——期门——章门——京门——胁肋不滑推 3~5 遍。

5. 推三脘：三脘及上脘、中脘、下脘穴。按摩者用手掌在被按者腹部自上而下滑推三脘穴 5~7 遍。

6. 揉腹：按摩者双手叠掌，在被按者腹部轻轻揉按十数次。

7. 摩腹：按摩者用手掌在被按者腹部表面轻轻摩擦，顺时针和逆时针各1~2分钟。

8. 点按穴位：按摩者用双手拇指指腹点按被按者中脘、下脘、天枢、关元穴，每穴3~5秒。

9. 拿腹肌：按摩者用拇指与其余四指相对用力，将被按者腹部肌肉向上提拿2~3遍。

（三）上肢部

1. 直推上肢：按摩者用手掌沿被按者上肢外侧，自上而下直推3~5遍。

2. 拿揉上肢：按摩者拇指与其余四指相对用力，从上至下拿揉被按者上肢肌肉，先外后内，反复2~3遍。

3. 按揉上肢穴位：按摩者用拇指或中指按揉被按者手三里、内关、合谷穴，每穴3~5秒。

4. 推揉手掌：按摩者双手握住被按者手部，拇指放于手心，其余四指放于手背部，用拇指推揉掌心5~10次。

5. 叩击劳宫：被按者手掌放平，按摩者以空心拳叩击其劳宫穴5~8次。

6. 摇手腕：按摩者一手握住被按者手腕部，另一手手指与其手指交错，掌心相对，稍加拔身并摇动被按者腕关节3~5次。

7. 捻手指：按摩者拇指和食指相对，逐个捻揉被按者各手指。

8. 抖上肢：按摩者双手握住被按者手掌，稍加拔身，然后轻轻抖动其上肢10~15次。

（四）下肢部

1. 推下肢：按摩者一手按住被按者髋部，另手掌从其髋部直推至足踝部5~7遍。

2. 揉下肢：按摩者双手手掌交叠，从上至下揉被按者下肢2~3遍。

3. 拿下肢：按摩者用拇指与其余四指相对用力，捏拿被按者下肢肌肉3~5遍。

4. 拨膝眼：按摩者用双手拇指指腹，向下施力按压、拨动被按者内、外侧膝眼穴2~3次。

5. 拨胃经：按摩者用双手拇指指腹沿被按者足阳明经髌骨下缘拨至踝部2~3遍。

6. 按下肢穴位：按摩者用双手拇指叠按被按者闭关、风市、血海、足三里、阳陵泉、丰隆、三阴交、解析学，每穴3~5秒。

7. 叩击下肢：按摩者用和掌叩法或拳叩法击打被按者下肢大、小腿的内、外两侧。

8. 搓擦足心：按摩者一手掌握住被按者足背，另一手掌放于足底，紧贴足心往返摩擦至发热为度。

9. 按气冲：按摩者双手掌根向内，手指向外按压被按者气冲穴30~60秒。

10. 摇髋压腿：按摩者将被按者双髋、膝屈曲，一手前臂扶住其双膝，并让双膝贴紧，另一手托住其双踝部，在膝部施加向下的压力，以髋关节为圆心，缓慢摇动3~5圈后在向下施压2~3次。

11. 摇踝关节：按摩者一手握住被按者足跟部，另一手抓住其足前掌部，顺时针和逆时针摇动踝关节各3~5周。

三、座位

（一）拿肩部：按摩者用双手拇指和其余四指相对用力，拿揉被按者肩部斜方肌5~7次。

（二）拍肩部：按摩者用虚掌拍打被按者肩部及上背部数遍。

第三节 脏腑保健

脏腑保健按摩又称脏腑推拿，是以调整脏腑平衡、提高脏腑机能、预防脏腑疾病为目的的一种保健按摩方法。对人体具有宽胸理气、健脾和胃、舒肝利胆、补肾益气等作用，如能长期坚持每周进行1~2次，不仅可以预防多种脏腑疾病，而且对结肠炎、消化不良、慢性胆囊炎、慢性胃炎、便秘、腹泻月经不调、痛经以及糖尿病、失眠等多种慢性病还具有很好的调理作用。

以下为脏腑保健按摩的操作程序。

一、俯卧位

（一）直推督脉及两侧：按摩者用单掌自上而下直推被按者督脉及两侧膀胱经5~7遍。

（二）按揉背部六条线：按摩者用拇指指腹自第1胸椎平面开始至第5腰椎平面为止，分别按揉滑脱甲基线、膀胱经一线和膀胱经二线（先左后右），每条线操作2~3遍。

（三）点按背部俞穴法：按摩者用双手拇指指腹点按被按者肺俞、心俞、肝俞、胆俞、脾俞、胃俞、肾俞、大肠俞等穴，每穴30秒。

（四）擦命门：按摩者用一手手掌在被按者命门穴处反复摩擦，以透热为度。

（五）震颤八髎穴：按摩者双手掌交叠，在被按者八髎穴处做上下方向的快速震颤1分钟。

（六）叩击八髎法：按摩者用一手虚掌在被按者八髎穴处轻轻拍击80~100次。

二、仰卧位

（一）点按三里揉胃经：按摩者用拇指指腹点按被按者足三里穴半分钟，然后按揉其小腿胃经路线2~3遍。

（二）按揉下肢内侧法：按摩者用一手拇指点按被按者三阴交穴半分钟，然后用手掌自下而上按揉其下肢内侧2~3遍（以上两手法均先左后右）。

（三）点按腹部俞穴法：按摩者用拇指指腹按压被按者鸠尾、上脘、中脘、下脘、梁门、天枢、关元穴，每穴半分钟。

（四）揉腹：按摩者双手叠掌，在被按者腹部轻轻揉按1分钟。

（五）摩腹：按摩者用手掌在被按者腹部表面轻轻摩擦，顺时针和逆时针各1~2分钟。

（六）拿腹肌：按摩者用拇指与其余四指相对用力，将被按者腹部肌肉向上提拿2~3遍。

（七）腹部震颤：按摩者双掌交叠，以手心对准被按者肚脐，做上下方向的快速震颤 1~2 分钟。

（八）按揉锁骨下缘：按摩者站于被按者头部，用双手掌根在其锁骨下缘处按揉数十次。

（九）直擦胸胁部：按摩者用双手手掌自上而下直擦被按者两侧胸胁部 5~7 遍。

三、坐位

（一）拿肩部：按摩者用双手拇指和其余四指相对用力，拿揉被按者肩部斜方肌 5~7 次。

（二）拍肩部：按摩者用虚掌拍打被按者肩部及上背部数遍。

第四节　其他部位保健

一、眼部保健

被按者仰卧位，按摩者坐于其头部。

（一）用两拇指交替推印堂至神庭穴 3~5 遍。

（二）两拇指自印堂经眉弓分推至太阳穴 3~5 遍。

（三）两拇指自印堂经前额呈弧形分推至太阳穴 3~5 遍。

（四）用两拇指或食指自内向外分抹上、下眼眶 3~5 遍。

（五）用两拇指或食指分别揉上、下眼眶 3~5 遍。

（六）用两手中指或食指尖端轻轻按揉鱼腰、睛明、攒竹、四白、太阳、风池穴，每穴 10~20 秒。

（七）用拇指按揉百汇穴 1 分钟。

（八）双掌合拢，十指放松，用小鱼际侧部轻轻敲击额前数次。

（九）头部扫散：按摩者用双手四指指腹自前向后扫散被按者头部 3~5 遍。

二、鼻塞不通

被按者仰卧位，按摩者坐其头部。

（一）用食指或中指指腹沿鼻旁由攒竹推至迎香穴数遍。

（二）单手食指揉鼻背两侧（先左后右），并在揉的基础上轻轻拨动。

（三）用双手拇指或食指轻轻按揉攒竹、睛明穴各半分钟，按揉迎香和聊穴，每穴 1 分钟。

被按者坐位，按摩者站于其侧。

（四）用小鱼际搓擦大椎穴，以透热为度。

（五）用双手拇指指腹按揉风门、风池、曲池、列缺、合谷穴，每穴半分钟。

第十章 足部按摩

第一节 绪 论

足部按摩又称足部反射区健康法，及是人体各脏腑器官在足部均有其对应的反射区，运用按摩手法刺激这些反射区，可以调节人体各部分的机能，取得防病治病和自我保健的效果。

一、发展简史

足部疗法是祖国医学的组成部分及宝贵遗产，足部疗法（简称足疗）。萌生在古代中医成形的早期，它是在漫长的医疗实践中经过历代医家的共同努力所创立的独特疗法之一。足疗通过足与人体经脉、脏腑密切联系，足部存在与人体各脏腑组织器官固定的对应区域，采用多种疗法给予刺激，达到治疗疾病、预防疾病和保健的目的。

古代《黄帝内经》"足心篇"之"观趾法"（一种诊疗方法），隋朝高僧所撰《摩河止观》之"意守足"（常擦足心，能治多种疾病），汉代神医华佗著《华佗秘笈》之"足心道"（意即足底的学问），皆对足部疗法有所介绍。

足部按摩在唐代即传入日本、朝鲜，元朝以后又传入欧洲，元朝伯仁之《十四经》……明朝时期得到进一步发展。后因封建礼教、女子裹脚等轻视足部健康的"政策"、民风，大大影响了该疗法的健康发展。

直至20世纪末，足疗又在国内"重现江湖"，并以更高的水准流行起来。1991年，"中国足部反射区健康法研究会"于北京正式挂牌成立。

二、理论基础

（一）经络理论

人是一个有机的整体，通过经络系统，将人体的五脏六腑、五官九窍、四肢百骸、肌肉皮毛等联系在一起，以维持人体的机能正常。

经络系统作为人体信息传递的网络通路，既感受机体内部的环境变化，又可以接受外界刺激，调节脏腑组织机能。

人体共有足三阴经、足三阳经等6条经络直接与足部产生联系。足部也是通过这6条经络反应和调节五脏六腑的机能状态。

（二）神经反射理论

人体对内、外环境的各种致病因子具有先天的防御能力及自我调节机制。对足部反射区的按摩，实际上是对机体表面的某些敏感点或敏感带所施加的一种物理刺激，促进人体内的自我调节机制，激发机体各个组织器官的潜能，充分发挥机体本身的自我防卫机制与自我修复机制。

(三) 血液循环理论

脚是离心脏最远的部位，血液循环的末梢，血液供应最差。

脚也是人的第二心脏，心脏在血液循环的过程中起的是泵血的作用。通过足底按摩可以疏通血液循环，增加血液回流速度，帮助心脏发挥泵血的作用。

足部按摩可以使足部血管扩张，血流加快，血流量增加，改善微循环，静脉与淋巴回流通畅，可防止代谢产物在足部的沉积。

(四) 生物全息理论

生物全息理论认为，任意取人体的某一部位，均完整排列着全身相关组织器官的反应点，即局部是全身的缩影。足部是全身最敏感的"全息胚胎"，人体各个脏腑、组织、器官在足部均有规律地排列在相应的区域。通过按摩这些区域，既可以探究脏腑组织的生理病理情况，又可达到治疗的作用。

三、适应症与禁忌症

(一) 适应症

每一种疗法都有一定的适应范围，足部疗法也不例外，其适应症十分广泛，包括临床各科的诸多疾病都有很好的保健作用。

神经系统的疾病（如神经痛、神经衰弱、焦虑症及神经功能症等）；

内分泌系统及免疫系统疾病（如甲状腺机能亢进或减退，肥胖症，各种过敏症等）；

消化系统疾病（如食欲不振、打呃、反酸、呕吐、腹泻、腹胀、便秘、胃肠功能紊乱、糖尿病等）；

循环系统疾患（如心律不齐、高血压、低血压、贫血等）；

呼吸系统疾患（如感冒、哮喘、肺气肿等）；

泌尿系统疾患（如尿频、尿失禁、遗尿、尿闭、肾脏功能不良等）；

生殖系统及妇科疾患（如月经不调、痛经、盆腔炎、阳萎、前列腺肥大、更年期综合征等）；

感觉器官疾患（如近视、耳鸣、重听、晕车、晕船等）；

运动器官疾患（如软组织损伤，关节炎，痉挛等）。

(二) 禁忌症

足部疗法虽然适应范围广泛，但也不能包治百病，对于某些疾病或某些情况下也不宜使用。

严重的急性传染病或炎症急性期；

严重的器质性病变，如重度贫血、严重的心脏病、严重的肾脏疾病；

各种严重出血病患者（如吐血、呕血、便血、内脏出血等）；

妇女月经期间及妊娠期间；

各种皮肤病，或局部皮肤破损者不适宜进行足疗按摩。

第二节 足部反射区的定位及适应症

一、综述

我们已经知道，人体的各脏腑器官，在足部都有其相对应的反射区。尽管有60多个反射区，要记住这些反射区的相对位置并不是很困难的事，因为这些反射区的位置并不是胡乱确定、毫无规律可循的。它是人们长期实践观察的总结，带有一定的规律性。我们可用下面的示意图来说明足部反射区的定位，帮助我们掌握每个反射区的相对位置。

如图10-1、图10-2所示，双脚并拢在一起，可以看成是一个坐着的人形。脚的脚趾，相当于人的头部。脚底的前半部，相当于人的胸部（有肺及心脏）。脚的外侧，自上而下是肩、肘、膝等部位。脚底的中部，相当于人的腹部，有胃、肠、胰、肝胆（右侧）、脾（左侧）、肾等器官。脚跟部分，相当于盆腔，有生殖器官（子宫、卵巢、前列腺）、膀胱、尿道（阴道）、肛门等。脚的内侧，构成足弓的一条线，相当于人的脊椎（颈椎—胸椎—腰椎—骶骨）。

以上漫画式的描述，只是为了使大家有一个总的概念。以下我们将大致上按照按摩的顺序，逐一介绍每一个反射区，使学者有较详尽的了解。

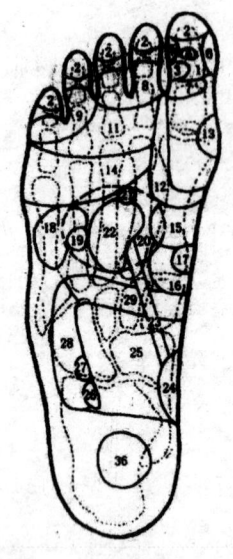 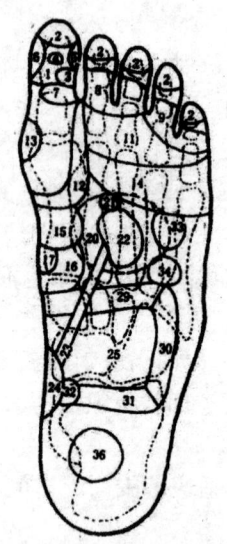

图10-1　右脚反射区　　　图10-2　左脚反射区

（一）肾上腺

1. 反射区位置

位于双脚脚掌第一跖骨与跖趾关节所形成的"人"字形交叉点稍外侧。

2. 手法

以一手持脚，另一手半握拳，食指弯曲，以食指第一指间关节顶点施力，定点向深部按压三四次。

3. 适应症

心律不齐、昏厥、炎症、过敏、哮喘、风湿症、关节炎等。

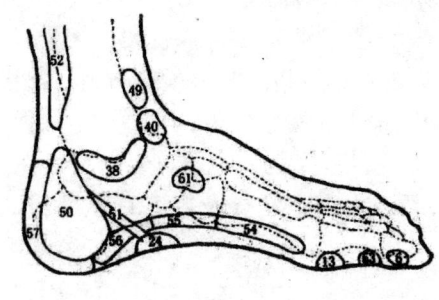

图 10-3　脚内侧反射区

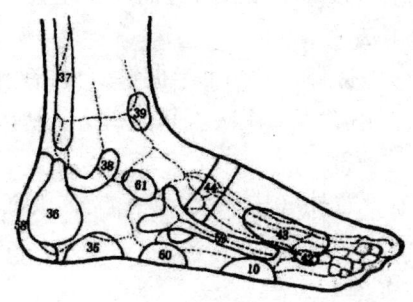

图 10-4　脚外侧反射区

(二) 肾

1. 反射区位置

位于双脚脚掌第一跖骨与跖趾关节所形成的"人"字形交叉后方中央陷凹处。

2. 手法

以一手持脚，另一手半握拳，食指弯曲，以食指第一指间关节顶点施力，由脚趾向脚跟方向按摩 4~6 次。

3. 适应症

各种肾脏疾患如急慢性肾炎、肾功能不良、肾结石等，高血压，水肿，风湿症，关节炎，泌尿系统感染及其他疾患。

(三) 输尿管

1. 反射区位置

位于双脚脚掌自肾脏反射区至膀胱反射区之间，呈弧线状的一个区域。

2. 手法

以一手持脚，另一手半握拳，食指弯曲，以食指第一指间关节顶点施力，由肾反射区向膀胱反射区按摩 4~6 次。

3. 适应症

输尿管结石、发炎，输尿管狭窄，排尿困难，泌尿系统感染等。

(四) 膀胱

1. 反射区位置

位于内踝前下方双脚脚掌内侧舟骨下方，拇展肌侧旁。

2. 手法

以一手持脚，另一手半握拳，食指弯曲，以食指第一指间关节顶点施力，定点按压 4~6 次。

3. 适应症

肾、输尿管及膀胱结石，膀胱炎及其他泌尿系统与膀胱疾患。

（五）额窦
1. 反射区位置
10个脚趾的趾端。右边额窦在左脚，左边额窦在右脚。
2. 手法
以一手持脚，另一手半握拳，食指弯曲，以食指第一指间关节顶点施力。拇指：自外侧向内侧按摩3～4次。其他指头：从趾端向趾根方向按摩各3～4次。
3. 适应症
脑血管意外（中风），鼻窦炎，头痛，头晕，失眠，发烧及眼、耳、鼻、口腔等疾患。

（六）垂体
1. 反射区位置
位于双脚拇指趾腹中央部位。
2. 手法
以一手持脚，另一手半握拳，食指弯曲，以食指第一指间关节顶点施力，定点深入按压3～4次。
3. 适应症
内分泌失调（甲状腺、甲状旁腺、肾上腺、脾、胰等功能失调），小儿发育不良、遗尿、更年期综合征等。

（七）小脑及脑干
1. 反射区位置
位于双脚拇指腹根部靠近第二节趾骨处。右半部小脑及脑干的反射区在左脚；左半部小脑及脑干的反射区在右脚。
2. 手法
以一手握脚，另一手的拇指指端施力，向趾根方向按摩3～4次。
3. 适应症
高血压、失眠、头晕、头痛、肌肉紧张、肌腱关节疾患等。

（八）三叉神经
1. 反射区位置
位于双脚拇指近第二趾的一侧。右侧三叉神经的反射区在左脚，左侧三叉神经的反射区在右脚。
2. 手法
以一手握脚，另一手拇指指端施力，由趾端向趾根按摩3～4次。
3. 适应症
偏头痛，颜面神经麻痹及神经痛，腮腺炎，失眠，头面部及眼、耳、鼻的疾患。

（九）鼻
1. 反射区位置
位于双脚拇指腹内侧延伸到拇指趾甲的根部，第一趾间关节前。右鼻的反射区在左脚上，左鼻的反射区在右脚上。

2. 手法

以一手握脚，另一手拇指指端施力，按摩3~4次。

3. 适应症

鼻塞、流鼻涕和急慢性鼻炎、鼻出血、过敏性鼻炎、鼻窦炎等鼻部疾患及上呼吸道感染。

（十）头部

1. 反射区位置

位于双脚拇指趾腹全部，右半球大脑的反射区在左脚上，左半部大脑的反射区在右脚上。

2. 手法

以一手持脚，另一手半握拳，食指弯曲，以食指第一指间关节顶点施力，由拇指趾端向根部按摩3~4次。

3. 适应症

高血压，低血压，脑血管意外（中风），头晕，头痛，失眠，脑血栓，听、视觉受损，神经衰弱，神志不清。

（十一）颈项

1. 反射区位置

位于双脚拇指根部横纹处，右侧颈项的反射区在左脚，左侧颈项的反射区在右脚。

2. 手法

以一手握脚，另一手拇指指端施力，沿着拇指根部，自足背至拇指与第二趾间缝再至足底按摩3~4次（敏感点在足背拇指根部靠近第二趾一侧）。

3. 适应症

颈部酸痛、颈部僵硬、颈部软组织损伤等颈部疾患及高血压、落枕等。

（十二）颈椎

1. 反射区位置

位于双脚拇指根部内侧横纹尽头处。

2. 手法

以一手握脚，另一手食指、中指弯曲成钳状夹住被施术的脚趾，以食指第二节指骨内侧固定于反射区位置，以拇指在其上加压，定点按压3~4次。

3. 适应症

颈项僵硬、颈项酸痛、各种颈椎病变（骨刺及因颈椎病引起手麻手痛等）。

（十三）甲状旁腺

1. 反射区位置

位于双脚脚掌内缘第一跖趾关节前方凹陷处。

2. 手法

以一手握脚，另一手食指、中指弯曲成钳状夹住被施术的脚趾，以食指第二节指骨内侧固定于反射区位置，以拇指在其上加压，定点按压3~4次。

3. 适应症

甲状旁腺机能低下引起的缺钙症状如筋骨酸痛、抽筋、手足麻痹或痉挛，指甲脆弱并可用于癫痫发作时的急救。

（十四）甲状腺

1. 反射区位置

位于双脚脚底第一跖骨与第二跖骨之间，成带状。

2. 手法

以拇指固定，食指弯曲呈镰刀状，以食指侧缘施力，沿图中箭头所指方向按摩3～4次。

3. 适应症

甲状腺机能亢进或低下、甲状腺炎、甲状腺肿大及肥胖症等。

（十五）眼

1. 反射区位置

位于双脚第二趾与第三趾根部（包括脚底和脚背两个位置）。右眼反射区在左脚上，左眼反射区在右脚上。

2. 手法

以一手持脚，另一手半握拳，食指弯曲，以食指第一指间关节顶点施力，在该反射区定点按压5～6次。

3. 适应症

结膜炎，角膜炎，近视，老花，远视，青光眼，白内障等眼疾。

（十六）耳

1. 反射区位置

位于双脚第四趾与第五趾根部（包括脚底和脚背两个位置）。右耳反射区在左脚，左耳反射区在右脚上。

2. 手法

以一手持脚，另一手半握拳，食指弯曲，以食指第一指间关节顶点施力，在该反射区定点按压5～6次。

3. 适应症

各种耳疾（耳炎、耳鸣、重听）等。

（十七）斜方肌

1. 反射区位置

位于双脚脚底，在眼、耳反射区后方，成一横带状。

2. 手法

以一手持脚，另一手半握拳，以食指第一指间关节顶点施力，在该反射区由外侧（小趾一侧）向内侧（拇指一侧）按摩4～5次。

3. 适应症

颈部及肩背酸痛、手无力、手酸麻、落枕等。

（十八）肺及支气管

1. 反射区位置

第十章 足部按摩

位于双脚斜方肌反射区后方（向脚跟方向）。自甲状腺反射区向外到肩反射区处约一横指宽的带状区域。支气管敏感带：自肺反射区中部向第三趾延伸。

2. 手法

以一手持脚，另一手半握拳，食指弯曲，以食指第一指间关节顶点施力，自内侧（拇指一侧）向外侧（小指一侧）按摩约4～5次。对支气管敏感带改用拇指指端施力按摩。

3. 适应症

肺部及支气管疾患如肺炎、支气管炎、哮喘、胸闷等。

（十九）心

1. 反射区位置

位于左脚脚掌第四跖骨与第五跖骨间，在肺的反射区后方（向脚跟方向）。

2. 手法

之一（轻手法）：以拇指指腹自脚跟向脚趾方向推按；

之二（中手法）：以食指第二指节背面向脚趾方向推按；

之三（重手法）：以一手持脚，另一手半握拳，食指弯曲，以食指第一指间关节顶点施力，由脚跟向脚趾方向按摩3～4次。

施术时先用轻手法，如患者能承受，再用中手法，如患者无异状，再用重手法。

2. 适应症

心脏疾患如心绞痛、心肌梗塞的恢复期、心力衰竭的恢复期、心律不齐及循环系统疾病。

（二十）脾

1. 反射区位置

位于左脚脚掌第四、五跖骨之间，心脏反射区后（向脚跟方向）的一横指处。

2. 手法

以一手持脚，另一手半握拳，食指弯曲，以食指第一指间关节顶点施力，定点按摩3～4次。

3. 适应症

贫血、皮肤病、食欲不振、消化不良、发烧、炎症等。

（二十一）胃

1. 反射区位置

位于双脚脚掌第一跖趾关节后方（向脚跟方向），约一横指幅宽。

2. 手法

以一手持脚，另一手半握拳，食指变曲，以食指第一指间关节顶点施力，由脚趾向脚跟方向按摩3～4次。

3. 适应症

胃部疾患如恶心、呕吐、胃痛、胃胀、胃酸过多、消化不良、急慢性胃炎等。

（二十二）胰

1. 反射区位置

位于双脚脚掌内侧胃反射区与十二指肠反射区之间。

2. 手法

以一手持脚,另一手半握拳,食指弯曲,以食指第一指间关节顶点施力,由脚趾向脚跟方向按摩约3~4次。

3. 适应症

消化系统及胰脏本身疾患、糖尿病、胰腺炎等。

(二十三) 十二指肠

1. 反射区位置

位于双脚脚掌第一跖骨与楔骨关节前方(向脚趾方向),胃及胰脏反射区的后方(向脚跟方向)。

2. 手法

以一手持脚,另一手半握拳,食指弯曲,以食指第一指间关节顶点施力,由脚趾向脚跟方向按摩3~4次。

3. 适应症

胃及十二指肠疾患如腹胀、消化不良、十二指肠溃疡、食欲不振等。

(二十四) 小肠

1. 反射区位置

位于双脚脚掌中部凹入区域,被升结肠、横结肠、降结肠、乙状结肠及直肠等反射区所包围。

2. 手法

以一手持脚,另一手半握拳,食指、中指弯曲,以食指和中指的第一指间关节顶点施力,由脚趾向脚跟方向按摩4~5次。

3. 适应症

消化系统疾患如胃肠胀气、腹泻、腹痛、急慢性肠炎等。

(二十五) 横结肠

1. 反射区位置

位于双脚脚掌中间,横越脚掌成一横带状。

2. 手法

以一手持脚,另一手半握拳,食指弯曲,以食指第一指间关节顶点施力,左脚由内侧向外侧按摩,右脚由外侧向内侧按摩3~4次。

3. 适应症

消化系统疾患如腹泻、腹痛、肠炎等。

(二十六) 降结肠

1. 反射区位置

位于左脚脚掌中部,沿骰骨外缘下行至跟骨外侧前缘,与脚外侧线平行成竖条状。

2. 手法

以一手持脚,另一手半握拳,食指弯曲,以食指第一指间关节顶点施力,由脚趾向脚跟方向按摩3~4次。

3. 适应症

消化系统疾患如腹泻、腹痛、肠炎等。

(二十七) 乙状结肠及直肠

1. 反射区位置

位于左脚脚掌跟骨前缘成一横带状。

2. 手法

以一手持脚,另一手半握拳,食指弯曲,以食指第一指间关节顶点施力,由外侧向内侧按摩3~4次。

3. 适应症

乙状结肠及直肠疾患如乙状结肠及直肠炎症、便秘等。

(二十八) 肛门

1. 反射区位置

位于左脚脚掌跟骨前缘乙状结肠及直肠反射区的末端。

2. 手法

以一手持脚,另一手半握拳,食指弯曲,以食指第一指间关节顶点施力,定点按摩3~4次。

3. 适应症

便秘,痔疮。

(二十九) 肝

1. 反射区位置

位于右脚脚掌第四跖骨与第五跖骨间,在肺反射区的后方(向脚跟方向)。

2. 手法

以一手持脚,另一手半握拳,食指弯曲,以食指第一指间关节顶点施力,向脚趾方向按摩3~4次。

3. 适应症

肝脏疾患如肝炎、肝硬化、肝肿大、肝脏功能失调等。

(三十) 胆囊

1. 反射区位置

位于右脚脚掌第三跖骨与第四跖骨间,在肺反射区后方(向脚跟方向),肝脏反射区之内。

2. 手法

以一手持脚,另一手半握拳,食指弯曲,以食指第一间关节顶点施力,定点向深部按压3~4次。

3. 适应症

胆囊疾患如胆结石、黄疸病、胆囊炎等。

(三十一) 盲肠 (及阑尾)

1. 反射区位置

位于右脚脚掌跟骨前缘靠近外侧,与小肠及升结肠的反射区连结。

2. 手法

以一手持脚，另一手半握拳，食指弯曲，以食指第一指间关节顶点施力，定点按压3～4次。

3. 适应症

腹胀、阑尾炎。

（三十二）回盲瓣

1. 反射区位置

位于右脚脚掌跟骨前缘靠近外侧，在盲肠反射区的前方（向脚趾方向）。

2. 手法

以一手持脚，另一手半握拳，食指弯曲，以食指第一指间关节顶点施力，定点按压3～4次。

3. 适应症

增强回盲瓣的功能、消化系统吸收障碍性疾病。

（三十三）升结肠

1. 反射区位置

位于右脚脚掌小肠反射区外侧与脚外侧平行的带状区域。从跟骨前缘，骰骨外侧上行至第五跖骨底部。

2. 手法

以一手持脚，另一手半握拳，食指弯曲，以食指第一指间关节顶点施力，由脚跟向脚趾方向按摩3～4次。

3. 适应症

消化系统疾患如腹泻、腹痛、肠炎、便秘等。

（三十四）腹腔神经丛

1. 反射区位置

位于双脚脚掌中心，分布在肾反射区与胃反射区附近。

2. 手法

以一手持脚，另一手半握拳，食指弯曲，以食指第一指间关节顶点施力，由脚跟向脚趾方向挑刮5～6次。

3. 适应症

消化系统的神经性疾患，如腹胀、肝泻、胃痉挛、胸闷、打呃等。

（三十五）生殖腺

1. 反射区位置及手法

位置一：双脚脚掌足跟中央处。

手法：以一手持脚，另一手半握拳，食指弯曲，以食指第一指间关节顶点施力，定点按摩3～4次。

位置二：双脚外踝后下方跟骨腱前方的三角形区域（与前列腺或子宫反射区位置相对称），睾丸、卵巢的敏感点在三角形直角顶点附近，输精管、输卵管的敏感带在三角形斜边。

手法：以拇指固定，食指弯曲呈镰刀状，以食指侧缘施力按摩3~4次。或以拇指指腹施力按摩3~4次。

2. 适应症

性功能低下、不孕症、月经不调、痛经、更年期综合征等。

（三十六）胸椎

1. 反射区位置

位于双脚足弓内侧缘距骨下方从跖趾关节直到楔骨关节止。

2. 手法

以一手握脚，另一手的拇指指腹施力，沿着足弓内侧缘从脚趾向脚跟方向按摩3~4次。

适用证：肩背酸痛、胸椎骨刺、胸间盘突出和其他胸椎疾患等。

（三十七）腰椎

1. 反射区位置

位于双脚足弓内侧缘楔骨至舟骨下方。上接胸椎反射区下连骶骨反射区。

2. 手法

以一手持脚，另一手的拇指指腹施力，沿足弓内侧缘从脚趾向脚跟方向按摩3~4次。

3. 适应症

腰背酸痛、腰椎间盘突出、骨刺及腰椎其他疾患。

（三十八）骶骨

1. 反射区位置

位于双脚足弓内侧缘距骨下方到跟骨止，前接腰椎反射区，后连尾骨反射区。

2. 手法

以一手握脚，另一手拇指指腹施力，沿足弓内侧缘向脚跟方向按摩3~4次。

3. 适应症

骶骨骨刺、骶椎受伤、坐骨神经痛等。

（三十九）尾骨内侧

1. 反射区位置

位于双脚脚掌内侧，沿跟骨结节后方内侧的一带状区域。

2. 手法

以一手握脚，另一手拇指固定在脚掌跟部，食指弯曲呈镰刀状，以食指侧缘施力，沿脚后跟自上而下刮压全足跟部内侧，在该处改以食指第一指间关节顶点施力，进行定点按压后轻轻抬起，再沿着足跟内侧缘向脚趾方向按摩，共作3次。

3. 适应症

坐骨神经痛、尾骨受伤后遗症。

（四十）前列腺或子宫

1. 反射区位置

位于脚跟骨内侧，踝骨后下方的三角形区域。前列腺或子宫的敏感点在三角形直角顶点附近，子宫颈的敏感点在三角形斜边的上段，尿道及阴道反射区尽头处。

2. 手法

以拇指固定，食指弯曲呈镰刀状，以食指侧缘施力刮压3～4次。或以拇指指腹施力按摩3～4次。

3. 适应症

男性：前列腺肥大、前列腺炎、尿频、排尿困难、尿道疼痛。

女性：子宫肌瘤、痛经、月经不调、子宫下垂及其他子宫疾患。

(四十一) 尿道及阴道

1. 反射区位置

位于双脚脚跟内侧，自膀胱反射区斜向上延伸至距骨与舟骨之间缝。

2. 手法

以一手握脚，另一手拇指指腹施力，自膀胱反射区斜向上按摩3～4次。

3. 适应症

尿道发炎、阴道炎、尿路感染、排尿困难、尿频、尿失禁、遗尿等。

(四十二) 髋关节

1. 反射区位置

包括双脚脚内侧内踝下缘及脚外侧外踝下缘，共4个位置。

2. 手法

以一手握脚，另一手拇指指腹施力，分别沿着内踝、外踝下缘，由前向后推按3～5次。

3. 适应症

髋关节痛、坐骨神经痛、腰背痛等。

(四十三) 直肠及肛门

1. 反射区位置

位于胫骨内侧后方，趾长屈肌腱间，从踝骨后方向上延伸4横指的一带状区域。

2. 手法

以一手握脚，另一手拇指指腹施力，自踝骨后方向上推按3～5次。

3. 适应症

痔疮、便秘、直肠炎症等。

(四十四) 腹股沟

1. 反射区位置

位于内踝尖上方二横指胫骨内侧凹陷处。

2. 手法

以一手握脚，另一手拇指指腹施力，定点按摩3～4次。

3. 适应症

生殖系统疾患、疝。

(四十五) 坐骨神经

1. 反射区位置

有两处：

位置一：双腿内踝关节后上方起，沿胫骨后缘上行至胫骨内侧髁下。

位置二：双腿外踝前缘沿腓骨前侧上至腓骨小头处。

2. 手法

以一手握脚，另一手拇指指腹施力，由踝关节向上推按3～4次。

3. 适应症

坐骨神经痛、坐骨神经炎等。

（四十六）尾骨外侧

1. 反射区位置

位于双脚脚掌外侧，沿跟骨结节后方外侧的一带状区域。

2. 手法

以一手持脚，另一手拇指固定在脚掌跟部，食指弯曲呈镰刀状，以食指侧缘施力，沿脚后跟自上而下刮压至足跟部外侧，在该处改以食指第一指间关节顶点施力，进行定点按压后轻轻抬起，再沿着足跟外侧缘向脚趾方向按压止于膝反射区，共作3次。

3. 适应症

坐骨神经痛、尾骨受伤后遗症。

（四十七）下腹部

1. 反射区位置

位于双脚腓骨外侧后方，自脚踝骨后方向上延伸4横指的一带状区域。

2. 手法

以一手握脚，另一手拇指指腹施力，自踝骨后方向上推按3～5次。

3. 适应症：

主要用于妇科疾患如月经不规则、经期腹部疼痛等。

（四十八）膝

1. 反射区位置

位于双脚外侧骰骨与跟骨前缘所形成的凹陷处。

2. 手法

以一手握脚，另一手半握拳，食指弯曲，以食指第一指间关节顶点施力，环绕反射区的半月形周边按摩3～4次。

3. 适应症

膝关节炎、膝关节痛等。

（四十九）肘

1. 反射区位置

位于双脚外侧第五跖骨粗隆凸起的前、后两侧。

2. 手法

以一手持脚，另一手半握拳，食指、中指弯曲，以食指、中指第一指间关节顶点施力，或只以食指第一指间关节顶点施力，按摩3～4次。

3. 适应症

肘关节受伤、肘关节酸痛、肘关节炎。

（五十）肩

1. 反射区位置

位于双脚脚掌外侧第五跖趾关节处。

2. 手法

以一手持脚，另一手半握拳，食指弯曲，以食指第一指间关节顶点施力，在该反射区按摩3～4次。

3. 适应症

肩周炎、手臂无力、肩酸痛、手麻等。

（五十一）肩胛骨

1. 反射区位置

位于双脚脚背沿第四跖骨与第五跖骨之间延伸到骰骨的一带状区域。

2. 手法

用双手拇指指腹沿脚趾向脚背方向推按至骰骨处向左右分开。

3. 适应症

肩背酸痛、肩关节活动障碍、肩周炎等。

（五十二）上颌

1. 反射区位置

位于双脚脚背拇指趾间关节横纹前方一条横带状区域。

2. 手法

以拇指指端施力，或以一手持脚，另一手半握拳，食指弯曲，以食指第一指间关节顶点施力，由内向外按摩3～4次。

3. 适应症

牙痛、口腔发炎、牙周病、牙龈炎、味觉障碍等

（五十三）下颌

1. 反射区位置

位于双脚脚背拇指趾间关节横纹后方一条横带状区域。

2. 手法

以拇指指端施力，或以一手持脚，另一手半握拳，食指弯曲，以食指第一指间关节顶点施力，由内向外按摩3～4次。

3. 适应症

牙痛、口腔发炎、牙周病、牙龈炎、味觉障碍等。

（五十四）扁桃腺

1. 反射区位置

位于双脚脚背拇指第二节上，肌腱的左右两边。

2. 手法

以双手拇指指端同时施力，或以一手握脚，另一手食指第一指间关节顶点施力，定点按摩3～5次。

3. 适应症

上呼吸道感染、扁桃腺炎症（扁桃腺肿胀、化脓、肥大等）。

（五十五）喉与气管及食管

1. 反射区位置

位于双脚脚背第一、第二跖趾关节处。

2. 手法

以拇指固定，以食指内侧缘施力，自关节处向趾间按摩3~4次。

3. 适应症

咽炎、喉痛、咳嗽、气喘、气管炎、上呼吸道感染、声音微弱、嘶哑、食道疾患、支气管疾患。

（五十六）胸部淋巴腺

1. 反射区位置

位于双脚脚背第一跖骨及第二跖骨间缝处。

2. 手法

以拇指固定，以食指侧缘施力，沿骨缝向脚趾尖方向按摩3~4次。

3. 适应症

各种炎症、发烧、囊肿，增强免疫能力。

（五十七）内耳迷路

1. 反射区位置

位于双脚脚背第四跖骨和第五跖骨骨缝的前端，止于第四、第五跖趾关节。

2. 手法

以拇指固定，以食指侧缘施力，沿骨缝向脚趾尖方向按摩3~4次。

3. 适应症

头晕、眼花、晕车、晕船、高血压、低血压、耳鸣、平衡障碍、昏迷等。

（五十八）胸

1. 反射区位置

位于双脚脚背第二、第三、第四跖骨所形成的区域。

2. 手法

以双手拇指指腹施力，由脚趾向脚背方向推按3~4次。

3. 适应症

乳腺炎、乳腺增生、食道疾患等。

（五十九）膈（横膈膜）

1. 反射区位置

位于双脚脚背跖骨、楔骨、骰骨关节处，横跨脚背形成一带状区域。

2. 手法

双手食指弯曲呈镰刀状，以两手食指侧缘同时施力，自脚背中央向侧刮按3~4次。

3. 适应症

打嗝、腹胀、腹痛、恶心、呕吐、膈肌痉挛等。

(六十) 肋骨
1. 反射区位置
内侧肋骨反射区位于双脚脚背第一楔骨与舟骨间。外侧肋骨反射区在骰骨、舟骨和距骨间。
2. 手法
以一手握脚，另一手的拇指指腹施力，定点按压3次。
3. 适应症
肋骨的各种病变、胸闷、肋膜炎等。

(六十一) 上身淋巴腺
1. 反射区位置
位于双脚外侧脚踝骨前，由距骨、外踝构成的凹陷部位。
2. 手法
以一手持脚，另一手半握拳，食指弯曲，以食指第一指间关节顶点施力，定点按摩3~4次。
3. 适应症
各种炎症、发烧、囊肿、肌瘤、增强免疫能力。

(六十二) 下身淋巴腺
1. 反射区位置
位于双脚内侧脚踝骨前，由距骨、内踝构成的凹陷部分。
2. 手法
以一手持脚，另一手半握拳，食指弯曲，以食指第一指间关节顶点施力，定点按摩3~4次。
3. 适应症
各种炎症、发烧、囊肿、肌瘤、增强免疫能力。

第三节 操作手法及注意事项

一、足底按摩的手法

足底按摩与身体按摩的道理是一样的，手法也是在脚的各部位做压、揉、搓、拿、捏等动作。只不过脚的各部位软硬程度不同，要根据情况不断变换。足底按摩，没有规定使用左手还是右手，可以随自己的习惯任意调整。

(一) 单食指握拳法
动作要点：将食指第1、第2指间关节弯曲扣紧，其余4指握拳，拇指尺侧缘固定于食指末节、中指第2指节处，以食指第1指间关节突起为着力点吸定于反射区。操作时应尽量保持，食指第1节指骨与手掌、前臂在同一直线上，以便施力。

(二) 拇指推掌法
动作要点：将拇指与其余4指分开，以拇指指腹为着力点，吸定于一定部位，行单方向直线推法。操作时指腹紧贴体表，用力宜沉稳，速度缓慢均匀。

（三）拇指尖按法

动作要点：以拇指指端为着力点，吸定于反射区，沿足部皮肤垂直方向深部逐渐用力并保持一定时间，随后缓慢放松。拇指在足部操作时，其余4指可附于对侧以固定、助力。

（四）指揉法

动作要点：以拇指螺纹面吸定于一反射区上，腕部放松，以肘部为支点，前臂做主动摆动，带动腕、手指做轻柔缓和的旋转摆动，将力透过手指传递到施术部位。

（五）单食指钩掌法

动作要点：食指、拇指分开，其余三指半握拳，以拇指为定点，食指桡侧缘为着力点吸定于一定反射区做揉捏动作。

二、足部按摩操作应注意的事项

（一）饭后1小时内及空腹时，均不宜进行按摩。

（二）在足底按摩后，应适量饮水，以利于身体代谢物的排出。

（三）在操作前应洗净双手，把指甲剪短，勿戴戒指，以免损伤皮肤。手法进行完后，还要用流水把手冲洗干净，以免传染皮肤病。

（四）被按者要心平气和，肌肉放松，体位要舒适和便于操作。按摩者体位也要舒适，身体要放松。

（五）足底按摩过程中，应随时询问和观察患者的反应，用力应由轻到重，逐渐增加力度，如发现患者情绪紧张或脸色苍白，应先让其稍休息下，待精神状态好转、情绪稳定后，再开始按摩。

（六）在足底按摩时应根据疾病的病因及预后转归，确定治疗的反射区或反应点，并有顺序地进行操作。

（七）治疗时呼吸自然，精神、肌肉放松。

（八）足底按摩开始用力宜缓，逐渐加大力度，但以为身治病情况掌握力量，结束前缓慢减弱强度。

（九）足底按摩时应避开骨骼突起部位，以免损伤骨膜。

（十）淋巴、脊椎、尾骨外侧反射区，一定要朝心脏方向按摩，以利于推动血液和淋巴循环。

（十一）按摩结束后，术者不能用凉水洗手，一定要用温开水将手洗净；被按者的双脚要注意保暖。

（十二）妇女月经和妊娠期间，一般不宜做足部反射区的按摩。

第四节 足部保健及常见病的操作

一、足部保健规范

足部保健的按摩顺序，是先左脚后右脚，按足底——足内侧——足外侧——足背的顺序操作。

详细顺序。左脚：肾上腺——肾——输尿管——膀胱额窦——小脑及脑干——三叉神经——鼻——大脑——颈项——颈椎——甲状旁腺——甲状腺——眼——耳——斜方肌——肺及支气管——心——脾——胃——胰十二指肠——小肠——横结肠——降结肠——乙状结肠及直肠——肛门——腹腔神经丛——生殖腺——胸椎——腰椎——骶骨——尾骨内侧——前列腺及子宫——尿道及阴道——内侧髋关节——直肠及肛门腹股沟——内侧坐骨神经——尾骨外侧——生殖腺——外侧髋关节——下腹部——外侧坐骨神经——膝——肘——肩——肩胛骨——上颌——下颌——扁桃体——喉、气管及食管——胸部淋巴结——内耳迷路——胸——横膈膜——肋——上身淋巴结——下身淋巴结——肾上腺——肾——输尿管——膀胱。

右脚：肾上腺——肾——输尿管——膀胱——额窦——小脑及脑干——三叉神经——鼻——大脑——颈项——颈椎——甲状旁腺——甲状腺——眼——耳——斜方肌——肺及支气管——胃——胰——十二指肠——小肠——肝——胆囊——盲肠（阑尾）——回盲瓣——升结肠——横结肠——腹腔神经丛——生殖腺——胸椎——腰椎——骶骨——尾骨内侧——前列腺及子宫——尿道及阴道——内侧髋关节——直肠及肛门——腹股沟——内侧坐骨神经——尾骨外侧——生殖腺——外侧髋关节——下腹部——外侧坐骨神经——膝——肘——肩——肩胛骨——上颌——下颌——扁桃体——喉、气管及食管——胸部淋巴结——内耳迷路——胸——横膈膜——肋——上身淋巴结——下身淋巴结——肾上腺——肾——输尿管——膀胱。

二、常见病操作

在常规的足部保健手法的基础上，可根据患者具体身体情况有选择性地重点操作一些反射区，针对症状进行加强性的操作。

（一）消化系统

1. 食欲不振：按摩肾、输尿管、膀胱、胃肠、肝、胆囊、脾、甲状腺等反射区。
2. 消化不良：按摩胃、胰、小肠、脾、淋巴腺等反射区。
3. 牙痛：按摩上颌、下颌反射区（重手法）及消化系统各反射区。
4. 口臭：按摩肾、输尿管、膀胱、胃、十二指肠、肝等反射区。如因牙病引起的口臭，应按摩上颌、下颌反射区。
5. 胃痛、胃溃疡：按摩肾、输尿管、膀胱、胃、十二指肠、大肠、小肠、腹腔神经丛、胰、淋巴腺等反射区。
6. 上吐下泻：按摩肾、输尿管、膀胱、胃肠、腹腔神经丛、淋巴腺等反射区。
7. 胃肠胀气（上腹部）：按摩肾、输尿管、膀胱、胃肠、腹腔神经丛、心、横膈膜、甲状旁腺等反射区。
8. 胃肠胀气（下腹部）：按摩肾、输尿管、膀胱、小肠、盲肠等反射区。
9. 慢性胃炎：按摩肾、输尿管、膀胱、胃、十二指肠、头、心、肝、胆囊、甲状旁腺等反射区。
10. 糖尿病：按摩肾、输尿管、膀胱、胃肠、胰、心、肝、肾上腺、甲状旁腺、淋巴腺及内侧坐骨神经反射区。
11. 腹泻：按摩胃肠道、淋巴腺反射区。
12. 便秘：按摩肾、输尿管、膀胱、甲状旁腺、胃肠、直肠及肛门反射区。

第十章 足部按摩

(二) 呼吸系统

1. 感冒：按摩肾、输尿管、膀胱、气管、肺、鼻、扁桃腺、甲状旁腺、肾上腺、淋巴腺等反射区。

2. 咳嗽：按摩肾、输尿管、膀胱、肺、气管、淋巴腺、扁桃腺、鼻、甲状旁腺、肾上腺等反射区。

3. 哮喘：按摩肾、输尿管、膀胱、肾上腺、甲状腺、甲状旁腺、心、肺、气管、鼻、淋巴腺等反射区。

(三) 泌尿系统

1. 输尿管炎症：按摩肾、输尿管、膀胱及淋巴腺等反射区。

2. 尿失禁：按摩肾、输尿管、膀胱、尿道、头部、脊椎等反射区，如有子宫脱垂，加按摩子宫反射区。

3. 遗尿：按摩肾、输尿管、膀胱、前列腺或子宫、尿道等反射区。

(四) 心血管系统

1. 一般心脏病：在心脏病发作期间不宜作脚部按摩。平常保健可按摩肾、输尿管、膀胱、心、肺、肾上腺、垂体、甲状腺、支气管、胃肠、横隔膜、胰、腹腔神经丛、颈椎、胸椎、腰椎、骶骨等反射区。

2. 静脉曲张：按摩肾、输尿管、膀胱、肾上腺、甲状旁腺、心、脊椎等反射区。

3. 高血压：按摩肾、输尿管、膀胱、头部、眼、心、胃肠、垂体、甲状腺、肾上腺、前列腺、生殖腺、内耳迷路、腰椎等反射区。

4. 贫血：按摩肾、输尿管、膀胱、心、腺及消化系统各反射区。

(五) 内分泌系统

1. 甲状腺疾病：主要按摩甲状腺、垂体、肾上腺等反射区。

2. 缺钙：按摩肾、输尿管、膀胱、甲状旁腺、肾上腺、胃肠等反射区。

3. 肥胖症：按摩肾、输尿管、膀胱、心、垂体、肾上腺、甲状腺、甲状旁腺等反射区。

4. 更年期综合征：按摩头部、垂体、颈项、生殖腺、甲状腺、肾上腺、甲状旁腺、子宫、腹腔神经丛等反射区。

(六) 生殖系统

1. 阳萎：按摩肾、输尿管、膀胱、垂体、头部、肾上腺、甲状腺等反射区。

2. 月经不调：按摩垂体、甲状腺、生殖腺、子宫、腹腔神经丛、肾上腺等反射区。

3. 阴道疾病：按摩肾、输尿管、膀胱、肾上腺、阴道、子宫、生殖腺、淋巴腺等反射区。

(七) 神经系统

1. 神经衰弱：按摩肾、输尿管、膀胱、消化系统、甲状旁腺、甲状腺、头部等反射区。

2. 头晕：按摩头部、垂体、内耳迷路、耳、眼、甲状腺等反射区。

3. 头痛：按摩头部、颈椎、眼、鼻、耳、上下颌、腹腔神经丛、胃肠、垂体、甲状腺等反射区。

第十一章 刮痧与拔罐

第一节 刮痧的理论基础及作用

刮痧疗法是指用边缘光滑的刮痧器具，在患者身体的施治部位上循序刮动，以达疏通经络、排除痧毒之效而治疗疾病的一种方法。

刮痧疗法是古代劳动人民在长期与疾病斗争过程中不断吸取经验教训而形成的一种治疗方法，它属于自然疗法之一。

痧指痧气，或称痧障。人在夏秋之交，常因感受风寒暑湿之气，或因接受疫气与浊秽之邪，阻塞与内，出现腹痛、闷挛等病症。这些可使人致病的疫气、浊秽之邪及风寒暑湿之气，统称为痧气，简称痧。由于痧气胀塞胃肠，运阻经络，故又称"痧障"。痧气侵袭人体时，因侵袭的部位不同，而出现各种症状。若痧毒侵入皮肤，则皮肤隐现红点，犹如麻疹，称为"红痧"；若痧毒侵入机体深部组织，则病症明显加重，可见发冷、发热，头、胸、腹部胀痛，也可伴有喉痛、上吐下泻、腹间如束带裹缠、指甲青黑、手足麻木，严重者可出现神魂沾语等症。由于刮痧的刺激部位多为经络分布之处，所以运用此法可以起到通经络、行气血、调阴阳之功效。刮痧可刺激皮肤内的神经末梢，促进新陈代谢，提高人体防御功能。

理论基础及作用机理

临床实践证实，不同疾病的部位、形态、痧色各异，同一种疾病出痧的部位、形态、痧色有一定的规律性。这种规律性多与经络的循行分布、脏腑、经络的病理状态有直接的关系。

（一）恢复和提高经络的整体调控功能

经络的纵横交错和沟通联络作用，使机体各脏腑组织器官有机地联系起来，通过这种联系主宰着全身气血运行，经络既是内脏器官的联系途径，又是调节生命活动的信息反馈系统。这种整体调控作用，使机体各脏腑器官组织在功能上能协调共济，成为一个统一的有机整体。

研究表明，经络循行部位含有较其他部位数量更多的神经末梢、神经束、血管、肥大细胞和结缔组织束。证实刺激经络可以调整神经反馈，改善血液和组织间液的循环，加强器官组织细胞的新陈代谢，因此有调节人体功能活动的作用。这说明遍布全身的经络系统是人体最高层次的综合调控体系，有其组织结构基础。

（二）宣通气血、活血化瘀，改善微循环

中医认为气血是构成人体和维持生命活动的基本物质之一，是脏腑功能活动的物质基础，又是脏腑生理活动的产物。经络是气血运行的通路，通过刺激经络，调节经络之气的运行，从而达到疏通血脉，改善气血循环的作用。

（三）排毒解毒，促进新陈代谢

机体的代谢产物通常通过呼吸、汗液、大小便等形式排出体外。当代谢产物不能通过正常渠道排出体外，在体内存留时间过长时，就会形成对机体有害的毒素。它们使经络瘀滞，气机不畅，造成细胞缺氧老化，是形成疾病的主要原因之一。

刮痧可以有效地排除体内毒素，补氧祛瘀，活化细胞，加强新陈代谢。在临床观察中发现，完全健康的人，刮拭经络无痧出现；病情较轻，病程较短者，刮出之痧，部位表浅，痧色鲜红；病情重，病程长者，痧色暗红或青紫，出痧部位较深。可以说病情越重，病程越长，痧色越重，部位越深。刮拭过程刺激病变经络，激发经气，调整经气运行，亦能在借改善与之相连的脏腑器官的功能活动，促进毒素的排出。如刮拭膀胱经的肺俞及手太阴肺经，可以改善肺的呼吸功能和调整皮肤汗腺的分泌，促进毒素从呼吸道和皮肤排出；刮拭胃经的天枢、足三里穴和手阳明大肠经可以调节大肠蠕动，促进宿便排出；刮拭膀胱经的肾俞、三焦俞和任脉的关元、中极穴可以利尿。经常保健刮痧，能及时调整脏腑功能，促进经气运行，加强机体新陈代谢，从而防止体内毒素形成和滞留。

（四）增强机体免疫功能

机体的免疫功能，中医称为正气。正气代表机体的调节适应能力、防御疾病能力和病后的康复能力。一切阻碍机体正常生长和导致疾病的因素，中医称为邪气。正气充足，抗病能力强，则邪气不能侵犯。而经络系统就是人体的保健系统，经络系统运行正常，是人体正气充足的基础。经常保健刮痧，刺激疏通经络，调整脏腑阴阳气血，可以激发和加强人体的保健系统，扶植正气，增强抗御病邪的能力。

现代医学认为，清除机体有害异物的过程可以激发免疫系统的功能。人体清除有害异物的天然防御机能是由淋巴系统及血液中的吞噬细胞完成的。刮拭时经络各部位所出现的"痧"，在皮肤与肌肉之间成为异物，这些异物被淋巴细胞及血液中的吞噬细胞分解吸收。经常刮痧可以使淋巴细胞活力增强，提高机体的应激能力和组织创伤的修复能力，从而加强了机体的免疫功能。

第二节 刮痧的工具

刮痧工具包括刮痧板和润滑剂。工具的选择直接关系刮痧治病保健的效果。古代用汤勺、铜钱、嫩竹板等作为刮痧工具，用麻油、水、酒作为润滑剂。这些工具虽然取材方便，能起到一些刮痧治疗作用，但因其简陋、本身无药物治疗作用，均已很少应用。现多选用经过加工的有药物治疗作用和没有副作用的工具。这样的工具能发挥双重的作用，既能作为刮痧工具使用，其本身又有治疗作用，可以明显提高刮痧的疗效。

一、刮痧板

刮痧板是刮痧的主要工具。目前各种形状的刮痧板、集多种功能的刮痧梳于是相继问世，其中有水牛角制品，也有玉制品。水牛角质地坚韧，光滑耐用，药源丰富，加工简便。药性与犀牛角相似，只药力稍逊，常为犀牛角之代用品。水牛角味辛、咸、寒。

辛可发散行气、活血润养；咸能软坚润下；寒能清热解毒。因此水牛角具有发散行气，清热解毒，活血化瘀的作用。玉性味甘平，入肺经，润心肺，清肺热。据《本草纲目》介绍：玉具有清音哑，止烦渴，定虚喘，安神明，滋养五脏六腑的作用，是具有清纯之气的良药，可避秽浊之病气。古人常将玉制品佩戴在手腕、颈部及膻中部位，若将玉制刮痧板佩戴在膻中部位，不仅方便使用，通过其对局部的按摩和某些成分的慢性吸收，还可养神宁志，健身祛病。水牛角及玉制刮痧板均有助于行气活血、疏通经络而没有副作用。

刮痧板一般加工为长方形，边缘光滑，四角钝圆。刮板的两长边，一边稍厚，一边稍薄。薄面用于人体平坦部位的治疗刮痧，凹陷的厚面适合于按摩保健刮痧，刮板的角适合于人体凹陷部位刮拭。

水牛角和玉制品的刮痧板，刮拭完毕可用肥皂水洗净擦干或以酒精擦拭消毒。为避免交叉感染，最好固定专人专板使用。水牛角刮板如长时间置于潮湿之地，或浸泡在水里，或长时间暴露在干燥的空气中，均会发生裂纹，影响使用寿命。因此刮板洗净后应立即擦干，最好放在塑料袋或皮套内保存。玉制板在保存时要避免磕碰。

二、润滑剂

刮痧治疗的润滑剂应为有药物治疗作用的润滑剂，这种润滑剂应由具有清热解毒、活血化瘀、消炎镇痛作用，同时又没有毒副作用的药物及渗透性强、润滑性好的植物油加工而成。药物的治疗作用有助于疏通经络、宣通气血、活血化瘀。植物油有滋润保护皮肤的作用。刮痧时涂以润滑剂不但减轻疼痛，加速病邪外排，还可保护皮肤，预防感染，使刮痧安全有效。目前符合上述要求的润滑剂有活血润肤脂和刮痧活血剂两种。活血润肤脂的作用较为广泛，因为活血润肤脂为软膏制剂，不但润滑性好，涂抹时不会因向下流滴而弄脏衣服，易被皮肤吸收，活血润肤作用持久。

第三节 刮痧方法及反应

正确的刮拭方法可以提高刮痧的效果。本节介绍的7种刮拭方法，既针对刮痧的特点，又借鉴针灸、按摩的某些手法，适合于身体各部位的解剖特点和病症需要。临证可根据部位和病症综合运用，并应掌握刮拭要领，了解刮痧后的反应。

一、持板方法

用手握住刮板，刮板的底边横靠在手掌心部位，大拇指及另外4个手指呈弯曲状，分别放在刮板两侧。

二、刮拭方法

（一）面刮法

用手持刮板，刮拭时用刮板的1/3边缘接触皮肤，刮板向刮拭的方向倾斜30°～60°，以45°角应用最为广泛，利用腕力多次向同一方向刮拭，有一定刮拭长度。这种手法适用于身体比较平坦部位的经络和穴位。

（二）角刮法

用刮板角部在穴位上自上而下刮拭，刮板面与刮拭皮肤呈45°角倾斜。这种刮法多用于肩部肩贞穴、胸部中府、云门穴。

（三）点按法

用刮板角与穴位呈90°角垂直，由轻到重，逐渐加力，片刻后猛然抬起，使肌肉复原，多次重复，手法连贯。这种手法适用于无骨骼的软组织处和骨骼凹陷部位，如合谷穴、膝眼穴。

（四）拍打法

用刮板一端的平面拍打体表部位的经穴。拍打法多在四肢特别是肘窝和膝窝进行，拍打时一定要在拍打部位先涂刮痧润滑剂，拍打法可治疗四肢疼痛、麻木及心肺疾病。

（五）按揉法

用刮板角部20°角倾斜按压在穴位上，作柔和的旋转运动，刮板角平面始终不离开所接触的皮肤，速度较慢，按揉力度应深透至皮下组织或肌肉。常用于对脏腑有强壮作用的穴位，如合谷、足三里、内关穴等。

（六）厉刮法

用刮板角部与穴区呈90°角垂直，刮板始终不离皮肤，并施以一定的压力作短距离（约1寸长）前后或左右摩擦。这种手法适用于头部。

（七）疏理经气法

按经络走向，用刮板自下而上或自上而下循经刮拭，用力轻柔均匀，平稳和缓，连续不断。一次刮拭面宜长，一般从肘膝关节部位刮至指趾尖。常用于保健刮痧中，对经络有整体调理、松弛肌肉、消除疲劳的作用。

在操作过程中，根据病情和刮拭部位，几种刮拭方法可选择或结合起来灵活运用。

三、刮拭要领

（一）按压力

刮痧时除向刮拭方向用力外，更重要的是要有对肌肤向下的按压力，因为经脉在人体有一定的深度，须使刮拭的作用力传导到深层组织，才有治疗作用。刮板作用力透及的深度应达到皮下组织或肌肉，如作用力大，可达到骨骼。刮痧最忌不使用按力，仅在皮肤表面摩擦，这种刮法，不但没有治疗效果，还会因反复摩擦，形成表皮水肿。但并不是按压力越大越好，人的体质、病情不同，治疗时按压力强度也不同。各部位的局部解剖结构不同，所能承受的压力强度也不相同，在骨骼凸起部位按压力应较其他部位适当减轻。力度大小可根据患者体质、病情及承受能力决定。正确的刮拭手法，应始终保持按压力。每次刮拭应速度均匀，力度平稳，不要忽轻忽重、头轻尾重或头重尾轻。

（二）点、面、线相结合

点即穴位，穴位是人体脏腑经络之气输注于体表的部位。面即指刮痧治疗时刮板边缘接触皮肤的部分，约有1寸宽。这个面，在经络来说是其皮部。线即指经脉，是经络系统中的主干线，循行于体表并连及深部，约有1毫米宽。点、面、线相结合的刮拭方法，是在疏通经脉的同时，加强重点穴位的刺激，并掌握一定的刮拭宽度。因为刮拭的范围在经脉皮部的范围之内，经脉线就在皮部范围之下，刮拭有一定的宽度，便于准确地包含经络。刮痧法，以疏通调整经络为主，重点穴位加强为辅。经络、穴位相比较，重在经络，刮拭时重点是找准经络，宁失其穴，不失其经。只要经络的位置准确，穴位就在其中，始终重视经脉整体疏通调节的效果。点、面、线相结合的方法是刮痧的特点，也是刮痧简便易学、疗效显著的原因之一。

（三）刮拭长度

在刮拭经络时，应有一定的刮拭长度，为市尺的4~5寸，如需要治疗的经脉较长，可分段刮拭。重点穴位的刮拭除凹陷部位外，也应有一定长度。一般以穴位为中心，上下总长度4~5寸，在穴位处重点用力。在刮拭过程中，一般须一个部位刮拭完毕后，再刮拭另一个部位。遇到病变反应较严重的经穴或穴区，刮拭反应较大时，为缓解疼痛，可先刮拭其他经穴处，让此处稍事休息后，再继续治疗。

四、刮痧后的反应

刮痧保健，由于病情不同，治疗局部可出现不同颜色、不同形态的痧。皮肤表面的痧有鲜红色、暗红色、紫色及青黑色。痧的形态有散在、密集或斑块状，湿邪重者皮肤表面可见水疱样痧。皮肤下面深层部位的痧多为大小不一的包块状或结节状。深层痧表面皮肤隐约可见青紫色。刮痧时，出痧局部皮肤有明显发热的感觉。

刮痧结束半小时左右，皮肤表面的迹逐渐融合成片。深部包块样痧慢慢消失，并逐渐由深部向体表扩散。在12小时左右，包块样痧表面皮肤逐渐呈青紫色或青黑色。深部结节状痧消退缓慢，皮肤表面12小时左右亦逐渐呈青紫色或青黑色。

刮痧后24~48小时内，出痧表面的皮肤在触摸时有疼痛感，出痧严重者局部皮肤表面微微发热。如刮拭手法过重或刮拭时间过长，体质虚弱者会出现短时间的疲劳反应，严重者24小时以内会出现低烧，休息后即可恢复正常。

刮出的痧一般5~7天即可消退。痧消退的时间与出痧部位、痧的颜色和深浅有密切的关系。胸背部的痧、上肢的痧、颜色浅的痧及皮肤表面的痧消退较快，下肢的痧、腹部的痧、颜色深的痧，及皮下深部的痧消退较慢。阴经所出的痧，较阳经所出的痧消退得慢，慢者一般延迟至2周左右消退。

第四节　全身刮痧顺序

根据人体各部位的解剖特点选用刮拭方法，根据病症需要决定刮拭顺序。操作过程中，同一部位的经穴刮拭完毕后，再进行另一部位的经穴刮拭。操作时应使患者体位舒适，有利于配合治疗，尽量减少穿脱衣服的次数。

一、人体各部位的刮拭方法

（一）头部

头部有头发覆盖，须在头发上面用面厉法刮拭。不必涂刮痧润滑剂。为增强刮拭效果可使用刮板薄面边缘或刮板角部刮拭，每个部位刮30次左右，刮至头皮有发热感为宜。

太阳穴：太阳穴用刮板角部从前向后或从上向下刮拭。

头部两侧：刮板竖放在头维穴至下鬓角处，沿耳上发际向后下方刮至后发际处。

头顶部：头顶部以百会穴为界，向前额发际处或从前额发际处向百会穴处，由左至右依次刮拭。

后头部：后头部从百会穴向下刮至后颈部发际处，从左至右依次刮拭。风池穴处可用刮板角部刮拭。

头部也可采取以百会穴为中心，向四周呈放射状刮拭。

（二）面部

面部由内向外按肌肉走向刮拭。面部出痧影响美观，因此手法须轻柔，忌用重力大面积刮拭。眼、口腔、耳、鼻病的治疗须经本人同意，才可刮出痧。刮拭的按力、方向、角度、次数均以刮拭方便和病患局部能耐受为准则。

（三）背部

背部由上向下刮拭。一般先刮后背正中线的督脉，再刮两侧的膀胱经和夹脊穴。肩部应从颈部分别向两侧肩峰处刮拭。

（四）胸部

胸部正中线任脉天突穴到膻中穴，用刮板角部自上向下刮拭。

胸部两侧以身体前正中线任脉为界，分别向左右（先左后右）用刮板整个边缘由内向外沿肋骨走向刮拭，注意隔过乳头部位。中府穴处宜用刮板角部从上向下刮拭。

（五）腹部

腹部由上向下刮拭。可用刮板的整个边缘或1/3边缘，自左侧依次向右侧刮。有内脏下垂者，应由下向上刮拭。

（六）四肢

四肢由近端向远端刮拭，下肢静脉曲张及下肢浮肿患者，应从肢体末端向近端刮拭，关节骨骼凸起部位应顺势减轻力度。

二、整体刮拭的顺序

整体刮拭的顺序是自上向下，先头部、背、腰部或胸、腹部，后四肢。背、腰部及胸、腹部可根据病情决定刮拭的先后顺序。每个部位一般先刮阳经，再刮阴经，先刮拭身体左侧，再刮拭身体右侧。

三、刮痧实施步骤

（一）选择工具

刮痧板应边缘光滑，边角钝圆，厚薄适中。应仔细检查其边缘有无裂纹及粗糙处，以免伤及皮肤。

（二）解释说明工作

首次刮痧时，应先向病人介绍刮痧的一般常识。对精神紧张、疼痛敏感者，更应做好解释安抚工作，以便取得病人的积极配合。

（三）选择体位

可采取卧位，根据刮拭部位的需要仰卧、俯卧或侧卧。被刮拭部位肌肉放松有利于操作。

（四）涂刮痧润滑剂

暴露出所刮拭的部位，在刮拭的经络穴位处涂刮痧润滑剂。使用活血润肤脂可从管口挤出少量，涂抹在被刮拭部位，用刮板涂匀即可。如使用刮痧活血剂则将瓶口朝下，使刮痧活血剂从小孔中自行缓慢滴出，忌用手挤压。因刮痧活血剂过多，不利于刮拭，还会顺皮肤流下弄脏衣服。

（五）刮拭

手持刮板，先用刮板边缘将滴在皮肤上的刮痧润滑剂自下向上涂匀，再用刮板薄面约1寸宽的边缘，沿经络部位自上向下，或由内向外多次向同一方向刮拭。注意每次刮拭开始至结束力量要均匀一致，每条经络或穴区依病情需要刮20～30次左右。

第五节　刮痧的补泻手法

刮痧疗法以刮板为器具进行治疗，对不同体质与不同病症者应采用不同的刮拭手法。临床分为三种手法：补法、泻法和平补平泻法。刮拭手法是根据刮拭力量和速度两种因素决定的。

一、补法、泻法、平补平泻法

（一）补法

补法刮拭按压力小，速度慢，能激发人体正气，使低下的机能恢复旺盛。临床多用于年老、体弱、久病、重病或形体瘦弱之虚证患者。

（二）泻法

泻法刮拭按压力大，速度快，能疏泄病邪，使亢进的机能恢复正常。临床多用于年轻、体壮、新病、急病或形体壮实的实证患者。

（三）平补平泻法

平补平泻法亦称平刮法，有三种刮拭手法。第一种为按压力大、速度慢；第二种为按压力小、速度快；第三种为按压力中等、速度适中。具体应用时可根据患者病情和体质而灵活选用。其中按压力中等、速度适中的手法易于被患者接受。平补平泻法介于补法和泻法之间，常用于正常人保健和常见病的调理。

补泻手法的原则适用于前面介绍的面刮法、角刮法、拍打法。

二、各种手法的具体运用

首先，根据患者的体质和病情确定刮拭手法。但不论何种证型，均应以补刮开始，然后根据体质和部位决定按压力的大小，再逐渐向平刮、泻刮法过渡，使患者有适应的过程。虚证型患者，以补刮法为主，治疗过程中在补刮的基础上，对主要经络穴位，可以短时间运用平刮法，以增强治疗效果。实证型患者可以泻刮法治疗后，以补刮法收尾。或在治疗结束后，对所治经络采用疏经理气法调补气血。掌握脏腑辨证方法者，可据病情灵活运用，如虚实夹杂型，对经气实的经脉施以泻刮，经气虚的经脉施以补刮。

三、决定补、泻效果的因素

补、泻效果是由机体状态、腧穴特性和刮拭手法多种因素决定的。刮拭手法是其中的一种因素。机体状态与补泻效果有直接的关系，当机体正气充足时，经气易于激发，刮拭补泻调节作用显著；当机体正气不足，经气不易激发，刮拭补泻调节作用缓慢。腧穴的特性也是一种因素，有些腧穴有强壮作用，如足三里、关元，刮拭这些腧穴可以补虚。有些腧穴有泻实作用，如肩井、曲池，刮拭这些腧穴可以泻实。中医经络的理论认为"顺经气而行则补，逆经气而行则泻。"在刮痧疗法中，保健刮痧和一般病症治疗不必拘泥于这一理论，主要以刮拭手法的速度和力量进行补虚和泻实。对于体质较弱的虚证，可参考这一理论按经气的运行方向刮拭进行补泻。

第六节　刮痧的适应症及禁忌症

任何疾病的发生，都是经络气血运行失常，脏腑阴阳失调所致。经络学说是中医治疗的理论基础，以经络学说为基础的刮痧法，广泛适用于临床各种病症。本法采用刮拭皮肤的经络穴位为治疗手段，这种特殊的治疗手段使其对某些疾病有显著的疗效，这些疾病就是其最佳适应症。

刮痧法安全、有效，虽无明显的禁忌症，但由于其治疗方法在皮肤表面进行，并有一定的按压力，因此对某些疾病应慎用或禁用。

一、适应症

（一）内科病症

感受风寒、暑湿之邪引起的感冒发热、头痛、咳嗽、呕吐、腹泻以及高温中暑等，急慢性支气管炎、哮喘、急慢性胃炎、肠炎、便秘、腹泻、高血压、眩晕、糖尿病、甲状腺疾病、胆囊炎、肝炎、水肿，各种神经痛、脏腑痉挛性疼痛等，诸如神经性头痛、血管性头痛、三叉神经痛、胆绞痛、胃肠痉挛等病症。

（二）外科病症

以疼痛为主要症状的各种外科病症，如急性扭伤，感受风寒湿邪导致的各种软组织疼痛，各种骨关节疾病，坐骨神经痛，肩周炎，落枕，慢性腰痛，风湿性关节炎，类风湿性关节炎，颈椎、腰椎、膝关节骨质增生。

（三）儿科病症

营养不良、食欲不振、生长发育迟缓、小儿感冒发热、腹泻等病症。

（四）五官科病症

牙痛、鼻炎、鼻窦炎、咽喉肿痛、视力减退、弱视、青少年假性近视、急性结膜炎、耳聋、耳鸣等病症。

（五）妇科病症

痛经、闭经、月经不调、乳腺增生、产后病等。

（六）其他各科病症

皮肤搔痒症、荨麻疹、痤疮、湿疹、失眠、多梦等病症。

（七）保健

预防疾病、强身健体、减肥、美容等。

二、慎用症与禁忌症

（一）有出血倾向的疾病，如血小板减少症、白血病、过敏性紫癜症等不宜用泻刮手法，宜用补刮或平刮法；如出血倾向严重者应暂不用此法。

（二）新发生的骨折患部不宜刮痧，须待骨折愈合后方可在患部补刮。外科手术疤痕处亦应在两个月以后方可局部刮痧。恶性肿瘤患者手术后，疤痕局部处慎刮。

（三）化脓性炎症、渗液溃烂的局部皮肤表面（如湿疹、疱疹、疔、疖、痈、疮等病症），以及传染性皮肤病的病变局部禁刮。

（四）原因不明的肿块及恶性肿瘤部位禁刮。

（五）妇女月经期下腹部慎刮，妊娠期下腹部禁刮。

第七节 刮痧的注意事项

刮痧时，皮肤局部汗孔开泄，出现不同形色的痧，病邪、病气随之外排，同时人体正气也有少量消耗。为有利于扶正祛邪，增强效果，刮痧时应选择环境，根据病症选择适当的手法，注意掌握刮拭的时间，防止发生晕刮。

一、治疗刮痧时应避风和注意保暖

刮痧时应避风，注意保暖。室温较低时应尽量减少暴露部位，夏季高温时不可在电扇处或有对流风处刮痧。因刮痧时皮肤汗孔开泄，如遇风寒之邪，邪气可通过开泄的毛孔直接入里，不但影响刮痧的疗效，还会因感受风寒引发新的疾病。

二、治疗刮痧后饮热水一杯

刮痧使孔开汗泄，邪气外排，要消耗部分体内的津液，刮痧后饮热水一杯，不但可以补充消耗部分，还能促进新陈代谢，加速代谢产物的排出。

三、刮痧后洗浴的时间

刮痧后，为避免风寒之邪侵袭，须待皮肤毛孔闭合恢复原状后，方可洗浴，一般约3小时。但在洗浴过程中，水渍未干时，可以刮痧。因洗浴时毛孔微微开泄，此时刮痧用时少，效果显著，但应注意保暖。

四、糖尿病及下肢静脉曲张者刮拭方法

糖尿病患者皮肤抵抗力减低，血管脆性增加，不宜用泻刮法。下肢静脉曲张局部及下肢浮肿者，宜用补刮法或平刮法从肢体末端向近端刮拭以促进血液循环。

五、晕刮的防治

晕刮，即在治疗刮痧过程中出现的晕厥现象。刮痧法虽然安全、无副作用，但个别患者有时因其本身在某个时刻不具备接受治疗刮痧的条件，或治疗刮痧时操作者的刮拭手法不当、刮拭时间过长，则会出现晕刮现象。

（一）晕刮的原因

1. 患者对治疗刮痧缺乏了解，精神过度紧张或对疼痛特别敏感者。

2. 空腹、熬夜及过度疲劳者。

3. 刮拭手法不当，如体质虚弱、出汗、吐泻过多或失血过多等虚证，采用了泻刮手法。

4. 刮拭部位过多，时间过长，超过25分钟者。

（二）晕刮的症状

发生晕刮时，轻者出现精神疲倦、头晕目眩、面色苍白、恶心欲吐、出冷汗、心慌、四肢发凉，重者血压下降、神志昏迷。

（三）晕刮的治疗

应立即停止原来的刮痧。抚慰患者勿紧张，帮助其平卧，注意保暖，饮温开水或糖

水。马上拿起刮板用角部点按人中穴,力量宜轻,避免重力点按后局部水肿。对百会穴和涌泉穴施以泻刮法,患者病情好转后,继续刮内关、足三里。采取以上措施后,晕刮可立即缓解。

(四) 晕刮的预防

1. 对初次接受刮痧者,应做好说明解释工作,消除顾虑。
2. 选择舒适的体位以便配合。
3. 空腹、过度疲劳、熬夜后不宜刮痧。
4. 根据患者体质选用适当的刮拭手法。对体质虚弱、出汗、吐泻过多、失血过多等虚证,宜用补刮手法。
5. 治疗刮痧部位宜少而精,掌握好刮痧时间,不超过 25 分钟。当夏季室温过高时,患者出汗过多,加之刮痧时汗孔开泄,体力消耗,易出现疲劳,因此更应严格控制刮拭时间。
6. 在刮痧过程中,要善于察颜观色,经常询问病人的感觉,及时发现晕刮的先兆。做到以上几条,完全可以防止晕刮的发生。

六、不可片面追求出痧

刮痧时,不可过分追求痧的出现。因为出痧多少受多方面因素的影响。患者体质、病情、寒热虚实状态、平时服用药物多少及室内的温度都是影响出痧的因素。一般情况下,血瘀之证出痧多;虚证出痧少;实证、热证比虚证、寒证容易出痧;服药多者特别是服用激素类药物后,不易出痧;肥胖之人与肌肉丰满发达者不易出痧;阴经和阳经比较,阴经不易出痧;室温较低时不易出痧。出痧多少与效果不完全成正比。如实证、热证出痧多少与疗效关系密切,而对不易出痧的病症和部位只要刮拭方法和部位正确,就有效果。

第八节 拔 罐

拔罐法是以罐为工具,利用燃火抽气等方法排除罐内空气,造成负压使之吸附于腧穴或应拔部位体表,是局部皮肤充血、淤血以防止疾病的方法。

拔罐法又称吸桶疗法,古称脚法,在马王堆汉墓出土的薄书《五十二病方》中就已有记载,历代中医文献中亦多有论述。起初主要为外科治疗疮疡时吸血排脓。随着医疗实践的不断深化,不但火罐的治疗和拔罐的方法已有所改进和发展,而且治疗的范围也不断扩大,内、外、妇、儿科都有其适应症,并且经常和针刺配合使用。

一、罐的种类

罐的种类很多,目前常用的罐有 4 种,竹罐、陶罐、玻璃罐和抽气罐。

(一) 竹罐

用直径 3～5 厘米坚固无损的竹子,制成 6～8 厘米或 8～10 厘米长的竹罐,一端留节做底,另一端做罐口,用刀刮去清皮及内膜,制成形如腰鼓的圆筒。在用砂纸磨光,使罐口光滑平整。竹罐的优点是取材较容易,经济易制,不易摔碎。缺点是容易烧裂或漏气,吸附力不大。

（二）陶罐

陶罐是用陶土烧制而成，有大有小，罐口光整，肚大而圆，罐口和罐底较小，其状如腰鼓。陶罐的优点是吸附力大；缺点是质地较重，易于摔碎损坏。

（三）玻璃罐

玻璃罐是在陶罐的基础上，改用玻璃加工而成，其形如球状，罐口平滑，分大、中、小三种型号。玻璃罐的优点是质地透明，使用时可以观察所拔部位皮肤充血、淤血程度，便于随时掌握情况；缺点也是容易摔碎、损坏。

（四）抽气罐

抽气罐也称为（真空拔罐器）是以利用机械抽气原理使罐体内形成负压，使罐体吸附选定的部位，使皮下及浅层肌肉充血，刺激人体皮部、经筋、经络穴位以达到排除毒素、疏通经络、行气活血、扶正固本、促进新陈代谢、调动脏腑功能最终以达到净血血液的一种非药物自然物理生态疗法。

二、罐的吸附方法

罐的吸附方法是指排空罐内的空气，使之产生负压，而吸附在拔罐部位的方法，常用的有火吸法、水吸法、抽气吸法三种。

（一）火吸法

是利用火在罐内燃烧时产生的热力排出罐内空气，形成负压，使罐吸附在皮肤上的方法。具体有闪火法、投火法、滴酒法和贴棉法。

（二）水吸法

是利用沸水排出罐内空气，形成负压，使罐吸附在皮肤上的方法。此法一般选用竹罐。

（三）抽气法

此法先将抽泣罐紧扣于需要拔罐的部位，用抽气筒将罐内的空气抽出，使之产生负压即能吸住。

三、拔罐方法

临床拔罐时，可根据不同的病情，选用不同的拔罐方法。常用的拔罐法有留罐法、走罐法、闪罐法、刺血拔罐法、留针拔罐法。

（一）留罐法

留罐法又称座罐法。即将罐吸附在体表后，使罐子吸拔留置于施术部位，一般为10～15分钟，然后将罐起下。此法是常用的一种方法，一般疾病均可应用。

（二）走罐法

走罐法亦称推罐法。即拔罐时先在所拔部位的皮肤上或罐口上涂一层润滑剂，再将罐拔住。然后术者用右手握住罐壁，向上、下或左、右需要拔的部位，往返推动，至所拔部位的皮肤红润、充血或淤血时，将罐起下。此法适宜面积较大、肌肉丰厚部位，如脊背、腰、臀等部位。

（三）闪罐法

即将罐拔住后，立即起下，如此反复多次操作，直至皮肤潮红、充血或淤血为度。多用于局部皮肤麻木、疼痛或功能减退等疾患，尤其是用于不宜留罐的患者。

（四）刺血拔罐法

又称刺络拔罐法。即在应拔部位的皮肤消毒后，用三棱针点刺出血或用皮肤针叩打后，再将火罐吸拔与点刺的部位，使之出血，以加强刺血治疗的作用。多数用于丹毒、扭伤、乳痈。

（五）留针拔罐法

简称针罐。即在针刺留针时，将罐拔在以针为中心的部位上，5~10分钟，待皮肤红润充血或淤血时，将罐起下，然后将针起出。此法能起到针罐配合的作用。

四、拔罐的作用和适应范围

拔罐法具有通经活络、行气活血、消肿止痛、祛风散寒等作用。

其适应范围较为广泛，一般多用于风寒湿痹，腰、背、肩、腿痛，关节痛，软组织损伤，及伤风、感冒、头痛、咳嗽、哮喘、胃脘痛、呕吐、腹痛、泄泻、痛经、中风等病症。

五、起罐方法及注意事项

（一）起罐方法

起罐时，一般先用一手拿住火罐，另一手拇指或食指从罐口旁边按压一下，使气体进入罐内，即可将罐取下。若罐吸附过强时，且不可用力猛拔，以免擦伤皮肤。

（二）注意事项

1. 拔罐时要选择适当体位和肌肉丰满的部位。若体位不当，骨骼凸凹不平，毛发较多的部位，火罐容易脱落，均不适用。

2. 拔罐时要根据所拔部位的面积大小而选择大小适宜的罐。若应拔的部位有皱纹，或火罐稍大，都不易吸拔时，可做一薄面饼，置于所拔部位，以增加局部面积，即可拔住。操作时必须动作迅速，才能使罐拔紧、吸附有力。

3. 用火罐时应注意勿灼伤或烫伤皮肤。若烫伤或留罐时间过长而皮肤起水泡时，小水泡紧敷以消毒纱布，防止擦破即可；水泡较大时，用消毒针将水放出，涂以紫药水，或用消毒纱布包裹以防感染。

4. 皮肤有过敏、溃疡、水肿及心脏、大血管分布部位，不宜拔罐。

5. 高热抽搐者及孕妇的腰骶部、腹部亦不宜拔罐。

第十二章 常见病按摩调理

第一节 颈椎病

颈椎病又称颈椎综合征。本病是由于损伤或颈椎及其椎间盘、椎周筋肉退变所引起的脊柱平衡失调，挤压颈部血管、交感神经、脊神经根和脊髓等，产生颈、肩、背、上肢、头、胸部疼痛及其他症状，甚至合并肢体功能丧失等症状的一种临床常见病。

一、解剖概况

正常人的颈部有7个颈椎、6个椎间盘（包括颈7与胸椎体之间的椎间盘），8对颈神经和位于颈椎周围的肌肉、韧带、血管等组织。颈椎横突上有一横突孔，椎动脉、静脉和交感神经由孔内通过进入颅腔，以维持人体正常的生理功能和脑力活动。颈椎脊凸分岔，有向韧带附着。

二、病因病理

长期反复扭挫伤、风寒湿邪侵袭人体，慢性劳损和椎间盘退行性改变，是形成本病的主要原因。由于椎间盘退变，可造成椎间隙变窄，关节囊及韧带松弛，加上颈不活动时重力的影响即可造成积累性损伤，椎体移位，钩椎关节增生，关节囊和神经鞘水肿，亦可导致颈椎病的发生。

三、临床表现

颈椎病的症状复杂多变，临床可分为：颈型、神经根型、脊髓型、椎动脉型、交感神经型与混合型6类。

（一）颈型：颈肩背酸胀、疼痛、僵硬，不能点头、仰头及头颈部旋转等活动，成斜颈姿势，回头时，颈部与躯干共同旋转。

（二）神经根型：颈丛臂丛神经受压可出现颈项、肩胛上背、上胸壁、肩臂和手部放射性麻木、疼痛、无力合肌肉萎缩、感觉异常等。

（三）脊髓型：颈脊髓受压可造成缺血、变性，而导致脊髓传导障碍；出现四肢无力、走路不稳、瘫痪、大小便障碍等。（本型不宜按摩）

（四）椎动脉型：椎动脉供血不足，可造成头晕、耳鸣、记忆力减退、猝倒、失眠等。（本型慎用运动类手法）

（五）交感神经型：颈交感神经受压可造成心率异常、假性心绞痛、胸闷、顽固性头痛、眼痛、视物模糊、眼窝发胀、流泪、肢体发凉、指端红肿、出汗障碍等综合征。

（六）混合型：存在两型或两型以上症状、体征者，及可诊断为混合型颈椎病。

四、诊断要点

检查颈椎活动是否正常，颈椎脊突是否偏歪，项韧带有无拨离、钝厚、压痛或有条索状硬物，患椎脊突平面旁开一横指处有无压痛，并沿神经分部区放射至伤侧上肢，注意伤侧肢体有无发凉、肌萎缩与肌力、肌张力改变等情况。椎间孔压缩试验阳性、臂丛神经牵拉试验阳性。对神经根型和椎动脉型颈椎病的诊断具有临床意义。

五、按摩调理

（一）原则：活血祛瘀、剥离粘连、解除神经、血管受压、恢复颈椎平衡。

（二）施术部位：颈肩部及受累部位。

（三）取穴：风府、风池、大杼、肩中俞、肩外俞、天宗、天鼎、缺盆、尺三里（小海穴下二寸处）、手三里、颈部压痛点。

（四）手法操作。

1. 推摩揉项部法：患者取座位。术者站于侧后方，一手扶其头部，另一手推、摩项部数遍；而后，用小鱼际部、多指揉颈项部数分钟，同时活动头颈部。

2. 按摩经络俞穴法：患者取坐位，头颈前屈，将颈部充分显露（体虚者可取卧位）。术者站其后方，先用双手大鱼际部推抚颈肩部数遍。继之，拇指沿督脉的风府、哑门到大椎穴一段的酸胀点，反复点揉；拇、食、中三指或双手拇指，沿膀胱经的大杼穴至天柱一段的酸痛区或结索状硬物上点揉、弹拨（轻快柔和）数遍；拇指揉压小肠经的肩中俞、肩外俞、天宗等穴。

3. 拔伸摇颈理筋法：紧接上法。术者双手托抱患者头部向前上方拔伸，在轻度牵引下先向健侧、后向伤侧旋转至最大限度，再转回中立位，将头颈前屈后伸数次；继之，用一手扶患者颞顶部，另一手托扶下颌，前臂压肩峰部，做相反方向的分离动作（以牵拉颈侧部筋肉）左右各一次；双拇指相对用力，由上而下推挤颈夹肌3~5遍和施理筋手法数遍。

4. 疏通伤肢拿肩法：患者姿势同上。术者以拇指压伤侧天鼎、缺盆，中指弹腋部大筋；小鱼际或掌指关节上肢症状区数遍，拇指拨手三里，中指拨尺三里，双手握伤肢手腕部牵引、抖动数次；拇、食指捏肩井，多指拿肩部结束。

六、注意事项

（一）注意局部保暖，避免寒冷刺激。

（二）适宜的枕头对预防颈椎病的发生十分有益，应提倡低枕，不宜高枕。要注意不正确的睡眠姿势，以防止病情复发和加重。

（三）加强颈部功能锻炼，如前屈、后伸、左右侧屈、左右旋转活动等；可提倡颈臂功能练习。颈部功能锻炼，可预防颈椎病的发生，有利于颈椎病的恢复及疗效的巩固。

第二节 落 枕

落枕又称"失枕"，本症是颈部软组织常见的损伤性疾病，多见于青壮年，以男性较为多见，以冬春季较为多发。

一、解剖概况

颈部的肌群有颈阔肌、胸锁乳突肌、菱形肌、斜方肌、头夹肌、肩胛提肌、斜角肌等。这些肌群主管头部和颈肩部各种运动功能。如受外力牵拉或损伤，致使颈部筋肉张力平衡失调，则可造成颈部筋肉损伤和疼痛。颈部的筋膜位于浅筋膜及颈阔肌的深面，各处薄厚不一，以维护其完整性而起保护作用。如受外力牵拉过久而受到损伤时，颈项部的相应部位便可出现疼痛不舒。

二、病因病理

本病多由于睡枕过高、过低或过硬，以及睡卧姿势不正确等因素所致，致使颈部一侧肌群在较长时间内处于过度伸展紧张状态，在过度紧张状态下而发生的静力性损伤，临床上主要是胸锁乳突肌、斜方肌及肩胛提肌发生痉挛而致伤。本病的发生还与身体虚弱、气血不足，或睡卧露肩、汗出当风等因素有关。

三、临床表现

（一）颈部相对固定在某一体位，某些患者用一手扶持颈项部，以减少颈部活动，以缓解其症状。

（二）颈部疼痛不适，动则痛甚。

（三）颈部活动明显受限，如左右旋转、侧弯、前屈与后伸等活动均可受限。

四、诊断要点

（一）颈部活动受限，颈部呈僵硬状态。

（二）肌痉挛伴压痛：胸锁乳突肌痉挛时，在该肌处有肌张力增加和明显压痛；斜方肌痉挛时，在锁骨外1～3处或肩井穴处或肩胛骨内侧缘有肌紧张感和压痛；肩胛提肌痉挛时，在上述4个颈椎棘突旁和肩胛骨上角处有肌紧张感和压痛。

五、按摩调理

（一）原则：活血去淤，疏筋通络，解除肌痉挛，恢复颈椎平衡。

（二）施术部位：颈肩部及上肢。

（三）取穴：风府、风池、肩中俞、肩外俞、天宗、天鼎、缺盆、尺三里、手三里、落枕及颈部压痛点。

（四）手法操作。

1. 患者取坐位。术者站于后方，一手大鱼际推揉颈肩部数遍，食、中二指扣住颈侧面筋肉前缘，向后弹拨数十次，力度以患者耐受为宜，而后以拇指在颈部肌肉顺纤维方向施理筋手法数遍。

2. 患者姿势同上。术者站于后方，以拇指由上而下拨揉颈部两侧筋肉数遍，双手多指拿揉颈肩部筋肉3～5分钟，一手扶其头顶部，另一手扶其肩部顺时针与逆时针摇转头颈部3～5周，而后，向相反方向迁伸颈部两侧筋肉左右各1～2次。

3. 患者姿势同上。术者站于后方，以拇指按揉风池、风门、压扶突，点落枕穴，拿肩井肩部截术。

六、注意事项

注意保暖，勿受风寒，加强颈部功能锻炼，侧重加强伤侧颈部筋肉牵伸动作。

第三节 肩周炎

肩周炎是肩关节周围炎的简称，多因睡卧露肩、汗出当风、感受风寒湿邪、引起肩

第十二章 常见病按摩调理

部酸痛、运动障碍,故又称"漏肩风、冻结肩、肩凝症、五十肩"等。本病多发于45岁以上的女性患者。

一、病因病理

肩关节是人体各部关节中,活动范围最广、运动最灵活的关节之一,其关节囊薄弱且松弛,因此稳定性较差,需周围肌肉、肌腱和韧带等组织来维持其稳定性。但由于肌腱本身血液供应较差,长期反复活动,最易造成周围软组织劳损,随着年龄的增长,可造成退行性改变。感受风寒湿邪与外伤侵害时,就可造成局部腱鞘、肌腱、滑囊发生无菌性炎症,使周围组织产生广泛性粘连,影响关节正常活动。

我国医学认为本病是由于年老体虚、肝肾亏损、气血不足、筋脉失养,或因汗出当风、睡卧露肩、久居湿地,使风寒湿邪侵袭人体,阻塞脉络,经脉聚集,气血运行不畅等因素所制。

二、临床表现

肩部疼痛,性质多为酸痛或钝痛,早期疼痛剧烈,肿胀明显,疼痛可扩散至同侧肘部,喜热恶寒,日轻夜重,常影响睡眠。后期疼痛减轻,但活动障碍明显。

三、诊断要点

在触诊时,常在肩峰下滑囊、三角肌下滑囊、肱二头肌长头腱沟、三角肌后缘、冈上肌、冈下肌附着点以及肩内俞、肩贞、天宗穴等处,可找到明显压痛。病程越长活动障碍越明显,常不能完成穿衣、洗脸、梳头、触摸对侧肩峰等动作,肩关节被动上举、后背、内收、外展、内旋动作受限,但前后方向的拉举及较轻的旋转活动在限度以内则无疼痛。后期肩部功能活动几乎完全丧失,而成"动结状"但疼痛减轻。初期肌萎缩不明显,病程越长,由于疼痛、废用,肩部肌肉广泛性萎缩,以三角肌最明显,肩峰突出,其功能活动由肩胛骨代替。

四、按摩调理

(一)原则:早期应以舒筋通络,祛瘀止痛,加强筋肉功能为主;晚期则以剥离粘连,滑利关节,恢复关节活动功能为主。

(二)施术部位:伤侧肩关节周围、肩胛部及上臂。

(三)取穴:肩贞、肩井、肩三俞(肩中俞、肩外俞、肩内俞)、天宗、秉风、缺盆、极泉、巨骨、肩髃、曲池。

五、手法操作(以右侧为例)

(一)分推抚摩肩部法:患者取坐位(体弱者可取卧位)。术者站于伤侧,以双手大鱼际或掌部着力,在患肩周围作前后、内外分推及抚摩手法数十遍。

(二)揉𰣂肩周上臂法:术者用单、双手掌或多指揉肩关节周围及上臂数分钟;然后,用左手握伤肢前臂并托起肘部,将上臂外展并前后活动肩关节,同时用右手小鱼际或掌指关节在肩部周围及上臂施𰣂法5分钟左右。

(三)揉拨肩胛周围法:术者一手固定肩部,另一手鱼际或掌根部自肩胛骨脊柱缘由上而下揉数遍,拇指拨2~3遍;而后,以食、中、环三指从肩胛骨脊柱缘插入肩胛骨前方拨理肩胛下肌3~5遍,拇指或大鱼际揉、拨肩胛骨腋窝缘数遍。

(四)按摩俞穴痛点法:术者用双手拇指对压中府、天宗穴、肩贞、肩内俞,拇指重揉压肩三俞、秉风、巨骨、缺盆、肩髃，揉拨极泉及肩部痛点各半分钟左右。

（五）被动运动肩部法：根据肩关节不同方向的运动障碍，可选用下列方法。

1. 推肩拉肘内收法：术者站于健侧后方，一手推住健侧肩部（固定），另手从健侧胸前托其伤侧肘部，缓缓牵拉，使其内收，在极度内收位用体侧抵紧健侧肩后部，一手空拳叩击伤侧肩部周围数遍。

2. 前屈后伸捏筋法：术者站于伤侧，一手托握伤肢肘部，使上臂前屈后伸，另一手在上臂后伸位捏拿肩前筋，前屈位捏拿肩后筋。

3. 扣肩揉搓扛动法：术者于伤侧半蹲式，用肩扛住伤肢上臂，双手扣于肩部前后，进行协调的揉搓动肩，以肩部温热感为度。

4. 下拉上提牵伸法：术者立于伤侧，用一前臂插入伤肢腋下向外上方托扳，同时另一手握伤肢腕部，缓缓后向下牵拉数次；而后，前屈上提伤肢。上提幅度，应以病人耐受为度。

5. 环转活动肩部法：患者取低坐位。术者立于伤侧后方，用一手固定肩部，另一手握拿伤肢腕部托起前臂（嘱患者配合），作顺时针或逆时针方向最大限度的环转活动。

6. 拍打患臂拿肩法：术者站于伤侧，用双掌或空拳由肩部至前臂往返拍打（掌拍拳打），双手掌相对往返舒搓伤肢数遍，牵拉伤肢；继之，双手拇、食指捏肩井，多指捏拿肩部结束。

六、辨证施术

（一）风寒湿较著者，加"搓摩肩周痛点法"。

（二）肌肉萎缩者，加"叩击捏拿局部法"。

（三）麻木显著者，加"弹拨拍打麻木区法"，拇指或中指拨伤肢神经易触及的部位3~5次，掌拍打麻木区。

（四）施手法后，可在肩部进行湿热敷或中药熏洗，待疼痛缓解后，逐步有计划地加强肩关节功能锻炼。常用的功能锻炼方法有："双手托天""体后拉手""轮转辘轳""手指爬墙""屈肘握拳外展外旋前臂""拉滑车""扒单杠或肋木"以及"棍棒操"等肩臂的功能练习方法。

七、注意事项

进行功能锻炼时，应注意循序渐进，不能过度劳累或用猛力，避免引起不良后果。

第四节 桡骨茎突部狭窄性腱鞘炎

双手是人体最复杂、最精细的器官之一，也是生产劳动和生活、学习的重要器官。人们进行各种活动和工作时，都离不开双手。腕关节周围的筋肉较多，如肌肉、肌腱、腱鞘、筋膜、关节囊、软骨，还有出入手部的神经、血管等。因此，腕部与手指部因突然外力或过度劳累引起筋肉损伤者较为多见。桡骨茎突部狭窄性腱鞘炎，又称拇短伸肌和拇外展长肌狭窄性腱鞘炎。

一、解剖概况

拇短伸肌和拇外展长肌起于前臂骨间膜和桡骨干,通过桡骨茎突旁的浅沟,拇短伸肌止于拇指近节指骨基底部,拇外展长肌止于第一掌骨基底部。桡骨下端茎突部的腱沟内不平滑,沟的浅面有腕背侧韧带覆盖,形成骨性纤维管。拇短伸肌和拇外展长肌同属一个腱鞘,长7~8厘米。腱鞘分内外两层,内层与肌腱紧密黏附,外层通过滑液腔与内层分开,在两端内外两层相互移行,构成封闭的腔隙,内外两层之间有滑液,以防止肌腱活动时的摩擦。腱鞘有保护肌腱,免受骨骼和其他组织的摩擦及压迫作用。肌腱出骨性纤维管以后,有105°的角度折向止点(此角度女性较大)。在作拇指内收握拳尺偏时,此角度更为加大。

二、病因病理

经常作拇指内收和腕关节的尺偏动作,使拇短伸肌和拇外展长肌肌腱与骨性纤维管的长期摩擦,反复的机械性刺激,可引起桡骨茎突部狭窄性腱鞘炎。其病理改变是,腕背侧韧带失去光泽,组织充血,有细胞浸润,初期腱鞘水肿,以后逐渐增厚呈纤维变性,致腱鞘变狭窄。早期肌腱发生水肿,以后因受挤压而逐渐变细,但其上下端可增粗,甚至发生肌腱纤维的摩损或撕裂。个别病例偶可发生桡骨茎突部骨膜炎,出现局部增生或硬结。

三、临床表现

(一)本病多发生于成年女性,起病缓慢,亦有因用力过度而突然发病者。早期症状仅觉局部酸痛。

(二)腕部桡侧疼痛、无力,活动受限,拇指内收、尺偏时疼痛加剧。有时疼痛可向下放射到手指部,向上放散至前臂或上臂。重者,病程久者由于废用,可出现大鱼际肌萎缩。

(三)检查可见桡骨茎突部轻度肿胀、压痛明显,皮下可触及与软骨相似的豆状(似黄豆或绿豆状)硬结。严重者,拇指外展和背伸时,能触及摩擦音,个别病例亦可出现弹响声。屈拇握拳尺偏试验阳性。X线检查一般无异常发现。

四、按摩调理

(一)原则:活血祛瘀,消炎止痛,疏通狭窄,恢复肌腱滑动功能。

(二)施术部位:伤侧桡骨茎突部周围。

(三)取穴:曲池、阳溪、合谷、偏历、列缺、鱼际等。

(四)手法操作。

1. 推揉搓腕部法:患者取坐位或仰卧位,腕部垫枕,掌面朝下。术者立或坐于伤侧,用一手握持伤肢腕部,另一手小鱼际部推伤处及其上下;继之,用拇指或大鱼际部反复揉搓桡骨茎突部,以热感为度。

2. 拨伸屈腕弹理法:患者取坐位。术者立于伤侧,用一手与伤侧手掌相合握住拇指,另一手拇指按压于桡骨茎突部,其余四指固定腕部尺侧,在双手反向拨伸下,将腕部向尺侧屈曲。同时拇指弹理该处肌腱、腱鞘数十次。

3. 按摩经络俞穴法:患者取坐位。术者用一手托握伤肢固定,另一手拇指揉拨手阳明大肠经的肘下段数遍;而后,压缺盆,弹拨腋下大筋、上臂桡神经点,点按曲池、列缺，揉拨阳溪、合谷穴。

第五节　肋间肌损伤

胸壁是由骨性胸廓和筋肉组织所构成。当胸壁直接受到外力撞击或挤压，未足以使肋骨发生骨折时，可造成胸壁筋肉挫伤，引起局部剧烈疼痛，尤其咳嗽或深呼吸时症状加重。

一、临床表现

胸壁受击处疼痛、肿胀，深呼吸时疼痛增巨，数日或十数日疼痛无明显减轻。

二、诊断要点

检查时，在病变局部可触及肋骨骨膜钝厚，或有线状剥离并且有明显压痛，肋间隙肌肉紧张或有轻度肿胀，有时可触及一动的条索状物。

三、按摩调理

（一）展胸拨理按压法：病人端坐。术者坐其伤侧，一手将其伤侧上肢拉起展胸（让一助手协助），另一手食、中指或双拇指将损伤之筋肉拨正、理顺；而后拇指顺肋间隙由前向后、再由后向前按压数遍，可达镇痛之目的。手法后，嘱病人在睡眠时勿压伤侧。

如系胸肋关节损伤及肋软骨间关节错位（紊乱），有胸闷，在呼吸或咳呛时剧痛，局部肿胀、压痛等表现者，可采取下列方法处理。

（二）捧肋晃动复位法病人取仰卧位。术者立于右侧，用双手捧住胸廓两侧肋部，由轻而重地左右晃动十数次，以促使胸肋关节复位。

（三）抹推胸骨边缘法：接上法，术者用双手一起沿胸骨边缘自上而下（上自锁骨下缘，下到剑突平齐）抹推数次；继之，双手仍自上而下，一前一后向下抹推十数次。

以上（二）、（三）两法为一节，重复（三）节，为一次治疗。若疼痛缓解，即为手法成功。嘱病人休息 5~7 日即可。如仍有疼痛，可隔 2~3 日重复手法 1 次。

第六节　竖脊肌损伤

一、解剖概况

竖脊肌是背肌中最长、最大的纵形肌，纵列于脊突两侧，位于斜方肌与背扩肌的深面。起自骶、髂骨的后部，一直向上延深到枕后，止于枕外拢突。该肌收缩时，可后伸脊柱和使头部后仰，该肌是强有力的伸肌，对保持人体直立姿势有重要作用。

二、病因病理

本病多因搬抬重物，背部肌肉经常处于紧张状态，或伏案工作时间过久，坐姿不正，或因感受风寒侵袭导致局部筋肉痉挛，经久未愈而造成该肌急、慢性损伤。

三、临床表现

背部单侧或双侧疼痛或酸痛不舒服，肩背部可出现压沉感，严重时可出现呼吸不畅，胸部憋闷。检查时，可在伤侧触到该肌变硬、肌肉隆起或有条索状硬物，压痛明显。

四、按摩调理

(一) 原则：疏筋通络，活血散瘀，解痉镇痛。

(二) 施术部位：背部两侧竖脊肌、病变局部及其压痛点。

(三) 取穴：心俞、膈俞、肝俞、脾俞、胃俞、肾俞、大肠俞及其痛点。

(四) 手法操作。

1. 患者俯卧位，胸前垫枕，全身放松，呼吸调匀。术者站于侧前方，一手扶其肩部，另一手由上而下掌推脊柱两侧背肌数遍，而后双掌重叠或前臂按揉竖脊肌3~5分钟，拇指或肘部点按两侧大柱至肾俞穴，每穴10秒钟为宜。

2. 患者俯卧位。术者两拇指重叠由上而下弹拨竖脊肌2~3遍，而后以拇指在痛点局部可触到块状或条索状硬结处，同时令患者深吸气，屏住呼吸，顺肌纤维方向推理3~5次，术后令其深呼吸，作展臂、耸肩、扩胸运动，问其有无疼痛，如有痛处，在痛点局部，重复上法，屏气推理3~5次，疼痛即可消失或明显缓解。

3. 患者俯卧位。术者站于侧前方，一手扶其肩部，另一手由上而下掌推脊柱两侧竖脊肌3~5遍，双掌重叠由上而下按揉两侧竖脊肌1~2分钟，而后双掌交替拍打背部3~5变截术。

五、注意事项

注意保暖，勿受风寒，避免坐姿过久。

第七节　急性腰扭伤

腰部是一根独立的支柱，承担着人体60%以上的重力，并从事着复杂的运动。其前方只有松软的腹腔和髂腰肌，附近只有一些肌肉、筋膜和韧带，无骨性结构的保护。因此在负重或不协调的运动中，腰部筋肉、关节等组织极易受到损伤。

一、病因病理

许多人在长期的生活劳动中扭闪过腰部，导致本病发生的主要原因是在弯腰提取重物或挑担、举重时，身体两侧筋肉用力不平衡，导致腰部肌肉、筋膜、韧带、关节等组织单独损伤，或两种以上的组织同时受损。

在外力作用下，脊柱过度屈伸动作均可造成腰部扭伤。或外力直接推动腰部，使其筋肉扭伤或撕裂，甚至骨折。站姿不正，突然扭转腰部或呵欠、剧咳等，均可引起腰部扭伤或岔气。由于外力作用，脊柱关节发生超出正常生理活动范围的一次性过度迁扯及扭转后，其小关节或周围筋肉组织发生位移、扭转或撕裂，导致组织充血或肿胀，久之瘀肿机化，行成粘连。关节囊破裂时，伴有关节内出血、肿胀，肌化后行成梭状节的组织，造成关节内粘连。偶有韧带过迁，而将其附着的骨组织撕下，造成撕脱性骨折，或引起腰背筋膜及神经组织损伤。《筋匮翼》记载："盖腰者一身之要，屈伸俯仰，无不由之。若一有损伤，则血脉凝涩，经络壅滞，令人卒痛，不能转侧。"说明气滞血瘀、筋位不合，亦是造成腰部筋肉急性扭伤的主要因素。

二、临床表现

发病突然，伤后即感腰部一侧或两侧局限性疼痛。患者常可指出准确疼痛部位，有些患者在受伤时感到有清脆的响声或韧带撕裂样感觉，随后为持续性疼痛。轻者可勉强行走，重者完全不能活动。在大声说话、呵欠、咳嗽或大、小便用力时均感疼痛加重。

在扭伤早期，受伤局部多有固定压痛点，并与疼痛部位相一致，为了确定损伤部位，可用拇指在腰部反复触压，找出最敏感的疼痛部位。如肌肉和筋膜损伤，压痛多在骶棘肌处、第三腰椎横突部和髂骨肌后部；脊间韧带损伤，压痛多在脊柱中线脊突之间，属深压痛；脊上韧带损伤，压痛在中线脊突上，属浅压痛；椎间小关节损伤，压痛在椎旁深处；腰骶关节损伤，压痛在腰骶关节处。

多数患者受伤侧腰肌紧张或痉挛，站立或向前弯腰时更加显著，并使疼痛增剧，长时间卧床休息，紧张的肌肉可变松软，但触压后肌肉又可紧张。腰部一侧受伤时，向对侧弯曲，肌肉痉挛明显且剧痛。

腰部肌肉、筋膜的扭伤、撕裂引起的疼痛，必然导致肌肉发生痉挛，不对称的肌痉挛，可引起脊柱向外侧侧弯改变。脊柱侧弯是为了照顾受伤组织，使病变周围组织免受挤压所产生的一种保护性自动调节作用。疼痛与痉挛解除后，侧弯的脊柱即可恢复正常。

部分患者受伤后，可出现牵扯性下肢痛，牵扯性下肢痛是腰肌或韧带扭伤、撕裂后刺击了有关神经所致。牵扯部位多为臀部、大腿后部和大腿前内侧。咳嗽、大便用力与活动时牵扯痛加重。

三、诊断要点

有明显外伤史，及显著疼痛部位与局限性压痛。腰背痛伴腰肌紧张与脊柱侧弯，或牵扯性下肢痛。韧带损伤，腰部前屈时疼痛显著或加重，伸腰时无明显改变。肌肉和筋膜损伤，伸屈腰部时均可使疼痛加重。在前屈姿势下旋转腰部，若活动受限或疼痛加重，则是腰椎小关节损伤。

四、按摩调理

（一）原则：舒筋通络，活血散瘀，解痉镇痛。

（二）施术部位：病变局部（腰部）及其压痛点。

（三）取穴：扭伤、人中、肾俞、痛点、大肠俞、环跳、殷门、委中、承山、阳陵泉、昆仑等穴。

（四）手法操作。

1. 按摩扭伤人中法：患者取仰卧位。术者用拇指点、揉、推、按对侧扭伤穴（阳池与曲池穴连线上1/4处）1~2分钟；拇指或中指端压拨人中穴1分钟左右。肌肉和筋膜损伤，应侧重刺激扭伤穴；韧带及小关节损伤，应侧重刺激人中穴。

2. 推揉分拨理筋法：病人取俯卧位。术者立于侧旁，用双手掌或拇指由上而下（从内上向外下）做"八"字形分推数遍，双手掌自上而下揉脊柱两侧腰肌（以骶棘肌为主）3~5遍，拇指在最痛点处揉、拨（每个痛点2分钟）并顺其纤维方向推理肌肉数遍。

3. 压振腰部痛点法：病人取俯卧位，术者双掌重叠放于痛点部位，随病人深呼吸向下垂直压振 5~7 次（呼气时压振、吸气时抬起）。

4. 捏挤脊柱两侧法：病人取俯卧位。术者双手多指或手掌由下腰部至中胸部捏、挤脊柱两侧背肌 3~5 遍。

5. 按压俞穴动腰法：病人取俯卧位。术者双手拇指分别按压两侧环跳、殷门、委中、承山等穴，同时嘱病人主动活动腰部。

第八节　慢性腰肌劳损

腰部慢性筋肉损伤，无典型外伤史者，称为腰部劳损。本病在慢性腰痛中，占有相当比重，多发生于体力劳动者。

一、病因病理

我国医学认为，"久劳"和"劳伤久不赋原"是行成劳损的主要原因。如《素问·宣明五气篇》记载："久视伤血，久卧伤气，久坐伤肉，久立伤骨，久行伤筋，是谓五劳所伤也。"因此，腰部因久劳致伤引起的疼痛称为劳损腰痛。

（一）由于腰部筋肉急性损伤后，未做急时治疗或治疗不彻底、休息不充分，迁延日久所致。

（二）因为多次扭伤腰部，损伤组织撕裂出血，瘀肿吸收不当，久之，产生纤维变性或瘢痕组织，使筋肉发生粘连，压迫腰骶神经后支，是造成腰痛长期不愈的主要原因。

（三）多数患者由于工作繁重，或单一姿势长期弯腰劳动、持续性负重，使腰部组织长期处于紧张状态，久之，行成慢性劳损，局部组织水肿、缺血、纤维变性、增厚或挛缩等。

（四）在剧烈工作与活动后，更换汗衣不及时，或立即吹风，冷水冲洗，风寒湿侵入肌体，导致经络阻滞、气血运行不畅，而导致肌肉紧张、小血管收缩，严重影响腰部筋肉组织的营养供应与代谢吸收，久之造成慢性腰痛。

二、临床表现

（一）部分患者既往有明显腰部急性扭伤史，或有多次扭伤，也有无明显外伤者，但与其工作性质和姿势不正有关。

（二）单或双侧腰部大面积隐痛，或酸痛不舒、腰部发紧、沉重乏力，患者不能明确指出疼痛部位。疼痛在过量劳动后加重，休息减轻，患者可参加一般体力劳动。腰部运动一般无明显障碍，但活动时可能有牵扯感。在急性发作时，各种症状均明显加重，并可伴有下肢牵涉性疼痛。

（三）腰部可出现较广泛的压痛，但痛处不定，经反复触压，痛点可有变化。

（四）多有不同程度的腰肌痉挛，常发生于严重劳损的患者或急性发作时，部分病例还可出现脊柱侧弯现象。

三、诊断要点

（一）有长期腰痛史，反复发作。

（二）腰部酸痛不舒，在劳累后或阴雨天加重。

（三）直腿抬高试验多接近正常，腰部运动受限不明显。

四、按摩调理

（一）原则：温经通络，活血散瘀，剥离粘连，舒筋止痛。

（二）施术部位：以伤侧腰骶部为主，下肢为辅。

（三）取穴：命门、肾俞、环跳、委中、阳陵泉、腰臀部痛点。

（四）手法操作。

1. 推揉衮挤腰部法：病人取俯卧位，术者立于左侧，双手掌交叉分放于脊柱及其两侧，作上下纵行分推5~7遍。继之，用双手大鱼际或掌根部由下而上揉。推衮、掌指关节、两掌根对挤两侧骶棘肌数遍（挤压用力方向，应向脊柱中线）。

2. 推按分拨痛点法：接上法。用双手拇指由上而下左右拨骶棘肌数遍；而后，用拇指端重点按拨局部痛区2分钟左右。

3. 捏拿脊柱两侧法：接上法。用多指纵、横捏拿脊柱及其两侧背伸肌数遍。

4. 脊柱背伸打法：接上法，嘱病人将脊柱尽力背伸。术者用一手小鱼际部打腰骶部及臀部两侧数分钟，以舒松腰臀部筋肉。

5. 按摩俞穴痛点法：接上法。用双手拇指轻力揉压两侧肾俞，重揉压腰臀部的痛点及大肠俞、关元俞、秩边、环跳、委中等穴（肾俞穴1分钟，其余各穴半分钟即可）。

6. 病人取仰卧位，可施"屈膝屈髋动腰法"和"直腿屈髋动腰法"，而后揉拨阳陵泉，压放气冲穴。

7. 病人取坐位，施术"推搓腰背拿肩法"，术者立于侧后方，一手扶肩，另一手由上而下推抚背腰部数遍；继之，一手掌紧贴腰部脊柱横搓1~2分钟；多指捏肩部结束。

五、注意事项

（一）腰背肌功能锻炼对劳损腰痛的恢复极为重要，是非急性综合治疗措施中很重要的一环。常用练习方法有："鱼跃式及拱桥式"两种。

（二）病人平时应睡板床，用宽皮带束腰，注意腰部保暖，防寒。

第九节　腰椎间盘突出症

腰椎间盘突出症，又称腰椎间盘纤维环破裂症。本症是以腰伴下肢放射性疼痛为主要临床表现的一种常见病、多发病。

一、解剖概况

椎间盘位于两个相邻椎体之间，共有23个。椎间盘由纤维环、软骨板、髓核三部分组成，是一个富有弹性的软垫，其中纤维环构成椎间盘的周围部分，髓核是位于椎间盘中央的半透明胶状物质。椎间盘的功能主要是连结脊柱、吸收震荡和产生运动。脊柱的椎体之间是靠椎间盘相连结的。其运动与椎间盘的功能有关。在脊柱的各种运动中，椎间盘不仅变形，而且总是向运动的相反方向凸出。

二、病因病理

造成腰椎间盘突出症的内因是椎间盘的退行性改变及解剖学上的弱点；外因则是急

性损伤、慢性劳损，或受风寒湿邪侵袭等所致。其主要病理改变为纤维环破裂，髓核由破裂处膨出或突出，刺激和压迫脊神经而产生脊神经根受压症状。如神经根受压长期得不到解除，则可出现损伤处的神经根变性，与周围组织粘连，同时可伴有腰、臀部筋肉的代偿性损伤。

三、临床表现

（一）发病年龄与病史：本病常发生于20～45岁的体力劳动者。男性多于女性。多数患者有明显的腰部外伤史，少数仅有过劳、受凉史。

（二）症状：本病主要症状是腰部疼痛伴单双侧下肢沿一定神经路线放射性疼痛或麻木。在站立、行走、咳嗽、喷嚏或大便用力时疼痛加重，屈膝屈髋或卧床休息，可使疼痛减轻。

（三）体征：脊柱畸形，包括脊柱侧弯、腰部生理前凸减小、平直或后凸。脊柱运动障碍：腰部后伸受限明显，前屈或侧弯受限较轻。腰区触诊时可发现：患椎脊突旁压痛并沿相应的神经路线向下肢放射痛，该脊突常出现偏歪；伤处脊上韧带条索样纵形拨离、钝厚、压痛；单双侧腰肌紧张。直腿抬高试验、神经根挤压试验阳性。

四、按摩调理

（一）原则：改变突出物与神经根的位置关系，解除突出物对神经根的刺激和压迫，促进神经恢复，调整局部组织的平衡。

（二）施术部位：腰臀部及伤侧下肢，以腰部为主。

（三）取穴：腰部压痛点、大肠俞、肾俞、环跳、殷门、委中、承山、昆仑、阳陵泉等。

（四）手法操作。

1. 患者俯卧位。术者站其左侧，用手掌或掌根部由轻到重推、揉腰骶部两侧5～7遍；叠掌或前臂揉压腰骶部脊柱两侧数遍。拇指或肘尖拨、压伤侧大肠俞穴，同时用另手或前臂托起伤肢股部，将其向后过伸数次；小鱼际或掌指关节部腰骶部脊柱两侧3～5分钟，拇指或肘尖拨梨状肌及臀部索条，揉压环跳、承扶、委中、承筋或大肠俞、殷门、承山、昆仑等穴，掌指关节伤侧下肢坐骨神经路线数分钟。

2. 患者健侧卧位。术者站其背后，双手拇指紧贴腰段病变部位的棘突与横突之间，在一助手牵引下肢时快速按抖5～7次（可用腰胯引伸推按法，或侧卧复位手法），手掌推、前臂揉、压下肢胆经路线5～7遍，拇指揉拨阳陵泉、绝骨、昆仑等穴。

3. 患者取仰卧位。术者站于伤侧，一手掌根揉压髀关至梁丘穴一段5～7遍；拇指揉拨小腿前外侧段，重压阳陵泉、足三里、解溪穴。

4. 患者取正坐位。术者站于后方，一手扶病人肩部，另一手掌部由上而下推抚、横搓腰骶部，以温热感为度；双手捏肩井、拿肩部结束。

五、注意事项

（一）本病按摩期间，应嘱患者卧硬板床休息，注意腰部保暖。

（二）严重的中央型椎间盘突出症，应慎用按摩手法治疗。

（三）典型的腰椎间盘突出症，手法后，应卧床休息1～2周（卧床姿势不限，以舒适为度）；3周后，开始做"鱼跃式或拱桥式"腰背肌功能锻炼，应注意循序渐进，不要受凉与潮湿。

（四）神经根受压症状解除后，应注意对症处理，或配合透热疗法。

（五）按摩治疗前，要排除脊椎结核、肿瘤、骨折等骨质病变。

第十节　梨状肌损伤综合征

梨状肌损伤是引起急、慢性坐骨神经痛的常见因素。

一、解剖概况

梨状肌起自盆内骶骨前面，纤维向外出坐骨大孔达臀部，止于股骨大转子。其作用是，使髋关节外展和旋外。梨状肌的表面投影在髂后上棘与尾骨尖连线的中点向股骨大转子尖端画一连线，为梨状肌下缘；髂后上棘与股骨大转子尖端画一连线，为梨状肌上缘；三者连线之内即为梨状肌表现投影。一般认为，坐骨神经自梨状肌肌腹中穿出。当梨状肌损伤，发生充血、水肿、痉挛、粘连和挛缩时，该肌间隙或该肌上、下孔变狭窄，挤压其间穿出的神经、血管，而出现一系列临床症状，因此称为梨状肌损伤综合征。

二、病因病理

（一）损伤：多为大腿内旋、下蹲位突然站立，或腰部前屈伸直时，骨盆发生旋转，使梨状肌受到过度牵拉而致伤。其病理反应为渗出、出血、肌紧张或筋膜破裂、肌树隆起、粘连等，使梨状肌上、下孔变狭窄，刺激或压迫神经、血管等组织。

（二）劳损或受凉：部分患者可仅有因过劳或夜间受凉，而产生臀部疼痛，小腿外侧麻木，或腓总神经麻痹的症状和体征，此种情况可能与坐骨神经变异有关。

（三）梨状肌变异：由于神经穿过肌腹，当肌束幅度改变，肌肉两束之间的裂隙减小，压迫穿过其间的坐骨神经或腓总神经时，而出现下肢疼痛。

三、临床表现

（一）病史：本病多由臀部急、慢性损伤史或受凉史，少数患者与邻近组织器官的损伤或炎症有关。

（二）症状：臀部疼痛伴同侧坐骨神经痛。轻者臀部有深在性的疼痛，不适或酸胀感。重者出现刀割样剧痛，不能入睡，生活不能自理。咳嗽、喷嚏，或大便用力时疼痛加重。个别患者疼痛可扩散至腰部、小腹部及大腿外侧。有的患者遇气候变化时加重。

（三）检查：腰部无压痛与畸形，活动不受限。在梨状肌体表投影区，可触到该肌腹成条索样隆起，压痛明显，并沿坐骨神经放散痛。亦可有梨状肌呈弥漫性肿胀、肌束变硬、弹性较差。病久者伤侧臀部肌肉萎缩、松软、肌张力低、梨状肌紧张试验阳性。

四、诊断要点

单纯的梨状肌损伤，根据病史、症状、体征，即可做出诊断。与腰椎间盘凸出症的主要区别点在于无椎间盘凸出症的腰部体征。若与腰椎间盘凸出症同时伴发，或继发于椎间盘凸出，则可兼有两者的症状、体征，而以明显的腰部体征和坐骨神经根受压为主要特征。

第十二章 常见病按摩调理

五、按摩调理

（一）原则：舒筋通络，活血化瘀，消炎止痛。

（二）施术部位：伤侧臀部及下肢。

（三）取穴：伤侧上髎、居髎、环跳、风池、委中、足三里、承山、悬钟、昆仑、阳陵泉、对侧扭伤穴。

（四）手法操作。

1. 急性梨状肌损伤。

弹拨理筋镇定法：病人取俯卧位，两下肢伸直，足尖内收，使臀部肌肉放松。术者立于伤侧（首先触清损伤部位与伤情），用手掌抚摩、按揉臀骶部数分钟。而后，一手拇指顺该肌纤维方向上牵，另一手拇指弹拨该肌 2~3 次，或将离位之纤维束顺滑按压于原位，恢复其解剖位置；继之，双手拇指顺该肌纤维方向抵止端施理筋手法数次，以舒顺筋肉；再以拇指压于病变部位镇定 1 分钟。揉压委中、承山穴 1 分钟（或对侧扭伤穴），达到舒筋通络，解痉镇痛之目的。

2. 慢性梨状肌损伤（分以下两个步骤）。

按揉拨理压法：病人取俯卧位。术者立于伤侧，用手掌或前臂先轻后重，按揉臀部数分钟；拇指或肘尖拨梨状肌及周围痛点（以病人耐受为度），双手拇指重叠顺梨状肌纤维方向向抵止端推理、按压 5~7 遍。拇指揉、拨、压或掌指关节下肢坐骨神经路线 5~7 分钟。指压环跳、委中、承山、昆仑等穴各 0.5~1 分钟。回旋屈拉下肢法病人取仰卧位，助手按压健肢固定。术者立于伤侧，一手握其踝部，另手扶膝部，将伤肢尽力屈曲、内收、内旋伸直下肢；然后，屈拉伤肢数次。拇指揉压居髎、风市、阳陵泉各 1 分钟。

六、注意事项

（一）急性损伤手法后，嘱病人在 3~5 日内勿参加体力劳动，并隔日复诊 1 次。慢性损伤，每日治疗 1 次，治疗期间勿参加重体力劳动。

（二）若伤侧臀部及下肢发凉、天气变化痛著者，应在腰、骶部加揉搓手法数分钟，臀部及下肢加捏拿、叩打手法数分钟，使肢体温热为度。

（三）损伤超过 1 周者，在手法治疗期间，配合食醋加白酒热敷，20 分钟一次，每日 1~2 次，1 周为 1 个疗程。亦可配合适当的理疗，以提高疗效。

第十一节 膝部脂肪垫损伤

一、解剖概况

膝部脂肪垫位于股骨髁下部、胫骨髁前上缘和髌韧带之间。脂肪垫由脂肪组织构成，其被关节囊的纤维层与滑膜层分别覆盖，成一钝性的三角形结构。脂肪垫的中央较厚，向两边展开，并逐渐变薄，两侧缘超出髌骨之外各约 1 厘米。脂肪垫处的滑膜有一些异状凸起，其中的髌滑膜壁将脂肪垫固定于股骨之上。脂肪垫上面凹，与半月板相连，下面平坦附着于胫骨，有一部分将半月板前角覆盖。脂肪垫有冲填间隙、润滑关节、加强膝关节的稳定作用。膝关节伸直时，髌骨和脂肪垫一起被骨四头肌拉向上方，以避免脂肪垫被嵌夹在股、胫关节面之间，并防止其摩擦与刺激。

二、病因病理

本病可发生于一次急性损伤，如膝关节突然猛烈过伸或旋转时，脂肪垫未能及时上移，而被嵌夹于股、胫关节面之间，引起急性嵌顿性损伤。如股四头肌力量较弱，肌肉收缩时脂肪垫向上移动不够，在膝关节屈、伸活动时，脂肪垫可受到股劲关节面的挤压，反复的夹挤动作，则造成慢性劳损。或继发于臀部及膝部其他组织损伤，造成膝部动力平衡失调。其主要病理改变为脂肪垫出血、水肿、变性和肥厚，甚至出现钙化，脂肪垫与髌韧带之间的纤维形成粘连，失去弹性，使伸膝活动受到限制。

三、临床表现

（一）患者自觉膝前部疼痛或酸痛，当膝关节过伸时，髌腱深面及两侧疼痛加剧。因此，患者不敢伸直膝关节行走。有时疼痛可向后放散到腘部、小腿及踝部。晨起时，膝关节疼痛、发僵、无力。当脂肪垫被嵌入股进关节面之间时，则产生角锁，疼痛较剧，休息后才可缓解。膝关节屈、伸活动不力或有紧张感。重者，膝关节不能伸直，足尖外撇，足底外侧着地，跛行。

（二）检查时，在髌腱两侧膝眼穴处触摸，有丰满隆起的肥厚感与压痛，伸膝时加重。髌腱上端后方压痛明显，尤其在被动伸直膝关节的过程中，拇指向关节间隙推挤脂肪垫时疼痛增剧。病久者，关节腔可出现少量渗出液，股四头肌萎缩，肌张力降低，膝关节松弛。髌腱松弛压痛试验；膝过伸试验阳性。

（三）X线检查一般为阴性。在侧位片上，偶可见到脂肪垫增厚，指甲纹理增粗，或有钙质沉着。

依据损伤史及其临床症状、体征，即可对本病做出诊断。

四、按摩调理

（一）原则：活血散瘀，消肿止痛，防止粘连，恢复关节功能。

（二）施术部位：伤侧膝关节局部及其上、下。

（三）取穴：阳陵泉、阴陵泉、梁丘、血海、足三里、风市、气冲。

五、手法操作

（一）摩揉捏膝周法：病人仰卧位，伤肢膝关节微屈、膝部垫枕。术者立于伤侧，用双手大鱼际部或手掌摩揉膝部脂肪垫区和两侧及其上、下，以温热为度。继而，用双手掌指关节膝部脂肪垫区，小鱼际其髌骨上下部3~5分钟；拇、食指左右、上下活动髌骨，并沿髌骨两侧间隙上下滑捏数次，多指捏提髌骨及股四头肌下段数次，以达到活血消炎之目的。

（二）过屈伸膝点揉法：接上法。术者一手握拿膝部，另一手握踝部，在伸膝位，先将膝关节充分屈曲，再使膝关节过伸，同时手掌用力按压髌骨，一手拇指点揉拨刮髌旁脂肪垫区痛点2~3分钟。

以上两步手法，反复3遍为1个治疗。

（三）自动屈膝环转法：嘱病人弯腰、屈膝站立，双手抱膝使其靠拢，做膝关节环转活动，左、右各15次即可。若病人不能完成此动作，可在仰卧屈膝位施术"托足按膝回旋法"，顺时针、逆时针方向活动膝关节。

六、注意事项

（一）术后可配合中药外敷、熏洗，加强股四头肌收缩练习和膝关节功能锻炼。

（二）病程超过半年以上，且疼痛严重的病例，经非手术疗法无效者，可考虑外科手术处理。

第十二节　踝关节扭伤

本病为日常多见的关节损伤。可分为单纯性扭伤或同时伴有骨、韧带、关节囊的损伤。伤后均有不同程度的局部瘀肿、疼痛和关节活动障碍。踝关节的主要功能是负重和行走。其运动范围只限于前后方向，但与距下关节和跗间关节的活动合在一起，即成为能做旋转活动的"杵臼关节"。踝关节的正常运动和稳定，主要依赖于骨与韧带的相互调解作用。

一、解剖概况

踝关节由胫、腓骨下端内、外踝之间的关节面与距骨上的滑坡及其两侧关节面构成。胫骨下端的关节面成凹形，后唇较长，可以防止胫骨向前移位。但内踝较短，仅覆盖距骨内侧1/4的面积。腓骨下端关节面完全覆盖距骨体外侧。距骨顶面成鞍状，与胫骨下端关节面相对应；外侧关节面成三角形，与外踝关节面相符合，但略低于内侧豆点状关节面；距骨体前宽后窄，能阻止踝关节向前移位。踝关节的关节囊前后松弛，两侧紧张。关节周围的韧带，前后薄弱，两侧坚韧。内侧副韧带成三角形。外侧副韧带分三束，前束成水平位，中束成纵形，后束较坚韧。胫腓横韧带，为连结胫骨和腓骨下端，保持踝关节稳定，并防止胫、腓骨下端分离。

二、病因病理

本病多由于行走不慎，足踏于不平之地，下楼梯时突然踩空，跳跃时足部着地不稳，致使足部突然发生内翻或直屈内翻，或轻度背伸外翻发生跪跌姿势等引起。由于踝关节极度扭屈引起韧带过牵、移位甚至撕裂，或其他筋肉组织撕裂，甚至嵌顿，发生局部渗出与血肿形成。

根据筋肉组织的损伤程度和病理改变，分为6种类型：

（一）单纯扭伤：无韧带松弛变长现象，仅有韧带与骨附着处之间的滑液渗出、肿胀不明显，一般在休息后迅速消肿。

（二）轻型扭伤：韧带的部分纤维撕裂，周围的纤维结缔组织无损害，组织间仅有少量渗出，关节内渗出较多，但亦无韧带松弛、变长现向。

（三）严重扭伤：韧带组织的纤维撕裂，有轻微韧带松弛、关节内渗出及周围筋肉损害较显著。

（四）韧带组织纤维全部撕裂，肿胀明显。

（五）极度严重扭伤，韧带与骨膜附着处部分撕脱，在骨与韧带断端间隙产生更为明显的肿胀。

（六）韧带附着处的一端完全撕脱。

三、临床表现

本病有明显的损伤史，多见于足直屈内翻损伤。其主要表现为：

（一）疼痛：伤后踝关节外侧或内侧骤然疼痛，行走或关节活动时疼痛加重。

（二）皮下瘀血：韧带或关节囊撕裂后，则毛细血管破裂出血，伤后2～3日皮肉瘀血青紫，尤为明显。

（三）肿胀：损伤部位出血、组织液渗出的具体表现。肿胀多见于踝关节前外侧和足背部。

（四）跛行：出血积聚于关节间隙，或关节内有筋肉组织嵌夹，致使行走时疼痛，足趾部不敢着地，即使勉强行走，也只能以足外缘着地。

（五）活动障碍与压痛：主动或被动活动明显受限，受伤局部压痛明显。

（六）根据受伤史、局部症状与体征，即可明确诊断。但对严重损伤的病例，应作X线检查，以排除骨折、脱位，确定韧带断裂的程度。

四、按摩调理

（一）原则：活血消肿，去瘀止痛，理筋，恢复功能。

（二）施术部位：伤侧踝关节及小腿部。

（三）取穴：阳陵泉、足三里、绝骨、成筋、昆仑、解溪。

（四）手法操作：以左侧踝关节外侧扭伤为例。病人仰卧位，术者取坐位，手法分三步施术。

1. 内翻推摩揉法：术者左手握住伤足前部，右手大鱼际由下向上推摩掌侧伤处周围数分钟。而后，拇指缓缓用力往返推、揉伤处筋肉2～3分钟；继之，将伤足极度内翻，拇指轻揉踝部损伤处1～2分钟，将足恢复中立位。

2. 按摩俞穴镇痛法：拇指拨阳陵泉，揉、压足三里、绝谷、昆仑，拿承山穴各0.5～1分钟。

3. 伸屈牵动搓摩法：术者右手拇指按压伤处，余指托握足跟，左手握住足前部并将其极度背伸；继之，迅速而正确地突然用力将足踝部直屈（此时多闻一轻微响声）。而后，右手托拿足跟部，左手仍握足前部，两手协同用力，在牵引下背伸直屈、左右摇转再屈、伸踝关节；恢复中立位，用右手大鱼际搓、摩伤处及其周围，以热为度。

五、注意事项

（一）新伤出血期，勿使用手法治疗，用冷敷2～3日，每日3～5次；骨折或严重脱位者，禁用本手法施术。

（二）肿胀明显者，施手法后嘱病人抬高伤肢休息，以利肿胀消退。

（三）配合踝关节的功能练习。

第十三节 感 冒

感冒，俗称伤风，是感受触冒风邪或时行病毒，引起肺卫功能失调，出现鼻塞、流涕、喷嚏、头痛、恶寒、发热、全身不适等主要临床表现的一种外感疾病。中医学的感冒有普通感冒与时行感冒之分，普通感冒相当于西医学的上呼吸道感染，时行感冒相当于西医学的流行性感冒。按摩对防治普通感冒，效果较为理想。

一、病因病理

风邪感冒的主要病因是风邪。"风为百病之长"，风又为六气之首，流动于四时之中，因而外感之病以风为先导。风邪引起感冒的发病特点，与气候骤变、淋雨受凉、出汗后伤风等有密切关系。气候突变、冷热失常、温差增大等，皆可使本病的发病率增加。风邪侵袭人体，往往非单独伤人，而在不同的季节，常兼挟其他当令之时气，相合致病。如冬季挟寒、春季挟热、夏季挟暑湿、秋季挟燥、梅雨季节挟湿邪等。由于临床上以冬、春两季发病率较高，故而以挟寒、挟热为多见而称风寒感冒和风热感冒。此外，还有非时之邪伤人。非时之邪，指非其时而有其气之气候反常而言，由于四时六气反常，太过或不及而伤人致病。

时行病毒主要是指具有传染性的时行疫邪病毒侵袭人体而致病，多由四时不正之气，天时疫疬之气流行而造成。

风邪或时行病毒，侵袭人体发病，其途径或从口鼻而入，或从皮毛而入。口鼻乃邪气入肺系之途径，邪从口鼻而入，则出现一系列鼻道和肺系的症状。皮毛是人体抵御外邪的屏障，皮毛得卫气和津液的温养和滋润，从而发挥抵抗外邪的卫表作用。若外邪入侵，皮毛防御功能减弱，则由皮毛而犯肺卫，在临床上就产生一系列肺卫症状。感邪之后，卫表不和则恶寒、发热、头痛、身痛；肺失宣肃则鼻塞、流涕、咳嗽、咽痛，因此迅速出现卫表及上焦肺系症状。外邪侵袭人体，与人之正气强弱有关。若生活起居失常，冷暖不调，或过度疲劳之后，正气不足失于防御，则易为外邪所害。在禀赋偏弱情况下，也易感受外邪而发病。

二、临床表现

首先应辨别普通感冒与时行感冒由于感邪的不同，临床上有普通感冒与时行感冒之分。普通感冒以风邪为主因，冬、春季节气候多变时发病率升高，常呈散发性，病情较浅，症状不重，多无传变；时行感冒以时行病毒为主因，发病不限季节，有广泛的传染流行疫情，起病急骤，病情较重，全身症状显著，高热，体温可达39℃~40℃，全身酸痛，待热退之后，鼻塞、流涕、咽痛、干咳等肺系症状始为明显。重者高热持续不退，喘促气急，唇甲青紫，甚至咯血，部分患者出现神昏谵妄，小儿可发生惊厥，出现传变。

三、辨证分型

（一）风寒感冒：恶寒重，发热轻，无汗，鼻流清涕，口不渴，周身酸痛，咳嗽痰白质稀，舌苔薄白，脉浮紧。

（二）风热感冒：发热重，恶寒轻，有汗，鼻流浊涕，口干微渴，咽痛，咳嗽痰稠，舌苔薄黄，脉浮数。

（三）暑湿感冒：发热，汗出热不解，鼻塞流浊涕，头昏重胀痛，身重倦怠，心烦口渴，胸闷欲呕，小便短赤，舌苔黄腻，脉濡数。

（四）体虚感冒：此类患者往往感冒之后，缠绵不已，经久不愈或反复感冒，在临床上应该区分气虚、阴虚的不同。气虚感冒者，在感冒诸症的基础上兼有恶寒甚，倦怠无力，气短懒言，身痛无汗，咳痰无力，舌苔薄白，脉浮无力；阴虚者兼见身微热，手足发热，心烦口干，少汗，干咳少痰，舌红，脉细数。

四、按摩调理

解表、宣肺，照顾兼症，乃是本病的基本治疗原则。对体虚感冒，则应解表与扶正兼顾。

基本操作方法分三个体位进行：

（一）患者俯卧位，掌揉上背部与肩上部 2~3 分钟，拇指按揉风门、肺俞穴各 1 分钟。

（二）患者仰卧位，双拇指由印堂交替向上直推至前发际数十遍，分推眉弓十几遍，揉太阳、迎香、印堂、百会、头维各 1 分钟，由两侧鬓角发际起至头顶部做多指捏拿法 5~7 遍，力度宜稍重。按揉中府、外关、合谷穴各 1 分钟。

（三）患者坐位，点按风府、拿风池、肩井各半分钟结束。

五、辨证加减

风寒感冒：拿风池、肩井的刺激量可适当加大，掌擦风池以透热为度。风热感冒：按揉大椎、曲池穴各 1 分钟。暑湿感冒：按揉大椎、曲池穴，拍击背部两侧膀胱经。体虚感冒：气虚则按揉足三里 1 分钟；阴虚则掌搓涌泉穴以透热为度。

六、注意事项

（一）感冒常流行发生，应当加强预防。平时要讲究卫生，锻炼身体，以增强体质。气候变化时应注意增减衣服，避免受凉。在感冒流行期间，外出要戴口罩，以免传染。

（二）感冒期间应避风寒、多喝水，饮食宜清淡。

第十四节 胃 痛

胃痛又称胃脘痛，是一种以上腹部经常发生疼痛为主症的消化道病症。

胃痛是临床上一种常见病症，西医学的慢性胃炎、胃下垂、胃神经官能症等疾病，当以上腹部疼痛为主要表现时，均可参考本节辨证论治。肝炎、胆囊炎、胰腺炎、肺炎、阑尾炎、心肌梗死、肾盂肾炎等疾病出现胃痛时，应结合西医学检查，予以排除。

一、病因病理

（一）寒邪客胃：外感寒邪，脘腹受凉，寒邪内客于胃；过服寒凉，寒凉伤中，致使气机凝滞，胃气不和，收引作痛。

（二）饮食伤胃：饮食不节，暴饮暴食，损伤脾胃，内生食滞，致使胃中气机阻滞，胃气失和而疼痛。

（三）肝气犯胃：忧思恼怒，情志不遂，肝失疏泄，气机阻滞，横逆犯胃，胃失和降，而发胃痛。

（四）脾胃虚弱：素体不足，或劳倦过度，或饮食所伤，或久病脾胃受损，或肾阳不足，失于温煦，均可引起脾胃虚弱，中焦虚寒，致使胃失温养作痛。

二、诊断要点

（一）以胃脘部疼痛为主症，伴食欲不振、嗳气吞酸、嘈杂痞满等。

（二）发病常与情志不遂、饮食不节、劳累、受寒等因素有关。

（三）起病或急或缓，常有反复发作的病史。

（四）上消化道 X 线钡餐透视、纤维胃镜和病理学检查可协助诊断。

三、临床表现

（一）寒邪客胃：胃痛暴作，恶寒喜暖，得温痛减，遇寒加重，口淡不渴，或喜热饮，苔薄白，脉弦紧。

（二）饮食停滞：胃脘疼痛，胀满拒按，嗳腐吞酸，或呕吐不消化食物，其味腐臭，吐后痛减，不思饮食，大便不爽，得矢气及便后稍舒，苔厚腻，脉滑。

（三）肝气犯胃：胃脘胀满，攻撑作痛，脘痛连胁，喜长叹息，大便不畅，得嗳气、矢气则舒，遇烦恼郁怒则痛作或痛甚，苔薄白，脉弦。

（四）脾胃虚寒：胃痛隐痛，泛吐清水，喜暖喜按，神疲乏力，四肢欠温，舌淡苔白，脉细缓无力。

四、按摩调理

治法上常以理气和胃止痛为基本原则，但须审证求因，审因论治。邪实者以祛邪为急，正虚者以扶正当先，虚实夹杂者又应邪正兼顾。古有"通则不痛"的治痛大法，但在辨治胃痛时，不能把"通"狭义地理解为通下之法，而应从广义的角度去理解和运用。散寒、消食、理气、温阳等治法，均可起"通"的作用。基本操作方法分两个体位进行。

（一）患者仰卧位，双手掌由上而下交替推上腹部数遍，双手掌由内而外沿肋弓向两侧分推数遍，然后用轻柔的掌揉法或法在上腹部施术 3 分钟左右，拇指按揉中脘、天枢、气海、足三里各 1 分钟。点按手三里、内关穴各 1 分钟左右。

（二）患者俯卧位，掌揉膈俞至三焦俞一段 5~7 遍，用较重的拇指按法施术于肝俞、脾俞、胃俞、三焦俞穴各 1 分钟。

五、辨证加减

寒邪客胃：脾俞、胃俞的按压时间增至 2 分钟。饮食停滞：顺时针摩上腹部约 5 分钟，增加点按大肠俞 1 分钟。肝气犯胃：按揉章门、太冲各 1~2 分钟，重按膈俞、胆俞各 1 分钟。脾胃虚寒：按揉气海、足三里的时间增至 2 分钟，按揉关元穴 2 分钟，横擦肾俞、命门穴以透热为度。

六、注意事项

对胃脘痛患者要重视精神与饮食方面的调摄，保持精神愉快，性格开朗，劳逸结合，切忌暴饮暴食，或饥饱无常，饮食以少食多餐，清淡易消化为原则，可减轻胃痛和减少胃痛发作，进而达到预防胃痛的目的。

第十五节 泄 泻

泄泻是以排便次数增多，粪质稀薄或完谷不化，甚至泻出如水样为特征的病症。泄泻主要由于湿盛与脾胃功能失调所致，是一种常见的脾胃肠病症。一年四季均可发生，但以夏秋两季较多见。

泄泻一病，《黄帝内经》以"泄"称之，汉唐书包括在"下利"之中，唐宋以后才统称"泄泻"。古有将大便溏薄而势缓者称为泄，大便清稀如水而势急下者称为泻，现临床一般统称泄泻。本病与西医腹泻的含义相同，可见于多种疾病，现代医学的急慢性肠炎、胃肠功能紊乱等引起的腹泻，可参照本病辨证施治。

一、病因病理

（一）感受外邪：以暑、湿、寒、热较为常见，其中又以感受湿邪致泻者最多，因脾喜燥而恶湿，外来湿邪，最易困阻脾土，以致升降失职，清浊不分，水谷混杂而下发生泄泻，故有"湿多成五泄"之说。

（二）饮食所伤：或饮食过量，停滞不化；或恣食肥甘，湿热内蕴；或过食生冷，寒邪伤中；或误食不洁，损伤脾胃，化生食滞、寒湿、湿热之邪，致运化失职，升降失调，而发生泄泻。

（三）情志失调：烦恼郁怒，肝气不舒，横逆克脾，脾失健运，升降失调；或忧郁思虑，脾气不运，土虚木乘，升降失职；或素体脾虚，逢怒进食，更伤脾土，而成泄泻。

（四）脾胃虚弱：长期饮食不节，饥饱失调，或劳倦内伤，或久病体虚，或素体脾胃虚弱，不能受纳水谷、运化精微，聚水成湿，积谷为滞，湿滞内生，清浊不分，混杂而下，遂成泄泻。

（五）命门火衰：或年老体弱，肾气不足；或久病之后，肾阳受损；或房室无度，命门火衰，脾失温煦，运化失职，水谷不化，而成泄泻。且肾为胃之关，主司二便，若肾气不足，关门不利，则大便下泄。

根据病因可知湿盛和脾虚为形成泄泻的主因，而两者又相互影响，互为因果，一般来说，湿盛多为急性泄泻，脾虚多为慢性泄泻。

二、临床表现

（一）辨证要点

1. 辨寒热虚实

粪质清稀如水，腹痛喜温，完谷不化，多属寒证；粪便黄褐，味臭较重，泻下急迫，肛门灼热，多属热证；凡病势急骤，脘腹胀满，腹痛拒按，泻后痛减，小便不利者，多属实证；凡病程较长，腹痛不甚且喜按，小便利，口不渴，多属虚证。

2. 辨泻下之物

大便清稀，或如水样，气味腥秽者，多属寒湿之证；大便稀溏，其色黄褐，气味臭秽，多为湿热之证；大便溏垢，臭如败卵，完谷不化，多为伤食之证。

3. 辨久泻的特点

久泻迁延不愈，倦怠乏力，稍有饮食不当，或劳倦过度即复发，多以脾虚为主；泄泻反复不愈，每因情志不遂而复发，多为肝郁克脾之证；五更飧泄，完谷不化，腰酸肢冷，多为肾阳不足。

（二）辨证分型

1. 寒湿泄泻：泄泻清稀，甚如水样，腹痛肠鸣，脘闷食少，苔白腻，脉濡缓。
2. 湿热泄泻：泄泻腹痛，泻下急迫，或泻而不爽，粪色黄褐，气味臭秽，肛门灼热,烦热口渴,小便短黄,苔黄腻,脉滑数或濡数。

3. 伤食泄泻:腹痛肠鸣,泻下粪便臭如败卵,泻后痛减,脘腹胀满,嗳腐酸臭,不思饮食,苔垢浊或厚腻,脉滑。

4. 脾虚泄泻:大便时溏时泻,迁延反复,完谷不化,饮食减少,食后脘闷不舒,稍进油腻食物,则大便次数明显增加,面色萎黄,神疲倦怠,舌淡苔白,脉细弱。

5. 肾虚泄泻:黎明之前脐腹作痛,肠鸣即泻,泻下完谷,泻后则安,形寒肢冷,腰膝酸软,舌淡苔白,脉沉细。

6. 肝郁泄泻:素有胸胁胀闷,嗳气食少,每因抑郁恼怒,或情绪紧张之时,发生腹痛泄泻,舌淡红,脉弦。

三、按摩调理

湿为泄泻的主要病理因素,脾虚湿盛是其发病关键,故治疗应以运脾化湿为原则,并根据证型的不同而灵活施治。

基本操作方法分两个体位进行:

(一)患者仰卧位,掌揉中脘至关元一段约3分钟左右,拇指按揉中脘、天枢、气海、关元穴各1分钟。

(二)患者俯卧位,掌揉脾俞至大肠俞一段5～7遍,拇指按揉脾俞、胃俞、大肠俞各1分钟。

四、辨证加减

寒湿泄泻:多揉神阙、气海、关元穴以腹内有温热感为度。湿热泄泻:重拨、重按曲池、手三里、合谷、足三里、上巨虚穴,仍要以患者能耐受为度。伤食泄泻,顺时针、顺结肠方向摩腹5至7分钟。脾虚泄泻,逆时针摩上腹部约5分钟,用轻柔的拇指揉法在气海、关元、足三里穴施术各2分钟,捏脊5～7遍。肾虚泄泻:用轻柔的拇指揉法作用于气海、关元穴各2～3分钟,横擦肾俞、命门穴以透热为度。肝郁泄泻:按揉膈俞、肝俞、胆俞穴各1分钟,点按章门、太冲穴各半分钟。

五、注意事项

(一)泄泻期间忌食一切生冷、刺激与不易消化的食物。平时要养成良好的饮食卫生习惯;居处冷暖适宜。

(二)对重度泄泻者,应注意防止津液亏损,及时补充体液。

(三)泄泻痊愈后还应注意饮食调养、精神调养和体育锻炼,防止复发。

第十六节 便 秘

便秘是指大便秘结不通,排便时间延长,或欲大便而艰涩不畅的一种病症。可见于多种急慢性病症当中,主要因大肠传导功能失常,粪便在肠内停留时间过长,水液被吸收,而致便质干燥难解。

本篇所论便秘,多指现代医学的习惯性便秘,或暂时性肠蠕动功能失调之便秘。至于因其他疾病而并发的便秘,既应针对原有疾病治疗,同时亦可参照本篇辨证施治。

一、病因病理

（一）胃肠燥热：素体阳盛，或热病之后，余热留恋，或肺热肺燥，下移大肠，或饮酒过度，或嗜食辛辣厚味，或过服热药，均可致肠胃积热，耗伤津液，肠道干涩，粪质干燥，难于排出，即所谓"热秘"。

（二）气机郁滞：忧愁思虑过度，情志不舒，或久坐少动，每致气机郁滞，不能宣达，于是通降失常，传导失职，糟粕内停，不得下行，因而大便秘结。

（三）气血亏损：劳倦内伤，病后体虚或老年人气血不足，气虚则大肠传送无力，大便排出艰难；血虚则津枯，不能下润大便，而致大便干燥，排便不畅，甚至秘结不通。

（四）阴寒凝结：凡阳虚体质，或年老体衰，则阴寒内生，留于肠胃，致阳气不通，津液不行，而致排便困难。

二、临床表现

（一）胃肠燥热：大便干结，腹胀腹痛，面红身热，口干口臭，心烦，小便短赤，舌红苔黄燥，脉滑数。

（二）气机郁滞：大便干结，或不甚干结，欲便不得出，腹中胀痛，胸胁满闷，嗳气频作，食少纳呆，舌苔薄腻，脉弦。

（三）气血亏损

气虚：粪质并不干硬，虽有便意，但临厕努挣则乏力，便难排出，汗出气短，便后乏力，面白神疲，肢倦懒言，舌淡苔白，脉弱。

血虚：大便干结，面色无华，心悸气短，失眠多梦，健忘，口唇色淡，舌淡苔白，脉细。

（四）阴寒凝结：大便艰涩，排出困难，小便清长，面色㿠白，四肢不温，喜热怕冷，腹中冷痛，或腰背酸冷，舌淡苔白，脉沉迟。

三、按摩调理

按摩对本病的治疗原则为"和肠通便"，但还应辨证论治。胃肠燥热者宜清热降浊；气机郁滞者宜疏肝理气；气血亏损者宜健脾胃和气血；阳虚阴寒凝结者宜温阳散寒。

基本操作方法分两个体位进行：

（一）患者仰卧位：双手掌由内而外沿肋弓向两侧分推数遍，然后以轻快的拇指按揉法在中脘、天枢、大横穴施术，每穴约1分钟。再以顺时针方向摩腹5~8分钟。

（二）患者俯卧位：掌揉肝俞至腰骶部一段5~7遍，用较轻快的拇指按揉法施术于胃俞、肾俞、大肠俞、八髎穴共5~7分钟。

四、辨证加减

胃肠燥热：按、揉曲池、足三里、大肠俞，以酸胀为度。气机郁滞：点按章门、太冲穴各半分钟，按揉膈俞、肝俞穴以酸胀为度。气血亏损：按揉足三里、支沟穴各1分钟。阴寒凝结：横擦肾俞、命门，掌搓八髎穴，均以透热为度。

五、注意事项

（一）养成定时排便的习惯。

（二）多喝开水（可晨起饮服淡盐水），平时应多吃水果、蔬菜，忌食辛辣刺激性食品。

（三）进行适当的户外活动。

第十七节 头 痛

头痛是病人的一个自觉症状。临床上比较常见。"头为诸阳之会"，"清阳之腑"。五脏精华之血，六腑清阳之气，皆上会于头，外感诸邪，上犯巅顶，清阳之气不得舒展，可导致头痛。内伤的病症，或气血虚弱无以上荣于脑，或瘀血痰浊，阻塞经络，或情志不舒，肝阳上扰，均可发生头痛，所以，头痛可以出现于多种急慢性疾患中。

"伤于风者，上先受之"，"高巅之上，惟风可到。"所以外感头痛虽为六淫所致，但以风邪引起最为多见。内伤头痛，考究病因多与肝、脾、肾三脏功能失调有关。

推拿除了对颅内疾病中的脑脓肿、脑血管疾病急性期、颅内占位性疾病、脑挫裂伤，外伤性颅内血肿等不宜治疗外，对其他疾病引起的头痛一般均能缓解症状，其中尤以对偏头痛、感冒头痛、神经性头痛及高血压头痛的疗效较明显。

一、证候特征

患者自觉头部（包括前额、额颞、顶枕部位）疼痛，是其共同的证候特征。按部位中医有在太阳、阳明、少阳或厥阴之不同，其中如头痛连项属太阳经头痛，前额部连眉棱骨痛属阳明经头痛，头侧部痛属少阳经头痛，头顶痛属厥阴经头痛，这对按摩、刮痧和针灸进行分经论治是有指导意义的。又据头痛之久暂，疼痛之性质、特点和部位的不同，有外感与内伤两大证类。

外感头痛，以突然而作，其痛如破，痛无休止为特征，其痛多以掣痛、跳痛、灼痛、胀痛或重痛为主；内伤头痛，以缓慢而病，痛势绵绵，时痛时止，长久不愈为特征，其痛多以空痛、隐痛、昏痛，遇劳或情志刺激而发作与加重为主。

二、病因病理

（一）外感头痛：多由起居不慎，坐卧当风，其感受外邪，以风为主，多挟寒、热、湿邪。风为六淫之首，故风邪外犯，上先受之，所以头痛以风邪所致者最为多见。若挟寒邪，寒凝血滞，则又能阻遏络脉，血郁于内而为头痛；若挟热邪，火热上炎，则又能侵扰清窍，气血逆乱而致头痛；若挟湿邪，蒙蔽清窍，使清阳不展而为头痛。

（二）内伤头痛：形成内伤头痛的原因比较复杂，但多与肝、脾、肾三脏有关。如因于肝者、郁怒伤肝，肝失条达，郁而化火，上扰清窍而为头痛；如木火伤阴，肝失濡养，或肾水不足，水不滋木，导致肝阳上亢，而致头痛；因于脾者，如脾不健运，痰湿内生，痰浊上扰，阻遏清阳，可致头痛；如劳伤过度，或病后体衰，致气血亏虚，不能上营脑髓，也可致头痛；如因于肾者，因禀赋不足或房事不节，肾精亏耗，致脑髓空虚而成头痛；亦有由于肾阳衰微，清阳不展所致。

此外，跌仆损伤，或久病入络，气血瘀滞，亦可形成头痛，临床须加辨认。

从上述头痛的病因病机可看到，引起头痛的病因可归纳为外感和内伤两类。外感中有风寒、风热、暑湿头痛；内伤中有肝阳、痰浊、血虚、肾亏和瘀血头痛。

临床上外感头痛以风寒为多见；内伤头痛以肝阳为多见。

三、临床表现

（一）外感头痛

1. 风寒头痛：头痛起病较急，其痛如破，连及项背，恶风畏寒，遇风尤剧，口不渴，苔薄白，脉多浮紧。

2. 风热头痛：头痛而胀，甚则头痛如裂，发热或恶风，口渴欲饮，面红目赤，便秘溲黄，舌红苔黄，脉浮数。

3. 风湿头痛：头痛如裹，肢体困重，胸闷纳呆，小便不利，大便或溏，苔白腻，脉濡滑。

（二）内伤头痛

1. 肝阳头痛：头胀痛而眩，心烦易怒，胁痛，夜眠不宁，口苦，舌红苔薄黄，脉沉弦有力。

2. 痰浊头痛：头痛昏蒙，胸脘满闷，呕恶痰涎，舌胖大有齿痕，苔白腻，脉沉弦或沉滑。

3. 血虚头痛：头痛头晕，神疲乏力，面色少华，心悸气短，舌淡，脉细无力或涩。

4. 肾亏头痛：头脑空痛，耳鸣目眩，腰酸腿软，遗精带下。阳虚者畏寒肢冷，舌淡胖，脉臣细无力。阴虚者口干少津，舌质红，脉细数。

5. 瘀血头痛：头痛经久不愈，其痛如刺，固定不移，或头部有外伤史者，舌有瘀斑，脉涩。

四、按摩调理

本病治疗原则为通经络，和气血。但仍当辨证论治。外感头痛，以疏风祛邪为主，内伤头痛，则以平肝、化痰、补气、养血、温阳、滋阴、去瘀等法为主。

基本操作方法分两个体位进行：

（一）患者仰卧位，双拇指由印堂交替向上直推至前发际数十遍，分推眉弓十几遍，揉太阳、印堂、百会各1分钟，由两侧鬓角发际起至头顶部做多指捏拿法5~7遍，用中指端由太阳至头维穴揉拨5~7遍。

（二）患者坐位，三指拿揉颈项部2~3分钟，按揉天柱、风府各1分钟，拿风池、肩井各半分钟。

五、辨证加减

风寒头痛：按揉风门、肺俞各1分钟，掌擦风池以透热为度。

风热头痛，按揉大椎、肺俞各1分钟，点按曲池、合谷以酸胀为度。

风湿头痛：按揉大椎、曲池、合谷，拍击背部两侧膀胱经。

肝阳头痛：在头侧部由前上向后下扫散胆经数十次，点按太冲，擦涌泉。肾阴虚头痛，按摩法与此相同。

痰浊头痛：按揉中脘、天枢、内关、足三里、丰隆、脾俞、胃俞各1分钟。

血虚头痛：按揉足三里、心俞、膈俞各1分钟，以微微酸胀为度。

肾阳虚头痛：摩揉气海、关元以腹内温热为佳，横擦肾俞、命门穴以透热为度。

瘀血头痛：按揉、抹太阳、攒竹穴及前额，头侧胆经循行部位。

另外，阳明经头痛配合谷；少阳经头痛配外关；太阳经头痛配膈俞；厥阴经头痛配太冲。

六、注意事项

引起头痛的原因较为复杂，推拿虽对缓解头痛症状有较好的疗效，但治疗时必须审证求因，按治病必求其本的原则辨证论治。

第十八节 失 眠

失眠是由于心神失养或不安而引起经常不能获得正常睡眠为特征的一类病症。轻者入睡困难，或寐而不酣，时寐时醒，或醒后不能再寐，重则彻夜不寐。

西医学中神经官能症、更年期综合征等以失眠为主要临床表现时可参考本节内容辨证论治。

一、病因病理

（一）思虑劳倦，损伤心脾：思虑劳倦过度，损伤心脾。心伤则阴血暗耗，不能藏神；脾伤则精微不化，无以奉心，均能导致心失血养，神不能安，而成不寐。

（二）心胆虚怯，神魂不安：心胆虚怯之人，善惊易恐，以致神魂不安，而为不寐。或暴受惊吓，情绪紧张，终日惕惕，渐至心虚胆怯而不寐。

（三）肾阴亏虚，水不济火：禀赋不足，房劳过度，或久病之躯，肾阴亏虚，不能上承，以致水不济火，心火独亢而神志不宁，因而不寐。

（四）痰热宿食，上扰心神：饮食不节，肠胃中宿食停滞，酿成痰热，壅遏于中，痰热上扰，以致卧不得安。

（五）肝郁化火：恼怒伤肝，肝失调达，气郁不舒，郁而化火，火性炎上，扰动心神，神不得安则失眠。

二、诊断要点

（一）不寐是以睡眠时间不足，睡眠深度不够，不能消除疲劳为主要证候。

（二）轻者入睡困难或睡而易醒，重者彻夜难眠，常伴头昏、心悸健忘、神疲、多梦。

（三）各系统及实验室检查未发现有妨碍睡眠的器质性病变。

三、辨证分型

（一）心脾两虚：多梦易醒，心悸健忘，纳差倦怠，面色无华，舌淡苔薄，脉细弱。

（二）阴虚火旺（心肾不交）：心烦失眠，头晕耳鸣，腰膝酸软，五心烦热，遗精盗汗，舌质红，脉细数。

（三）心胆气虚：心烦不寐，多梦易醒，胆怯心悸，触事易惊，伴有气短自汗，倦怠乏力，舌淡，脉弦。

（四）肝郁化火：急躁易怒，不寐多梦，甚至彻夜不眠，伴有头晕头胀，目赤耳鸣，口干而苦，不思饮食，便秘溲赤，舌红苔黄，脉弦而数。

（五）痰热内扰：胸闷心烦不寐，泛恶，嗳气，伴有头重目眩，口苦，舌红苔黄腻，脉滑数。

四、按摩调理

总的治疗原则是健脾安神。虚证佐以益气、养血、滋阴；实证佐以疏肝、清热、化痰。

基本操作方法分两个体位进行：

（一）患者仰卧位，双拇指由印堂至前发际交替向上直推数十次，双拇指分推眉弓十余次，揉太阳、印堂、睛明、攒竹、百会各1分钟，点按百会、四神聪各半分钟，由两侧鬓角发际起至头顶部做多指捏拿法5~7遍，用食、中、无名指指腹由太阳至头维穴揉5~7遍。顺时针摩腹3分钟，拇指按揉中脘、气海、关元穴各1分钟。

（二）患者俯卧位，掌揉背腰部3~5遍，拇指按揉安眠、风池、心俞、脾俞、肾俞各1分钟。

五、辨证加减

心脾两虚：按揉神门、足三里、三阴交、胃俞各1分钟。

阴虚火旺：横擦肾俞、命门，掌搓涌泉穴，均以透热为度，此为引火归原。

心胆气虚：按揉神门、胆俞各1分钟。

肝郁化火：点按章门、太冲各半分钟，按揉肝俞1分钟。

痰热内扰：按揉内关、足三里、丰隆各1分钟。

六、注意事项

（一）按摩对失眠症效果良好，治疗时间以下午为宜。

（二）嘱病人保持心情舒畅，注意劳逸结合，起居有规律，坚持体育锻炼。

第十九节　中风后遗症

患中风后，遗留有半身不遂、肢体麻木、口眼歪斜、语言不利等症状，谓中风后遗症。中医学所说的中风，相当于现代医学的脑血管意外。本病患者病前多有高血压、脑动脉硬化病史，发病以中老年人为多见。按摩疗法对促进肢体功能的恢复，具有不同程度的效果，一般在中风后两星期，神志清醒且病情也较稳定的情况下，就可以选用按摩疗法进行调理了。

一、病因病理

中风发生原因多以风、火、痰三者为主因，病变涉及心、肝、脾、肾等脏腑。本病的形成，或因正气不足，卫外不固，外邪入中经络，痹阻气血；或因劳伤过度，肝肾阴虚，肝阳上亢，气血上逆；或因饮食不节，恣食厚味，痰热内盛，风阳挟痰上逆，蒙蔽清窍；或因五志过极，暴怒伤肝，引动心火，风火相煽，气血上冲等发为中风。

现代医学根据脑部病变的不同，将脑血管意外分为出血性和缺血性两大类。前者包括脑出血和蛛网膜下腔出血；后者包括脑血栓形成和脑栓塞。其中，高血压及动脉硬化是脑出血最常见的病因；颅内动脉瘤破裂是蛛网膜下腔出血最常见的原因，而高血压、动脉硬化则是引起颅内动脉瘤破裂的原因；动脉粥样硬化与管壁粗糙，管腔变窄是脑血栓形成的主要原因，加上血压降低、血黏度增高等因素的参与，便可形成血栓；脑栓塞则常是心脏病的并发症。

二、临床表现

本症以单侧上下肢瘫痪无力、口眼歪斜、舌强言蹇等为主症。初期患者肢体软弱无力，知觉迟钝或稍有僵硬，活动功能受限，以后逐渐趋于强直挛急，患者肢体姿势常发生改变和畸形等。

三、检查

检查肢体的肌肉痉挛、关节功能、知觉情况及肌肉萎缩程度，以判断病的轻重，对了解预后有一定的帮助。同时，进行血压检查是十分重要的，如血压不稳定者，可嘱患者暂缓用按摩进行调理，待血压确已平稳后再行按摩手法施术。

四、按摩调理

治法为舒筋通络，行气活血。

基本操作方法分四个体位进行：

（一）患者俯卧位，掌揉肩胛部及膈俞至肾俞一段，拇指按揉天宗、膈俞、肝俞胆俞，点按肾俞穴 1 分钟左右。掌跟揉臀部及下肢后侧，点阴门、委中、承山，拿小腿。

（二）患者侧卧位，患侧在上，点按环跳、大腿侧面，按揉阳陵泉。

（三）患者仰卧位，掌揉胃经大腿一段，按揉犊鼻、足三里，点解溪、曲伸髋、膝关节，摇髋关节与踝关节。点尺泽、曲池、手三里、合谷，摇肩关节与腕关节。头部按摩参考面神经麻痹的操作。

（四）患者坐位，点风府，拿风池、肩井、抖、搓上肢结束。四肢部的操作，只做患侧。

五、注意事项

（一）情绪安定，生活要有规律，禁忌烟酒，少食油腻。

（二）要保持身体清洁，经常洗擦。

（三）当病情好转，肢体可进行活动时，则可进行适当的轻便活动，同时根据个人的体质，进行适当锻炼，促进肢体功能的恢复，但不宜过度疲劳。

（四）对 40 岁以上的人（尤其是有高血压、动脉硬化病史的人），突然出现头晕或头晕加重，头痛疲乏，或一侧肢体麻木以及一时性语言不利等症者，多属中风先兆，应及早防治。

第二十节　面　瘫

面瘫，又称面神经麻痹。临床上分为周围性面瘫与中枢性面瘫两大类，两者在病因和症状表现上有一定区别。

一、病因病理

本病多由正气不足，经脉空虚，卫外不固，风邪乘虚入中经络，导致气血瘀阻，面部脉络，经筋失去濡养，纵缓不收而发面瘫。或中风后遗症，或失血过多，血不养筋所致。

现代医学认为，周围性可因风寒导致面神经血管痉挛、缺血、水肿，使面神经受压,神经营养缺乏,甚至引起神经变性而致病,亦有因病毒感染引起非化脓性炎症所致者。中枢性因脑血管疾病或脑肿瘤等原因而发生。周围性面瘫与中枢性面瘫虽病理不同,但按摩调理方法基本一致。

二、临床表现

周围性面瘫常急性发作,突然一侧面部表情肌麻痹,额纹消失,眼裂变大,露睛流泪,鼻唇沟变浅,口角下垂歪向健侧,病侧不能做皱眉、鼓颊、噘嘴等动作;部分患者初起时有耳后、耳下疼痛,还可出现患侧舌前2/3味觉减退或消失、听觉过敏等症。

中枢性面瘫其瘫痪仅限于额面下部表情肌,表现为口角歪斜,鼻唇沟浅平,而额面上部表情肌的动作皱额,闭目等动作正常。且多伴有偏瘫,多见于脑血管意外等疾病的患者。

三、按摩调理

本病的治疗原则为舒筋通络,活血化瘀。操作时以患侧颜面部为主,健侧做辅助放松。

基本操作方法分两个体位进行:

(一) 患者仰卧位,双拇指由印堂交替向上直推至前发际数十遍,分推眉弓十几遍,揉太阳穴1分钟,按揉攒竹、四白、颧髎(瞳孔直下颧突下缘)、迎香、人中、地仓、承浆、颊车各1分钟,双掌由下颌部经耳前至前发际分揉5~7遍。按揉双侧合谷穴2分钟。

(二) 患者座位,三指拿揉颈项部2~3分钟,拿风池、肩井各1分钟。

第二十一节 消 渴

消渴是以多尿、多饮、多食、形体消瘦,或尿有甜味为主要临床表现的病症。本节之消渴病与西医学的糖尿病基本一致。本病是一种发病率高,严重危害人类健康的病症,近年来发病率更有增高的趋势。按摩在改善症状,预防并发症等方面均有一定的疗效。

消渴之名,首见于《黄帝内经》,根据病机及症状的不同,《内经》还有消瘅、肺消、膈消、消中等名称的记载。后人在实践的基础上,根据其主要临床征候不同,将本病分为:上、中、下三消。《证治准绳》对三消的临床分类作了规范,"渴而多饮为上消(经谓膈消);消谷善饥为中消(经谓消中);渴而便数有膏为下消(经谓肾消)。"至今仍然沿用这一分类,作为辨证施治的依据。

一、病因病理

(一) 禀赋不足:先天禀赋不足,是引起消渴病重要的内在因素。其中尤以阴虚体质最易患病。

(二) 饮食失节:长期过食肥甘,醇酒厚味,辛辣香燥,损伤脾胃,致脾胃运化失职,积热内蕴,化燥伤津,消谷耗液,发为消渴。

(三) 情志失调:长期过度的精神刺激,如郁怒伤肝,肝气郁结,或劳心太过等,以致郁久化火,火热内燔,消灼肺胃阴津而发为消渴。

（四）劳欲过度：恣情纵欲，肾精亏损，虚火内生，阴愈虚则燥热愈盛，燥热愈盛则阴愈虚，终至肾虚肺燥胃热俱现，发为消渴。

综上所述，消渴之病不外肺燥、胃热、肾虚，其关键是阴亏。由于阴亏则致火旺，火胜则阴更伤，二者互为因果，其始则异，其终则同。所以本病的特点在于阴亏阳亢，阴损及阳，亦可有阴阳俱虚证。

二、诊断

（一）凡以口渴、多饮、多食易饥、尿频量多、形体消瘦或尿有甜味为临床特征者，即可诊断为消渴病。本病多发于中年以后，以及嗜食醇酒、厚味之人。若在青少年期即患本病者，一般病情较重。

（二）初起可"三多"症状不显著，病久常并发肺痨、胸痹心痛、中风、白内障、雀目、疮痈等。严重者可见烦渴、头痛、呕吐、腹痛、呼吸短促，甚或昏迷厥脱危象。由于本病的发生与禀赋不足有较为密切的关系，故消渴病的家族史可供诊断参考。

（三）查空腹、餐后2小时血糖和尿糖、尿比重，做葡萄糖耐量试验等检查有助于确定诊断。必要时还应做其他相关检查。

三、辨证分型

消渴病的三多症状，往往同时存在，但根据其表现程度上的轻重不同，而有上、中、下三消之分，及肺燥、胃热、肾虚之别。通常把以肺燥为主，多饮症状较突出者，称为上消；以胃热为主，多食症状较为突出者，称为中消；以肾虚为主，多尿症状较为突出者，称为下消。

（一）上消

肺热津伤：烦渴多饮，口干舌燥，尿频量多，舌边尖红，苔薄黄，脉洪数。

（二）中消

胃热炽盛：多食易饥，口渴，尿多，形体消瘦，大便干燥，苔黄，脉滑实有力。

（三）下消

肾阴亏虚：尿频尿多，混浊如脂膏，或尿甜，腰膝酸软，乏力，头晕耳鸣，口干唇燥，皮肤干燥，瘙痒，舌红苔少，脉细数。

阴阳两虚：小便频数，混浊如膏，甚至饮一溲一，面容憔悴，耳轮干枯，腰膝酸软，四肢欠温，畏寒怕冷，阳痿或月经不调，舌淡苔白而干，脉沉细无力。

四、按摩调理

本病的基本病机是阴虚为本，燥热为标，故清热润燥、养阴生津为本病的治疗大法。其中上消重在清热润肺，生津止渴；中消重在清胃养阴；下消重在滋阴补肾。

基本操作方法分两个体位：

（一）患者俯卧位，掌揉背腰部5至7遍，拇指按揉胰俞（第8胸椎脊突下旁开1.5寸）、肝俞脾俞、胃俞、肾俞穴各1分钟。

（二）患者仰卧位，掌揉中脘至气海一段5至7遍，拇指揉中脘、天枢气海穴各2分钟。手掌心对准神阙穴，行叠掌颤法1至2分钟。拇指按揉足三里、三阴交各1分钟。

五、辨证加减

上消：加拇指按揉肺俞、心俞各 1 分钟。

中消：加拇指点按合谷、内庭各半分钟。

下消：肾阴亏虚者，横擦肾俞、命门，掌搓涌泉穴，均以透热为度。阴阳两虚者在此基础上再加拇指揉关元 2 分钟。

六、注意事项

（一）本病患者除接受治疗外，注意生活调摄具有十分重要的意义。其中，尤其是节制饮食，具有基础治疗的重要作用。在保证机体合理需要的情况下，应限制粮食、油脂的摄入，忌食糖类，饮食宜以适量米、麦、杂粮，配以蔬菜、豆类、瘦肉、鸡蛋等，定时定量进餐。戒烟酒、浓茶及咖啡等，保持情志平和，起居有规律。

（二）早期发现、坚持长期治疗、生活规律、饮食控制的患者，其预后较好。儿童患本病者，大多病情较重。并发症是影响病情、损伤患者劳动力和危及患者生命的重要因素，故应十分注意及早防治各种并发症。

第二十二节　痛　经

妇女在行经前后，或正值行经期间，小腹疼痛或痛引腰骶，甚至剧痛难忍，常可伴有面色苍白、头面冷汗淋漓、手足厥冷、恶心呕吐等症，并随着月经周期发作，称为"痛经，"亦称"经行腹痛"。本病以青年妇女较为多见。

现代医学将痛经分为原发性痛经和继发性痛经两类，前者生殖器官无器质性病变，后者常见于子宫内膜异位症，急慢性盆腔器官炎症，子宫颈狭窄阻塞，子宫内膜增厚，子宫前倾或后倾等。

一、病因病理

痛经临床上一般分为虚、实两类。实证为：气滞血瘀，寒湿凝滞；虚证有肝肾亏损，气血虚弱。

（一）气滞血瘀：因情志失调，肝气不舒，气机不利，气滞则血瘀，经血滞于胞中而作痛。

（二）寒湿凝滞：久居阴湿之地，或行经期间涉水受寒，或过食生冷，寒湿客于胞宫，经血受阻，血行不畅而作痛。

（三）气血虚弱：平素气血不足，或在重病久病之后，血海空虚，或体弱阳虚，血运无力而作痛。

（四）肝肾亏损：禀赋素弱，肝肾本虚，或因多产房劳，损伤肝肾，而致冲任不足，经行之后，血海空虚，胞脉失养故痛。

二、临床表现

痛经的主要症状是疼痛。这种疼痛的特点是伴随着月经周期而发作，因此，辨"痛"是一个重要环节，所以，抓住这个痛的特点、性质、时间等进行分析，再结合全身症状，即可辨证施治。一般痛在经前、经期多属实；痛在经后多属虚。疼痛剧烈拒按多属实；隐隐作痛喜揉喜按多属虚。得热痛减多为寒，得热痛增多为热；痛甚于胀，血块排出则疼痛减轻或刺痛者多为血瘀；胀甚于痛者多为气滞；绞痛、冷痛者属寒；灼痛者属热。

（一）气滞血瘀型：经前或经期小腹剧烈胀痛，拒按，经量少，行而不畅，经色紫暗有血块，胸胁或乳房胀痛，舌质正常或有紫点，脉沉弦。

（二）寒湿凝滞型：经前或经期小腹冷痛，得热则减，量少，有血块，白带多，舌质紫暗，苔白腻，脉沉紧或沉迟。

（三）气血虚弱型：经后一二天或经期小腹隐隐作痛，且有小腹空坠不适，按之痛减，经量少，色淡，质稀，面色苍白，头晕无力，舌质淡，苔薄，脉虚细。

（四）肝肾亏损型：经来色淡量少，经行后小腹作痛，腰肌酸胀，头晕，耳鸣，舌淡，苔薄，脉细弱。

三、按摩调理

治疗原则以通调气血为主。因虚而致痛经者，以补为通；因气郁而致血瘀者，行气佐以活血为通；因寒凝而致痛经者以温为通。

基本操作方法分两个体位进行：

（一）患者仰卧位，掌摩、揉小腹部5分钟左右，拇指按揉气海、关元穴各2分钟，拇指按或揉双侧血海、三阴交各1分钟。

（二）患者俯卧位，掌揉腰骶部膀胱经第一侧线5~7遍，拇指按揉肾俞、八髎穴，以酸胀为度。

四、辨证加减

气滞血瘀型：按揉双侧章门、太冲、膈俞、肝俞各半分钟。寒湿凝滞型：横擦肾俞、命门穴以透热为度。气血虚弱型：按揉中脘、足三里、脾俞、胃俞穴各1分钟。肝肾亏损型：掌擦命门、肾俞穴，搓八髎、涌泉穴，均以透热为度。

五、注意事项

（一）注意经期卫生，防止受凉或过食生冷。

（二）适当休息，不要过度疲劳。

（三）情绪安宁，避免暴怒、忧郁。

第二十三节　闭　经

女子年逾18周岁月经尚未来潮，或已行经而又中断达3个月以上者，称为闭经，或称经闭。现代医学将前者称为原发性闭经，后者称为继发性闭经。至于妊娠期、哺乳期和绝经期以后的停经则属正常生理现象，不属闭经范畴。也有妇女由于生活环境的突然改变，偶见一二次月经不潮，又无其他不适者，亦可暂不作病论。至于因先天性生殖器官发育异常或后天器质性损伤而无月经者，皆非推拿所能治疗，不属本节讨论范围。

一、病因病理

本病的病因病机较复杂，按"辨证求因"原则可分为虚、实两端。虚者精血不足，血海空虚，无血可下；实者邪气阻隔，脉道不通，经血不得下行。虚者多因肝肾不足，气血虚弱，而成经闭；实者多由气滞血瘀，痰湿阻滞导致闭经。

（一）肝肾不足：先天肾气不足，或多产、房劳，损伤冲任，或血虚日久，肝肾亏损，导致冲脉不盛，任脉不通而月经闭止。

（二）气血虚弱：饮食不调，损伤脾气，化源不足，或失血过多，或重病久病虫积等损伤气血，冲任失养，血海空虚，而致闭经。

（三）气滞血瘀：多因七情内伤，肝气郁滞，久滞血瘀，胞脉闭阻；或妇女素食生冷之物；或在行经期受寒着凉，使血凝于下，瘀结而成。

（四）痰湿阻滞：肥胖之人，多痰多湿；或脾阳失运，湿聚成痰，痰湿阻滞冲任，胞脉闭而经不行。

二、诊断要点

临诊时应详问病史，并作有关检查，首先应排除生理性停经，特别应注意与早孕鉴别。同时应了解患者的发育、营养、第二性征、精神状况等，检查有无生殖器官发育异常，询问有无服用不适量的药物及不良的饮食习惯及全身性疾病等，以明闭经的原因。

（一）肝肾不足：年逾18周岁尚未行经；或由月经后期量少逐渐至经闭，体质虚弱，腰酸腿软，头晕耳鸣，口干咽燥，五心烦热，潮热汗出，舌淡红，苔少，脉细弦或细涩。

（二）气血虚弱：月经逐渐后延，量少，经色淡而质薄，继而停闭不行，或头昏眼花，或心悸气短，神疲肢倦，或食欲不振，面色苍白或萎黄，舌淡，苔少或薄白，脉细弱或细缓无力。

（三）气滞血瘀：月经数月不行，精神抑郁，烦躁易怒，胸胁胀满，少腹胀痛或拒按，舌边紫黯，或有瘀点，脉沉弦或沉涩。

（四）痰湿阻滞：月经停闭，形体肥胖，胸胁满闷，呕恶痰多，神疲倦怠，带下量多色白，苔腻，脉滑。

三、按摩调理

按摩对闭经的调理以理气活血为主，但应尊"虚者补之，实者泻之"的原则辨证论治。

基本操作方法分两个体位进行：

（一）患者仰卧位，在小腹部做缓慢柔和的掌揉法约5分钟，拇指按揉气海关元穴各2分钟，叠掌颤小腹部1~2分钟，拇指按揉血海、三阴交、足三里各1分钟。

（二）患者俯卧位，叠掌揉膀胱经膈俞至腰骶部5~7遍，拇指按揉肝俞、脾俞、肾俞各1~2分钟。

四、辨证加减

肝肾不足：横擦肾俞、命门穴，掌搓双侧涌泉穴，均以透热为度。气血虚弱：按揉中脘、足三里、脾俞、胃俞各2分钟。气滞血瘀：点按章门、太冲、膈俞各1分钟。痰湿阻滞：按揉中脘、脾俞、胃俞各2分钟，点按丰隆1分钟，按揉八髎穴以酸胀为度。

五、注意事项

（一）注意风寒及饮食生冷的影响。

（二）保持精神愉快。

第二十四节 青少年近视

眼在调节松弛状态下，平行光线经眼的屈光系统的折射后，交点落在视网膜之前，谓之近视，临床以视近清楚，视远模糊为主症，古称"能近怯远症"。至清代黄庭镜所著《目经大成》始称为"近视"，与今名同。本病相当于现代医学的近视眼。

一、病因病理

本病常由青少年学习工作时不良的用眼习惯损伤视力，或禀赋不足先天遗传所致。心阳衰弱，神光不能远达；或肝肾精血不足，神光衰微不能远及，则是本病常见的病机。

不良的用眼习惯常见于：

（一）在光线不足或忽明忽暗的环境下工作或读书。

（二）近距离读书，以致眼的调节作用过度。

（三）坐车、乘船、行走读书，所视目标不固定，以使调节作用过度。

（四）长时间的持续阅读和不良的读写姿势。

二、临床表现

多数近视发生于青少年，近距离视物清晰，远距离视物模糊，长时间读写伴有头昏脑胀、头痛流泪等症状。配制凹透镜常能较好地矫正视力。

三、诊断

根据视力测定和眼底检查，对近视诊断不难，假性近视病史较短，矫正视力较好，眼底检查无异常，睫状肌麻醉后视力可明显提高，是与其他近视鉴别的主要区别点。

四、按摩调理

按摩对青少年近视中的假性近视，疗效较为理想。以滋肝明目，益气养血，调节眼部经气为治疗原则。

基本操作方法分三个体位进行：

（一）患者仰卧位，双拇指由印堂至前发际交替向上直推数十次，双拇指分推眉弓十余次，揉太阳穴1分钟。两手食指轻揉两侧睛明穴，指尖轻轻按压此穴，并向上下左右推按。双手食指尖左右轻拨阳白穴，指下有筋脉动，眼球可出现胀感，此法隔日拨一次，不可多用，双手中指揉四白穴1分钟。再用食、中、无名三指轻按眼球，并行震颤动作，用力适宜。然后用拇食指对捏、对揉耳垂，并向外下方轻扯。拇指按揉光明穴1分钟。

（二）患者俯卧位，拇指按揉肝俞、肾俞穴各1分钟。

（三）患者坐位，点按翳明、拿风池穴各半分钟。

五、辨证加减

若患者多泪，可加用指压头维、承泣；若头部眩晕，可多指揉拨两颞，单拇指按压印堂；若近视日久，可重用睛明、太阳、阳白、四白。

六、注意事项

（一）学习和工作环境照明要适度，光线不可太暗。

（二）阅读和书写时保持端正的姿势，眼与书本应保持 30 厘米左右的距离。切勿在卧床、走路或乘车时看书。

（三）加强体育锻炼，坚持做眼保健操。

第十三章 小儿按摩

小儿按摩学又称小儿推拿学,是根据小儿的生长发育,生理病理特点,运用推拿手法防治小儿疾病的一门科学,是祖国医学宝库重要的组成部分之一,是我国劳动人民对于小儿防病治病的一种特殊治疗方法。小儿推拿疗法有着独特的风格、神奇的疗效,被愈来愈多的人们所接受。小儿推拿疗法在我国有着悠久的历史。

第一节 小儿生理病理及生长发育特点

一、小儿生理特点

(一)脏腑娇嫩,形气未充

脏腑指五脏六腑("五脏六腑成而未全,全而未壮"),脏腑功能相对薄弱。形气是指形体结构、精血、津液和气化功能。未充是指阴阳气血都是相对不足的。

(二)生机蓬勃,发育迅速

生机指各种活动机能,好比如早上刚刚升起的太阳,刚发芽的草木,生命力特别旺。发育指生长过程,指新生儿生长速度一天一个样、一个月一个样,生长得特别快。

(三)五脏两有余,三不足

1. 心有余,心藏神。主火,容易动心火。因为生长发育快,需要的血多阴多,产生的不多,所以容易动心火。

2. 肝有余,肝藏血。主风,发育迅速,同样易动肝风。

3. 脾不足,为后天之本。主运化水谷精微,为气血生化之源。稍微饮食不洁,就会伤及脾胃。

4. 肺不足,肺脏娇嫩。主皮毛,卫外不固,容易受外邪所侵,如感冒受风着凉。

5. 肾不足,为先天之原。藏原阴原阳。主水,肾阴能滋养脏腑之阴,肾阳能滋养脏腑之阳。

(四)小儿纯阳之体

是指三岁以前的小儿,生机旺盛。需要的精微物质多,但是产生的不多,所以容易得病。

(五)小儿至阴至阳之体

指阴阳幼稚,比较弱。容易伤阴伤阳。伤阴的时候比较多,如腹泻严重了伤阴。

(六)阴常不足,阳常有余

阴是物质,阳是功能,由于物质的不足,导致功能的强壮,所以感受风邪后容易出现热症。

二、小儿病理特点

（一）易于感触，易于传变

易于感触，小儿容易感染病邪，发病容易。小儿肌肤疏薄，脾胃不足，抗病力弱，加上寒暖不能自调，饮食不知自节，一旦调护失宜则易于感触病邪，特别是肺、脾、肾三脏病症最多。易于传变，小儿病后容易发生变化，传变迅速。小儿脏腑娇嫩，内脏精气未充，感邪之后最易传变。如风寒感冒，治疗不当病邪入里，出现咳嗽、气急、呼吸急促、鼻翼煽动，成了肺炎。

（二）易寒易热，易虚易实

寒热是指疾病的性质。阴虚的小儿出现热证，阳虚的小儿出现寒证。寒热互相转化，热极生寒，寒极生热。虚实是正邪的多少。邪气盛则实，正气不虚。精气夺则虚，是指正气虚，这时候邪气也虚，正邪相斗两败俱伤。

（三）脏气清灵，容易康复

脏腑反应灵敏，和小儿生理有密切的关系，又少七情之害，疾病比较单纯，故小儿患病以后，只要辨证正确，治疗及时，护理仔细，容易康复。

第二节　小儿推拿疗法的适应症与禁忌症及注意事项

一、适应症

据目前临床所见和文献记载，小儿推拿治疗范围很广：呼吸系统，如小儿感冒、咳嗽、支气管哮喘、肺炎；消化系统，如婴幼儿腹泻、便秘、小儿腹痛、小儿呕吐、小儿疳积；泌尿系统，如小儿遗尿、膀胱湿热；其他系统，如惊风、夜啼、斜颈、小儿麻痹症等均都适用。

二、禁忌症

小儿推拿疗法的应用范围颇广，但也有一定的禁忌症，如烈性传染病、肿瘤、结核、皮肤病、烧伤、烫伤、化脓性疾病、开放性损伤、恶性贫血等，均不属于小儿推拿治疗范围。

三、注意事项

推拿室的要求：清洁卫生，温度适宜，室内保持一定温度，不宜过冷过热，定期通风，空气流通，保持环境良好。

寒冷季节，推拿师的手要保持温暖。经常修剪指甲，术前要洗手，保持清洁卫生。

推拿时注意患儿的体位适当、舒适，力求自然。

推拿师态度和蔼，尽量取得患儿配合，使其保持安静。

患儿在过度饥饿、饱胀、精神过度紧张时不宜立即接受推拿治疗。

推拿时，推拿师要精神集中，要注意患儿的表情，以随时调整手法的强度。

推拿时如接触小儿皮肤一定要使用介质。小儿推拿，在临床操作中，运用手法时，常用各种介质，以加强手法的作用，有助于提高疗效，还可起润滑和保护皮肤的作用。

小儿推拿常用介质有：医用滑石粉、痱子粉、葱姜水、凉水、香油、鸡蛋清、刨花水等。忌用刺激性或者副作用的介质。

第三节 诊 断

四诊即望、闻、问、切四种诊察疾病的方法。由于小儿具有独特的生理病理特点，疾病的表现形式也常与成人有所不同，所以儿科四诊有它自己的特点。因为婴儿不会说话，较大点的小儿也不能全面正确诉述病情，再加上小儿腕部短，就诊时哭闹，声色俱变，影响脉象气息，给就诊造成困难，故有哑科之称。因此在儿科四诊中，望、闻为主，问、切为辅，综合其他证候，进行辨证论治。

一、望诊

（一）望神色

望神色是指观察小儿精神状态和面部气色两个方面。

1. 望精神

两目有神，反应灵敏，精神振作，表情活泼，面色润泽，呼吸调匀。是正气足，无病之象，反之，目光暗淡无神，反应迟钝，疲乏易睡，精神萎靡，表示正气已伤，病情较重。

2. 面部气色

一般以五色主病和五部配五脏的方法来进行望面色的。

（1）面色红润有光泽为健康。面色青紫多为寒证、痛证、血瘀、惊证。面部红赤多为热证。午后两颧潮红为阴虚证。面色黄多为脾虚而有湿。面色苍白多为虚寒。白而虚胖为气虚。白而干枯为血虚。面色黑暗为病重。

（2）五部配五脏。一般以左腮主肝，右腮主肺，额上主心，鼻主脾，颌主肾，结合五色之变化，来推测脏腑寒热虚实的变化。

（二）望形态

指观察病儿的形体与动态。

1. 望形体

包括头囟、躯体、四肢、毛发、指、趾。

检查时应按顺序观察。凡发育正常，形体充满，筋骨坚强，姿态活泼，皮肤毛发润泽，活动自如，健康表现。形体消瘦，头发萎黄，筋骨软弱，皮肤干燥，姿态呆滞，多属先天不足，或后天喂养不当。囟门逾期不合，或囟陷、囟填、囟隆，解颅，鸡胸，龟背，神态呆滞者为病态。

（1）望头部：头方发稀，囟门闭迟，或头大颈细，头发枯黄，为先天不足，后天失养，多见于疳证、五迟证；囟门宽大闭迟，颅缝开解，眼珠下垂，是为解颅，或因先天不足或因风痰所致；囟门高隆，多伴抽搐呕逆，为风火痰上攻；囟门凹陷，眼眶凹陷，多为腹泻耗伤气虚液脱；头面眼睑浮肿多为阳水；耳垂、腮颊肿胀，多为痄腮、湿毒蕴结所致。

（2）望胸腹：胸骨突出形如鸡胸者为鸡胸，多属于先天不足，后天失养；肌肉消瘦，肚大青筋或肚腹凹陷如舟，均属于疳证。

（3）望腰背：脊背弯曲后凸为龟背，多因先天不足，发育不良；腰背凹陷成坑或膨出，亦因先天不足或因后天失养，多属疳证。

（4）望四肢：下肢浮肿为水肿；关节红肿为痹症；外伤或跌仆后，某一肢体肿大为扭伤，若痛疼难忍者应注意骨折。

（5）望肌肤：主要望肌肤的色泽、状态、有无皮疹等。皮肤面目皆黄为黄疸，色鲜艳者为阳黄，色晦暗者为阴黄；皮肤浮肿为水肿。除此之外，还应注意肌肤局部的变化情况，如红肿、化脓等，范围大者为痈，范围小者为疖；漫肿无头深入肌层而皮肤颜色不变者为疽；若局部皮肤红赤如丹游走不定者为丹毒。

（6）望指趾：爪甲的形色可推断气血的盛衰。正常的小儿气血充盈，爪甲红润光泽，如指甲苍白无华、质脆软为气血亏虚，指甲青紫为气滞血淤；指端肥大如杵状为肺气不足，心气失养。

2. 望动态

包括身体各部位的动静姿态、变化。正常健康小儿身体各部位发育正常，活动自如，无痛苦不适的表现。若发育异常，活动不适，皆为病态。另：小儿喜搓眼则肝风，揉耳，肾阴不足，抠嘴则脾胃湿热，抠鼻则肺热。

（三）审苗窍

是指观察目、鼻、耳、口、舌、前后二阴的变化。苗窍是脏腑的窗口，审苗窍可知脏腑的变化。

1. 察目睛

正常小儿目光有神，目无光是病态。小儿黑睛圆大，灵活有神，啼哭有泪为健康。目无光彩是病态，闭目不视为病态。目赤赤红是肝淤火，目泪汪汪，而白眼睛发红为麻疹之先兆，目赤肿痛是火眼爆发，红眼病。目如落日状是解颅，脑积水。目直视不动，是惊风，目瞪视呆、直视、窜视或斜视为惊风之证。白晶出现蓝色斑点是虫疾。睡时露睛为脾气虚，白毛遮睛是肝积。目内处红是大肠热，目外处红是小肠热，眼睛斜视是惊风，是斜视。

2. 察舌

舌诊是四诊中重要的部分，它不仅反映心经的病变，而且反映疾病的表里进退寒热虚实脏腑气血的变化，察舌包括观察舌体、舌苔、舌质等。

舌体：舌体伸出于外，收回缓慢为吐舌。舌体伸出于外，来回拌动不灵为弄舌。舌下肿起形如二舌为重舌。板硬麻木为木舌。以上都属心脾积热。

舌体胖大而嫩有齿痕为脾肾阳虚有痰，舌体瘦小短缩干为阴虚血虚。舌体肿大青紫可见于中毒，舌体强硬转动不灵多为肝热动风。

舌质：正常小儿的舌质淡红而润，舌质淡白为气血亏虚。舌质红为热盛，舌质紫暗或有淤斑为气血淤滞，舌质黑多为中毒。

舌苔：舌苔色白为寒；舌苔色黄为热；舌苔色黑而燥为热盛；舌苔色黑而滑为寒盛；舌苔薄少为邪少；舌苔厚腻为邪盛；光滑舌苔为未来阴虚，新生儿舌红无苔，婴儿的乳白苔属正常舌象，苔黄腻为湿热；花剥苔为胃之气阴不足；注意染苔。舌苔厚薄的变化，常反映疾病病邪进退的变化。

3. 察鼻

鼻为肺之窍，鼻窍的变化常反映肺系的变化。

正常时鼻准微黄光亮，鼻准红燥是内热，鼻流清涕是肺风寒，鼻流浊涕是肺热，鼻翼煽动是肺炎。鼻部发清，小儿哭声不止是腹痛。干咳无痰，面白，鼻流清涕是肺寒，哭中有黄痰，呼吸如拉锯，生面红，鼻流浊涕是肺热。鼻出血是气虚和热盛，出血少色淡是气虚。出血多色深红是热盛。

4. 察口

包括口腔、唇、龈、齿、咽喉等。

口唇脾开窍于口，其华在唇，又手足阳明经脉环绕口唇，故口唇的变化常说明脾胃的病变。

正常小儿口唇红润，青紫为血瘀或寒证。口唇深红为内热，唇色淡白为气血虚亏，口腔糜烂为胃火盛。口唇甘焦是脾热，口唇干裂为阴虚火盛伤津，口唇黑红是胃热。牙齿磨口唇是水反克土，齿龈色红，出血多量多是胃火。

齿龈色淡是寒，出血少色淡是气虚。齿龈干燥为津液受伤，见于热病后期；牙关紧闭为惊风之证或惊风先兆；睡中啮齿为胃热或虫积。

咽喉是肺胃之门户，常反映肺胃的病变。咽红常因外感所致，风热居多；咽红乳蛾或乳蛾脓点多属外感风热，内蕴积热；咽喉红肿且灰白假膜附着不易拭去者为白喉，由肺热阴虚复感时疫所致。

5. 察耳

耳为肾之窍，又为肝胆经所绕，故耳窍的变化与肝胆肾的疾病关系密切。耳壳丰厚，润泽，轮廓清楚，听力好为正常。耳内肿痛流脓为肝胆湿热，见于中耳炎。以耳垂为中心的耳下腮部漫肿疼痛为痄腮；耳尖青冷，耳背红纹隐现，伴发热者为麻疹先兆。

6. 察二阴

是指观察前后二阴，前阴包括生殖器和尿道口。男孩肾囊不松不紧，稍有色素沉着是肾气充沛、健康的表现。若阴囊松弛，多为体虚或发热之象；阴囊紧缩为寒，阴囊时膨时收，因啼哭膨甚者为疝气；阴囊肿大，明亮为水肿所致；尿道口红肿属湿热；女孩前阴红赤而湿多属下焦湿热；前阴瘙痒潮热应注意蛲虫。

肛门灼热为下焦湿热；肛门脱出为脱肛，多因中气下陷；肛门翻出为翻肛，为大肠积热；肛门开裂出血为肛裂；新生儿肛门及会阴部大片红赤为红臀，因为湿热所致。

7. 察二便

是指观察大小便的变化。

大便：健康小儿的正常大便一般为色黄而干湿适中，一日1~2次或一二日1次。凡大便燥结或形如羊屎为里热内结或为阴虚内热；大便稀薄泄泻为腹泻，有寒热虚实之分；大便泄泻稀薄清冷夹有泡沫为风寒，大便泄泻黄浊臭秽为湿热；若暴注下迫则热盛；大便泄泻夹有白色凝块或食物残渣为食滞。

小便：一岁以内小儿小便较多。小便黄短涩痛主热为湿热下注，膀胱不利；小便清长，夜尿较多主寒为肾阳不足，膀胱气化不利；小便浑浊如米泔之水为脾胃虚弱，乳食积滞；小便深黄而短为湿热内蕴，黄疸之证；小便深红而少为湿热伤络血尿之证；小便不利多见于水肿；小便频数属尿频，睡中遗尿为遗尿。

（四）看指纹

看指纹是儿科特有的一种诊断方法，用于3岁以下的婴幼儿。指纹是指小儿两手虎口至食指两侧的浅静脉，按部位分为风、气、命三关：风关——指掌第一节；气关——指掌第二节；命关——指掌第三节。

诊察时，医生用一手握住患儿食指，用另一手拇指轻轻沿小儿食指桡侧从命关推向风关，以观察指纹显露情况。

正常小儿指纹多数为红黄隐隐在风关之内，若发生疾病，指纹的显露则发生变化，主要有浮沉、色泽、部位几个方面。

1. 指纹的浮沉：浮指浮露易见；沉指沉隐难见。指纹浮露主表，主外感新邪；指纹沉隐主里，为病在里，或里实或里结。

2. 指纹的色泽：鲜红而嫩者主外感风寒；红艳而深者主外感风热；红而紫者主邪热炽盛；红紫而滞者主热瘀血滞；青色为惊风或痛证；色淡为虚。

3. 指纹的部位：指纹现于风关病轻浅易治；现于气关病转重转深；现于命关病情更为深重。若直透指甲，称为"透关射甲"，病情多危重。

二、闻诊

闻诊是指医生用听觉和嗅觉来诊察疾病的一种诊断方法，主要包括听声音和闻气味两个方面。

（一）听声音

是根据小儿的啼哭、呼吸、咳嗽及语言等声音的高亢、低微的不同来分辨疾病的寒热虚实。

1. 啼哭声

正常健康小儿啼哭之声洪亮而长，有泪。腹痛引起啼哭，声音尖锐，忽缓忽急，时作时止；若啼哭声尖锐阵作，伴呕吐及果酱样或血样大便，须考虑肠套叠；哭叫拒食，伴流涎烦躁，多为口疮；哭声嘶哑，伴吸气不利，多为咽喉肿痛；每每夜间啼哭为夜啼；哭声低弱，目干无泪为气阴衰竭。

2. 咳嗽声

咳声重浊，痰液稀白，鼻塞流涕，为外感风寒；咳声轻扬，痰液黄稠，鼻流黄涕，为外感风热；干咳或咳嗽少痰，咳声高亢，声音嘶哑，痰稠而黏，为外感风燥；咳嗽气粗，痰黄伴喘，为痰热壅肺；咳嗽而喉间痰鸣，为痰湿阻肺；咳声低而嘶哑或干咳无痰，为肺阴不足；咳声低而微，面白痰稀，为肺气不足。

实证咳声高亢，虚证咳声低微。另外，百日咳为连声咳嗽，咳嗽末有鸡鸣样回声；白喉或喉炎咳声多嘶哑或如犬吠样，多伴有吸气困难。

3. 呼吸声

正常小儿呼吸均匀平和，快慢适中。新生儿时期呼吸可偶见不均，若无病状，亦属正常。呼吸异常多反映肺肾的病变。

呼吸气粗，甚则喘促气急、痰鸣，是肺气闭塞，多主邪实；呼吸气弱，喘促气短，为肺肾衰竭；哮喘无力，动则甚为肾虚不纳。

（二）嗅气味

指嗅病儿口中气味及大小便、痰涎、汗液、呕吐物等的气味。

1. 口中气味

口气臭秽，多为肺胃积热上蒸，可见于积滞、口疮、牙疳等证；口气酸腐，多因伤食；口气腥臭，多见于血证；口气腥臭兼吐脓痰带血，多属肺痈。

2. 大小便气味

大便臭秽，黏腻异常，多因湿热积滞；大便酸腐，多因伤食；大便臭味不显，兼下利清谷，为脾胃虚寒；大便腥臭，为脾虚湿盛；小便气味臊臭，多因湿热下注；小便清长少味，多属脾肾阳虚。

3. 呕吐物气味

吐物酸腐，多因食滞化热；吐物臭秽，多因肠道气机阻滞，粪气上逆。

4. 痰涎气味

痰涎腥臭，多属肺痈。

5. 汗液气味

汗液热臭，多因积热熏蒸；汗液无气味，多因阴阳失调。

三、问诊

问诊是通过病儿或其家长、亲属、保育员等知情人员，询问患儿病情的一种诊断方法。

（一）问年龄

应详细询问患儿实足年龄，两岁以下应问明实足年月龄，新生儿应问明出生天数。

在临床上一些疾病的发病年龄有以下特点：脐风、胎黄、脐湿、脐疮、脐血等见于出生一周内；鹅口疮、脐突、夜啼等多见于新生儿和乳婴儿；腹泻多发与婴幼儿；肾炎多见于幼童或儿童。

某些传染病也与年龄有关，如：麻疹多发于出生 6 个月以后；水痘、百日咳、白喉等在学龄前期多见。12 岁以后小儿所患疾病基本上接近于成人。

（二）问病情

包括询问病症及其持续时间，病程中的病情变化，可以引发的因素等。

1. 问寒热

小儿发热可通过体温计测量或通过接触的感觉测知。小儿恶寒可以从患儿姿态的改变来测知。

年龄较大的儿童可直接问出寒热的问诊内容，主要包括寒热的甚微、进退、发作的时辰、季节、持续的时间以及汗出的有无。

发热有汗为外感风热；寒热往来为邪郁少阳；但热不寒为里热、为阳盛；但寒不热为里寒、为阳虚；大热大汗兼见烦渴为阳明热盛；发热持续，热势高，面黄苔厚为湿热蕴滞；发热而汗出即解，舌苔薄者为时邪外感；发热而汗出不解，或降而复升，苔厚腻者为食滞内伤；发热不扬，早暮热势高张，或有汗或无汗，多为邪实；午后或夜间发热，低热如潮，伴有盗汗，多为阴虚；若见于夏季发热，持续不退，兼见无汗多尿口渴，须考虑夏季热。

2. 问汗

问汗主要询问汗出的有无、多少、部位、自汗、盗汗、热汗、冷汗等。而上述汗出的情况是通过望诊观察和切诊触摸来完成的。

外感风寒，发热无汗；外感风热，发热有汗；外感暑湿，发热而汗出不透；外感秋燥，发热而无汗，皮肤干燥；内伤饮食，食滞发热，则发热有汗，或手足汗出。

自汗指不分寤寐皆自汗出，动则尤甚，多为阳气虚弱，营卫不和，表卫不固；盗汗指寐则汗出，寤则汗止，自己全然不觉，多为阴血亏损；热汗指汗出而热气蒸腾，多为里热熏蒸；冷汗指汗出湿冷，多为阳气虚衰。

3. 问头身

是指询问患儿头身各部位的痛痒不适和活动情况。

4. 问胸腹

是指询问患儿胸腹疼痛胀满等情况。

5. 问睡眠

是指患儿睡眠的时间、安睡的程度，以及神识为病的嗜睡、昏睡等。

6. 问二便

是指询问患儿一日内大便小便的数量、次数、性质、颜色，以及排便时的感觉。

7. 问饮食

是指询问患儿饮食和饮水的情况。

8. 问其他

是指除上述之外，与疾病有关的诸方面；与发病有关的可能因素如事物、药物、外界刺激、异物异声、突然的惊吓等。

（三）问个人史

指询问患儿个人的生产、喂养、发育、预防接种史等。

四、切诊

切诊是指通过医生用手对患儿身体某些部位进行触摸的感觉以及患儿的反应，来诊察疾病的一种方法。包括脉诊和按诊两方面。

（一）脉诊

小儿寸脉部位较小，采用一指定三部的方法。

小儿病脉，主要有浮、沉、迟、数和有力、无力 6 种。轻按即得为浮脉，主表证；重按才得为沉脉，主里证；脉来一息，5 次以下为迟脉，主寒证；脉来一息，六七次以上，多为数脉，主热证；有力主实，无力主虚。

（二）按诊

按诊就是医者用手触摸和按压患儿的皮肤、头、胸、腹、背、胁、四肢等部位，以诊察病症的一种方法。

1. 按头面

包括检查小儿头面的大小、凸凹、紧张程度以及头囟和囟缝的闭开情况，头露骨的坚硬程度等。

囟陷者：按之软弱，气虚较甚；按之干瘪，阴虚较甚。囟填者：按之紧张为风火痰热上冲，肝火上亢；热盛生风之侯，因此可根据囟门的凸隆的程度和按触紧张的强弱来测知疾病的急缓，如高隆而按之如弓者，病情凶险。

2. 按颈腋

主要触摸颈项部及腋下有无结节包块。

3. 按胸腹

检查胸部有无鸡胸、龟背等情况。

4. 按腹部

主要检查有无包块，是否胀满，有无疼痛。

5. 按四肢

主要检查四肢温凉、肌肉结实与软弱、关节活动、下肢皮肤凹陷等情况。四肢厥冷属阳气虚弱或阳气不达，手足心发热而兼全身发热多为外感发热或阳热之证；四肢肌肉软弱松弛为脾气虚弱，气血失养；肌肉萎缩也为脾虚，或属痹证，或热病后遗症，小儿麻痹后遗症；肌肉瘫痪或软弱无力，肌肉萎缩松弛或关节僵硬，肌肉紧张均为热证，伤津、耗气、气阴亏损以致筋脉失养产生后遗症。

6. 按皮肤

主要检查皮肤温凉及汗湿干燥情况。皮肤汗多为阳气不足；肤热无汗为热闭于内；肤热汗出为热熏于外；皮肤干燥干瘪不起为吐泄阴液耗脱之证。

（三）辨斑疹

斑和疹是见于皮肤黏膜的两种疾病体征。凡形态大小不一，不高出皮面，颜色红紫，压之不褪色的称为斑；凡形小如粟米，高出皮面，周围有红晕，压之褪色称为疹。一般来说，斑属血分，为热入血分或气不摄血所致；疹属气分，为风热郁于肺卫发于肌肤，同时扰动营血所致。斑和疹多见于外感温病和许多传染病的病程之中，是湿热邪毒外透的一种表现，其疹宜松活而不宜紧束，宜散在稀疏而不宜密集成片。

1. 斑

小儿温病发斑可见于流脑、流行性出血热、败血症等疾病中。斑点稀少而斑色红艳为热毒较轻；斑点大片而斑色红紫为热毒较重，病多危重；杂病发斑可见于紫癜等疾病；斑色淡者为气不摄血，斑色深者为血分热盛。在临床上一般斑色红艳而鲜者为初发，斑色紫暗而晦者为久发。

2. 疹

疹包括细疹、疱疹、风团等不同。细疹：疹点细小如麻粒，色红，可发于全身，主要有麻疹、风疹、幼儿急疹、烂喉丹痧等。

第十四章 小儿推拿手法

第一节 手法操作要求

小儿推拿手法种类较多，有不少推拿手法与成人手法相似，但有的手法，虽然在名称上和成人一样，而在具体操作时却完全不同。小儿脏腑娇嫩，形气未充，肌肤柔弱，耐受力差，不宜用力过大，总之手法要轻柔深透，适达病所，刺激强度要适宜。一般来说，小儿推拿的操作以推法、揉法次数较多，而摩法时间较长，掐法则重、快少。手法刺激的强度应根据患儿年龄大小、体质强弱、病史长短、病势急缓而定。如病轻患儿，操作时间宜短，用力宜轻，速度宜缓，一日或两日一次；病重患儿，操作时间宜长，用力易重，速度宜快，每日推拿1～2次。

推拿手法总的要求是持久、有力、均匀、柔和，从而达到深透的目的。

手法熟练，轻快柔和，平稳着实，手到、眼到、心到、意到、气到，才能有好的疗效。尤其对新生儿，手法更要轻柔。

第二节 常用手法

一、推法

操作：以拇指桡侧缘或螺纹面，或食、中指螺纹面在一定部位或穴位上沿一定方向往返推动，称推法。推法可分为直推法、分推法、合推法。

（一）直推法

拇指桡侧缘或螺纹面，或食、中指螺纹面在穴位上做单方向的直线推动（图14-1）。

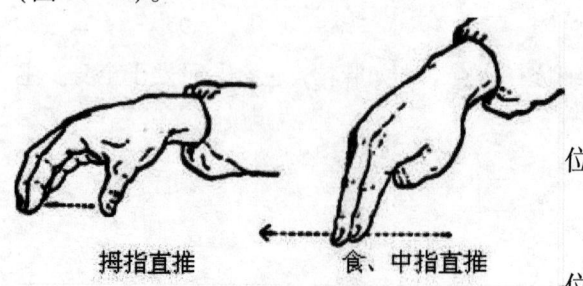

图14-1 直推法

（二）分推法

用两手拇指桡侧缘或螺纹面，在穴位中间向两旁做横线推动（图14-2）。

（三）合推法

用两手拇指桡侧缘或螺纹面，在穴位两头向中间做横线推动（图14-3）。

二、拿法

操作：用拇指和食中二指，或用拇指与其余四指对称用力，提捏一定部位或穴位，一紧一松的拿捏，称为拿法。分三指拿法（图 14-4）、五指拿法（图 14-5）三种。

要求：刚柔结合，用力由轻到重。

作用：发汗解表，镇静止痛，开窍提神。

三、按法

操作：用拇指螺纹面或掌根在一定部位或穴位上，逐渐用力按压且按而留之，称按法。分指按法（图 14-6）、掌根按法（图 14-7）、叠掌按法（图 14-8）两种。

要求：垂直向下，缓缓用力，稳而持续。

作用：镇静安神，舒经活络。

四、摩法

操作：用食、中、无名指指面或手掌掌面附着于一定部位或穴位上，以腕关节连同前臂做顺时针或逆时针环形抚摩，称摩法。分指摩法（图 14-9）、掌摩法（图 14-10）两种。

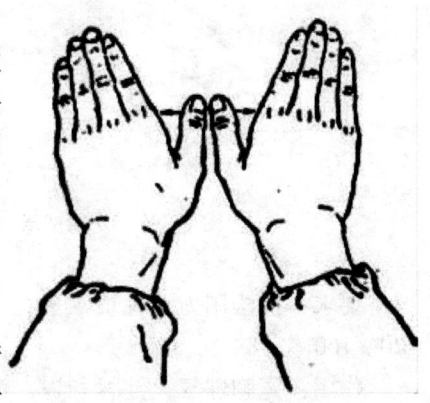

图 14-2 分推法

要求：摩法动作轻快柔和，用力平稳均匀，仅达皮下，不带动深层组织。每分钟 120 次左右。

作用：宽胸理气，健脾和胃，消积导滞，清热化痰。

五、揉法

操作：用手指螺纹面或大小鱼际、手掌根，吸定于一定的部位和穴位上做回旋揉动称揉法。分单指揉法（图 14-11）、鱼际揉法（图 14-12）、掌根揉法（图 14-13）三种。指揉法仅用拇指或中指的螺纹面揉动，称单指揉法；用食、中两指分揉两穴着，称对指揉法（图 14-14）；用食、中、无名指分揉三穴，称三指揉法（图 14-15）。

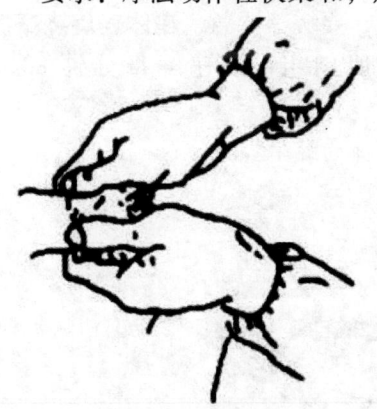

图 14-3 合推法

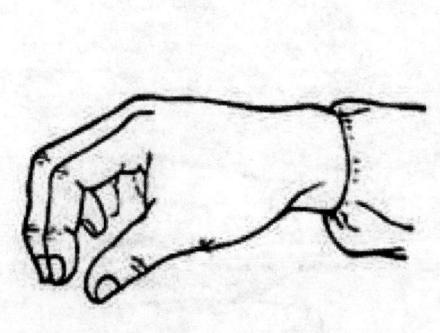

图 14-4 三指拿法

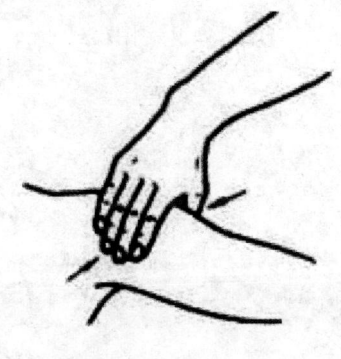

图 14-5 五指拿法

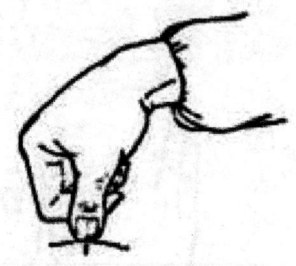
图14-6 分指按法

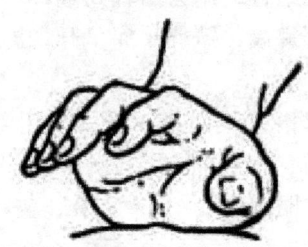
图14-7 掌根按法

要求：揉法用力要轻快柔和，均匀着实，要带动皮下筋脉一起滑动。速度每分钟120~160次。

作用：宽胸理气，健脾和胃，消积导滞，活血化瘀，消肿止痛。

六、运法

操作：用拇指或中指螺纹面，由此穴向彼穴或在穴周做弧形或环形移动，称运法（图14-16）。

要求：要轻不要重，要缓不要急，在体表旋绕摩擦推动，不要带动深层肌肉组织。速度每分钟80~120次。

作用：调和气血，疏通经络。

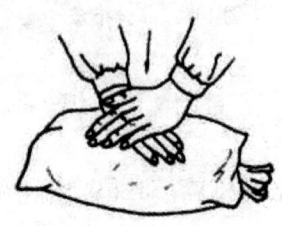
图14-8 叠掌按法

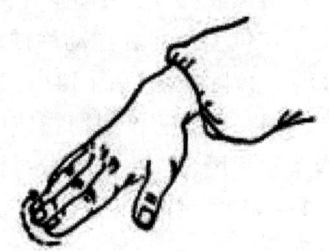
图14-9 指摩法

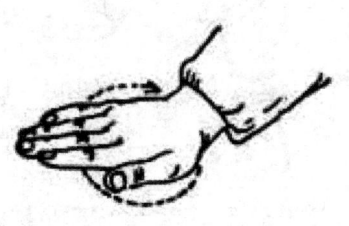
图14-10 掌摩法

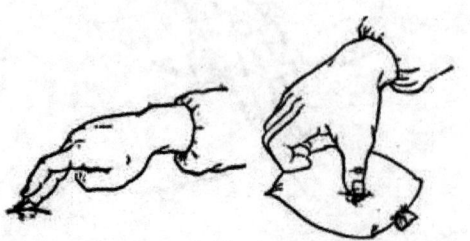
图14-11 单指揉法

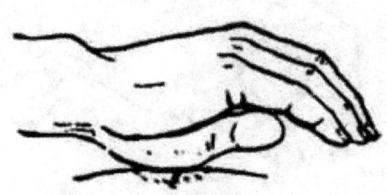
图14-12 鱼际揉法

七、掐法

操作：用拇指指甲垂直用力，重刺激穴位，称掐法（图 14-17）。

要求：逐渐用力，不能躯动而掐破皮肤，掐后轻揉局部以缓解不适。每次掐 3~5 遍。

作用：醒神开窍。

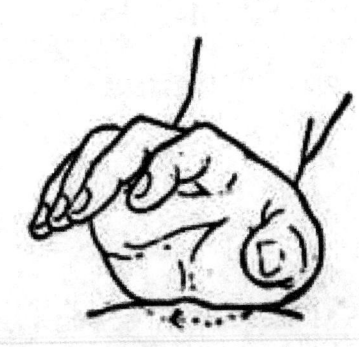

图 14-13　掌根揉法

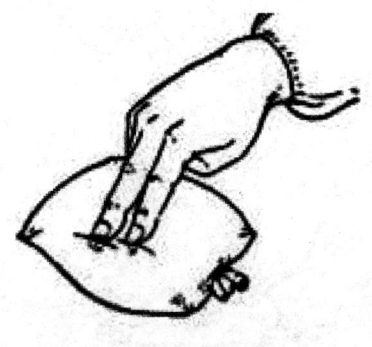

图 14-14　对指揉法

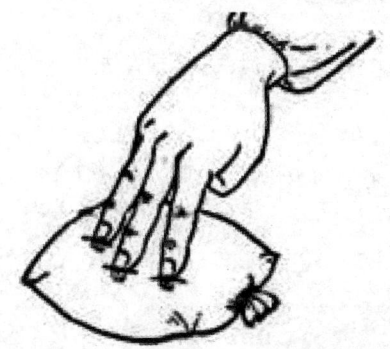

图 14-15　三指揉法

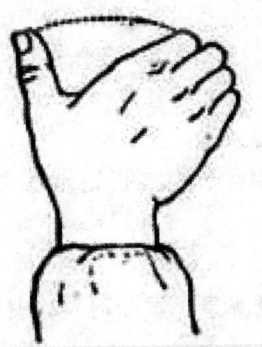

图 14-16　运法

八、捏法

操作：用拇指和食、中二指在肌肤上做对称性挤捏，随即放松，称捏法（图 14-18）。拇食指捏法（图 14-19），捏法沿脊柱部进行操作，称捏脊法（图 14-20）。拇食中指捏脊法（图 14-21）。

要求：着力均匀柔和，持续连贯，不可拧转。

复式手法作用：疏通经络，调和气血，健脾和胃，培补元气。

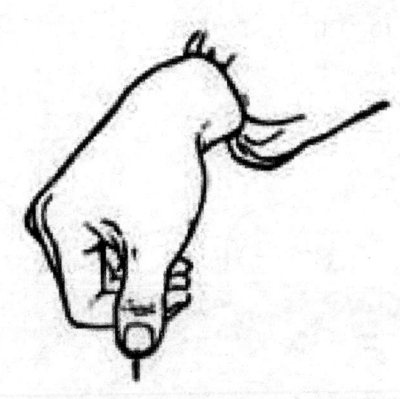

图 14-17　掐法

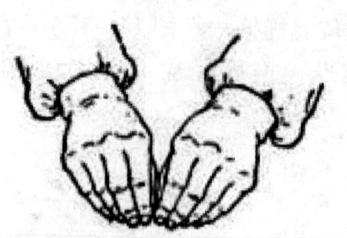
图14-18 捏法

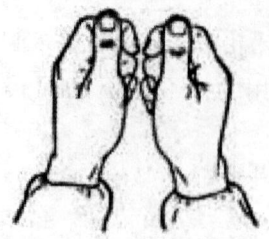
图14-19 拇食指捏法

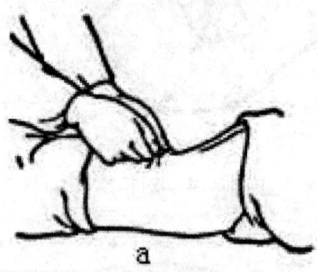
a
图14-20 捏脊法

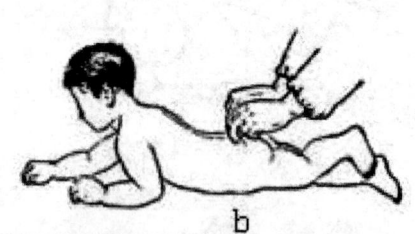
b
图14-21 拇食中指捏脊法

九、黄蜂入洞

操作：用食、中二指指端在两鼻孔下缓慢揉动（图14-22）。

要求：50~100次。

作用：通鼻息，发汗解表，主要用于外感风寒，发热无汗及鼻塞不通等。

十、猿猴摘果

操作：用两手食、中二指夹住患儿两耳尖提10~20次（图14-23）。再用拇、食二指捏两耳垂向下拉10~20次，如猿猴摘果状（图14-24）。

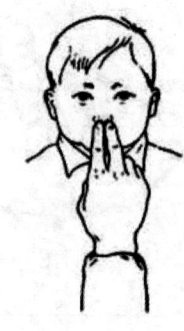
图14-22

作用：除汗祛热，常用于寒热往来疾病、寒痰、食积等症治疗。

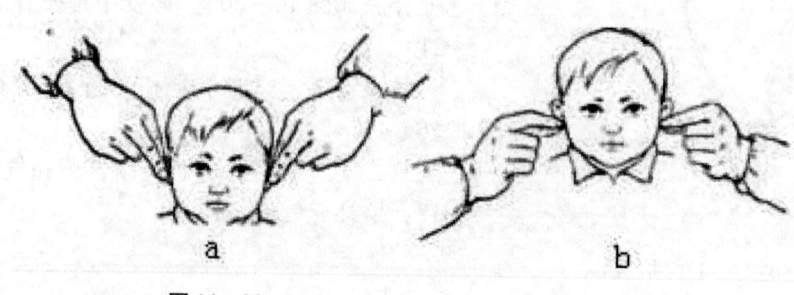

图14-23　　　　　　　　　图14-24

第十五章 常用穴位

小儿推拿按摩除运用十四经穴及经外奇穴外，还有许多特定的穴位。这些穴位分布在全身各部，尤以两掌为多。穴位的形状不仅有"点"，而且还有"线"和"面"（图 15－1、图 15－2、图 15－3、图 15－4）。

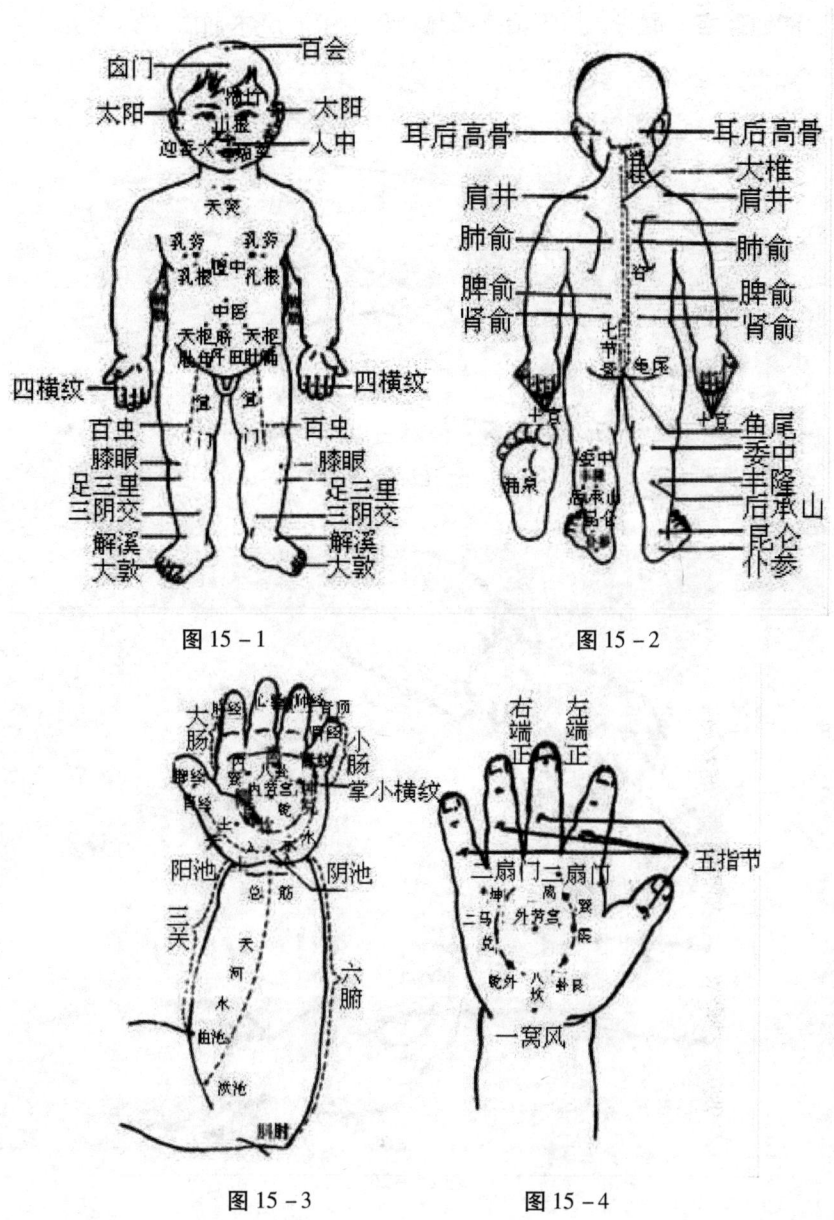

图 15－1　　　　　　　　　图 15－2

图 15－3　　　　　　　　　图 15－4

十一、水底捞月

操作：用左手握住患儿四指，手心向上，右手蘸凉水与患儿内劳宫，用拇指端蘸凉水由小指跟推运起，经掌小横纹至内劳宫边缘推运吹凉气（图14-25）。

次数：50~100次。

作用：清热大法，能清热凉血，宁心除烦，对一切高热神昏，烦躁不安疗效尤佳。

十二、打马过天河

操作：用食中二指面，蘸凉水，从总筋穴起弹打洪驰穴，边弹打边吹凉气（图14-26）。

次数：10~20次。

作用：能通经络、退热，用于治疗高热神昏、上肢麻木抽搐等实热症。

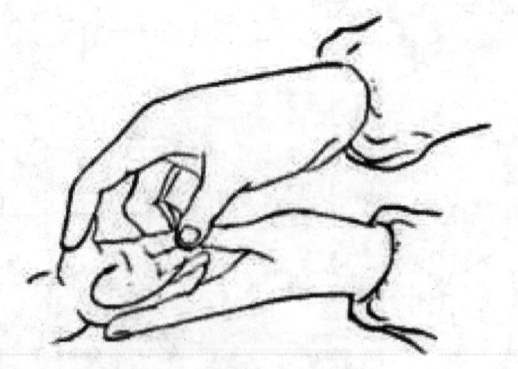

图14-25

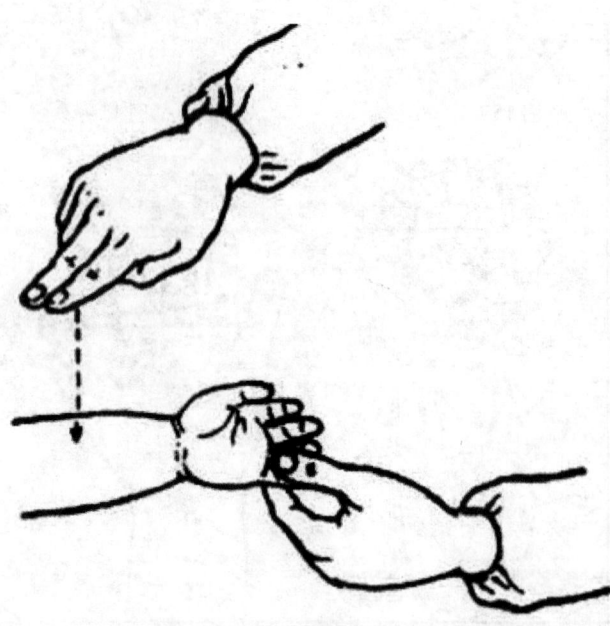

图14-26

第一节 头面部（共12个穴位）

一、攒竹（开天门）

［位置］二眉之间至前发际成一直线。

［操作］两拇指由下至上交替直推。

［次数］30～50次。

［功效］推攒竹能疏风解表、开窍醒脑、镇静安神。常用于外感发热、头痛等症，多与推坎宫、揉太阳等合用；若惊烦不安、燥动不宁，多与清肝经、按揉百会等合用。

［主治］感冒、头痛、发热、精神萎靡、惊烦不安等。

二、坎宫（眉弓）

［位置］自眉头起至眉梢成一横线。

［操作］两拇指自眉心向眉梢分推。

［次数］30～50次。

［功效］推坎宫能疏风解表、醒脑明目、止头痛。常用与外感发热、头痛，多于推攒竹、揉太阳等合用；若用于治疗目赤痛，多与清肝经、掐揉小天心、清河水等合用。

［主治］外感发热、惊风、头痛、目赤痛。

三、太阳穴

［位置］眉梢后凹陷处。

［操作］向眼睛揉止汗，向耳朵揉发汗泻火。

［次数］30～100次。

［功效］疏风解表、醒脑明目、止头痛；发汗解表，固表止汗。

［主治］明目、头痛、汗闭、汗多、盗汗。

四、山根（山风）

［位置］两目内眦之间。

［操作］拇指甲掐。

［次数］3～5次。

［功效］开窍醒脑、定神的作用。对惊风、昏迷抽搐等症，多与掐人中、掐老龙等合用。

［主治］惊风、抽搐。

五、人中

［位置］人中沟上1/3与下2/3交界处。

［操作］用拇指甲掐，称掐人中。

［次数］3～5遍，或醒后即止。

［功效］醒神开窍，主要用于急救。对人事不醒、抽搐、惊厥掐之有效，多与掐十王、掐老龙合用。

［主治］惊风、抽搐、昏厥。

六、黄蜂入洞

[位置] 两鼻孔下。

[操作] 推、揉。

[次数] 50~100次。

[功效] 发汗解表、宣肺通窍。

[主治] 外感风寒、发热无汗、鼻塞流涕、呼吸不畅等。

七、迎香穴

[位置] 鼻翼下沿边。

[操作] 揉、推、上下推。

[次数] 50~100次。

[功效] 疏风解表、通窍。

[主治] 鼻塞、感冒。

八、颊车（牙关）

[位置] 耳下1寸下颌骨陷上方的咬肌中。

[操作] 按、揉。

[次数] 5~100次。

[功效] 按颊车主要用于牙关紧闭、若口眼歪斜则多用揉颊车。

[主治] 牙关紧闭、口眼歪斜。

九、囟门

[位置] 前发际正中直上2寸，百会前骨陷中。

[操作] 两手扶儿脱，两拇指自前发际向该穴轮换推之（囟门未合时，仅推至边缘），称推囟门。拇指端轻揉囟门。

[次数] 推或揉，各50~100次。

[功效] 镇惊安神、通窍，多于头痛惊风、鼻塞等症。故临床操作时手法需注意不可用力按压。18个月内的小儿禁止使用本穴。

[主治] 头痛、惊风、神昏、烦躁、鼻塞、衄血等。

十、百会穴

[位置] 两耳朵中间交汇处。

[操作] 揉、颤、擦。

[次数] 3~50次。

[功效] 升阳益气、平肝熄风、醒脑宁神、清热开窍。

[主治] 脱肛、升阳、眩晕、头痛、昏厥等。

十一、耳后高骨

[位置] 耳后入发际高骨下凹陷中。

[操作] 揉。

[次数] 30~50次。

[功效] 揉耳后高骨能疏风解表，治感冒头痛。多与推天门攒竹、坎宫等合用。

[主治] 感冒、头痛、惊风、烦躁不安。

十二、天柱骨（颈骨）

［位置］颈后发际正中至大椎穴成一直线。
［操作］用拇指或食、中指自上向下直推，或用刮痧板沾水自上向下刮。
［次数］推 100～500 次，刮至皮下轻度瘀血即可。
［功效］降逆止呕、祛风散寒。主要用于外感发热、颈项强直等症。
［主治］恶心、呕吐、项强、发热、惊风、咽痛等症。

第二节　胸腹部（共 11 个穴位）

一、天突穴

［位置］在胸骨切迹上缘，凹陷正中。
［操作］用中指端按揉，或点颤。
［次数］揉 50～100 次，点颤 3～5 次。
［功效］理气化痰、降逆止呕、利咽喉。痰喘、呕吐严重者可配合按揉膻中、运内八卦、揉中脘等合用。
［主治］咳嗽、气喘、咽喉肿痛、胸痛、梅核气、打嗝。

二、膻中穴

［位置］两乳头连线中间。
［操作］用中指端揉，称揉膻中；用双拇指由本穴分推至两乳头，称分推膻中；用食、中指自胸骨切迹向下推至剑突，称推膻中。
［次数］50～100 次。
［功效］宽胸理气、止咳化痰、宁心安神。对各种原因引起的胸闷、吐逆、喘咳均有效。常与运内八卦、分腹阴阳、揉中脘、推肺经等合用。
［主治］气喘、胸闷、痰鸣、喘咳、呕吐、乳汁少。

三、乳旁

［位置］乳外旁开 2 分。
［操作］用中指端揉。
［次数］50～100 次。
［功效］揉乳旁有宽胸理气，止咳化痰的作用。
［主治］胸闷、咳嗽、痰鸣、呕吐。

四、乳根穴

［位置］乳头下 2 分，第五肋骨缝隙间。
［操作］用中指端揉。
［次数］50～100 次。
［功效］燥化脾湿。
［主治］咳嗽、胸下满闷、食不下咽、胸痛乳痛。

五、胁肋

［位置］从腋下两胁至天枢处。

[操作] 以两掌从腋下搓摩至天枢处，称搓摩胁肋，又称按弦走搓摩。

[次数] 50~100次。

[功效] 搓摩胁肋、顺气化痰、除胸闷、开积聚，对小儿由于食积、痰壅、气逆所致的胸闷、腹胀等有效。若肝脾肿大，则需久久搓摩。但对中气下陷、肾不纳气者宜慎用。

[主治] 胸闷、胁痛、痰喘气急、疳积、肝脾肿大等。

六、腹

[位置] 腹部。

[操作] 沿肋弓边缘向两旁分推，称分推腹阴阳；用手掌或四指摩腹，称摩腹。

[次数] 分推50~100次；摩腹5分钟。

[功效] 摩腹、分推腹阴阳能健脾和胃、理气消食。对消化功能紊乱效果较好，常与捏脊、按揉足三里合用，作为小儿保健手法。

[主治] 消化不良、腹痛、腹胀、恶心、呕吐。

七、中脘穴

[位置] 肚脐上4寸。

[操作] 用中指端揉。

[次数] 50~100次。

[功效] 健脾和胃、消积化滞。

[主治] 胃痛、呕吐、食欲不振、腹胀肠鸣、腹泻等。

八、脐

[位置] 肚脐。

[操作] 用中指端或掌根揉，称揉脐；指摩或掌摩称摩脐。

[次数] 揉100~300次；摩5分钟。

[功效] 揉脐、摩脐能温阳散寒、补益气血、健脾和胃、消食导滞。多用于腹泻、便秘、腹痛、疳积等症。临床上揉脐、摩腹常与推上七节骨、揉龟尾配合应用。

[主治] 腹胀、腹痛、食积、便秘、肠鸣、腹泻。

九、天枢穴

[位置] 肚脐旁开2寸。

[操作] 用食、中指端揉。

[次数] 50~100次。

[功效] 疏调肠腑、理气行滞、消食、改善肠腑功能、消除减轻肠道失常功能。

[主治] 腹泻、便秘、腹胀肠鸣、绕脐痛、痢疾、月经不调，配足三里治疗腹胀肠鸣、配气海治疗绕脐痛。

十、丹田

[位置] 脐下2~3寸。

[操作] 揉或摩，称揉丹田或摩丹田。

[次数] 揉50~100次；摩5分钟。

[功效] 揉、摩丹田能培肾固本，温补下元，分清别浊，多用于小儿先天不足，寒

·第十五章 常用穴位·

凝少腹及腹痛、脱肛、疝气、遗尿等症,常与补脾经、推三关、揉外劳宫等合用。揉丹田对尿潴留有一定效果,临床上常与推箕门、清小肠等合用。

[主治] 腹痛、腹泻、脱肛、遗尿、疝气、尿潴留。

十一、肚角

[位置] 脐下2寸(石门)旁开2寸大筋。

[操作] 用拇、食、中三指拿法,称拿肚角;或用中指端按,称按肚角。

[次数] 3~5次。

[功效] 是止腹痛的要法,对各种原因引起的腹痛均可应用,特别是对寒痛、伤食痛效果更好。本法刺激较强,一般拿3~5次即可,不可拿的时间太长。为了防止患儿哭闹影响手法的进行,可在手法推毕,再拿此穴。

[主治] 腹痛、腹泻。

第三节 上肢部(共39个穴位)

一、脾经

[位置] 拇指桡侧赤白肉际处,指根至指端。

[操作] 指端推向指根为补脾,反推为清脾,来回推为清补脾。或将患儿拇指屈曲,沿着拇指桡侧边缘推脾。

[次数] 100~500次。

[功效]

(一)补脾经能健脾和胃,补气养。用于脾胃虚弱,气血不足而引起的食欲不振、肌肉消瘦、消化不良等症。

(二)清脾经能清热利湿、化痰止呕。用于湿热熏蒸、皮肤发黄、恶心呕吐、腹泻、痢疾等症。

[主治] 腹泻、便秘、痢疾、食欲不振、呕吐、消化不良、脾胃虚弱、肌肉消瘦等。

二、肝经

[位置] 食指面,指根至指端。

[操作] 指根推向指端为平肝,也称清肝,反推为补肝。

[次数] 100~500次。

[功效]

(一)清肝经能平肝泻火,息风镇惊,解湿除烦,常用治疗惊风、抽搐、烦躁不安、五心烦热等症。

(二)肝经宜清不宜补,若肝经虚应补时,则需补后加清,或以补肾代之,称为滋肾养肝法。

[主治] 一切外感风寒风热、烦躁不安、惊风、目赤、五心烦热、口苦咽干等。

三、心经

[位置] 中指面指根至指端。

［操作］指根推向指端为清，反推为补。

［次数］100~500次。

［功效］

（一）清心经能清热退心火。常用于心火旺盛而引起的高热神昏、面赤口疮、小便短赤等，多与清天河水、清小肠经等合用。

（二）本穴宜用清法，不宜用补法，恐动心火之故。若血气不足而见心烦不安、睡卧露睛等症，需要补法时，可补后加清，或以补脾经代之。

［主治］高热昏迷、五心烦热、口舌生疮、小便赤涩、心血不足、惊烦不安等。

四、肺经

［位置］无名指面，指根至指端。

［操作］指根推向指端为清，反推为补，来回推为平补平泻。

［次数］100~500次。

［功效］

（一）补肺经能补益肺气。用于肺气虚损、咳嗽气喘、虚汗怕冷等肺经虚寒症。

（二）清肺经能宣肺清热、疏风解表、化痰止咳。用于感冒发热及咳嗽、气喘、痰鸣等肺经实热症。

［主治］感冒、发热、咳嗽、胸闷、气喘、虚汗、脱肛等。

五、肾经

［位置］小指面指根至指端。

［操作］由指根推向指端为补肾阳，反推为补肾阴。

［次数］100~500次。

［功效］

（一）补肾阳能培补元阳，治疗五脏六腑一切寒证。补肾益脑，温养下元。用于先天不足、久病体虚、肾虚久泻、多尿、遗尿。

（二）补肾阴能培补元阴。治疗五脏六腑一切热证。清利下焦湿热，也多以清小肠代之。

［主治］先天不足、久病体虚、肾虚腹泻、遗尿、虚喘、膀胱蕴热、小便淋漓刺痛等。

六、大肠

［位置］食指桡侧缘，自食指尖至虎口成一直线。

［操作］从食指尖直推向虎口为补，反之为清大肠，来回推为平大肠。

［次数］100~300次。

［功效］

（一）补大肠能涩肠固脱、温中止泻。用于虚寒腹泻、脱肛、慢性虚寒咳嗽等病症。

（二）清大肠能清利肠腑湿热，导积滞，多用于湿热、积食滞留肠道、身热腹痛、大便秘结、热咳嗽等。

［主治］腹泻、痢疾、便秘、脱肛。

七、小肠

[位置] 小指尺侧边缘，自指尖到指根成一直线。

[操作] 从指尖推向指根为补，称补小肠，反推为清小肠。

[次数] 100～300次。

[功效] 清小肠能清利下焦湿热，分清别浊，多用于小便短赤不利，尿闭，水泻等症。若心经有热，移热于小肠，以本法配合清天河水，能加强清热利尿作用。若数下焦虚寒、多尿、遗尿则宜用补小肠。

[主治] 小便赤涩、遗尿、尿闭、水泻等。

八、肾顶

[位置] 小指顶端。

[操作] 揉。

[次数] 100～300次。

[功效] 揉肾顶能收敛元气、固表止汗，对自汗、盗汗或大汗淋漓不止等症均有一定的疗效。

[主治] 自汗、盗汗、解颅等。

九、肾纹

[位置] 手掌面小指第二指间关节横纹处。

[操作] 揉。

[次数] 100到500次。

[功效] 揉肾纹能祛风明目、散瘀结。主要用于目赤肿痛或热毒内陷瘀结不散所致高热、呼吸气凉、手足逆冷等症。

[主治] 目赤、鹅口疮、热毒内陷等。

十、肝顶

[位置] 食指尖端。

[操作] 用指尖掐，也可三棱针点刺出血。

[功效] 平肝、降逆、止呕。

[主治] 呕吐、急慢惊风、肝火旺。

十一、横门

[位置] 中指端至腕横纹。

[操作] 中指端刮向腕横纹，或反刮。

[次数] 刮5～10次。

[功效] 中指端刮向横门，治疗寒性呕逆，横门刮向中指端治疗热性呕逆。

[主治] 呕吐。

十二、四横纹（也称四缝穴）

[位置] 掌面，食、中、无名、小指第一指间关节横纹处。

[操作] 三棱针针刺出黄水，是疳积，出血是正常；拇指甲掐揉，称掐四横纹；推拿可以刮四缝穴。

[次数] 每周针刺1次。每条横纹各掐5次；刮5次。

[功效] 除湿健脾；治疗疳积症，能检查是不是疳积症；治疗流口水效果好。
[主治] 疳积、流口水；腹痛腹胀、气血不和、消化不良。

十三、小横纹（也称四横纹）
[位置] 掌面，食、中、无名、小指掌指关节横纹处。
[操作] 以拇指甲掐，称掐小横纹；拇指侧推，称推小横纹。
[功效] 推掐本穴能退热、消胀、散结。主要用于脾胃热结、口唇溃破及腹胀等症。临床上用推小横纹治疗肺部干性罗音，有一定疗效。
[主治] 烦躁、口疮、唇裂、呕吐、腹胀、咳嗽等。

十四、掌小横纹
[位置] 掌面，小指根下，尺侧掌纹头。
[操作] 中指或拇指指端按揉。
[次数] 100~300次。
[功效] 揉掌小横纹能清热散结、宽胸宣肺、化痰止咳。主要用于喘咳、口舌生疮等，为治疗百日咳、肺炎的要穴。临床上用揉掌小横纹治疗肺部湿性罗音，有一定的疗效。
[主治] 痰热喘咳、口舌生疮、顿咳流口水等。

十五、内劳宫
[位置] 手掌，三四掌骨缝隙间。
[操作] 揉、沾凉水吹气，是水底捞月。
[次数] 揉100~300次。
[功效] 清热、解表。顺揉顺运清热，逆运解表。相当于内八卦的反用掐。
[主治] 顺能治疗一切热证，逆能治疗一切寒证。

十六、内八卦
[位置] 手掌面，以掌心为圆心，从圆心至中指根横纹约2/3处半径所作圆周。
[操作] 用运法，顺时针方向掐运，称运内八卦；反运称逆运内八卦。
[次数] 100~300次。
[功效] 顺运八卦能治疗寒证，逆运八卦治疗热证。运内八卦能宽胸利膈、理气化痰、行滞消食。主要用于痰结喘咳、乳食内伤、腹胀、胸闷、呕吐等症。多与推脾经、推肺经、揉板门、揉中脘等合用。
[主治] 咳嗽、痰喘、胸闷纳呆、腹胀呕吐等。

十七、天门入虎口
[位置] 大拇指内侧至虎口。
[操作] 拇指端推向虎口；反推虎口推向指端；用大拇指或者食指推。
[次数] 50~100次。
[功效] 指端推向虎口祛痰止嗽，虎口推向指端固表止汗。
[主治] 汗不出、口噤不开、喉痛、痰喘。

十八、胃经
[位置] 大鱼际桡侧赤白肉际处由指根至腕横纹。

[操作] 横纹推向指根为清，胃只能清。特殊情况下可以补，胃中无火的时候。

[次数] 100~500次。

[功效] 清胃经能清中焦湿热、和胃降逆、泻胃火、除烦止渴。亦可用于胃火上逆引起的衄血等症。临床上多与清脾经、推天柱骨、横纹推向板门等合用，治疗脾胃湿热，或胃气不和所引起的上逆呕恶等症；若胃肠实热、脘腹胀满、发热烦渴、便秘纳呆，多与清大肠、退六腑、揉天枢、推下七节骨等合用。

[主治] 呕吐嗳气、食欲不振、烦渴善饥、吐血衄血等。

十九、板门

[位置] 拇指根平肉处至腕横纹。

[操作] 指端揉，称揉板门或运板门；用推法自指根推向腕横纹，称板门推向横纹；反之称横纹推向板门。

[次数] 100~300次。

[功效]

（一）揉板门能健脾和胃、消食化滞、运达上下之气。多用于乳食停积、食欲不振或嗳气、腹胀、腹泻、呕吐等症。

（二）板门推向横纹能止泻，横纹推向板门能止呕吐。

[主治] 消化不良、呕吐、腹泻、食积、腹胀、食欲不振。

二十、小天心

[位置] 大小鱼际交汇处凹陷中。

[操作] 中指揉，拇指指甲掐，以中指尖或屈曲指间关节捣。

[次数] 揉100~300次；掐捣5~20次。

[功效]

（一）揉小天心能清热、镇惊、利尿、明目，主要用于心经有热而致的目赤肿痛、口舌生疮、烦躁不安或心经有热、移热于小肠而致小便短赤等症。此外，对新生儿的硬皮症、黄疸、遗尿、水肿、疮疖、疹痘欲出不透等亦有效。

（二）掐、捣小天心能镇惊安神。主要用于惊风抽搐、夜啼、惊啼不安等症。若见惊风眼翻、斜视，可配合掐老龙、掐人中、清肝经等合用。眼上翻者则向下掐捣；下翻者则向上掐捣，右斜视者则向左掐捣；左斜视者则向右掐捣。

[主治] 惊风、抽搐、烦躁不安、夜啼、小便赤涩、斜视、目赤痛、疹痘欲出不透。

二十一、总筋

[位置] 掌后腕横纹中点。

[操作] 揉、掐。

[次数] 揉100~300次；掐3~5次。

[功效] 揉总筋能清心经热、散结止痉、通调周身气机。临床上多与清天河水、清心经配合，治疗口舌生疮、潮热、夜啼等实热证。治疗惊风抽掣多用掐法。

[主治] 口疮、流口水、潮热、夜啼等实热证。

二十二、大横纹

[位置] 仰掌,掌后横纹。近拇指端为阳池,近小指端为阴池。

[操作] 两拇指自掌后纹中向两旁分推,称分推大横纹,又称分阴阳;反之称合阴阳。单拇食指合推,称合阴阳。

[次数] 30~50次。

[功效]

(一)分阴阳能平衡阴阳、调和气血、行滞消食。多用于阴阳不调气血不和而致寒热往来,烦躁不安以及乳食停滞、腹胀、腹泻、呕吐等症亦可用来治疗痢疾。

(二)合阴阳能行痰散结,多用于痰结喘咳、胸闷等症,若本法配合揉肾纹、清天河水能加强行痰散结的作用。

注意:单分阴加合阴阳治疗热证、热咳、热泻。单分阳加合阴阳治疗寒症、寒咳、寒泻。

[主治] 寒热往来、腹泻、腹胀、痢疾、呕吐、食积、烦躁不安、痰涎壅盛。

二十三、运水入土,运土入水

[位置] 手掌面,拇指指端桡侧至小指指端,沿手掌边缘一条弧形曲线。

[操作] 自拇指指端沿手掌边缘,经胃小天心推至小指指端,称运土入水;反之为运水入土。

[次数] 100~300次。

[功效]

(一)运土入水能清脾胃湿热、利尿止泻。常用于新病、实证。如因湿热内蕴而见少腹胀满、小便赤涩、泄泻、痢疾等症。

(二)运水入土能健脾助运、润燥通便。多用于因脾胃虚弱而见完谷不化,腹泻、痢疾、便秘等症。

[主治] 便秘、腹泻、小便赤涩、腹胀、呕吐、痢疾。

二十四、十宣(十王)

[位置] 十指尖端。

[操作] 掐、针刺。

[次数] 3~5次。

[功效] 开窍醒神、泻五脏六腑之热。

[主治] 惊风、高热、昏厥。

二十五、端正

[位置] 中指指甲根两侧赤白肉处,桡侧称左端正,尺侧称右端正。

[操作] 掐、揉。

[次数] 掐5次;揉50次。

[功效] 揉右端正能降逆、止呕,主要用于胃气上逆而引起的恶心、呕吐等症;揉左端正能升提,主要用于水泻、痢疾等症。掐端正多用于治疗小儿惊风,常与掐老龙、清肝经配合。

[主治] 呕吐、泄泻、鼻衄、惊风、痢疾。

第十五章 常用穴位

二十六、老龙
［位置］中指甲后1分处。
［操作］掐法。
［次数］掐5次，或醒后即止。
［功效］用于急救，有醒神开窍的作用。
［主治］急惊风。

二十七、关冲穴
［位置］在无名指末节尺侧、指甲根角旁开0.1寸。
［操作］用掐法、揉法。
［次数］掐3~5次；揉50~100次。
［功效］泄肺热，治疗一切肺热证。
［主治］咳嗽、咽喉肿痛。

二十八、五指节
［位置］掌背，五指第一指间关节。
［操作］掐、揉。
［次数］各掐3~5次；揉搓30~50次。
［功效］安神镇惊、祛风痰，通关窍。掐五指节主要用于惊啼不安、惊风等症，多与掐老龙、清肝经合用；揉五指节主要用于胸闷、痰喘、咳嗽等症，多与运八卦、推揉膻中合用。
［主治］惊风、吐涎、惊燥不安、咳嗽风痰等。

二十九、二扇门
［位置］掌背，中指根本节两侧凹陷处。
［操作］掐、揉。
［次数］掐5次；揉100~300次。
［功效］掐揉二扇门能发汗解表、退热平喘，是发汗的有效方法。本法与揉肾顶、补脾经、补肾经配合应用，适宜于平素体虚外感者。
［主治］一切外感证，惊风抽搐、身热无汗。

三十、上马
［位置］手背，无名指及小指掌指关节后陷中。
［操作］用拇指或者食指端揉、掐。
［次数］掐3~5次，揉100~300次。
［功效］揉上马能滋阴补肾、顺气散结、利水通淋、为补肾滋阴的要法。主要用于阴虚阳亢、潮热烦躁、牙痛、小便赤涩淋漓等症。本法对于体质虚弱、肺部感热有干性罗音久不消失者，配揉小横纹；湿性罗音配揉掌小横纹，多揉有一定疗效。
［主治］虚热喘咳、小便赤涩淋漓、腹痛、牙痛、睡时磨牙等。

三十一、威灵、精宁

威灵
［位置］手背第二、三掌骨歧缝间。

精宁

[位置] 手背第四、五掌骨歧缝间。

[操作] 对揉、对掐。

[次数] 掐3~5次，或醒后即止。揉50~100次。

[功效] 对掐开窍醒神，主要用于急惊暴死、昏迷不醒时的急救。对柔能利气、破结、化痰。

[主治] 惊风、痰食积聚、气吼痰喘、干呕、疳积。

三十二、外劳宫

[位置] 掌背中，与内劳宫相对处。

[操作] 揉。

[次数] 揉100~300次。

[功效] 本穴性温，温中散寒，同时还解表散寒，能发汗解表，用于一切寒证。故临床多配合补脾经、补肾经、推三关、揉丹田等治疗脱肛、遗尿等症。

[主治] 风寒感冒、腹痛、腹胀、肠鸣、腹泻、痢疾、脱肛、遗尿、疝气。

三十三、外八卦

[位置] 掌背外劳宫周围与内八卦相对处。

[操作] 运。

[次数] 100~300次。

[功效] 运外八卦能宽胸利气，通一身之气，开脏腑闭间，治疗一切虚寒证，固表、解表、止汗。

[主治] 胸闷、腹胀、便结，六腑之虚寒证、五脏虚寒证。

三十四、五指背皮（手背皮）

[位置] 手背。

[操作] 捻法。

[次数] 3~5遍。

[功效] 疏肝和血。

[主治] 肝阴不足，肝火过旺，肝风内盛，目赤、目涩。

三十五、一窝风

[位置] 手背腕横纹正中凹陷处。

[操作] 揉。

[次数] 100~300次。

[功效] 揉一窝风能温中行气、止痹痛利关节。常用于受寒、食积等原因引起的腹痛等，多与拿肚角、推三关、揉中脘等合用。本法亦能发散风寒、宣通表里，对寒滞经络引起的痹痛或感冒风寒等症也有效。

[主治] 腹痛、肠鸣、关节痹痛、伤风感冒。

三十六、膊阳池

[位置] 在手背一窝风上3寸处。

[操作] 掐、揉。

[次数] 掐3~5次；揉100~300次。

[功效] 掐揉膊阳池能止头痛、通大便、利小便，特别对大便秘结，多揉之有效，但对大便滑泻者禁用；用于感冒头痛，或小便赤涩短少多与其他解表、利尿法同用。

[主治] 便秘、溲赤、头痛。

三十七、三关

[位置] 前臂桡侧，腕横纹头至肘横纹头成一条直线。

[操作] 用拇指桡侧面或食、中指指腹自腕推向肘，称推三关；屈患儿拇指，自拇指外侧端推向肘，称为大推三关。

[次数] 100~300次。

[功效]

（一）推三关性温热，能补气行气，温阳散寒，发汗解表，主治一切虚寒病症，对非虚寒病症宜慎用。临床上治疗气血虚弱，命门火衰、下元虚冷，阳气不足引起的四肢厥冷，面色无华，食欲不振、疳积、吐泻等症。多与补脾经、补肾经、揉丹田、捏脊、摩腹等合用。

（二）对感冒风寒、怕冷无汗或疹出不透症，多与清肺经、推攒竹、掐揉二扇门等合用，此外对疹毒内陷、黄疸、阴疽等症亦有疗效。

[主治] 气血虚弱、病后体虚、阳虚肢冷、腹痛、腹泻、疹出不透以及感冒风寒等一切虚、寒病症。

三十八、天河水

[位置] 前臂正中，腕横纹至肘横纹成一直线。

[操作] 用食、中二指指腹自腕推向肘，称清天河水；反推为取天河水。用食、中二指沾水自腕横纹处，一起一落弹打如弹琴状，直至肘横纹，同时一面用口吹气随之，称打马过天河。

[次数] 100~300次。

[功效]

（一）清天河水性微凉，较平和，能清热解表，泻火除烦，主要用于治疗热性病症，清热而不伤阴分。多用于五心烦热、心肺火明显、口燥咽干、唇舌生疮、夜啼等症；对于感冒发热、头痛、恶风、汗微出、咽痛等外感风热者，也常与推攒竹、推坎宫、揉太阳等合用。取天河水滋阴降火清热，治疗热性疾病。

（二）打马过天河清热之力大于清天河水，多用于实热、高热等症。

[主治] 外感发热、潮热、内热、烦躁不安、口渴、舌头肿大、惊风等一切热证。

三十九、六腑

[位置] 前臂尺侧，肘横纹头至腕横纹头成一直线。

[操作] 用拇指面或食、中指面自肘推向腕，称退六腑。

[次数] 100~300次。

[功效] 清六腑之热、泻五脏之火。退六腑性寒凉，能清热、凉血解毒。实热证均可应用。患儿大便溏薄、脾虚腹泻者，本法慎用。本法与推三关为大凉大热之法可单用，亦可合用。若患儿气虚体弱，畏寒怕冷，可单用推三关，如高热烦渴、发斑等可单

用退六腑。而两穴合用能平衡阴阳，防止大凉大热，免伤正气。如寒热夹杂，以热为主，则可以退六腑三数，推三关一数之比推之；若以寒为重，则可以推三关三数，退六腑一数之比推之。

［主治］一切脏腑实热病症，高热、烦渴、惊风、口疮、大便秘结干燥等。

第四节 腰背及下肢部（共17个穴位）

一、大椎穴

［位置］第七颈椎与第一胸椎棘突之间。
［操作］用食指端揉，拇指食指拧或者手掌擦。
［次数］拧3~5次，揉30~100次。
［功效］解表退热、疏风散寒、熄风止痉、肃肺宁心。
［主治］热病、骨蒸盗汗、周身畏寒、感冒、目赤痛、头项强痛、咳喘、癫痫。

二、肩井穴

［位置］大椎穴与肩峰连线之间中点。
［操作］用拇指与食、中二指对称用力提拿，称拿肩井，或者用指端按揉。
［次数］拿3~5次；揉50~100次。
［功效］发汗解表、通气血。临床常与四大手法配合。治疗外感发烧、无汗等症。本法为治疗结束手法。
［主治］感冒、发烧、抬举不利、肩酸痛、头酸痛、头重脚轻、眼睛疲劳、耳鸣、高血压、落枕等。

三、肺俞穴

［位置］第三胸椎棘突下旁开1.5寸。
［操作］用拇指或食、中二指端揉，称揉肺俞穴；用两拇指分别字肩胛骨内缘从上向下推动，称分推肺俞或分推肩胛骨。
［次数］揉50~100次，推100~300次。
［功效］调肺气、补虚损、宣肺化痰止咳。多用于治疗呼吸系统疾病，如久治不愈，加补脾经以培土生金效果更好。
［主治］咳嗽、哮喘、肺结核、肺炎、胸膜炎、鼻炎、鼻塞流涕、肺部一切疾病。

四、脾俞穴

［位置］第十一胸椎棘突下旁开1.5寸。
［操作］用拇、食指对揉，称对揉脾俞。
［次数］50~100次。
［功效］健脾和胃、助运化、祛水湿。多用于治疗脾胃虚弱、乳食内伤、消化不良等症，常与补脾经、按揉足三里等合用。
［主治］呕吐、腹泻、食欲不振、疳积、水肿、四肢乏力等。

五、肾输穴

［位置］第二腰椎棘突下旁开1.5寸。

［操作］用拇、食二指对揉，称揉肾输。左补肾阳，右补肾阴。

［次数］50～100次。

［功效］滋阴壮阳、补肾益元。肾阴能滋补五脏六腑之阴。肾阳能温补五脏六腑之阳。用于肾虚腹泻或下肢瘫痪等症，多与揉二马、补脾经、推三关等合用。

［主治］腹泻、遗尿、下肢瘫软乏力、五脏六腑一切寒热症。

六、命门穴

［位置］第二腰椎棘突下凹陷处。

［操作］用拇指或食指揉、手掌搓。

［次数］揉50～100次，搓热即可。

［功效］温补肾阳、培元固本

［主治］先天不足、下寒腹痛、遗尿等。

七、七节骨

［位置］第四腰椎至尾椎骨端（长强）成一直线。

［操作］用拇指桡侧面或食、中二指面自下向上或自上向下直推，分别称为推上七节法和推下七节法。

［次数］100～300次。

［功效］

（一）向上推温阳止泻、固脱。多用于虚寒腹泻、久痢等。临床上常与按揉百会、揉丹田等合用治疗气虚下陷的脱肛、遗尿等症。若属实热证，则不宜用本法。

（二）向下推泻热通便，多用于肠热、便秘或痢疾等症。若腹泻属虚寒者，不可用本法，恐防滑泻。

［主治］泄泻、便秘、脱肛、遗尿。

八、龟尾

［位置］尾椎骨端。

［操作］拇指端或中指端揉，称揉龟尾。

［次数］100～300次。

［功效］龟尾穴即督脉经之长强穴，揉之能通调督脉之经气，调理大肠的功能，穴性平和，能止泻也能通便，多与揉脐、推七节骨配合应用，以治腹泻、便秘等症。

［主治］泄泻、便秘、脱肛、遗尿。

九、脊柱

［位置］大椎至长强成一直线。

［操作］用食中两指面自上而下做直推，称推脊；用捏法自下而上称为捏脊。捏脊一般捏3～5遍，每捏3下再将背脊皮肤提1下，称为捏三提一法。在捏脊前先在背部轻轻按摩几遍，使肌肉放松。

［次数］推100～300次；捏3～5遍。

［功效］

（一）调阴阳、理气血、和脏腑、通经络、培元气，具有强健身体的功能，是小儿常用主要保健手法之一。本法操作时可以配旁边的。足太阳膀胱经脉的俞穴，临床应用时可根据不同的病情，重提或按揉相应的背部俞穴，以加强疗效。临床上多与补脾经、补肾经、推三关、摩腹、按揉足三里等合用。治疗先天与后天不足的一些慢性病症。

（二）推脊柱穴能清热，多与清河水、退六腑、推涌泉等合用。

[主治] 发热、惊风、夜啼、疳积、腹泻、呕吐、腹痛、便秘等。

十、委中

[位置] 腘窝中央，两大筋间。

[操作] 用拇、食指拿，称拿委中。

[次数] 3~5次。

[功效] 通经络、止抽搐，常与揉膝眼合用，治疗四肢抽搐、下肢瘫软无力。

[主治] 惊风抽搐、下肢瘫软无力。

十一、承山穴

[位置] 小腿人字处。

[操作] 用食、中二指上下推。

[次数] 50~100次。

[功效] 舒筋活络，上推治腹泻，下推治便秘。

[主治] 腹泻、便秘。

十二、止泻灵

[位置] 外怀骨下赤白肉际处。

[操作] 用拇指揉，或食指推。

[次数] 50~100次。

[功效] 固肠止泻。

[主治] 腹泻、腹痛、腹胀、肠炎。

十三、涌泉穴

[位置] 在脚掌心前1/3与2/3交界处。

[操作] 拇指或食、中二指揉、推，向脚趾推。

[次数] 50~100次。

[功效] 滋阴清热、降逆止呕、固肠色便，推涌泉能引火归源、退虚热、止吐泻，推止吐，揉止泻。

[主治] 呕吐、腹泻、发热、五心烦热、手脚心热、烦躁不安。

十四、箕门

[位置] 大腿内侧、膝盖上缘至腹股沟成一直线。

[操作] 用食、中二指自膝盖内侧上缘推至腹股沟，称推箕门。

[次数] 100~300次。

[功效] 推箕门性平和，有较好的利尿作用，用于尿潴留。多与揉丹田、按揉三阴交等合用，用于小便赤涩不利，多与清小肠等合用。

[主治] 小便赤涩不利、尿闭、水泻等。

十五、百虫（血海）

[位置] 膝上内侧肌肉丰厚处。

［操作］用拇指和食、中二指对称提拿，称拿百虫；用拇指按揉，称按揉百虫。

［次数］5～100次。

［功效］通经络、止抽搐，多用于下肢瘫痪及痹痛等症，常与拿委中、按揉足三里等合用。若用于惊风、抽搐，手法刺激宜重。

［主治］四肢抽搐，下肢痿痹。

十六、足三里

［位置］外膝眼下3寸、胫骨旁开一横指。

［操作］用拇指端揉，称揉足三里。

［次数］50～100次。

［功效］健脾和胃、调中理气，多用于消化道疾患。治疗呕吐，多与推天柱骨、分推腹阴阳合用；治疗腹泻，多与补大肠、推七节骨、摩腹等合用。按揉足三里是小儿保健法之一。

［主治］腹痛、呕吐、腹胀、脾虚、积食、纳呆、便秘、泄泻不愈。

十七、丰隆穴

［位置］外怀尖上8寸、胫骨前缘外侧1.5寸。

［操作］用拇指和中指端揉，称揉丰隆。

［次数］50～100次。

［功效］和胃气、祛湿、化痰止咳。多用于痰多咳嗽气喘，多与揉膻中、运内八卦合用。

［主治］咳嗽、痰鸣气喘、头痛、头晕。

第五节　穴位的组合及应用

一、滋阴清热、润肠通便

［症状］潮热、盗汗、面红、目赤、手足心热、四肢温、便干、咳嗽、溲赤、舌红少苔。

［组方］天河水、补肾阴、分阴、清六腑、逆运内八卦、顺揉内劳宫、运水入土、清大肠、平肝、清肺、清心、清小肠（小便短赤者用）、固膀胱（小便清长者用）、顺揉神阙、下推龟尾、七节骨。

二、温中散寒、健脾止泻（虚寒泄泻）

［症状］小便清长、四肢欠温、腹部冷痛、喜暖喜按、大便水样清白、不思饮食、呕吐、腹胀、面黄、唇淡舌淡苔白腻。

［组方］补脾、补肾阳、清天河水、分阳、合阴阳、关三腑一、顺运内八卦、运土入水、平肝、补大肠、清小肠、外劳宫、一窝风、逆揉神阙、上推龟尾七节骨、上推承山、正捏脊、点颤百会。

三、温化寒痰、宣肺止咳（昼轻夜重、晨起加重）

［症状］脾虚加肺寒、咳声重浊、痰白清稀、鼻流清涕、脾虚。

理论上应痰易咳，但小儿不会咳痰，故多流清涕以排痰。

［组方］补脾（断痰源）、补肾阳（助脾阳）、清天河水、关三腑一（温）、分阳、合阴阳（化寒痰）、顺运内八卦（治寒）、平肝、清肺、小横纹、点颤天突、膻中、肺俞。

四、清化热痰、肃肺止咳（昼重夜轻）

［症状］咳声轻扬、痰黏难咳、鼻流浊黄涕、四肢温或伴大便干、舌苔红。

［组方］取天河、补肾阴、分阴合阴阳（化热痰）、腑三关一、逆运内八卦、顺揉内劳宫、小横纹、平肝、清肺、清大肠、清脾胃（利湿热）、运水入土、天突、膻中、肺俞。另热咳应配点刺少商、关冲。

临床：如治疗过程中由昼重夜轻转为昼轻夜重，说明用寒过多，应反过来温之。

五、益气、固表、止汗

［症状］小儿四肢欠温、易外感、自汗、哭声无力、神疲乏力。

［组方］补脾、补肾阳、清天河水、分阳、关三腑一、太阴太阳、清补肺（为关键穴位）、顺运内八卦、平肝、外劳宫。

六、解表发汗、散寒退热

［症状］同外感风寒表实证。

［组方］清天河、分阴阳、分阳、关三腑一、顺运外八卦、平肝、清肺、一窝风、两扇门、太阴太阳、外劳宫。

七、清热利湿、健脾止泻

［症状］大便粘腻、臭秽、里急后重、大便次数多量少、昼重夜轻、面赤唇红、四肢温、小便短赤、烦躁、舌苔黄腻。

［组方］取天河、分阴合阴阳（化湿热）、腑三关一、逆运内八卦、顺运内劳宫、平肝、清心、清大小肠、清肺、运水入土、清脾胃（利湿热）、顺揉神阙、下推七节骨。

八、清热泻火、凉血解毒

［症状］高热难退、面赤唇红、口舌生疮、肌肤发斑疮、舌红苔黄、抽搐。

［组方］取天河（蘸凉水）、补肾阴、分阴、清三关六腑、（大寒）逆运内八卦、水底捞月（顺运内劳蘸凉水，吹气）、平肝、清心、清肺、总筋、擦百会（泻热效果好）倒捏脊、十个手指间放血。

第十六章 小儿推拿保健

小儿按摩保健法源远流长,简便有效,又无痛苦,乐于为小儿所接受,且易学易懂。是一种提高小儿身体素质,促进小儿生长发育的保健方法。

人要从小开始保健,用绿色疗法保护身体健康。例如宝宝出生后,家长要注意饮食习惯,注意生冷油腻、辛辣食物,三个月内宝宝的脏腑功能是正常的,三个月后宝宝吃得多了,需要的营养物质就多了。家长总是怕宝宝吃不饱,每次让宝宝吃得特别多,结果宝宝饮食过多。脏腑娇嫩,形气未充,造成宝宝消化不良积食,导致脾虚胃弱,面黄肌瘦,头发稀薄干枯萎黄。还会造成肺虚肾虚,结果宝宝免疫力低,容易受风寒,感冒、咳嗽、发烧等疾病。小儿推拿可以给宝宝保健,预防感冒、咳嗽、支气管炎、肺炎、腹泻、腹胀、便秘、消化不良、积食、厌食、呕吐等常见病。下面介绍几种常见的保健方法。

第一节 小儿脾胃保健

小儿生长发育所需要的一切营养物质,均需脾胃化生之气血供应。而婴幼儿肠胃幼嫩,消化力弱,功能不足。又因生长发育快,所需营养物质多由小儿脾胃运化,水谷的负荷相对较大,喂养不当,引起脾胃功能紊乱,导致小儿呕吐、腹泻、厌食、疳证等脾胃病发生。因此健脾保健推拿是保护小儿健康成长的重要方法。

一、保健作用
健脾和胃,增进食欲、增强体质。

二、保健范围
脾胃虚弱,食少吐泻、疳积等。

三、操作方法
补脾经 200~300 次,清胃经 200 次,揉板门 100~300 次,推四横纹 100~200 次,摩腹部 3~5 分钟,揉中脘 50~200 次,捏脊 3~5 遍。

第二节 小儿肺部保健

肺居膈上,为五脏之华盖,主气司呼吸,外合皮毛,开窍于鼻。小儿肺脏娇嫩,不耐邪侵。腠理不密,卫外功能未固,屏障能力不足。每当气候剧变、寒温失常之时,极易感受外邪。邪气不论从口鼻吸入或由皮毛侵袭,首先犯肺。故感冒、咳嗽、肺炎、哮喘等呼吸系统疾患列儿科病之首位,所以保肺保健推拿在儿科占有重要地位。

一、保健作用

益气宣肺，顺气化痰，扶正化邪，固表强卫，预防感冒。

二、保健范围

体质虚弱，反复感冒，咳嗽气喘，肺炎恢复期，哮喘缓解期的小儿。

三、操作方法

推脾经300次，推肺经200次，揉小横纹50～100次，揉檀中50～100次，揉中脘2分钟，揉丰隆50次，揉肺俞50～100次，捏脊3～5遍。

第三节 小儿健脑益智保健

小儿智商的高低，取决于先天肾精是否充盛。小儿智力不全，是由先天胎气虚弱、肾气亏虚或病后肾虚所致。可见不论是先天或后天因素，总不离肾虚。因此，要提高小儿智力，必须以补肾益精，健脑益智为宗旨。

一、保健作用

二马穴能补气益精，健脑益智，壮元气，填精髓，强腰膝，促进生长发育。

二、保健范围

先天不足，五迟五软，脑发育不全，脑病后遗症，脑震荡，脑外伤后遗症及各种惊风后遗症。

三、操作方法

推肾经300次，推脾经、推肺经200次，揉二马50～100次，摩丹田3～5分钟，搓擦百会50～100次，揉肾俞、命门100～300次，搓擦涌泉50～100次，捏脊3～5遍。

第四节 小儿安神保健

小儿时期，神识未发，神气怯弱，神经系统未发育完全，对外界事物的刺激容易引起强烈的反应。因此，惊触异物，耳闻异声，则易受惊恐，甚则导致惊厥。小儿热证居多，热盛引动肝风，以发生抽风。即便是健康小儿，在睡眠中或游戏时，突闻响声也易发生惊惕。故安神法是小儿常用的保健方法。

一、保健作用

宁心安神，镇惊熄风。

二、保健范围

暴受惊恐，惊悸不宁，繁啼不眠，急慢惊风等。

三、操作方法

推肾经300次，清天河水200～300次，平肝200次，分阴阳50～100次，揉小天心100～200次，揉威灵、精宁50～100次，捏脊3～5遍。

第五节 小儿脏腑保健

从脏腑治疗着手，调理脏腑和谐，从而加强脏腑功能活动，增强人身抗病能力，达到治病目的。

结合小儿生病病理特点，辨证取穴，正确运用小儿推拿手法治疗小儿疾病，尤其对一些长时期用药物治疗不显效的顽症痼疾，更能创造出令人意想不到的疗效。

一、保健作用

调和脏腑功能，预防疾病。

二、保健范围

腹胀、腹泻、便秘、消化不良等一切脏腑疾病。

三、推拿方法

推脾经、清胃经100~200次，推肾经200次，运内八卦50次，平肝清肺200次，摩腹2分钟，揉腹1~3分钟，揉脾胃俞50~100次，捏脊3~5遍。

第六节 增加免疫力保健

根据小儿生理病理特点，脏腑娇嫩，形气未充，阴常不足，阳常有余等。体质弱，免疫力差，变化快，容易引起各种疾病。

一、保健作用

增加免疫力，促进机体能力。

二、保健范围

强壮身体，预防疾病。

三、操作方法

开天门、推坎宫、运太阳、揉耳后高骨各30~50次，补脾经200~300次，揉二马50~100次，摩腹2~5分钟，掐揉双侧足三里各50~100次，按揉脾俞、胃俞各30~50次，推涌泉50~100次，捏脊3~5遍。

第七节 注意事项

以上保健方法：1.5周岁以内的小儿3~5天做一次。1.5~3周岁的小儿5~7天做一次。3~6周岁的小儿7~9天做一次。7周岁以上的小儿10~15天做一次。

本法5~7次为1个疗程，每一疗程完后可休息7天，一般宜在空腹时进行。

注意：在生病期间一定不要做保健，要去找专业的医生就诊。

第十七章 小儿常见病推拿调理

第一节 感 冒

感冒俗称伤风，是小儿最常见的疾病。本病一年四季均可发生，但在气候变化多端、冷热交替的秋冬和冬春发病率最高。小儿脏腑娇嫩，得病之后，容易出现夹痰、夹滞、夹惊以及化热变喘等兼症，这是小儿感冒的特点，临床上应注意。

小儿常见的一些传染性疾病在早期也可表现为感冒症状，必须提高警惕，注意避免错误治疗。

一、病因病理

本病的发生与气候变化有密切的关系，通常在气温低下，或突然变冷时最容易发病。外感风寒是感冒的主要原因。小儿形气未充，肌腠疏薄，表卫不固，抗病能力差，一旦外界气候突然变化、冷热失常时，易被外邪所侵而致病。

外邪侵袭首先犯肺，肺主呼吸，系喉，开窍于鼻，外合皮毛。风邪自口鼻、皮毛而入，客于肺卫，导致表卫调节失司，肺气失宣而出现恶寒、发热、头痛、鼻塞、流涕、咳嗽等症，肺失清肃，津液凝聚成痰，痰阻气道，导致肺闭痰喘。

小儿脾常不足，感受风邪之后，会影响脾胃运化的功能，造成乳食积滞呕吐、腹泻。邪热不退，扰乱神明，引动肝风出现烦躁不安、抽搐等症。

二、临床表现

小儿感冒，根据临床症状的表现，分为风寒感冒和风热感冒两型。

(一) 风寒感冒

发热、怕冷、无汗、鼻塞、流清涕、打喷嚏、头身疼痛、喉痒、咳嗽、痰清稀、舌质淡红、苔薄白、指纹淡红。

(二) 风热感冒

高热、不恶寒、汗少、打喷嚏、鼻塞、流黄涕、头痛、面红、咽喉红肿疼痛、咳嗽、痰黄稠、舌尖稍红、苔薄白或黄白相兼、指纹红紫。

三、推拿调理

(一) 风寒感冒治则

祛风散寒，解表宣肺。处方：开天门、推坎宫、运太阳、黄蜂入洞、耳后高骨、拿风池、顺运内八卦、清肺经、清河水、掐揉二扇门、外劳宫、一窝蜂、揉肺俞、推脊。

(二) 风热感冒治则

疏散风热、清肃肺气。处方：开天门、推坎宫、运太阳、黄蜂入洞、耳后高骨、拿风池、逆揉内八卦，清肝心肺，补肾阴，取天河，关一腹三，分阴阳，揉肺俞，反推脊。注意，18 个月以内的患儿最好不用头面部穴位。

（三）若兼咳嗽、痰鸣气喘者

加推揉天突、膻中、乳旁、乳根、揉肺俞、揉丰隆、四横纹、小横纹。

（四）兼见脘腹胀满、不思乳食、口气酸臭呕吐、腹泻者

加分推腹部阴阳、揉中脘、推揉板门、大肠、七届骨、推天柱。

（五）兼见惊吓烦躁不安、睡卧不宁者

加清肺经、掐揉小天心、神门穴、内关穴、掐揉五指节、人中、威灵、精宁、老龙、十王。

四、注意事项

1. 多参加户外活动，多晒太阳，提高免疫力。
2. 注意气候变化，温度适中，及时增减衣物。
3. 在感冒流行季节，禁止去公共场所。
4. 感冒时多喝白开水，饮食清淡，不要吃不容易消化的食物。

第二节 咳 嗽

有声无痰谓之咳，有痰无声谓之嗽。实际上咳无嗽，嗽无咳，故一般统称为咳嗽。

咳嗽是小儿疾病常见的一个症状，一年四季皆可发病，而冬春季节为多见。咳嗽的成因不一，种类亦多，外邪侵袭肺脏可引起咳嗽，其他肺腑有病累及于肺，也可发生咳嗽。因此在临诊时必须全面检查，仔细分析，正确诊治。临床上一般将咳嗽分为外感咳嗽和内伤咳嗽两大类，小儿以外感咳嗽多见。

一、病因病理

（一）外感咳嗽

本病的发生多因人体卫外功能不固，在寒冷季节或气候突变时，风寒等外邪侵袭而致。

肺主气，为五脏之华盖，上系咽喉，开窍于鼻，外合皮毛，司呼吸，为人体气体出入治节的主要器官。肺为娇脏，风为百病之长，人体一旦遭受外邪侵袭，或从口鼻而入，或从皮毛而受，必首先犯肺。肺气壅遏不宣，清肃之令失常，影响到肺气之肃降，上逆则致咳嗽。

（二）内伤咳嗽

本病多由外感咳嗽久治未愈或失治转变而成；或肺脏虚弱，或脾肾有病累及肺脏所致。久咳伤阴，肺失濡润，则肺气上逆而咳嗽少痰；肺气不足则气短而咳。脾为生痰之源，肺为贮痰之器，若肺气化不足，影响于脾，则脾失健运而水液不能化生精微，反而生湿聚为痰浊。湿痰积于肺，影响气机出入，逐为咳嗽。寒久伤肾，肾虚则不能纳气，而影响津液之输化，肺气之升降。人体的气化功能失常，则水气不能循常而积为患，上逆犯肺，可见喘促气短，咳声无力。

二、临床表现

（一）外感咳嗽

1. 风寒咳嗽：初起咳嗽无痰或少痰、鼻塞流清涕、头身疼痛、恶寒不发热或有微热、无汗、苔薄白、指纹淡红。

2. 风热咳嗽：痰黄稠、咯痰不爽、发热恶风、汗出、口渴、口唇干燥、流黄涕、咽燥干痛或痒、便秘、小便黄、舌红苔黄、指纹鲜红。

（二）内伤咳嗽

1. 阳虚咳嗽：咳声不扬、痰稀色白、便溏、面色㿠白、易出汗、神疲乏力、畏寒肢冷、食欲不振、动则气急、苔薄白、舌淡红。

2. 阴虚咳嗽：干咳无痰或少痰、吐痰胶黏、咽喉干痛、大便干燥、口苦、低热或不发热、舌红无苔。

三、推拿调理

（一）风寒咳嗽

[治则] 疏风解表，温化寒痰，宣肺止咳。

[处方] 开天门、推坎宫、揉太阳、耳后高骨、风驰、风府、顺运内八卦、补脾清胃、平肝、清肺、关三腹一、清天河、分阳、合阴阳、四横纹、小横纹、天突膻中、乳旁乳根、肺俞、分推肩胛骨。

（二）风热咳嗽

[治则] 疏风解表退热，化痰止咳。

[处方] 开天门、推坎宫、揉太阳、耳后高骨、风驰、风府、腻运内八卦、内劳宫、平脾清胃、补肾阴、取天河、分阴、合阴阳、平肝、清心肺、关一腹三、四横纹、小横纹、天突膻中、乳旁乳根、肺俞、分推肩胛骨。

（三）内伤咳嗽

[治则] 健脾养肺，止咳化痰。

[处方] 阳虚咳嗽加补脾、补肺、肾阳、关三腹一、捏脊；阴虚咳嗽加揉二马、补肾阴；咳痰不利加揉丰隆、天突。

四、注意事项

1. 注意气候变化，避免感冒。

2. 风寒咳嗽注意保暖，多食温性食物，不吃生冷食品；风热咳嗽禁止吃热性食品；易饮滋阴清热的食品。内伤咳嗽禁止吃生冷、油腻、不容易消化的食物。

3. 以上咳嗽期间禁止吃、酸、甜、咸和辛辣的食物，多饮白开水。

第三节 惊 风

惊风也叫"惊厥"，俗称"抽风"，并非一个独立病症，而是儿科中所有发生抽风症状的一个总称。凡临床出现"八候"者就叫惊风。急惊风：发病急骤，症状暴烈。慢惊风：发病缓慢，多因急惊风治疗不当转化而成，症状和缓，5岁以内小儿易发，年龄越小，发病症状越强烈。

第十七章 小儿常见病推拿调理

四证：痰、热、风、惊。

八候：搐、掣、搦、颤、反、引、窜、视。

一、病因病理

（一）急惊风

1. 外感时邪：冬春之风邪，夏秋之热邪，疫疠之邪，患儿多有内热，内外合邪而发病。

2. 痰热积滞：脾虚生湿，湿聚为痰，复感热邪，痰热交蒸，上扰心神或上蒙心窍。

3. 暴受惊恐：小儿神气怯弱，元气未充，尤多痰邪内伏，若突受惊吓，惊则伤神，恐则伤志，扰乱心神，或痰涎上壅，蒙蔽清窍，引动肝风。

（二）慢惊风

1. 脾阳虚：过食生冷、久泻久痢、攻下峻猛药等。

2. 脾肾阳虚：脾虚及肾或肾虚及脾。

3. 肝肾阴虚：热病之后，久泻久痢之后。

二、临床表现

（一）急惊风

1. 风热惊风：发热、头痛、咳嗽、流涕、咽红、两目上视、四肢抽搐、神志不清、舌苔薄黄、舌质红、脉浮数。

2. 暑热惊风：高热、口渴、烦躁、头痛、恶心、呕吐、项强、神昏抽搐、便干溲黄、舌苔薄腻而黄、脉洪数。

3. 疫毒惊风：起病急、高热烦渴、谵妄、神志昏迷、反复惊厥、肌肤发斑、舌苔黄燥、舌质红绛、脉弦数。

4. 湿热惊风：起病急骤、高热谵妄、呕吐腹痛、神志不清、反复惊厥、大便腥臭夹脓血、舌苔黄腻、舌质红、脉滑数。

5. 痰滞惊风：纳呆、呕吐、腹胀痛、便秘、发热、神呆、昏迷、喉间痰鸣、面青、抽搐、苔黄厚腻、脉滑数。

6. 惊恐惊风：面时青时赤、频做惊惕、甚则抽搐、偶而发热、大便色青、舌红苔薄脉数。

（二）慢惊风

1. 脾阳虚：精神萎靡、嗜睡露睛、面色萎黄、不思乳食、大便稀薄、四肢欠温、抽搐无力、时作时止、苔白、舌淡、脉濡弱或弦。

2. 脾肾阳虚：精神萎靡、面色㿠白、额汗涔涔、四肢冰冷、嗜睡昏沉、手足蠕动、大便澄清、苔薄白、舌质淡、脉沉微。

3. 肝肾阴虚：虚烦、疲惫、面色潮红、手足心热、肢体拘挛或强直、时或抽搐、大便干结、舌光无苔、舌质红、脉细数。

三、推拿调理

本病因发病急骤，症候凶险，多伴厥逆、昏迷，故治疗重在急救治标，回阳救逆，开窍醒神，掐人中、地仓、承浆、中冲、少商，对拿精宁、威灵，更甚者可用分筋法，针刺十宣。

急惊风总治则：清热化痰，除湿熄风。

总处方：顺运外八卦、平肝、清心、清肺、清脾胃、取天河、补肾阴、分阴、合阴阳、清关腑、逆运内八卦、水底捞月、运水入土、清大肠、小天心、神门、天门入虎口、天突、俞府、肺俞、倒捏脊、下推龟尾、七节骨、下推承山。

（一）急惊风

1. 风热惊风

[治则] 疏风清热、熄风镇惊。

[处方] 取天河，腑三关一，顺运外八卦，两扇门，逆运内八卦，水底捞月，平肝，清心，清肺，小天心，神门，倒捏脊。

2. 暑热惊风

[治则] 清热解暑，熄风镇惊。

[处方] 清心，平肝，取天河，补肾阴，分阴阳重分阴，清关腑，逆运内八卦，内劳宫，清肺，运水入土，清大小肠，小天心，神门，倒捏脊。

3. 疫毒惊风

[治则] 清热解毒，凉血熄风。

[处方] 点刺心顶、肝顶、十宣、少商、静脉。手法使用时可加凉水，配上方即可。

取天河，分阴阳重分阴，补肾阴，风池，大椎，风府，一窝风，清肺，平肝，清心，退六腑，小天心，神门，内劳宫，倒捏脊，运水入土，清脾胃，清大肠，清小肠，清三关。

4. 湿热惊风

[治则] 清热利湿，解毒熄风。

[处方] 取天河，补肾阴，分阴合阴阳，清三关六腑，逆运内八卦，平肝，清心，清肺，运水入土，清大肠，清小肠，小天心，神门，下推龟尾七节骨，点刺长强。

5. 痰滞惊风

[治则] 清热化痰，涤痰镇惊。

[处方] 清胃，取天河水，补肾阴，分阴，合阴阳，清三关六腑，逆运内八卦，顺运内劳宫，清肝，清心，清肺，运水入土，清大肠，小天心，神门，肺俞，内关，天突，龟尾七节骨（可点刺肺俞）。

6. 惊恐惊风

[治则] 镇惊消恐，安神熄风。

[处方] 补肾阴，取天河水，分阴，腑三关一，逆运内八卦，顺运内劳宫，平肝，清心，小天心，神门（可先补脾）。

（二）慢惊风

1. 脾阳虚

[治则] 温中健脾，熄风镇惊。

[处方] 补脾，补肾阳，清天河，分阳合阴阳，关三腑一，顺运内八卦，平肝，补脾，清补肺，运土入水，顺运外八卦，一窝风，外劳宫，小天心，神门，正捏脊，揉颤

百会。

2. 脾肾阳虚

[治则] 培补元阳，健脾熄风。

[处方] 清天河，分阳，补肾阳，关三腑一或补三关，补脾，平肝，顺运内八卦，运土入水，二马，关元，命门，清补肺，足三里，涌泉，百会，正捏脊，神阙，小天心，神门。

3. 肝肾阴虚

[治则] 滋补肝肾，熄风镇惊。

[处方] 补脾，补肾阴，平肝，取天河，补肾阴分阴，腑三关一，逆运内八卦，总筋，平肝，清心，清肺，运水入胃，清大肠，顺运外八卦，小天心，神门，倒捏脊，搓涌泉。

此外，可配合搓风，风位于人体发际、两肩、背部、骶尾部及四肢外侧，用手蘸蛋青搓之，手下有刺感为正。

四、注意事项

1. 惊搐不止痰多者，应侧卧，可用纱布包和压舌板，放于上下牙齿间，以利呼吸，痰涎外流。

2. 发烧者应防高烧引起惊厥，痰多者应防痰迷心窍。

3. 平时应注意饮食有节，防止久吐、久泻而引起虚风内动。

第四节 发 热

发热指体温升高，也包括体温不高，自觉发热，或触摸发热的症状，可见于感冒、阴虚、气虚、食积、惊吓等原因。

一、病因病理

（一）外感发热：外感风寒、风热之邪、风寒或风热之邪，郁遏卫阳，郁而发热。

（二）阴虚：阴不制阳，阳相对亢盛。

（三）气虚：阴盛于内，阳浮于外。

（四）食滞：食滞于中，郁而化热。

（五）惊吓："惊恐伤肾"，气乱而发热。

二、临床表现

（一）外感发热

1. 风寒证：发热，怕冷，恶寒重，四肢不温，无汗，鼻塞，流清涕，咳嗽，脉浮紧。

2. 风热证：发热，恶风，有汗或无汗，伴流浊涕，鼻塞，咳嗽，脉浮数。

（二）阴虚发热

午后或入夜低热，伴有颧红，盗汗，口干，五心烦热，便秘，舌红，苔少而干，脉细数。

（三）气虚发热

早上或上午发热，伴有气短，懒言，疲乏无力，饮食欠佳，甚者可致畏寒肢冷，小便清长，大便不调。

（四）积滞

发烧37℃~39.5℃，睡卧不安，身体热，手脚心热，无汗的多，脘腹胀满，膨隆，疼痛，敲得膨膨响或咚咚响，有时还能看见肠子的形状，听到胃肠内有水晃荡的声音，便秘或者腹泻，大便量少或无，小便短赤量少，口气酸臭，呕吐，没有食欲和食欲减少，面红，苔腻等。

（五）惊吓发热

高热不退（体温一般在39.5℃~41℃），惊惕不安，神识昏迷，伴呕吐，腹痛，上午轻，下午、夜间重，耳冷或热，脉弦数如豆，第二掌骨侧神门脉搏动明显。

三、推拿调理

（一）外感发热

1. 风寒证

[治则] 解表、散寒、退热。

[处方] 清天河、关三腑一、平肝、清肺、顺运外八卦、一窝风、两扇门、外劳宫、太阴或太阳。

2. 风热证

[治则] 解表祛风清热。

[处方] 清天河、腑三关一、分阴阳、分阴、平肝、清肺、内劳宫、顺运外八卦、两扇门、天柱骨、反推脊。

（二）阴虚发热

[治则] 滋阴、降火、退热。

[处方] 取天河、分阴、补肾阴、腑三关一、逆运内八卦、揉总筋、平肝、清肺、清心、运水入胃、搓擦百会、倒捏脊、搓涌泉。

（三）气虚发热

[治则] 益气、助阳、退热。

[处方] 补肾阳、补脾、清天河、分阳、关三腑一、顺运内八卦、平肝、清补肺、运土入水、二马、外劳、正捏脊、揉百会。

（四）积滞发热

[治则] 健脾助运，消食导滞退热。

[处方] 三关、一窝蜂、外劳宫、两扇门、逆运内八卦、补脾清胃、揉板门、小天心、分阴阳、六腑、天河水、四横纹、平肝、清心肺、清大肠、清小肠、内劳宫、分推腹阴阳、摩腹、揉中脘、天枢、推颤腹部、足三里、脾胃输、七节骨，搓擦后背发热出汗最好，捏脊。

（五）惊吓发热

[治则] 安神镇惊，滋阴退热或助阳退热。

[处方] 补肾阳、清天河、分阳、三关、二马、顺运内八卦、平肝、清补肺、补

脾、清补心、小天心、神门、二马、正捏脊、百会（揉或点掐）。

四、注意事项

1. 保持室内空气新鲜，避免冷风冷气侵袭身体。
2. 饮食清淡，禁止生冷油腻和不容易消化的食物，多饮白开水。
3. 物理降温，蘸凉水擦腋窝和手心脚心，擦脊柱，或者用70%的医用酒精擦。
4. 对严重高烧的小儿，建议去专业医院就诊。

第五节 泄 泻

泄泻是以大便次数增多，大便稀薄甚或如水样为特征的一种小儿常见病。本病以两岁以下的小儿最为多见。虽一年四季均可发生，但以夏秋季节发病率为高，秋冬季节发生的泄泻，容易引起流行。

小儿脾常不足，感受外邪，内伤乳食，或脾肾阳虚，均可导致脾胃运化功能失调而发生泄泻。轻者治疗得当，预后良好。重者泄下过度，易见气阴两伤，甚至阴竭阳脱。久泻迁延不愈者，则易转为疳证或出现慢惊风。

一、病因病理

（一）寒湿泻

脾虚湿盛，由于饮食不洁，吃喝凉性食物过多，受外邪，风、寒、暑、湿之邪。

（二）湿热泻

脾虚生湿，过吃辛热食物，肥甘厚腻，包括母乳，奶粉，喝水少等。

（三）伤食泻

脾虚消化不良，过饱伤食，吃冷热食物温度不适合，不容易消化的食物过多。导致脾胃功能失调而腹泻。

（四）脾虚泻

脾胃虚弱，小儿脏腑娇嫩，脾常不足，且小儿生机蓬勃，发育迅速，所需水谷精微供养相对较成人为多，脾胃负担较重，易于受损，致使脾胃困倦、脾阳不振，运化失常则水反为湿，谷反为滞，水湿滞留，形成泄泻。

（五）脾肾阳虚泻

若脾胃虚弱损及肾阳引起泄泻时，则称为脾肾阳虚泻。

二、临床表现

（一）寒湿泻

大便稀薄多沫如水样，色淡，无臭味或臭味较轻，小便清白少和无，腹痛肠鸣，或伴有发热、鼻塞、流清涕、轻度咳嗽、厌食、口不渴、手脚心凉、苔白腻、面色淡白、指纹色红等。

（二）湿热泻

大便黏腻，腹痛即泻，急迫暴注，黄色热臭，肛门灼热，小便黄少，身有微热，手脚心热，面色红，口渴，苔黄腻，指纹色紫。日泻10~20次不等。

（三）伤食泻

大便量多，酸臭有块，汗有味，腹胀，腹痛，泻前哭闹不安，泻后痛减，常伴有恶心呕吐，口气酸臭，纳呆不思乳食，苔厚腻等。

（四）脾虚泻

久泻不愈，时作时止，大便稀薄，夹有乳块或食物残渣，或每于食后即泻，日泻数次至十余次；食欲不振，精神疲困，面黄，舌淡，苔薄腻，脉沉无力。

（五）脾肾阳虚泻

久泻不愈，大便水样，次数频多，四肢厥冷，精神萎靡，面色㿠白，舌淡苔薄，脉软无力。甚至出现泻下不止，顽固不化，脉微欲绝，神昏不清等津竭阳脱之危症。

三、推拿调理

（一）寒湿泻

[治则] 温中散寒，健脾止泻。

[处方] 顺运内八卦、补脾、上推板门、补肾阳、清天河、分阳合阴阳、关三腑一、平肝、清肺、运土入水、补大肠、清小肠、外劳宫、一窝风、逆揉中脘、逆揉神阙、上推龟尾七节骨、上推承山、揉止泻灵。

（二）湿热泻

[治则] 清热利湿，健脾止泻。

[处方] 逆运内八卦、清脾胃、上推板门、平肝、清心、清肺、取天河水、补肾阴、分阴合阴阳、腑三关一、运水入土、清大小肠、揉中脘、顺揉神阙、下推龟尾七节骨、上推承山、揉止泻灵、点刺长强效果更好。

（三）伤食泻

[治则] 消食导滞止泻，通顺肠腹。

[处方] 平脾、清胃、上推板门、揉板门、取天河、补肾阴、分阴、合阴阳、六腑、逆运内八卦、四横纹、平肝、清肺、运水入胃、清小肠、清补大肠、逆揉中脘、下推龟尾七节骨、上推承山、揉止泻灵。

（四）脾虚泻

[治则] 健脾益气，温阳止泻。

[处方] 运内八卦、补脾经、柔板门、补大肠、清小肠、推三关、退六腑、推四横纹、摩腹、揉脐、脾俞、胃俞、上推七节骨、揉龟尾、捏脊。

（五）脾肾阳虚泻

[治则] 温搯脾肾、回阳、固涩。

[处方] 上方加补肾阳、揉二马、擦命门、按揉百会以助阳化气固涩。

四、注意事项

1. 饮食卫生，防止病从口入。

2. 腹泻期间，要控制饮食，禁止吃生冷油腻和不容易消化的食物。

3. 注意温度适合。护理得当，不要着凉上火。

第六节　消化不良

消化不良是3周岁以下小儿消化系统的一种常见病。尤其是1周岁以内的小儿最为多见。消化不良分慢性消化不良和急性消化不良两种。

一、病因病理

本病亦称慢性胃肠炎。因哺乳不定时、定量，使小儿饥（胃缩小）饱（胃扩大）无常；有小儿断乳后常吃不易消化的食物，或一哭闹时就给以饮食，致使小儿胃肠失去了正常的消化能力所引起。有小儿出牙时引起消化不良。

（一）慢性消化不良

时间较长，多种因素引起脾胃运化失调。

（二）急性消化不良

短时间脾胃失调，饮食不当。

二、临床表现

（一）慢性消化不良

食欲不佳，食量渐减，食后嗳气，吐逆，呕酸。由于缺乏营养，身体逐渐消瘦和导致贫血，因此易疲劳，昏昏欲睡，大便清清稀，呈绿色，有恶臭味，有时也可能发作便秘。

（二）急性消化不良

大便有块，或者伴有腹泻，身体没有什么不正常的反应。

三、推拿调理

（一）慢性消化不良

［治则］以温补脾胃，增强消化吸收功能为主。

［处方］平肝、清补脾、清胃、揉板门、分阴阳、分阳、顺运内八卦、外劳宫、日久者加二马，有热者去二马加天河水。

（二）急性消化不良

［治则］健脾和胃，助运化。

［处方］顺运内八卦、补脾清胃、揉板门、平肝、四横纹、摩腹、揉中脘、足三里、脾胃输、捏脊。

四、注意事项

1. 在推拿治疗的同时，应注意小儿的饮食合理并增加营养，多吃容易消化的食物等，有助于疗效的提高。
2. 饮食温度适宜，不要过凉或过热。

第七节　便　秘

凡大便秘结不通，或排便时间过长，或有便意而排出困难者，皆称为便秘。

本病的发生，多由于大肠传导功能失常，粪便在肠腔内停留过久，内含水分过量吸收，使粪便过于干燥坚硬所致。常见的原因有肠胃积热，津液耗伤；病后体虚，气血不足；饮食内伤或饮食不足；生活不规律，未养成按时排便习惯等。根据病因及症状，可分实秘和虚秘两类。

一、病因病理

饮食经过脾胃运化，吸收其精微之后，所剩之糟粕则由大肠传送而出。若胃肠运化、升降、宣化、传导功能正常，则大便通畅，不致发生便秘。胃肠受病，运化无能，腑气不通，或津液失润，大肠传导功能失职便可导致便秘。

（一）实秘

肠腑燥热：饮食不节，食物停积，气滞不行，郁而化热，津液亏耗，过食辛热厚味。燥结肠道，传导失司而造成便结；或由于实热证攻阀太过，胃肠阴液受损，津液耗伤；或热病后余邪未清，留恋于内，导致肠道燥热，津液失去输布而不能下润，造成粪便干结，排出困难。

（二）虚秘

先天不足：身体虚弱，久病脾虚，运化无能，气血生化无源，导致气血两亏。气虚阳亏，温煦无权，阴气凝结，大肠传导无力而大便艰涩难下；血虚阴亏，津少不能滋润大肠，使大便排出困难。

二、临床表现

（一）实秘

便干而硬，排出困难，面赤唇红，口渴喜冷饮，烦躁不寐，腹痛腹胀，发热或有干咳，小便短赤或清长，不能食，恐惧排便，舌红苔黄而干。

（二）虚秘

气血亏虚：排便困难，不干，面白无华，倦怠乏力，少气懒言，少食，自汗，四肢欠温，爪甲不荣，身体消瘦，小便清长量多，畏寒，舌淡苔白润。

三、推拿调理

（一）实秘

［治则］清热泻火，消积导滞，通肠利便。

［处方］平肝，清心，取天河水，补肾阴，分阴，退六腑，逆运内八卦，水底捞月，清肺，运水入土，清大肠固膀胱（小便清长），清小肠（小便短赤），顺揉脘腹，下推龟尾七节骨，下推承山。

（二）虚秘

［治则］益气养血，通肠利便。

［处方］补肾阳，补脾，清补肺，清天河，分阳，关三腑一，顺运内八卦，补脾，清补肺，平肝，运水入胃，清大肠，顺揉脘腹，下推龟尾七节骨。

四、注意事项

（一）对有便秘的小儿，调理饮食，多吃带纤维素的蔬菜和水果，多喝热水。

（二）养成按时排便的习惯。适当锻炼，加快肠蠕动。

第八节 呕 吐

呕吐是由于胃失和降，气逆于上所致。古人以有物有声为呕，有物无声为吐，有声无物为干呕。其实呕与吐往往同时发生，所以并称为呕吐。

呕吐是小儿临床上常见的一个症状，可独立存在，但往往伴发于多种疾病之中。长期反复的呕吐，可伤阴耗液，损伤脾胃，影响营养的吸收，导致营养不良，必须引起注意。此外，由于哺乳方法不当或吸奶时吞入少量空气所产生的吐乳，称为"溢乳"，不属病态。

一、病因病理

胃以降为和，小儿脏腑娇嫩，脾胃虚弱，凡外感、内伤影响到胃，干扰胃气，导致胃气不和而上逆都能引起呕吐。

（一）脾胃受寒

过食生冷或贪凉，致寒入胃腑，胃气受扰，升降失和，下行受阻，上逆而呕吐。此外，小儿素体脾胃虚弱，阳易受病，寒从内生，脾阳受困，运化失常，以致水谷不运，上逆而呕吐。

（二）脾胃蕴热

暑湿、湿热之邪侵犯胃腑，或乳食积滞蕴而化热，以致热气上逆而呕吐。

（三）乳食不节

小儿脾胃薄弱，乳食过量，或食油腻不易消化之物，可损伤脾胃，导致胃不受纳，脾失运化，升降失司，胃气不能下行，气逆于上而发呕吐。

二、临床表现

（一）胃寒呕吐

呕吐时作时止，时轻时重，吐物不化，或为清稀黏液，无酸腐气味，进食稍多也易呕吐。形寒肢冷，肠鸣腹痛，大便溏薄或顽固不化，小便清长，精神萎靡，面色少华，舌质淡，苔薄白，指纹淡。

（二）胃热呕吐

食入即吐，吐物恶臭或为黄水，口渴，唇干，身热面赤，烦躁不安，胃脘疼痛或胀闷不适，或伴两胁胀满，大便稀臭或便结不通，小便黄少，舌质红，苔黄，指纹色红或紫。

（三）伤乳食吐

呕吐频繁，吐物酸臭，伴有未消化之乳片或食物残渣，嗳腐厌食，矢气恶臭，脘腹痞闷胀满或疼痛不适，吐后则舒，大便秘结或泻下酸臭不化，泻后痛减，苔厚黄腻，指纹红紫。

三、推拿调理

（一）胃寒呕吐

[治则] 温中散寒，和胃降逆。

[处方] 补脾经、横纹推向板门、揉外劳、推三关、推天柱、揉中脘。

（二）胃热呕吐

[治则] 清热和胃，降逆止呕。

[处方] 清脾胃、清大肠、退六腑、取天河、逆运内八卦、横纹推向板门、推天柱、推下七节骨。

（三）伤乳食吐

[治则] 消食导滞，和中降逆。

[处方] 补脾经、揉板门、横纹推向板门、运内八卦、揉中脘、分推腹阴阳、按揉足三里。

四、注意事项

1. 呕吐较重时，暂禁食4~6或6~8小时，可适当引用生姜水或米汤，必要时去看医生。

2. 饮食清淡，吃容易消化的食物，量不要过多，种类不要过杂。

3. 保持安静，注意体位，防止呕吐物吸入气管内。

4. 乳婴儿注意喂养，包括乳汁量、浓度、喂养姿势等。

第九节 夜 啼

夜啼是指小儿夜间经常啼哭烦躁，间歇发作或持续不已，甚则通宵达旦，或于每夜定时啼哭，醒后如正常的一种病症。本病可见于3岁以内婴幼儿，尤其是1岁以下小儿，偶可见于3岁至学龄前。若小儿啼哭因饥饿等因素则不属病态。

一、病因病理

（一）脾脏虚寒

腹痛而啼，半夜啼哭，多因母体素体虚，加上过食寒凉。

（二）心火亢盛

母体素盛，加上过食肥甘厚味致胎儿热扰心神，阳不入阴，心烦而啼。

（三）惊恐

小儿肾气未充，易受惊恐，又称是小儿胆子小惊吓。

（四）乳食积滞

婴儿乳食不节，内伤脾胃，运化功能失司，乳食积滞中焦而胃不和。胃不和则卧不安，因而入夜啼哭。

二、临床表现

（一）脾脏虚寒

哭声低而无力，半夜尤甚，面色青白，四肢不温，腹痛喜蹉卧，伴泄泻，腹胀，纳少，指纹淡。

（二）心火旺盛

夜啼，声高有力，时间多在上半夜或下半夜2~3点，烦躁难寐，面红目赤，四肢温，舌红，小便短赤，大便秘结。

第十七章 小儿常见病推拿调理

（三）惊啼

啼哭，哭声尖噱，恐惧不安，状似恐怖，面色晦暗，善惊易恐，大便泄泻，小便清长，肢体欠温，畏寒，耳冷，二阴色暗。

（四）乳食积滞

夜间啼哭，厌食吐乳，口中吐酸泛酸，腹痛胀满，睡卧不安，大便酸臭，舌苔厚，指纹紫。

三、推拿调理

（一）脾脏虚寒

[治则] 温中健脾，散寒止啼。

[处方] 补脾、补肾阳、清天河、分阳合阴阳、关三腑一、顺运内八卦、运土入水、平肝、清补肺、小天心、神门、外劳宫、正捏脊。

（二）心火旺盛

[治则] 清心导火，泻热止啼。

[处方] 清心、取天河、补肾阴、分阴、清关腑、平肝、逆运内八卦、水底捞月、运水入土、清大肠、揉小天心、神门、倒捏脊、心顶、心肝俞刺血。

（三）惊啼

[治则] 温肾消恐，安神止啼。

[处方] 补肾阳、清天河、分阳、关三腑一、顺运内八卦、补脾、清补肺、运土入水、平肝、小天心、神门、二马、正捏脊、揉颤百会。

（四）乳食积滞

[治则] 养心健脾，消食导滞。

[处方] 腻运内八卦、清脾胃、清揉板门、揉小天心、清肝经、清心经、清大肠、摩腹、揉中脘、揉脐、揉足三里、脾胃输、推下七节骨、以消食导滞。

四、注意事项

1. 小儿不要吃过凉的食物，不能过饥过饱，寒温适应。
2. 不要吃辛辣刺激性食物，防止内热。
3. 婴儿气若，应避免异常声音，异物，防止惊恐夜啼。
4. 在治疗夜啼之前，必须调理生活习惯等因素。

第十节 遗尿、尿床

遗尿也称尿床。遗尿是指3岁以上小儿睡中尿床，醒后方知的一种病症。多见于幼童、儿童甚至16岁以上的成年人，经常尿床可影响小儿身心健康，成人可引起精神抑郁。

一、病因病理

（一）下元虚寒

肾气不足，下元虚寒，不能温养膀胱，膀胱气化功能失调，闭藏失职，水道失约，而为遗尿。

（二）肺脾气虚

由于其他疾病导致脾肺虚损，则上虚不能治下，而无权利约束水道，膀胱失约，而遗尿。

（三）肝经湿热

火热内迫，膀胱失约，而遗尿。

二、临床表现

（一）下元虚寒

梦中遗尿，小便量多，味淡，色清，伴神疲乏力，善惊易恐，舌淡苔白，脉沉细。

（二）肺脾气虚

寐中遗尿，量比上型少，味淡，少气懒言，易外感，不思饮食，泄泻，四肢欠温，脉细无力。

（三）肝经湿热

遗尿，量少，次多，味臊，色黄，多见于午睡之时，伴面赤唇红，烦躁，舌红苔黄腻，脉弦。

三、推拿调理

（一）下元虚寒

[治则] 温补下元，缩尿止遗。

[处方] 补肾阳、补脾、清天河水、分阳、三关、顺运内八卦、补脾、平肝、清补肺、补膀胱、运土入水、揉二马、揉关元、搓命门、肾俞、正捏脊、揉颤百会。

（二）肺脾气虚

[治则] 健脾益气，固涩止遗。

[处方] 补脾、清补肺、补肾阳、清天河水、分阳、关三腑一、补脾、平肝、清补肺、补膀胱、运土入水、揉二马、左端正、揉关元、搓命门、肾俞、正捏脊、揉颤百会。

（三）肝经湿热

[治则] 清热利湿，疏肝止遗。

[处方] 平肝、清心、清脾胃、取天河、补肾阴、分阴、清六腑、逆运内八卦、运水入土、清大小肠、搓擦百会、倒捏脊。

四、注意事项

1. 注意培养按时排尿的习惯。
2. 睡前不要饮水和其他汁液食品。
3. 对患儿应注意耐心教导，不可打骂，以避免增加精神负担，防止影响身心健康。

第十一节 小儿肌性斜颈

小儿肌性斜颈又称先天性斜颈或原发性斜颈，是以患儿头向一侧倾斜，颜面旋向健侧为特征的疾病。患儿出生以后，如颈部一侧有肿块（有的经过6个月左右自行消失），继则头部倾斜时，多数是因胸锁乳突肌发生纤维挛缩形成。如果病情超过1年，且畸形明显者，应考虑外科手术治疗。若是由于颈椎结核引起的斜颈，不宜做按摩治疗。

一、病因病理

分娩时一侧胸锁乳突肌受产道或产钳挤压，受伤出血，血肿肌化形成挛缩；分娩时胎儿头位不正，阻碍血运供应，引起该肌缺血性变化，肌纤维水肿，坏死及继发性纤维增生，最后引起肌肉挛缩，造成肌性斜颈；胎儿在子宫内头部向一侧偏斜，阻碍一侧胸锁乳突肌血运供应，引起该肌缺血性改变所致。以上3种原因均可导致先天性斜颈。

二、临床表现

患儿头向患侧歪斜，前倾，颜面旋向健侧，临床上以右侧歪斜为多见。

患儿出生后，或出生1~2周内，颈部一侧出现椭圆形或条索状肿块，底部稍可移动。患儿头部向患侧倾斜，颜面部旋向健侧。当将患儿颈部向健侧转动时，肿块突出明显。以后肿块渐挛缩紧张，硬度增高，头部歪斜也日见明显，活动受限。在较大的患儿中，因患侧颜面部的发育受到影响，健侧颜面部也相应产生适应性的改变，致使颜面部大小不对称。晚期病例一般伴有代偿性胸椎侧凸。病情轻的患儿，不发生挛缩。

三、推拿调理

[治则] 舒筋活血，软坚消肿。

[处方] 用推揉、拿捏以及牵引拔伸等手法，在患侧胸锁乳突肌上反复施术。

在患儿的胸锁乳突肌舒筋活血改善局部血运供给，缓解肌肉痉挛，促使肿物消散；牵引拔伸患侧胸锁乳突肌，能改善和恢复颈部活动功能。

四、注意事项

1. 推拿手法轻柔，时间不易过长。
2. 家长在日常生活中（如喂奶、怀抱、睡眠时）应随时注意矫正头位，采用与斜颈相反的方向，以矫正斜颈。
3. 产后要注意检查是否有斜颈，做到早发现早治疗。

第十二节　小儿桡骨小头半脱位

幼儿常见的肘部损伤之一。发病年龄1~4岁，其中2~3岁发病率最高，男孩比女孩多，左侧比右侧多。当肘关节伸直，前臂旋前位忽然受到纵向牵拉时容易引起桡骨小头半脱位。

一、病因病机

(一) 急性脱位

常见的是大人领患儿上台阶时，牵拉胳膊时出现脱位。本病多为间接暴力所致，如：用双手牵拉幼儿腕部走路中跌倒；穿衣服时由袖口牵拉幼儿腕部；在床上翻滚时，身体将上肢压在身下，迫使肘关节过伸等外力造成。

(二) 慢性脱位

小儿肝肾阴虚，脾胃虚弱，导致肌肉韧带松弛弹性差，稳定不好关节，容易造成脱位。

二、临床表现

（一）急性脱位

半脱位时肘部疼痛，患儿哭闹，肘部半屈曲，前臂中度旋前，不敢旋后和屈肘，不肯举起和活动患肢，桡骨头部位压痛，X线检查阴性。

（二）慢性脱位

面色萎黄，形体消瘦，肌肉松软，食欲不振，少气懒言，疲乏无力等。

三、推拿治疗

（一）急性脱位

［治则］整复关节复位。复位时不用麻醉，先将前臂旋后，伸肘稍加牵引，拇指压肘前桡骨小头处，屈曲肘关节，必要时前后旋转前臂，可感到复位的响声，复位后肘部及前臂可活动自如。可以复位后用三角巾悬吊一周。如活动时疼痛或复发，宜用石膏固定于屈肘90°两周。

（二）慢性脱位

［治则］调理脏腑功能平衡，增加抵抗力。

［处方］运内八卦、补肾经、清天河、分阴阳、补脾清胃、揉板门、推四横纹、平肝、揉中脘、摩腹、足三里、脾输、胃输、擦命门、肾输、捏脊、擦涌泉。

四、注意事项

1. 平时牵拉（提）小儿手部时，应同时牵拉衣袖。穿衣服时，应避免手部旋前位牵拉，应和衣袖同时牵拉。

2. 防止跌仆。

3. 成人与小儿嘻闹时应注意方法，不能单牵（提）手。

4. 若出现上述表现，家长可自行复位，若不成功则应到医院就诊。

5. 避免反复脱位，形成习惯性。

6. 饮食清淡，注意膳食平衡。多吃健脾胃的食物，禁止吃辛辣刺激食物。

第十八章 小儿脑瘫

第一节 小儿脑瘫的定义

脑瘫是脑性瘫痪的简称，是指脑在未发育成熟前，由于各种原因使脑组织受到损伤所留下来的后遗症。我国1988年举办的全国首届小儿脑瘫座谈会给脑瘫制定了如下定义："脑瘫是出生前至出生后一个月内发育时期的非进行性脑损伤所致综合征，主要表现为中枢性运动障碍及姿势异常。"从这个定义我们可以总结出脑瘫的5个基本特点。

一、发育性

脑瘫患儿的脑组织损伤发生的时间是在生命早期，有很多是在出生过程中或是出生后不久（在我国规定为生后一个月之内）发生的，另有一部分则是发生在上未出生前的胎儿期。此时正是生长发育的最高峰时期。

二、非进行性

脑瘫患儿的脑部病变是非进展的，不会一直恶化下去。其外在的临床表现也不会短时间内迅速加重。但脑炎、脑水肿、脑肿瘤等疾病，其病变部位往往呈进行性，病变变化较快，所以不能诊断为脑瘫。近年临床实践发现：如果脑瘫患儿没有接受适当的治疗与训练，其躯体症状往往会加重，这主要是因为患儿的异常运动、异常姿势及异常感觉长期得不到有效控制和改善，导致肌腱发生挛缩和关节僵硬变形，并不是由于脑部病变的恶化所致。

三、永久性

对脑瘫患儿来说主要表现在两个方面：一是脑部的囟门是永久性的，不可逆转；二是运动障碍是永久存在的，虽经治疗可以改善，但不会完全消失。

四、中枢性

脑瘫患儿的病变部位在脑部，而不在瘫痪的躯干和四肢。因为脑部的病变而引起的躯干和四肢的瘫痪，在医学上称为中枢性神经瘫痪，以区别于脊髓灰质炎等引起的周围性神经瘫痪。

五、运动障碍和姿势异常为主

脑瘫患儿的主要问题是运动障碍和姿势异常，如不会坐、站立，不会爬、行走等，虽然有些脑瘫患儿也存在智力、听力、视力等方面的问题，但只是伴发障碍，或是由于长期运动功能障碍和姿势异常而继发的症状。

第二节 脑瘫的病因及发病率

一、脑瘫的病因

每位脑瘫儿童的脑损伤部位是各不相同的，脑损伤发生的时间也可能在妊娠到出生后不久的任何一个时期，其发生的原因亦多种多样，经常难以确定其具体的病因。脑瘫的病因分以下3个方面。

（一）新生儿窒息

不论哪种原因，只要影响母体与胎儿之间血液循环和气体交换，都可使胎儿或新生儿乏氧，发生在产前成宫内乏氧，多数发生在产程开始后，造成新生儿窒息，如脐带脱垂打结、脐带绕颈、胎盘早剥等；产后因呼吸中枢发育不成熟，吸入羊水堵塞呼吸道、感染呼吸等。

脑缺氧最易侵犯的部位是大脑皮质，脑干及大脑基底神经节。如大脑皮质受侵犯，则出现智力低下与痉挛；如基底神经节及脑干受损，表现出不同成程度的肌张力增高与不随意动作，如痉挛型或手足徐动型脑瘫。

（二）早产

早产儿又称未成熟儿，指胎龄不足37周的活产婴儿。

由于早产使脑组织未发育成熟，易发生损害。体重低于1500克，称为极低体重儿，有20%出现脑损伤。早产儿因分娩时挤压，脑部血管最易撕裂，以致脑出血，多在脑室周围，锥体束有不同程度的影响，多数是左右对称的症状。多为痉挛型，上肢轻、下肢重的双瘫。

（三）核黄疸

发生核黄疸最常见的原因是ABO及Rh型溶血。

二、脑瘫的发病率

有关资料显示：脑瘫的发病率与经济状况、地理因素及社会地位无关，男女发病无差异。发病无流行趋势，每年有大致相同的发病人数。大约每出生300个婴儿就有一个是脑瘫。

第三节 脑瘫的分类

一、按瘫痪部位分类

（一）单肢瘫

指的是只有一个肢体瘫痪的患儿，瘫痪的肢体也许是上肢，也许是下肢。这类患儿在实际中很少见，他的其他三个肢体代偿能力很强，如果要仔细观察的话，会发现患儿对侧或同侧的另一个肢体也会存在比较轻微的障碍，所以说单纯的单肢瘫患儿比较少见。

（二）截瘫型脑瘫

指只有两个下肢瘫痪，又称双下肢瘫。这类患儿多为痉挛性，一般是双下肢的伸肌和内收肌、小腿三头肌、内旋肌、髋关节屈肌肌张力比较高，所以在站立、步行中常出现双腿交叉，脚尖着地，屈髋的现象，在临床上我们形象地称为"剪刀步""尖足"。其为了能够有较大的支撑面，常取"大"型的坐位。患儿爬行时，两条腿不会交替移动而是一起向前纵，我们又将这种异常的爬行称为"兔跳样爬"。由于长期的"W"型坐和本身肌张力高度紧张状况持续存在，常会引起下肢发育慢、肌腱短缩、关节僵直、挛缩等。

（三）偏瘫型脑瘫

指一侧上、下肢的瘫痪，这种偏瘫型脑瘫类似于成人的偏瘫患者，在运动当中主要以健康侧为主，坐位、立位等均不对称。严重者患侧肢体发育明显要比健侧短小。由于患儿从来不使用患侧肢体，所以无论在任何状态下，他的健侧肢体总是在前方，患侧肢体总拖在后侧，甚至有的患儿不知道自己还有另一侧的手和脚。

（四）三肢瘫痪型脑瘫

一般是指双侧下肢及一侧上肢存在运动障碍。

（五）四肢瘫痪型脑瘫

指四个肢体均有明显的运动障碍。

（六）双瘫型脑瘫

属于四肢瘫的一种类型，但两侧下肢的瘫痪重于两侧上肢。

（七）双重性瘫痪型脑瘫

属于四肢瘫的一种类型，但两侧上肢的瘫痪重于两侧下肢。

（八）重复性偏瘫型脑瘫

属于四肢瘫中的一种特殊类型，指一侧上下肢重于另一侧上下肢，或一侧上肢和对侧下肢障碍程度较重，呈交叉性的瘫痪。

二、按肌紧张、姿势、运动模式分类

（一）痉挛型

（二）手足徐动型

（三）共济失调型

（四）肌张力低下型

（五）震颤型

（六）强直型

（七）混合型

（八）无法分类型

第四节 各类脑瘫的临床症状

一、痉挛型脑瘫

痉挛型脑瘫病变在神经系统的锥体系，以锥体系损伤症状为主，一般低出生体重儿和窒息者容易患本型脑瘫，是临床上最常见的一种脑瘫类型，约占脑瘫患儿的60%~70%。

二、手足徐动型脑瘫

手足徐动型脑瘫病变在锥体外系，是临床上以不随意运动为主要特征的一种常见脑瘫类型，亦称不随意运动型，约占脑瘫的25%。引起手足徐动型脑瘫的原因较多，最常见的原因是核黄疸，多由ABO溶血或Rh溶血所引起，也有新生儿窒息、低氧血症所致。

三、共济失调型脑瘫

共济失调型脑瘫多由小脑损伤引起，由于围产期异常，未成熟儿引起小脑出血或先天性小脑发育不良或锥体系与锥体外系损伤所致。单纯的共济失调型脑瘫临床上并不多见。由于小脑损伤，引起运动感觉与平衡感觉障碍，并伴有触觉异常和深部感觉异常，出现不协调性运动和辨距障碍。这一类型的患儿早期呈肌张力低下状态，随着患儿成长肌张力增强，成为共济失调型脑瘫，也有患儿成为伴有痉挛性的共济失调型脑瘫，多数患儿有不同程度的智力不足。

四、肌张力低下型脑瘫

肌张力低下型脑瘫又称紧张型脑瘫或驰缓型脑瘫。主要特点是肌张力低下关节异常增大，肢体瘫软，几乎没有维持的功能。患儿多数为婴儿，抗重力伸展肌发育障碍，自主活动能力低下。肌张力虽然低下，但是肌张力仍有高低变化，不活动时完全呈瘫软状态，当被运动或受刺激时，肌张力又可以升高，出现肌紧张状，以伸肌明显，表现下肢伸直，头背屈，躯干伸肌紧张，严重者出现角弓反张。患儿俯卧位不能抬头，四肢不能支撑，腹部贴床。仰卧位时，上、下肢处于外展、外旋状态，背部紧贴床面，像只翻仰着的青蛙，所以称为蛙姿位。这种类型的脑瘫患儿姿势与运动明显落后于同龄儿，表现在抬头、坐、站、走等各种姿势。患儿往往呼吸功能低下，呼吸肌张力也低下，呼吸浅表、无力，声音小，咳嗽无力，经常发生肺部感染，造成呼吸困难。

五、震颤型脑瘫

临床上少见，单纯的震颤型脑瘫十分罕见，多数与其他类型混合存在。

六、强直型脑瘫

强直型脑瘫为锥体外系损伤，单纯的强直型脑瘫很少见，多与痉挛型混合存在。此类脑瘫表现的最大问题是被动运动肢体时阻力很大，活动很困难，这种阻力抵抗有4个特点：（1）被动运动时阻力抵抗均匀一致。这种抵抗的感觉不论肢体在活动开始还是结束始终是一样的，像是用手弯铅管或摇齿轮一样，所以这种肌紧张称为铅管样强直或齿轮样强直。而痉挛型的特点是被动活动肢体时，开始时阻力抵抗很大，终了时抵抗明显减弱，像用手打开折刀一样的感觉，所以痉挛型肌张力增高称为折刀样强直。（2）被动运动肢体时阻力抵抗是双向的。肌紧张增强的特点是：无论肢体是伸展还是屈曲时，肌紧张相同，换句话说，无论如何被动运动肢体（伸展或屈曲）时受到的抵抗是相同的。而痉挛型脑瘫则不一样，当被动运动时对伸展的抵抗大，对屈曲的抵抗小，只表现了伸展时有抵抗。（3）被动活动的抵抗在缓慢运动时最大，而痉挛型脑瘫则在激烈、快速运动时显示抵抗阻力最大。（4）腱反射不亢进。强直型脑瘫属锥体外系损伤，故腱反射不亢进或正常或呈减弱状态，无踝阵挛及不随意运动，这与痉挛型脑瘫也不相同。

强直型脑瘫除了肌紧张增强外，多数患儿存在不同程度的智力障碍。

七、混合型脑瘫

在同一个患儿身上具有上述任何两种以上类型脑瘫特点的脑瘫称为混合型脑瘫。常见的有痉挛加手足徐动混合型脑瘫，痉挛加共济失调混合型脑瘫，手足徐动加共济失调混合型脑瘫，痉挛加手足徐动加共济失调混合型脑瘫等。

八、无法分类型

还有极少数脑瘫儿童很难区分属于哪种类型，我们将其称为无法分类型脑瘫。

第五节 脑瘫的诊断及家庭康复

一、脑瘫的早期诊治

脑瘫的早期诊断，一般是对小儿出生后0~6个月的诊断，其中0~3个月内的诊断又称超早期诊断。超早期诊断多定为中枢性协调障碍。当不能明确为哪一类型脑瘫或是否脑瘫时，只要是姿势反射异常，无论年龄几个月，即可诊断为中枢性协调障碍。在脑瘫患儿中，多数同时伴有智力低下、癫痫等，因此，早期诊断实际上是脑损伤的早期诊断，确切地说是符合脑瘫要素的脑损伤儿的早期诊断，同时也是诊断困难时期，因为未成熟儿脑损伤神经症状一般表现不明显，3个月前神经中枢发育不完善。

早期诊断的意义在于可得到早期治疗。过去人们认为脑瘫是不治之症，将病人拒之门外，让其听天由命。但近年来各国学者研究表明，如果早期诊断，早期治疗，均可取得显著疗效，绝大部分脑瘫患儿可以达到生活自理，有的甚至基本正常化。因为脑组织在婴儿早期（0~6个月）尤其在新生儿期，尚未发育成熟，还处于迅速发育阶段，而脑损伤也处于初期，异常姿势和运动还未固定化，所以这一时期脑的可塑性大、代偿能力高、恢复能力强。

脑可塑性是脑组织受损伤后，根据环境刺激不断改变其结构，以适应其功能的反运，未成熟脑的可塑性能力强。由于围生期有害因素的影响，导致新生儿某些神经细胞死亡，神经细胞虽然不能再生，但脑功能可以再构成，即神经元与神经元之间可以通过轴突和树突建立新的联络，恢复兴奋传递，发挥代偿作用，且年龄越小再构成能力越强。由于神经系统存在可塑性，给脑瘫儿在末梢部位给予一定刺激，不断地从末梢感受器向中枢传入正常的感觉刺激，使神经纤维萌出新芽，形成一个新的分支、新的通路，通过其他部位与途径，代偿受损的中枢神经系统的功能及神经突触发生，促进正常运动的建立，恢复中枢神经系统的功能。

科学研究证明，脑神经细胞发育在胚胎10~18周开始增加，到胎儿8个月时，脑神经细胞数目不再增加，神经细胞已达到140亿之多，6~7个月以出现脑的沟回，其后是细胞成长和相互间联系（突触形成），在出生2岁时几乎接近成人水平。生后4个月神经细胞开始髓鞘化，4岁基本完成，这个阶段称为脑细胞分化和完善期，其可塑性大，潜在功能最强。中枢神经系统中存在大量突触正常情况下，只有部分突触常受到刺激，阈值较低，呈易使用活化状态。而相当一大部分突触的阈值很高，不易被使用，处于"休眠"状态。受到反复刺激后，这些突触的阈值逐渐降低和被活化使用，并可形成新的突触和神经环路,重组一个神经细胞功能集团的网络系统。人体有些部位的脑组织具有多种功能和神经环路,它们和中枢神经各部同时参与活动,一旦承担某种活动的重要脑区受损,其功能可由未损的其他区域替代和代偿。

婴幼儿期的中枢神经系统尚未发育成熟,脑组织各部位功能尚未专一化,关节挛缩程度相对较轻些,手法矫治也较容易,所以早期治疗会达到事半功倍的效果。

脑瘫在早期,尤其生后6个月之前,症状并不太明显,但随着年龄增长,症状逐渐加重。很多学者认为,脑瘫患儿如果得不到康复治疗,其临床症状至少在青春期前是进行性的,而且随年龄的增长,症状逐渐加重。因此脑瘫患儿早诊早治非常重要。

二、脑瘫的儿童家庭康复

在我国,由于康复医学兴起的时间还不是很长,各种疾病的康复治疗体系还不是很完善,因此,脑瘫患儿的家庭康复就变得相当重要了。图18－1是一个脑瘫患儿一天里的生活安排。在康复医学比较发达的国家,患儿每天生活安排的内容和程序基本如此,首先要记住无论是哪一项安排都是以脑瘫患儿为中心的。物理治疗(PT)、作业治疗(OT)、语言治疗(ST)和家庭训练只是一个队患儿进行运动模式的强化和感觉上的再教育及运动、感觉的促通,最终患儿还要把所学到的、感觉到的运用到自己的日常生活中去,以提高自己的生活质量。从而使患儿运动水平和机能得以提高,同时他参与社会的能力和心理的接受能力也会得到提高,走向成熟。这就说明,对一个脑瘫患儿的日常生活加以指导和进行家庭训练是何等地重要。

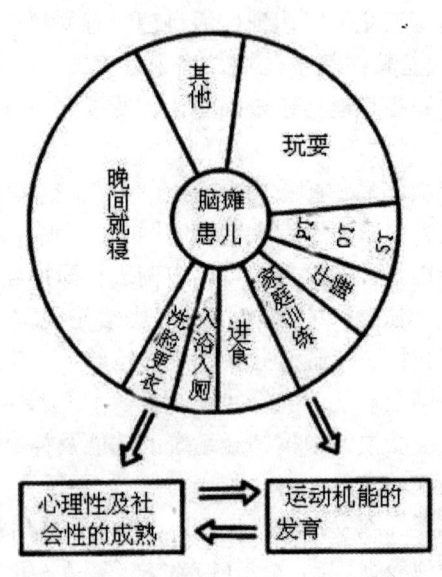

图 18－1

根据我国目前的情况和条件,每一个脑瘫患儿不可能每天都能得到治疗师(PT、OT、ST)的指导和治疗,因为我国残疾人的总数较多,其中脑瘫患儿为数也不少,康复设施相对缺乏,所以脑瘫患儿的家庭训练和日常生活指导就显得非常重要。

本节的目的,是对脑瘫患儿的家长进行家庭康复训练的教育,使脑瘫患儿在日常生活中得到正确的指导和运动功能的训练,从而提高患儿的自立能力。

第六节 脑瘫的推拿疗法

不同类型的小儿脑瘫推拿治疗方法如下。

一、痉挛型脑瘫

推拿治疗痉挛型脑瘫时,可根据其牵张反射亢进,持续性肌紧张引起运动功能障碍两个特征进行治疗。痉挛型双瘫,侧重于治疗双下肢、腰腹部;痉挛型偏瘫,侧重于治疗偏瘫侧的上下肢体及对侧头顶颞部。在缓解痉挛肌治疗时,要对其弱化的拮抗肌采用不同的推拿治疗手法,增加肌张力和肌力,同时进行治疗。痉挛型脑瘫推拿治疗手法Ⅰ与手法Ⅱ,可按疗程交替使用,也可选择性应用或增加新的治疗手法。推拿治疗与其他疗法共同综合治疗,效果显著。

(一)治疗原则

疏通经络、行气活血、理筋整复、缓解痉挛。

(二)操作

1. 推拿治疗手法Ⅰ

(1)头部。

①取穴及部位:百会、四神聪、神庭、印堂、顶颞前斜线、顶颞后斜线、顶旁1线、顶旁2线。

②主要手法:拇指推法、按揉法、梳法。

③操作方法:仰卧位或坐位。

a. 用拇指推法,从印堂穴向上经神庭穴推至百会穴,反复操作3遍。

b. 用拇指螺纹面按揉以上腧穴,每穴约半分钟,以酸麻胀得气为宜。同时配合用五指扣点或散点作用于腧穴及腧穴周围刺激区。

c. 用拇指推法,推以上头部四条标准线,从上向下,反复操作3遍。

d. 用五指梳法,从前发际梳至后发际。用双手五指梳法从顶部分梳至耳部,反复操作5遍。

(2)上肢部。

①取穴及部位:肩俞、曲池、臂中、外关、合谷,肩及上支部。

②主要手法:按揉、拿捏、摇。

③操作手法

a. 患儿仰卧位,术者坐在侧方,用单手或双手拿捏关节周围及上肢的软组织,从上向下,反复操作3~5遍。以痉挛肌为重点。

b. 患儿仰卧位,术者一手固定患儿的上肢,另一手以拇指螺纹面按揉以上的腧穴,每穴约半分钟,以酸麻胀得气为宜。

c. 患儿仰卧位,术者一手扶持患儿的上肢,另一手轻摇患儿的肩、肘、腕、指各关节。同时配合作肩关节外展、外旋,肘关节伸屈,腕关节背伸桡偏,拇指外展,指间关节伸展等被动运动。

d. 患儿俯卧位，术者一手扶持患儿，另一手用指揉法或掌揉法、鱼际揉法作用于肩胛周围及颈项两侧3～5遍，同时配合作上肢外旋、上举，肩关节外展等被动运动。

（3）腰背骶部及下肢后侧部。

①取穴及部位：脾俞、肝俞、肾俞、环跳、承扶、委中、承山，腰背骶部，下肢后侧部。

②主要手法：按揉、拍打、推。

③操作方法：患儿俯卧位。

a. 术者用双手掌或双手掌根部，施"八字推法"，推患儿背部的督脉及双侧的足太阳膀胱经络。从上向下，从颈部推至骶尾部。反复操作2～3遍。推力要平稳着实。

b. 用拇指螺纹面按揉以上腧穴，每穴约半分钟，以酸麻胀得气为宜。

c. 用单手掌根部或大小鱼际部，按揉患儿的腰背骶部，下肢后侧的软组织，从上向下，反复操作2～3遍。

d. 用双手虚掌或单手虚掌轻快拍打腰背骶部、臀部、双下肢后侧部，从上向下，反复操作2～3遍。重点拍打腰部、臀部、双侧大腿的后部。同时配合做腰后伸、后屈小腿等被动运动。

（4）下肢前侧及内外侧部。

①取穴及部位：髀关、伏兔、风市、足三里、阳陵泉、解溪，下肢前侧及内外侧部。

②主要手法：按揉、拿捏、摇。

③操作方法：患儿仰卧位。

a. 术者坐在患儿的侧方，用单手或双手按揉或拿捏患儿大小腿部的软组织。反复操作3～5遍，以痉挛肌为重点。

b. 术者一手固定患儿的下肢，另一手以拇指螺纹面按揉以上的腧穴，每穴约半分钟，以酸麻胀得气为宜。

c. 术者一手扶持患儿下肢，另一手轻摇髋、膝、踝、趾各关节。同时配合作髋关节外展、外旋，膝关节伸屈，踝、趾关节背伸等被动运动。

2. 推拿治疗手法Ⅱ

（1）头部.

参照推拿治疗手法Ⅰ。

（2）上肢部。

①取穴及部位：臂臑、曲池、肘髎、外关、合谷，肩部及上肢部。

②主要手法：按揉、、抖、搓、捻。

③操作方法：仰卧位。

a. 术者坐于患儿的侧方，用掌法或拳法作用于患儿的肩关节周围及整个上肢的软组织，从上向下，反复操作3～5遍，以内侧屈肌为重点。

b. 术者一手固定患儿的上肢，另一手以拇指螺纹面按揉以上的腧穴，每穴约半分钟，以酸麻胀得气为宜。

c. 用双手掌挟持患儿上肢，从上向下搓揉患儿的上肢2~3遍。同时配合作肩关节外展、外旋，肘关节伸屈，腕关节背伸桡偏，拇指外展，指间关节伸展等被动运动。

d. 术者一手扶持患儿肩部，另一手握住腕部用抖法，抖患儿上肢2~3遍，最后用拇指、食指捻患儿五指。

（3）腰背骶部及下肢后侧部。

①取穴及部位：八髎、环跳、殷门、委中、承山、脾俞、肝俞、肾俞，腰背部及下肢后侧部。

②主要手法：按揉、拿捏、叩击、滚。

③操作方法：俯卧位。

a. 术者用掌滚法或拳滚法，作用于患儿背部的双侧足太阳膀胱经络及双侧华佗夹脊穴。从上向下，反复操作2~3遍。以同样的手法，从患儿的臀部向下滚到股后部，小腿后部最后至跟腱部。从上向下，反复操作3~5遍。重点作痉挛的小腿三头肌。

b. 用拇指螺纹面，按揉以上腧穴，每穴约半分钟，以酸麻胀得气为宜。

c. 用单手或双手拿捏患儿的双下肢后部，从上向下，反复操作3~5遍。同时配合作腰、髋后伸，屈小腿等被动运动。

d. 用单手或双手空拳叩击患儿的腰背骶部，臀部及大腿后侧部。从上向下，反复操作2~3遍。

（4）下肢前侧及内外侧部。

①取穴及部位：髀关、阴市、梁丘、足三里、阴陵泉、三阴交，下肢前侧及内外侧部。

②主要手法：按揉、滚、抖、搓、捻。

③操作方法：仰卧位。

a. 术者坐在患儿的侧方，用掌法或拳法作用于患儿的下肢前侧（从髀关至髌骨上缘）、内侧（从腹股沟至股骨内侧踝）、外侧（从髀关到膝部至外踝部）。从上向下，反复操作3~5遍，重点作大腿内侧的内收肌群。

b. 术者一手固定患儿的下肢，另一手以拇指螺纹面按揉以上腧穴，每穴约半分钟，以酸麻胀得气为宜。

c. 用双手掌挟持患儿下肢，搓揉患儿的下肢2~3遍。同时配合作髋关节外展，外旋。膝关节伸屈，踝、趾关节背伸等被动运动。

d. 用一手或双手握住患儿下肢踝部，用抖法，抖下肢2~3遍，最后用拇指、食指捻患儿五趾。

二、肌张力低下型脑瘫

肌张力低下型脑瘫的主要特点是肌张力低下，抗重力肌发育障碍自主活动的能力低下，呈瘫软状态。推拿时宜给予稍强手法刺激如快速牵拉、挤压、推压、拍打、叩击擦刷等，以提高肌张力。

（一）治疗原则

补益肝肾，健脾和胃，强筋壮骨，活血生肌。

(二) 操作

1. 上肢部

(1) 取穴及部位：肩俞、臂臑、曲池、尺泽、手三里、外关、列缺、合谷穴，肩及上支部。

(2) 主要手法：拿捏、推揉、挤压、按压、拍打、叩、擦法。

(3) 操作方法：仰卧位。

①用拿捏法或揉法作用于肩及上支部的手三阴经络，手三阳经络。反复操作3～5遍，同时配合作稍快速的上肢各关节被动运动。

②推压或挤压肩、肘、腕关节各半分钟。

③用指按压以上腧穴，每穴约半分钟，以酸麻胀得气为宜。

④用拍打法或叩法，作用于上肢，从上向下，反复操作3～5遍。

⑤用掌擦肩部及上支部，以透热为宜，推压、捻五指。

2. 胸腹部

(1) 取穴及部位：中府、膻中、中脘、气海、关元、腹部。

(2) 主要手法：按揉、摩法。

(3) 操作方法：仰卧位。

①顺时针按揉腹部约1分钟。掌摩或指摩腹部约3分钟。

②用指按揉以上腧穴，每穴约半分钟，以酸麻胀得气为宜。

3. 腰背部及下肢后侧部

(1) 取穴及部位：肺俞、肝俞、脾俞、胃俞、命门、腰阳关、八髎、环跳、居髎、承扶、委中、承山、飞扬、督脉、足太阳膀胱经第一条侧线，下肢后侧部。

(2) 主要手法：按压、拿捏、拍打、叩击、推、擦法。

(3) 操作方法：俯卧位。

①用双手或单手掌根推督脉及足太阳膀胱经第一条侧线，下肢后侧部，从上向下，反复操作3～5遍，按压以上部位从上向下，反复操作3～5遍。

②拿捏下肢后侧部，从上向下，反复操作3～5遍。

③用指按压以上腧穴，每穴约半分钟，以酸麻胀得气为宜。

④用拍法或叩法，作用于腰背部及下肢后侧部，从上向下，反复操作3至5遍。

⑤用掌擦法作用于督脉及足太阳膀胱经第一条侧线，下肢后侧部，以透热为宜。

⑥作小儿捏脊疗法。

4. 下肢前及内外侧部

(1) 取穴及部位：髀关、鹤顶、膝眼、阳陵泉、足三里、三阴交，下肢前及内外侧部。

(2) 主要手法：拿捏、推揉、挤压、按压、拍打、擦法。

(3) 操作方法：仰卧位。

①用拿捏法或推揉法作用于下肢足三阳经络及足三阴经络，反复操作3至5遍，同时配合作下肢各关节的被动运动，速度频率可稍快。

②挤压或推压髋、膝、踝关节各半分钟。

③用指按压以上腧穴，每穴约半分钟，以酸麻胀得气为宜。
④用拍打法作用于下肢，从上向下，反复操作3～5遍。
⑤用掌擦下肢前侧，内外侧部，以透热为宜，最后推压，捻五趾。

三、共济失调型脑瘫

单纯的共济失调型脑瘫，临床上十分罕见，主要表现为平衡感觉障碍可引起不协调运动和辨距障碍，肌张力低下，但腱反射正常。推拿手法治疗，可根据患儿病情及具体情况，选择性地应用。

（一）治疗原则

调整脏腑，疏通经络，行气活血，荣筋养肌。

（二）操作

1. 头部

（1）取穴及部位：百会、风池、脑户、风府、枕下旁线，枕部。

（2）主要手法：按揉、梳法、推法、叩法。

（3）操作方法：俯卧位。

①用五指梳法，从百会穴向后梳至后发际，反复操作3～5遍。

②用拇指螺纹面按揉以上腧穴，每穴约半分钟，以酸麻胀得气为宜。

③用拇指平推法，从上向下推双侧枕下旁线，反复操作3～5遍。

④用拳推法，从上向下推枕部3～5遍，同时配合用五指端叩点枕部。

2. 上肢部

（1）取穴及部位：肩贞、曲池、少海、手三里、外关、合谷，肩及上肢部。

（2）主要手法：拿捏、拍打、擦法。

（3）操作方法：仰卧位。

①拿捏肩及上肢部，从上向下，反复操作3～5遍。

②用拇指螺纹面按揉以上腧穴，每穴约半分钟，以酸麻胀得气为宜。

③轻快拍打肩及上肢部，从上向下，反复操作3～5遍。

④用掌擦肩部及上肢部，以温热为度。

3. 腰背部及下肢后侧部

（1）取穴及部位：大椎、肝俞、脾俞、肾俞、腰阳关、承扶、委中、悬钟、阳陵泉、督脉，足太阳膀胱经第一条侧线，腰背部及下肢后侧部。

（2）主要手法：按压、点压、拍打、推法。

（3）操作方法：俯卧位。

①用双手叠掌或单手掌按压，督脉及足太阳膀胱经，下肢后侧部，从上向下，反复操作3～5遍。

②用单手掌根推足太阳膀胱经及下肢后侧部，从上向下，反复操作3～5遍。

③用拇指螺纹面按揉以上腧穴，每穴约半分钟，以酸麻胀得气为宜。

④轻快拍打或叩击腰背骶部，臀部及双下肢后侧部至跟腱处，从上向下，反复操作3～5遍。

4. 下肢前侧及内外侧部

（1）取穴及部位：阴市、足三里、梁丘、鹤顶、膝眼、飞扬，下肢前内外侧部。
（2）主要手法：拿捏、推揉、点压、拍打、叩击法。
（3）操作方法：仰卧位。
①施拿捏或推揉法，作用于下肢前内外侧部，从上向下，反复操作3～5遍。
②用拇指螺纹面按揉以上腧穴，每穴约半分钟，以酸麻胀得气为宜。
③轻快拍打或叩击下肢前内外侧部，从上向下，反复操作3～5遍。
其他类型请参照以上手法。详情请参照其他资料。本节不再详细介绍。

【附】常用特殊试验

一、概述

这里的临床常用特殊试验指的是：在按摩临床诊断中，一些具有特殊诊断意义的常用试验方法。主要适用于伤科的临床检查，具有简单易学、简便易行、针对性强和无副作用等特点。

特殊试验在疾病的诊断过程中，虽然具有很高的诊断价值，但在具体运用时还需要注意以下几点。

1. 特殊试验需在望诊、问诊等其他初步诊断的基础上，有针对性地进行。不可盲目的，无明确目的地胡乱应用。

2. 进行试验操作时，动作要稳，用力要由轻而重，禁用蛮力或暴力。

3. 特殊试验的结果是重要的诊断资料，但不能作为最后确诊的唯一依据，必须结合其他诊断资料进行综合判断，才能得出较为准确的诊断结果。

二、颈部常用试验

（一）臂丛神经牵拉试验

患者颈部前曲，医者一手放于头部病侧，另一手握患肢腕部，成反方向牵拉，如患肢疼痛麻木则为阳性，说明臂丛神经受压。

（二）头部叩击实验（隔掌击顶实验）

患者端坐，医者一手平至患者头部，另一手握拳叩击头顶部的手背，如颈部不适、疼痛或向上肢放射、即为阳性，说明颈神经根受压。

（三）椎间孔挤压试验

患者坐位，头微向患侧侧弯，医者立起后，用手按住患者顶部向下施压，如患肢放射性疼痛即为阳性，说明颈神经根受压。

三、腰部特殊试验

（一）布鲁辛斯基式征

又称屈颈实验。患者坐位，两下肢伸直，然后主动或被动曲颈。正常时，下巴可触及胸骨而无明显不适，如引起下肢放射痛则为阳性，说明腰部神经根受压。

（二）直腿抬高实验

又称拉赛格（lasegue）征。患者仰卧双下肢伸直。医生一手压齐膝部一手托起足跟，将腿徐徐抬起。正常人可抬高70°～90°不会疼痛。如上抬过程中出现坐骨神经放射痛则为阳性，提示腰椎间盘突出症。